全国高等院校医学整合教材

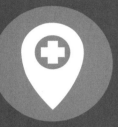

神经系统与感觉器官

易西南　主编

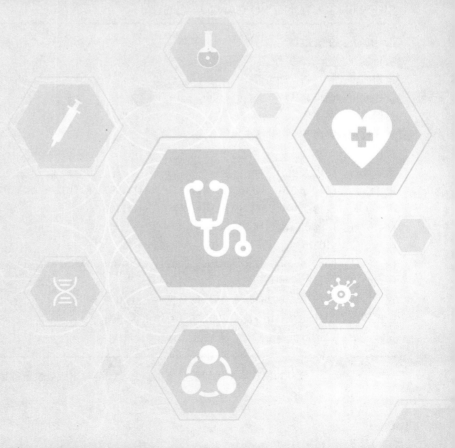

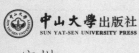

中山大学出版社

·广州·

图书在版编目（CIP）数据

神经系统与感觉器官/易西南主编. —广州：中山大学出版社，2021.9
（全国高等院校医学整合教材）
ISBN 978 - 7 - 306 - 07167 - 5

Ⅰ. ①神…　Ⅱ. ①易…　Ⅲ. ①神经系统—人体解剖—医学院校—教材②感觉器官—人体解剖—医学院校—教材　Ⅳ. ①R322

中国版本图书馆 CIP 数据核字（2020）第 049308 号

SHENJING XITONG YU GANJUE QIGUAN

出 版 人：王天琪
项目策划：徐　劲
策划编辑：吕肖剑　谢贞静
责任编辑：谢贞静
封面设计：林绵华
责任校对：吴茜雅
责任技编：何雅涛
出版发行：中山大学出版社
电　　话：编辑部 020 - 84110283，84113349，84111997，84110779，84110776
　　　　　发行部 020 - 84111998，84111981，84111160
地　　址：广州市新港西路 135 号
邮　　编：510275　传　　真：020 - 84036565
网　　址：http://www.zsup.com.cn　E-mail：zdcbs@mail.sysu.edu.cn
印 刷 者：广州市友盛彩印有限公司
规　　格：787mm×1092mm　1/16　36.5 印张　1000 千字
版次印次：2021 年 9 月第 1 版　2021 年 9 月第 1 次印刷
定　　价：128.00 元

编审委员会

本书编委会

主　编　易西南

副主编　樊守艳　洪　灯　牛海艳　陶俊良　刘　嫱　王小蒙

编　委　（按姓氏笔画排序）

丁亚丽	（西藏大学）	马志健	（海南医学院）
王晓晟	（中南大学）	王晓辉	（山西医科大学）
史　君	（内蒙古医科大学）	包图雅	（内蒙古医科大学）
冯　轼	（海南医学院）	冯志博	（新乡医学院）
朴伶华	（海南医学院）	任　瑞	（海南医学院）
刘慧霞	（山西医科大学）	张少杰	（内蒙古医科大学）
张全鹏	（海南医学院）	张彦慧	（海南医学院）
张晓燕	（大连医科大学）	罗　映	（重庆医科大学）
郑威楠	（成都医学院）	夏玉军	（青岛大学）
郭建红	（山西医科大学）	黄　锐	（重庆大学）
黄奕弟	（海南医学院）	董战玲	（海南医学院）
温石磊	（海南医学院）	薛志勤	（新疆医科大学）

前　言

2012 年，中国实施了"卓越医生教育培养计划"（physician education and training program of excellence），其精髓就是通过教育体制和教学模式的改革，培养一大批高水平医师，提高中国医学创新和国际竞争能力。在此背景下，笔者开展了卓越医生培养的基础医学课程改革试点，已培养了 6 届学生。试点班采用的是以器官系统为基础的课程体系，结合以问题为导向的教学方法（problem-based learning，PBL）。试点班的教学取得了成功，为笔者积累了一些有用的经验。

2018 年 9 月，教育部等多部委联合发布《关于加强医教协同实施卓越医生教育培养计划 2.0 的意见》，启动了新医科建设，提出全面建立以"5 + 3"为主体的具有中国特色的医学人才培养体系，健全医教协同育人机制。

结合器官系统课程改革试点班的教学经验，顺应新的医学教育改革需要，笔者认为基础医学课程建设和改革仍然要与临床结合，借助新的信息技术在教学中的应用，优化以器官系统为基础的课程模式，将思想政治的教育融入课程之中。本书的编写就是在这个大前提下进行的。

本书突破了传统学科教材的界限，整合了神经解剖学、神经组织学、神经发育学、神经生物学、神经生理学、神经病理学、神经药理学等基础医学学科内容，并适度结合神经病学等临床学科的基础知识，以神经系统和感觉器官的形态结构为基础，从感觉到认知，从功能正常到功能异常，从相关病理变化到相应药物的作用及机制，较系统地介绍了神经系统和感觉器官在分子、细胞、器官、系统水平上的基本知识、概念和理论。本书注重各学科知识的联系、交叉与渗透，突出知识的系统性、完整性和连贯性，尽量减少不必要的冗余与重复，力求语言简洁，图文并茂；在突出"三基""五性""三特定"的同时，尽可能地反映神经系统与感觉器官研究的新进展。

本书分为5编，共21章。本书的编写工作从2019年春开始，历时1年多的时间成稿。编者来自全国多所医学院校，均为教学经验丰富的学者。在本书行将付梓之际，谨向在编写过程中付出艰辛努力的各位编者，以及支持本书编写工作的相关人员表示由衷的感谢。

本书既可作为不同层次临床医学及相关专业学生的上课教材，也可作为住院医师规范化培训的基础教材，还可作为神经科学相关基础学科教师和临床神经病学教师、医师的参考读物。期望本书的出版与使用，能使医学专业学生和相关专业的教师及医师受益，并能为中国医学整合教材的建设添砖加瓦。

限于编者的知识、水平和经验，本书有许多不尽如人意之处，敬请广大读者提出宝贵意见与建议。

编　者

2021 年春

目　录

第一编　总　论

第二编　中枢神经系统

第五编　作用于神经系统的药物

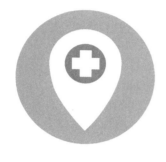

第一编 | 总 论

第一章 绪 论

　　人体各器官、系统的功能都是直接或间接处于神经系统（nervous system）的调节控制（下称"调控"）之下。神经系统对机体各个器官、系统功能活动的迅速、精确的调节，使人体能够适应内、外环境变化，从而维持机体与外界环境的相对平衡及自身内环境的稳态。因此，神经系统是人体内结构和功能最为复杂且最为重要的调节系统。

　　人类神经系统的结构非常复杂，已经进化到能完成包括语言功能在内的各种高级思维活动的程度。我们当今的科学技术水平，还不足以在细胞、分子及整体水平完全揭示脑的真正构造和功能，现有的对神经系统的认知水平还十分肤浅。

 ## 第一节　神经系统的基本组成和基本功能

　　经过漫长的进化过程，人类的神经系统获得了复杂形态和高级功能。人类在保持与脊椎动物神经系统相似之处外，还进化出人类独有的高度发育的系统，即人类有了语言和文字。语言和文字的产生反过来又促进了脑的发展。人类神经系统的基本功能是调节体内各器官系统的功能活动，使机体功能适应内外环境的变化，一方面确保机体功能的协调一致，另一方面使人类可以主动地认识和改造客观世界。神经系统的基本功能包括感觉功能、发起和调节运动功能，以及高级思维功能。反射（reflex）是其基本活动方式，完成反射的结构基础是反射弧（reflex arc）。

　　神经系统包括中枢神经系统（central nervous system，CNS）和周围神经系统（peripheral nervous system，PNS）两部分，每部分又根据其结构和功能进一步细分，如图1-1-1和图1-1-2所示。

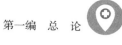

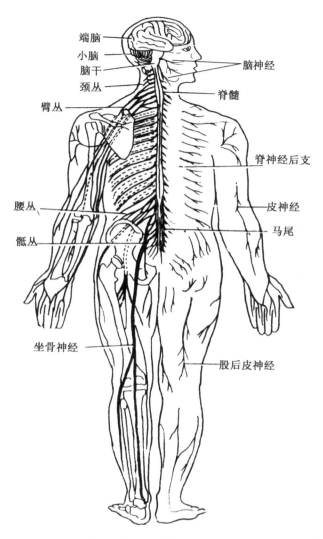

图 1-1-1 神经系统概观

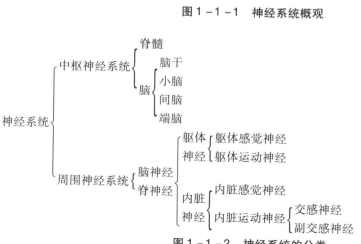

图 1-1-2 神经系统的分类

发生于中枢神经系统的疾病多且复杂，其致病因素、病理变化及后果也不尽相同。所有神经元损伤都将发生变性。外周神经损伤发生的变性通过神经纤维再生而修复；而同样是神经元轴突的损伤，如果发生在中枢（如脊髓横断损伤），则极难再生。迄今为止，各种损伤或疾病所造成的中枢神经元胞体溃变还未发现有变性后的自我修复（再生）现象发生。虽然中枢神经系统受损后变化不同，但神经变性和再生则是认识神经系统损伤变化的共同基础。

当代脑科学面临三大基本任务：一是要进一步认识脑的结构和功能，解释其复杂的网络联系，回答好"心智"是如何产生的重大科学问题；二是对发生在神经系统的疾病要回答好发病机制、预警、防控和康复的问题，比如老年性痴呆，至今未有一个学说能完全得到公认，也缺乏有效的治疗办法；三是要解决好脑－机接口理论和技术问题，以便于借助信息、计算、微电子技术读懂人脑某些秘密，辅助人脑工作。

研究中枢神经系统正常的结构、功能，以及结构、功能异常后的表现、发病机制和药物作用的基本机制是本领域面临的重要课题。

问题讨论

前两年，我国北方一位学者和西班牙的一位外科医生对外声称，他们正在攻克人脑移植这个难题，并称在尸体和猴身上进行的实验获得了部分成功，因此，他们认为人脑移植很快将实现。此事在社会上引起了广泛关注和争议。你们如何看待这一问题呢？

第二节　常用的研究方法与技术

一、形态学方法

（一）经典组织学研究方法

通过对神经组织切片进行不同的组织染色，可区别不同的神经组织结构和细胞成分。

（二）神经束路追踪技术

利用轴浆运输原理，可对运输的已知分子进行逆行和顺行追踪。辣根过氧化物酶轴突逆行追踪法、荧光色素逆行标志法、细胞毒植物凝集素追踪法等是常用方法。神经束路追踪技术可应用于神经网络、神经元功能和神经系统发育的研究。所有的追踪技术关键是要获得有颜色标记的可示踪分子，以便在显微镜下能进行辨识。

（三）免疫组织（细胞）化学方法

利用抗原和抗体结合的免疫学原理，可检测细胞内多肽、蛋白质及膜表面抗原和受体等大分子物质的存在与分布。该方法已成为研究神经系统结构和功能变化在内的生物学的重要手段。

（四）原位杂交技术

原位杂交技术的基本原理是根据两条单链核苷酸互补碱基序列专一配对的特点，应用标记好的已知碱基序列，即核酸探针（probe），与组织或细胞内的目的核酸（RNA 或 DNA 片段）进行杂交，通过在光镜或电镜下显示标记物，观察目的 mRNA 或 DNA 的存在与定位。该方法常用于研究神经组织、细胞的基因表达（合成某种多肽或蛋白质）。

（五）脑内微量注射技术

脑内微量注射技术包括脑内核团注射、脑室注射等，用于研究药物、递质等与不同脑区、不同类别神经元的相互作用。

（六）脑组织定位毁损方法

利用立体定位技术，物理毁损（机械或电解毁损）或化学毁损（选择性或非选择性神经毒剂）脑内特定的核团或脑区，以分析研究这些核团或脑区的生理功能。

（七）现代显微镜技术和电镜技术

应用相差显微镜、偏振光显微镜、单色光显微镜、荧光显微镜、双光子显微镜等各种显微镜与电子成像系统，结合新的制片染色技术，可以从不同层面和角度研究中枢神经系统各种离体、在体的细胞的形态结构和功能；应用激光共聚焦扫描显微镜可对神经标本进行光学切片和三维重建，从不同方向对神经细胞进行立体观察，这也是研究中枢内递质共存的有效方法；结合应用细胞内注射标记技术、钙成像技术和激光共聚焦扫描显微镜技术，有益于综合研究神经元和胶质细胞的形态和功能变化。

二、生理、药理学方法

（一）行为学研究方法

该方法是建立在条件反射基础上的研究手段，包括经典性条件反射和操作性条件反射研究技术，主要用于检测人或动物的学习、记忆、情感和情绪等行为的变化。

（二）在体脑组织推挽灌流技术

在体脑组织推挽灌流技术用于采集特定脑区或核团内细胞外液中的化学物质，包括蛋白质、多肽、氨基酸及其他小分子物质，并将其用于化学测量和计算。

（三）脑内微透析技术

脑内微透析技术适用于测定中枢神经系统内分子量较小的神经递质和神经肽。

三、电生理学方法

（一）体表脑电记录方法

脑电图（electroencephalogram，EEG）是指通过放置在头颅表面的记录电极，记录、分析大脑皮质自发电活动的总和的方法。诱发电位（evoked potential，EP）是指在特定刺激条件下，所记录到的特定脑区的诱发电活动，如视觉诱发电位、听觉诱发电位及躯体感觉诱发电位等，常用于分析感觉传导通路中特定部位的功能变化。

（二）细胞外记录方法

将微电极置于神经元表面及邻近部位，引导记录并分析单个神经元电活动的变化。

（三）细胞内记录方法

将微电极插入在体或离体的神经元细胞内，记录测量神经元的膜电位及电阻变化，也可进行胞内刺激或标记。

（四）膜片钳技术

膜片钳技术是一种记录单个或多个离子通道电流的技术，可在单个细胞及脑片上记录神经元细胞膜上皮安级的离子通道电流，为从分子水平了解离子单通道的开关动力学、通透性和选择性提供了直接手段。

（五）视网膜电图与眼电图

视网膜电图（electroretinogram，ERG）包括局部视网膜电图、全视野视网膜电图和多焦视网膜电图，应用于对视网膜及眼底的某些功能及变化的测评；眼电图（electro-oculo-gram，EOG）用于检测脉络膜循环、视网膜外层病变及视网膜色素变性等。

四、生物化学与细胞、分子生物学方法

（一）经典生物化学方法

经典生物化学方法包括离心、电泳、层析、质谱等方法，用于分离、制备神经活性物质。

（二）放射免疫法

放射免疫法用于检测神经递质、激素及抗体的质和量，分析受体的特性、配体的含量及作用强度等。

（三）免疫印迹法

免疫印迹（western blotting）法能将高分辨率凝胶电泳和免疫化学分析技术相结合形成杂交技术，是检测蛋白质特性、表达和分布的常用方法。其具有分析容量大、敏感度高、特异性强等优点。

（四）细胞生物学技术

细胞生物学技术包括组织、细胞培养技术，广泛应用于神经细胞和胶质细胞的离体功能研究。

（五）细胞培养和分子生物学、遗传学等相结合的方法

细胞培养和分子生物学、遗传学等相结合的方法包括细胞基因转染技术、RNA 干扰技术、流式细胞检测技术等。

五、神经影像学（脑成像）技术

随着影像学技术的发展，很多技术用来进行脑结构和功能研究，其优点是无创、可进行在体研究，包括同位素脑扫描、X 射线照相、脑血管造影、脑超声、计算机断层扫描（computed tomography，CT）、磁共振成像（magnetic resonance imaging，MRI）、正电子发

射断层成像（positron emission tomography，PET）等。特别是 PET 和功能 MRI（fMRI）的应用，使从分子水平动态观察人体生理功能、生化代谢成为现实。

随着生物学、医学、心理学和信息学等多领域技术的进步，神经结构和功能的研究将会给脑网络组学带来曙光，进而解析人脑复杂的网络联系规律。

 ## 第三节　神经系统常用术语

一、灰质和白质

在中枢神经系统，神经元胞体集中的部位，由于其在大体切面上呈现灰暗的色泽，称为灰质（gray matter）；反之，神经纤维集中的部位，由于其髓鞘呈明亮的色泽，称为白质（white matter）。

二、皮质和髓质

在中枢神经系统的端脑和小脑等部位，脑表面为神经元胞体集中之处（3～6 层神经元），色泽灰暗，称为皮质（层）（cortex）；而在深部，神经纤维相对集中，色泽明亮，称为髓质（medulla）。

三、神经核（团）

在中枢神经系统的白质内，散在有团块性质的神经元胞体集中之处，称为神经核（团）（nucleus），一般在切面上可肉眼区分，但是，网状结构内的小核只有在显微镜下才可分辨。

四、神经节

在周围神经系统，神经元胞体集中之处，常形成小块结构，称之为神经节（ganglion），有感觉神经节和运动神经节。如脊神经节（又称为背根神经节，31 对）为感觉神经节，交感神经节为内脏运动神经节。

五、头端和尾端

头端和尾端为胚胎发育术语，近头者为头端（出生后直立则为上），近尾骨者为尾端。脊髓末端处于中枢神经系统的最尾端。

测 试 题

单项选择题

1. 关于反射，错误的是下列哪一项？（　　）

A. 反射是在神经系统参与下，机体对刺激作出的反应

B. 反射的感受器都位于体表

C. 反射的传入神经一般为感觉神经

D. 反射的效应器为骨骼肌、内脏、腺体

E. 反射中枢一般位于脊髓和脑干

2. 脑神经属于下列哪一项？（　　）

A. 中枢神经　　　　　　　　　　B. 周围神经

C. 感觉神经　　　　　　　　　　D. 内脏神经

E. 运动神经

3. 下列哪个方法可作为神经元蛋白质定位方法？（　　）

A. 免疫印迹　　　　　　　　　　B. 原位杂交

C. 脑内微透析　　　　　　　　　D. 免疫组织化学

E. 膜片钳

4. 关于神经核，下列哪一项说法是正确的？（　　）

A. 位于灰质内　　　　　　　　　B. 位于皮质内

C. 髓质内的灰质团块　　　　　　D. 位于脊神经后根

E. 仅位于脑内

5. 下列哪处神经元胞体很少？（　　）

A. 神经核　　　　　　　　　　　B. 神经节

C. 髓质　　　　　　　　　　　　D. 皮质

E. 灰质联合

6. 下列哪一项是脑最基本的功能？（　　）

A. 学习与记忆　　　　　　　　　B. 语言

C. 做梦　　　　　　　　　　　　D. 控制运动

E. 望梅止渴

（易西南）

第二章 神经组织和神经系统的发生

 第一节 神经组织的发生

一、神经管与神经嵴的发生

（一）神经管的发生

人体胚胎发育至第 3 周初，外胚层在脊索的诱导下增厚形成神经板（neural plate），神经板中央的细胞下陷形成神经沟（neural groove），神经沟两外侧缘的细胞增生隆起，称为神经褶（neural fold）（图 1 − 2 − 1），随后两侧神经褶在中线处愈合，并从中央向头尾两端延伸，形成神经管（neural tube），早期神经管的头、尾端未闭合，分别存在前神经孔和后神经孔。

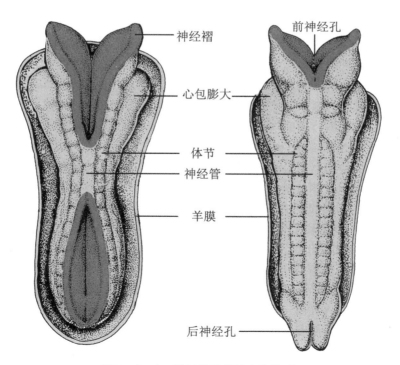

图 1 − 2 − 1 神经管形成的立体模型

前、后神经孔于第 4 周闭合，形成完整的神经管。神经管头段发育为脑，尾段发育为脊髓。

（二）神经嵴的发生

在形成神经管的过程中，神经褶的细胞游离到神经管的背外侧，形成左右两条与神经管平行的纵行细胞索，称为神经嵴（neural crest）（图 1 - 2 - 2）。

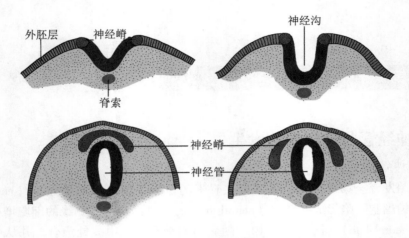

图 1 - 2 - 2　神经管及神经嵴的形成

二、神经组织的发生

神经板最初为单层柱状上皮，神经管形成后，演变为假复层柱状上皮，即神经上皮（neuroepithelium）。神经上皮细胞不断增生，部分细胞迁至神经上皮的外周形成套层（mental layer），将分化为成神经细胞（neuro blast）和成神经胶质细胞（glioblast）。其余的神经上皮停止分化，演变成单层立方或矮柱状细胞的室管膜层（ependymal layer）。套层的成神经细胞的突起伸至套层外周，形成一层细胞稀少的边缘层（marginal layer）。此时，神经管壁由内向外分化为室管膜层、套层和边缘层三层（图 1 - 2 - 3）。

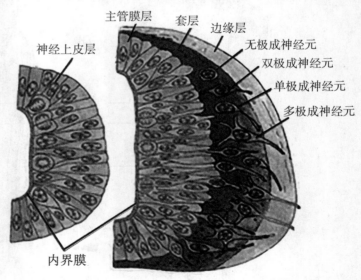

图 1 - 2 - 3　神经管上皮的早期分化模式

成神经细胞（亦称为无极成神经细胞）先后分化为双极成神经细胞、单极成神经细胞、多极成神经细胞及各种神经元。

神经胶质细胞来源于成神经胶质细胞。成神经胶质细胞先分化为成星形胶质细胞和成少突胶质细胞，然后分别分化为各种星形胶质细胞和少突胶质细胞。小胶质细胞来源于血液单核细胞。室管膜层则分化为室管膜细胞（图1－2－4）。

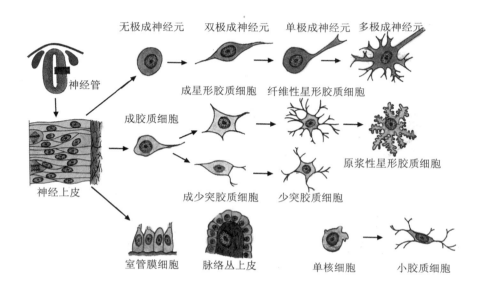

图1－2－4　神经上皮细胞的分化模式

神经嵴是周围神经系统的原基，将分化为脑神经节、脊神经节、自主神经节、外周神经及神经胶质细胞、肾上腺髓质的嗜铬细胞、滤泡旁细胞和黑色素细胞等。

 第二节　神经系统的发生

一、脊髓的发生

神经管的尾段分化为脊髓，其中，套层将分化为灰质，边缘层则分化为白质，管腔分化为中央管。

（一）脊髓灰质的形成

神经管的顶壁和底壁薄而窄，分别形成顶板和底板；神经管的两侧壁增厚，其中腹侧部增厚形成左、右基板，而背侧部增厚形成左、右翼板。由于基板和翼板增厚，两者在神经管的内表面出现了左、右两条纵沟，称为界沟（图1－2－5）。

由于成神经细胞和成神经胶质细胞的增多，左右两基板向腹侧突出，因此两者之间形成了一条纵行的深沟，位居脊髓的腹侧正中，称为前正中裂。同时，左右两翼板也增大，并向内侧推移至中线处愈合，致使神经管的背侧份消失。左、右两翼板在中线的融合处形成后正中沟。基板形成脊髓灰质的前角，其中的成神经细胞主要分化为躯体运动神经元。翼板形成脊髓灰质后角，其中的成神经细胞分

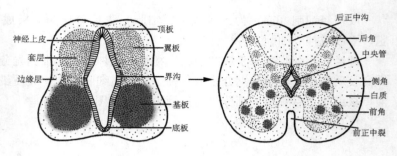

图 1-2-5　脊髓形态的发生

化为中间神经元。若干成神经细胞聚集于基板和翼板之间，形成脊髓侧角，其内的成神经细胞分化为内脏传出神经元。

（二）脊髓白质的形成

灰质内神经细胞突起的逐渐长入和神经胶质细胞的演变使边缘层增厚，加上脊神经节细胞中枢突进入脊髓和脊髓内部的联络纤维形成，以及髓鞘的大量形成，逐渐使边缘层演变为脊髓白质。至此，神经管的后段分化成脊髓，神经管周围的间充质分化成脊膜。

（三）脊髓发生与脊柱的关系

在胚胎发育第 3 个月之前，脊髓与脊柱平齐，所有脊神经的起始处与它们相对应的椎间孔处于同一平面。第 3 个月后，由于脊柱和硬脊膜的增长比脊髓快，脊柱长度逐渐超越脊髓并向尾端延伸，脊髓的位置相对上移。至出生前，脊髓下端与第 3 腰椎平齐，仅以终丝与尾骨相连（图 1-2-6）。由于呈节段分布的脊神经均在胚胎早期形成，并从相应节段的椎间孔穿出，当脊髓位置相对上移后，脊髓颈段以下的脊神经根便越来越向尾侧斜行，并穿过其相应的椎间孔离开椎管。腰、骶和尾段的脊神经根则在椎管内垂直下行，与终丝共同组成马尾。

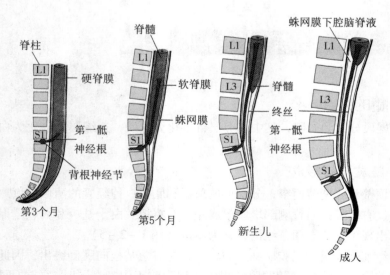

图 1-2-6　脊髓发育与脊柱关系

二、脑的发生

（一）脑泡的形成和演变

胚胎发育第 4 周末，神经管的头段形成有 3 个膨大的脑泡（brain vesicle），从头至尾依次为前脑泡、中脑泡和菱脑泡。胚胎发生第 5 周，前脑泡头段将演变为大脑半球，尾段将演变为间脑。胚胎发生第 6 周，中脑泡演变为中脑；菱脑泡头、尾段分别演变为后脑和末脑；后脑将演变为脑桥和小脑，末脑将演变为延髓（图 1 - 2 - 7）。

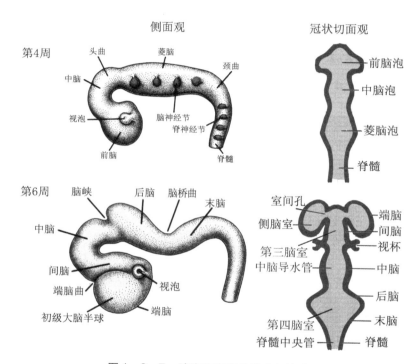

图 1 - 2 - 7　脑泡和脊髓的发生与演变

在脑泡演变的同时，其中央的管腔将演变为各部位的脑室。前脑泡的腔演变为左、右侧脑室和间脑内的第三脑室；中脑泡的腔将演变为的中脑导水管；菱脑泡的腔演变为第四脑室。

脑泡形成和演变过程中出现了不同方向的弯曲：凸向背侧的头曲和颈曲及凸向腹侧的端脑曲和脑桥曲。头曲位于中脑部，又称为中脑曲；颈曲位于脑与脊髓之间。

神经管头段脑管壁的演变与尾段脊髓相似，但更复杂。其细胞增生并向外侧迁移，分化为成神经细胞和成神经胶质细胞，形成套层。由于套层的增厚，侧壁演变成翼板和基板。端脑套层中的大部分细胞迁移到外表面，分化为大脑皮质；少部分细胞聚集成团，形成神经核。中脑、后脑和末脑的套层细胞则聚集成细胞团或细胞柱，形成神经核。翼板中的神经核多为感觉中继核，而基板中的神经核多为运动核（图 1 - 2 - 8）。

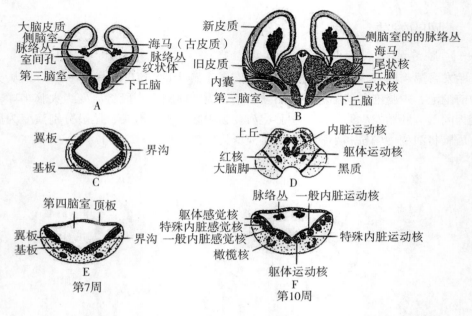

A、B：端脑和间脑（冠状切面）；C、D：中脑（横切面）；E、F：末脑（横切面）。

图 1-2-8　脑各部分分化模式

（二）大脑皮质的发生

大脑皮质由端脑套层的成神经细胞演化而成。大脑皮质的发生经历了古皮质、旧皮质和新皮质 3 个阶段。新皮质是出现最晚、面积最大的部分。海马和齿轮回是最早出现的皮质结构，称为古皮质（archicortex）。胚胎发育第 7 周，在纹状体的外侧，大量成神经细胞聚集并分化，形成梨状皮质，也称为旧皮质（paleocortex）。旧皮质出现不久，神经上皮细胞继续分裂增殖、分期分批迁至表层并分化为神经细胞，形成新皮质（neocortex）（图 1-2-8）。由于成神经细胞是分期分批迁移的，因此皮质中的神经细胞呈层状分布。越早产生和迁移的细胞，其位置越靠近皮质深层；越晚产生和迁移的细胞，其位置越靠近皮质表层。胎儿出生时，新皮质已形成了 6 层结构。

（三）小脑皮质的发生

小脑由后脑翼板背侧的菱唇演变而成。左、右菱唇在中线融合，形成小脑的原基小脑板（cerebellar plate）。胚胎发育第 12 周，小脑板的外侧部膨大，形成左、右小脑半球；小脑板的中部变细，为小脑蚓（图 1-2-8）。早期的小脑板由神经上皮、套层和边缘层组成，随后神经上皮细胞增殖，并迁移至小脑板的外表面，形成外颗粒层。外颗粒层细胞继续增殖分化，使小脑表面迅速扩大并产生皱褶，形成小脑叶片。胚胎发育第 6 个月，套层的外层分化为浦肯野细胞层，由浦肯野细胞组成。外颗粒层大部分细胞向内迁移至浦肯野细胞深面，分化为颗粒细胞。外颗粒层细胞因大量细胞迁出而变得少而薄，加上浦肯野细胞的树突和内颗粒层的轴突也伸入其间，共同形成分子层。因此，小脑由表层到里层分为分子层、浦肯野细胞层和颗粒层。

三、神经节和周围神经的发生

（一）神经节的发生

神经节起源于神经嵴。神经嵴细胞迁移至神经管的外背侧，并聚集成细胞团，分化为脑神经节和脊神经节（图1－2－2）。这些神经节均属感觉神经节，由神经嵴细胞经历成神经细胞、双极神经元和假单极神经元而形成的。神经嵴同时分化为卫星细胞，包绕在神经元胞体的周围。神经节周围的间充质分化为结缔组织被膜，包绕整个神经节。

胸段神经嵴的部分细胞迁至背主动脉的背外侧，形成2行节段性排列的神经节，即交感神经节。纵行的交感神经纤维将这些神经节相连成2条纵行的交感链。节内的部分细胞迁至主动脉腹侧，分化为主动脉前的交感神经节。节内的神经嵴细胞分化为交感神经节细胞和卫星细胞，节外则有由间充质分化成的结缔组织被膜。此外，部分神经嵴细胞迁入肾上腺原基，分化为髓质的嗜铬细胞及少量交感神经节细胞。关于副交感神经节，有人认为其来源于神经管，也有人认为其来源于脑神经节中的成神经细胞。

（二）周围神经的发生

周围神经包括感觉神经纤维和运动神经纤维，其组成为施万细胞和神经细胞的轴突。感觉神经纤维中的突起是感觉神经节细胞的周围突；躯体运动神经纤维中的突起是脑干及脊髓灰质前角运动神经元的轴突；内脏运动神经节前纤维中的突起是脑干内脏运动核和脊髓灰质侧角中神经元的轴突，节后纤维则是自主神经节内节细胞的轴突。施万细胞来源于神经嵴细胞，并随神经元的轴突或周围突同步增殖和迁移。

四、中枢神经系统的常见畸形

（一）神经管发育畸形

胚胎发育第4周末，神经沟完全闭合形成神经管。若前神经孔未能闭合，将会导致无脑畸形（anencephaly），无脑畸形常伴有颅顶骨发育不全，称为露脑；若后神经孔未能闭合，将会导致脊髓裂（myeloschisis）。脊髓裂常伴有相应节段的脊柱裂（spina bifida）。中度的脊柱裂比较多见，在患处常形成一个皮肤囊袋。若囊袋中仅有脊膜和脑脊液，则称为脊膜膨出；若囊袋中有脊膜、脑脊液及脊髓和神经根，则称为脊髓脊膜膨出（图1－2－9）。枕部的颅骨发育不全，常出现脑膜膨出和脑膜脑膨出；若伴随有脑室膨出，称为积水性脑膜脑膨出（图1－2－10）。

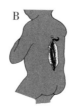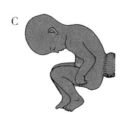

A：无脑畸形；B：脊柱裂纹；C：脊髓脊膜膨出。

图1－2－9 神经管发育常见畸形示意

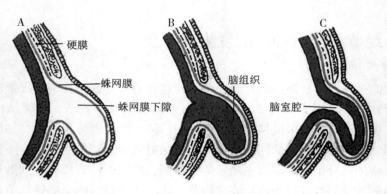

A：脑膜膨出；B：脑膜脑膨出；C：积水性脑膜脑膨出。

图 1 - 2 - 10 脑部畸形模式

2. 脑积水

脑室系统发育障碍、脑脊液生成和吸收平衡失调等导致颅内脑脊液异常增多，称为脑积水（hydrocephalus）。如果脑脊液不能正常循环，致使脑室或蛛网膜下隙中积存大量液体，前者称为脑内脑积水，后者称为脑外脑积水。两者主要表现为脑颅明显增大，颅骨和脑组织变薄，颅缝变宽。

问题讨论

某女士顺产一名女婴，其后脑塌陷，只有少量的脑组织，被诊断为"无脑儿"。有人说这是因为该孕妇怀孕的时候看了猴子表演杂耍或看了别人盖新房等。对于这种迷信的说法，你应该如何反驳呢？

小结

（1）中枢神经系统和周围神经系统分别起源于神经管和神经嵴，后两者又是从何处如何演变来的呢？回答好这两个问题是本章的重中之重。

（2）图 1 - 2 - 11 为神经管的演变导图。

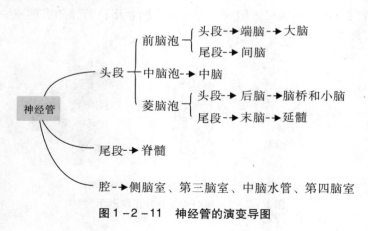

图 1 - 2 - 11 神经管的演变导图

测 试 题

单项选择题

1. 神经系统起源于什么结构？（　　　）
A. 内胚层　　　　　　　　B. 中胚层　　　　　　　C. 外胚层
D. 胚外中胚层　　　　　　E. 间充质

2. 关于脊髓的发生，下列哪一项是错误的？（　　　）
A. 神经管的下段分化为脊髓
B. 神经管的管腔演化为脊髓中央管
C. 套层分化为脊髓的灰质
D. 底板内凹形成前正中裂
E. 边缘层分化为白质

3. 神经板的神经上皮属于什么结构？（　　　）
A. 单层扁平上皮　　　　　B. 单层立方上皮　　　　C. 单层柱状上皮
D. 复层扁平上皮　　　　　E. 复层柱状上皮

4. 脑泡腔在正常情况下演变为什么结构？（　　　）
A. 前脑泡的腔演变为左右侧脑室和第三脑室
B. 中脑泡的腔演变为左右侧脑室和第三脑室
C. 菱脑泡的腔演变为左右侧脑室和第三脑室
D. 前脑泡的腔演变为第四脑室
E. 中脑泡的腔演变为第五脑室

5. 胚胎第 5 周时神经管的头段由前向后分化形成什么结构？（　　　）
A. 端脑、中脑、间脑、末脑和后脑
B. 端脑、间脑、中脑、后脑和末脑
C. 端脑、间脑、中脑、后脑和小脑
D. 端脑、中脑、间脑、菱脑和末脑
E. 端脑、脑桥、中脑、间脑和后脑

6. 多极成神经细胞直接来源于什么细胞？（　　　）
A. 单极成神经细胞　　　　B. 双极成神经细胞　　　C. 无极成神经细胞
D. 成神经细胞　　　　　　E. 神经上皮细胞

7. 胚胎早期的神经管由内向外依次为什么结构？（　　　）
A. 神经上皮层、套层、边缘层
B. 套层、边缘层、神经上皮层
C. 边缘层、套层、神经上皮层
D. 神经上皮层、边缘层、套层
E. 套层、神经上皮层、边缘层

8. 大脑皮质种系发生中最早出现的是什么皮质？（　　　）
A. 新皮质　　　　　　　　B. 古皮质　　　　　　　C. 旧皮质

D. 原皮质　　　　　　E. 梨状皮质

9. 小脑起源于什么结构？（　　　）

A. 端脑　　　　　　　B. 间脑　　　　　　　C. 中脑

D. 后脑　　　　　　　E. 末脑

10. 下列哪一项是神经沟愈合形成神经管的过程？（　　　）

A. 头端先愈合，向尾端进展

B. 尾端先愈合，向头端进展

C. 中部先愈合，向头、尾两端进展

D. 头、尾两端先愈合，向中部进展

E. 从头端至尾端同时愈合

（洪灯）

第三章　神经组织的结构

 第一节　神经元

神经元由胞体（soma）和突起构成，前者形态不一，大小各异；后者可分为树突（dendrite）和轴突（axon）（图1-3-1）。

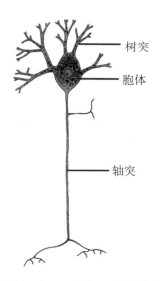

树突

胞体

轴突

图1-3-1　神经元结构模式

一、神经元的构造

（一）胞体

神经元胞体一般位于大、小脑的皮质、脊髓的灰质及神经节内，是神经元的营养和代谢中心，有圆形、锥形、梭形或星形等；小的胞体直径仅约为4 μm，大的可达到150 μm。神经元胞体由细胞膜、细胞核和细胞质构成

1. 细胞膜

神经元细胞膜是可兴奋膜，可接受刺激、处理信息、产生和传导神经冲动。神经元细胞膜的膜蛋白，有些是离子通道，如 Na^+ 通道、K^+ 通道等；有些是受体，当与相应的神

经递质结合时，可使特定的离子通道开放。

2. 细胞核

神经元细胞核居中，大而圆，异染色质少，故着色浅，核仁明显（图1-3-2）。

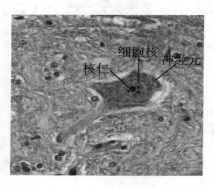

图1-3-2　神经元胞体（HE，×400）

3. 细胞质

神经元细胞质内有高尔基复合体、溶酶体、线粒体和脂褐素等细胞器，还有2种特征性结构，即尼氏体（Nissl body）和神经原纤维（neurofibril）。

（1）尼氏体。尼氏体具有强嗜碱性，在大神经元（如脊髓运动神经元）内，数量较多，呈粗大斑块状，如虎皮样花斑，又称为虎斑小体（tigroid body）（图1-3-3）；在小神经元（如神经节神经元）内，呈细颗粒状。电镜下，尼氏体由许多平行排列的粗面内质网和游离核糖体构成，可合成神经元内各种蛋白质如更新细胞器所需的蛋白质及产生神经递质所需的酶类等。

（2）神经原纤维。神经原纤维由排列成束的神经丝和微管构成，苏木精-伊红染色（hematoxylin-eosin staining，简称HE染色）无法使其着色，而镀银染色可以使其呈棕黑色细丝状（图1-3-4），交错排列成细网状遍布于胞体、树突和轴突内，是构成神经元的细胞骨架，其中的微管还参与物质运输。

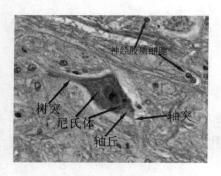

图1-3-3　神经元和神经胶质细胞（HE，×400）

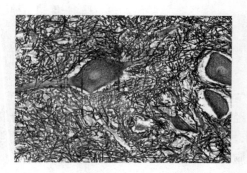

图1-3-4　神经元（镀银，×400）

（二）树突

树突为树枝状的突起，每个神经元有 1 条或多条。树突上有许多棘状突起，称为树突棘（dendritic spine）。树突和树突棘扩展了神经元接受刺激的表面积，亦是神经元间形成突触的主要部位，两者的结构与胞体胞质基本相似。

（三）轴突

轴突是由胞体发出的突起，比树突细，直径较均一，分支较少，一般为直角分出的侧支。每个神经元一般只有 1 个轴突。光镜下胞体发出轴突的部位常呈圆锥形，称为轴丘（axon hillock）（图 1 – 3 – 3），此区无尼氏体，故染色淡。轴突末端的分支较多，形成轴突终末（axonal terminal）。轴质内有大量与轴突长轴平行排列的神经原纤维，还有滑面内质网、微丝、线粒体和小泡等。轴突内无尼氏体，着色较浅，因此不能合成蛋白质。轴突的主要功能是传导神经冲动。

轴突内的物质运输称为轴突运输（axonal transport）。胞体内新形成的神经丝和微管缓慢地向轴突终末延伸，称为慢速轴突运输；轴膜更新所需的蛋白质、合成神经递质的酶、含神经递质的小泡等，由胞体向轴突终末输送，称为快速顺向轴突运输；而代谢产物或由轴突终末摄取的物质从轴突终末运输到胞体的称为快速逆向轴突运输，如蛋白质、小分子物质或由邻近细胞产生的神经营养因子等逆向运输到胞体。某些病毒或毒素（如狂犬病毒、脊髓灰质炎病毒、带状疱疹病毒和破伤风毒素等）亦可通过快速逆向轴突运输侵犯神经元胞体。

神经元结构小结如图 1 – 3 – 5 所示。

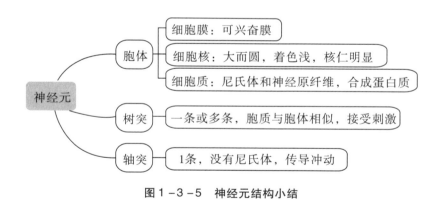

图 1 – 3 – 5　神经元结构小结

二、神经元间的连接——突触

突触（synapse）是神经元与神经元之间，或神经元与非神经元之间的一种特化的细胞连接，起传递信息的作用。最常见的神经元之间的细胞连接是神经元的轴突终末与另一个神经元的树突、树突棘或胞体相应地形成轴 – 树突触、轴 – 棘突触或轴 – 体突触；较少见的是树 – 树突触和体 – 体突触等。突触有两大类，即化学性突触（chemical synapse）和电突触（electric synapse）。前者以释放神经递质作为通讯的媒介，此类突触较常见，一般所说的突触都是指这种突触；后者即缝隙连接，以电流传递信息，此类突触很少见。

（一）化学性突触的结构

电镜下，化学性突触由三部分组成，即突触前成分（presynaptic element）、突触间隙（synaptic cleft）与突触后成分（postsynaptic element）（图1-3-6）。

1. 突触前成分

突触前成分一般是神经元的轴突终末，亦称为突触小体（synaptic knob），在镀银染色标本上，呈现棕褐色球状膨大附着在另一神经元的树突或胞体上（图1-3-4）。突触前成分包括突触前膨大和突触前膜（presynaptic membrane）。电镜下，突触前膨大内含许多突触囊泡（synaptic vesicle）及少量线粒体、滑面内质网、微管和神经丝等。突触囊泡呈圆形或扁平状，内含有神经递质或神经调质。

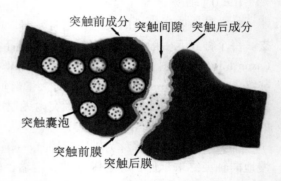

图1-3-6　化学性突触超微结构模式

将突触囊泡附着在细胞骨架上的是突触素（synapsin）。突触前膜为突触前成分朝所附着的神经元部分的细胞膜，其胞质面附有一些致密物质，因此比一般细胞膜略厚；突触前膜胞质面还含有电子密度高、排列规则的致密突起（dense projection），突起间容纳突触囊泡。

2. 突触后成分

突触后成分是与突触前膜相对应的部分，主要为突触后膜（postsynaptic membrane）。突触后膜上含有能与突触前成分释放的神经递质或调制特异性结合的受体。

3. 突触间隙

突触间隙为突触前膜与突触后膜之间的狭小间隙，宽为15～30 nm。间隙内含有糖蛋白、一些横跨间隙的细丝和一些水解酶。

（二）化学性突触的功能

突触可以将一个神经元的信息传递给其他神经元或效应细胞。突触前膜富含电位门控通道，突触后膜则富含受体和化学门控通道。当神经冲动沿轴膜传至轴突终末的突触前膜时，引起其电位门控钙通道开放，细胞外的Ca^{2+}进入突触前成分，在ATP参与下，使突触素磷酸化。磷酸化的突触素与突触囊泡的亲和力降低，突触囊泡因此与细胞骨架分离而移向突触前膜，并与突触前膜融合并通过出胞作用将神经递质释放到突触间隙内（图1-3-6）。这些神经递质与下一级神经元突触后膜上的相应受体结合，然后引起与受体偶联的化学门控通道开放，相应离子进出，从而改变突触后膜内、外离子的分布，导致突触后膜电位发生变化，引起突触后神经元发生兴奋或抑制，进而影响所支配的效应细胞的活动。使突触后膜发生兴奋的突触，称为兴奋性突触；使突触后膜发生抑制的称为抑制性突触。突触的兴奋或抑制由神经递质及其受体的种类决定。

第二节　神经胶质细胞

神经系统内，遍布于神经元之间的细胞成分为神经胶质细胞，也是神经组织中体积小、数量多、种类多样的细胞（图1-3-7、图1-3-8）。中枢神经系统与周围神经系统中的胶质细胞是不一样的（表1-3-1）。中枢神经系统的神经胶质细胞包括星形胶质细胞（astrocyte）、少突胶质细胞（oligodendrocyte）、小胶质细胞（microglia）和室管膜细胞（ependymal cell）。周围神经系统的神经胶质细胞主要是施万细胞（Schwann cell）和卫星细胞（satellite cell）。

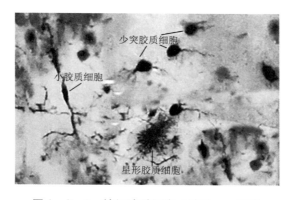

图1-3-7　神经胶质细胞（镀银，×400）

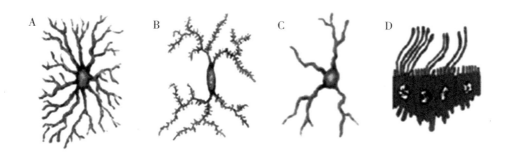

A：星形胶质细胞；B：小胶质细胞；C：少突胶质细胞；D：室管膜细胞。

图1-3-8　神经胶质细胞模式

表 1 – 3 – 1 神经胶质细胞

部位	细胞名称	结构特点	功能
中枢神经系统	星形胶质细胞	胞体呈星形，核呈圆形或卵圆形、较大、染色较浅，突起较多，有些突起末端扩大形成脚板，在脑和脊髓表面形成胶质界膜或贴附在毛细血管壁上	参与血 – 脑屏障的组成；分泌神经营养因子和多种生长因子，起支持和分隔神经元的作用
	少突胶质细胞	胞体较星形胶质细胞小，核呈卵圆形、染色质致密，突起较少，其末端扩展成扁平薄膜，包卷神经元的轴突	中枢神经系统的髓鞘形成细胞
	小胶质细胞	是最小的神经胶质细胞，其胞体细长或椭圆，核小、呈扁平或三角形，染色深；来源于血液的单核细胞	可转变为巨噬细胞，吞噬死亡细胞的碎屑
	室管膜细胞	单层立方或柱状细胞，游离面有许多微绒毛，少数细胞表面有纤毛，衬贴在脑室和脊髓中央管的腔面	在脉络丛的室管膜细胞可产生脑脊液，起支持和保护作用
周围神经系统	施万细胞	在无髓和有髓神经纤维中其形态和功能是不一样的。细胞膜反复包绕轴突形成髓鞘	是形成周围神经系统髓鞘的细胞，分泌神经营养因子
	卫星细胞	扁平或立方形细胞，核圆，染色较深，单层包绕在神经节胞体周围	营养和保护神经节细胞

第三节 神经纤维和神经

一、神经纤维

神经元与神经胶质细胞是构成神经组织的两种独立的细胞，两者共同构成神经纤维，即神经胶质细胞包绕神经元的长轴突构成神经纤维。根据神经胶质细胞是否形成髓鞘（myelin sheath），可将神经纤维分为有髓神经纤维（myelinated nerve fiber）和无髓神经纤维（unmyelinated nerve fiber）两大类。

（一）有髓神经纤维

1. 周围神经系统的有髓神经纤维

其是指有髓鞘的神经纤维。周围神经系统的髓鞘形成的基本过程如下：伴随着轴突的生长，施万细胞（Schwann cell）表面凹陷成纵沟，神经元的轴突陷入纵沟，沟两侧的细胞膜合拢形成轴突系膜。此后，轴突系膜不断伸长并旋转卷绕轴突，结果在轴突周围形成许多同心圆环绕的板层膜，即髓鞘（图1-3-9、图1-3-10），由此可见，髓鞘是由施万细胞的多层胞膜构成。一根轴突被多个施万细胞呈长卷筒状，一个接一个地套在轴突外面形成有髓神经纤维。相邻的施万细胞不完全连接，神经纤维上没有髓鞘、裸露的部位较狭窄，该部位称为郎飞结（Ranvier node）。相邻两个郎飞结之间的有髓神经纤维称为结间体（internode）。施万细胞最外面的细胞膜与基膜相贴，两者合称为神经膜（neurilemma）。髓鞘的化学成分是髓磷脂（myelin），其中大部分是类脂及少量的蛋白质成分，HE染色标本制备时，类脂被溶解，仅见少量残留的网状蛋白质，因此髓鞘呈染色浅的泡沫状。

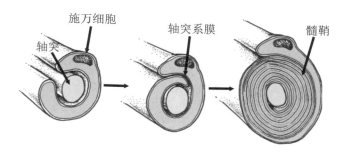

施万细胞膜反复包绕轴突形成髓鞘。

图1-3-9 周围神经系统有髓神经纤维形成过程模式

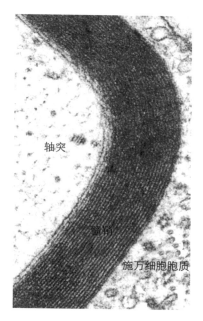

图1-3-10 髓鞘电镜扫描

2. 中枢神经系统的有髓神经纤维

其结构与周围神经系统的有髓神经纤维基本类似，但形成髓鞘的细胞是少突胶质细胞。少突胶质细胞的多个突起末端展平成扁平薄膜状并分别包卷多个轴突，形成髓鞘，因此一个少突胶质细胞可以参与多条神经纤维的形成（图1-3-11）。

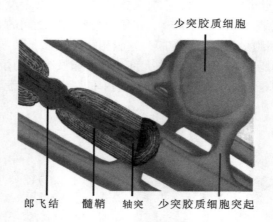

图1-3-11　中枢有髓神经纤维模式

（二）无髓神经纤维

1. 周围神经系统的无髓神经纤维

施万细胞的膜不形成髓鞘包绕轴突，只是其表面有数量不等、深浅不同的纵行凹沟，每个纵沟内都有一条轴突，即一个施万细胞可以包含多条轴突（图1-3-12）。相邻的施万细胞彼此衔接紧密，故其之间无髓神经纤维及郎飞结。

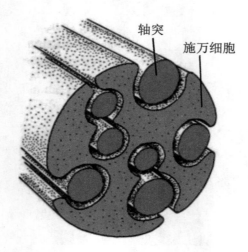

一个施万细胞包裹多条轴突。

图1-3-12　周围神经系统无髓神经纤维模式

2. 中枢神经系统的无髓神经纤维

无髓神经纤维的轴突外面没有特异性的神经胶质细胞包裹，轴突裸露，行走于有髓神经纤维或神经胶质细胞之间。

神经纤维的功能是传导神经冲动。髓鞘有保护和绝缘作用，可防止神经冲动的扩散，有髓神经纤维的神经冲动为跳跃式传导，即从一个郎飞结跳到下一个郎飞结，故传导速度快。其传导速度与轴突、髓鞘和结间体有关，当有髓神经纤维的轴突越粗，其髓鞘也越厚，结间体越长，神经冲动跳跃的距离就越大，传导速度就越快。无髓神经纤维因无髓鞘和郎飞结，神经冲动只能沿着轴突的轴膜连续传导，故传导速度较慢。

二、神经

许多条周围神经系统的神经纤维聚集在一起形成神经纤维束，而若干条神经纤维束聚集构成神经（nerve）。神经粗细不一，粗的可含数十条神经纤维束（如坐骨神经）；细的神经常常仅由一条神经纤维束构成，此类神经一般分布在组织内。有些神经只含有感觉神经纤维或躯体运动神经纤维，但多数兼含有两者及自主神经纤维。

由于有髓神经纤维的髓鞘含髓磷脂，因此肉眼下观察，神经通常呈白色。神经外面包裹着致密结缔组织，该组织为神经外膜（epineurium）。神经纤维束表面有几层扁平的上皮样细胞，形成神经束膜（perineurium）。神经纤维束内，每条神经纤维表面的薄层疏松结缔组织称为神经内膜（endoneurium），这些结缔组织中都有小血管和淋巴管（图1-3-13、图1-3-14）。

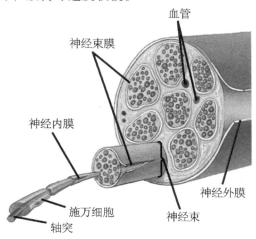

图1-3-13 神经横切面

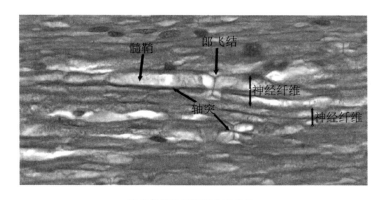

许多条神经纤维聚合成神经。
图1-3-14 神经纵切面（HE，×400）

三、神经末梢

神经末梢是周围神经纤维的终末部分，遍布于全身各组织或器官内，按其功能可分为感觉神经末梢（sensory nerve ending）和运动神经末梢（motor nerve ending）两大类。

（一）感觉神经末梢

感觉神经末梢是感觉神经元周围突的终末部分，该终末部分与其所附属的结构共同形成感受器（receptor），具有感受机体的各种刺激，并转化为神经冲动，传向中枢而产生感觉的作用。感觉神经末梢按其结构又可分为游离神经末梢（free nerve ending）和有被囊神经末梢（encapsulated nerve ending）。

1. 游离神经末梢

游离神经末梢的结构较简单，是较细的神经纤维终末部分失去施万细胞后，裸露的轴突末段分成细支的部分。游离神经末梢广泛分布于上皮组织和结缔组织中，如表皮、角膜、毛囊、骨膜、脑膜、血管外膜、关节囊、肌腱、牙髓等，能感受冷、热和疼痛等刺激。

2. 有被囊神经末梢

有被囊神经末梢为神经纤维终末部分失去施万细胞后的轴突末段，外面包裹着结缔组织，常见的有以下3种：

（1）触觉小体。触觉小体（tactile corpuscle）又称为梅氏小体（Meissner corpuscle），分布在皮肤的真皮乳头内，特别是手指掌面和足趾底面的皮肤真皮中数量最多。触觉小体呈椭圆形（图1-3-15），长轴与皮肤表面垂直。触觉小体外有结缔组织囊，内有许多横列的扁平细胞，轴突终末盘绕在这些细胞间，具有感受触觉的作用。

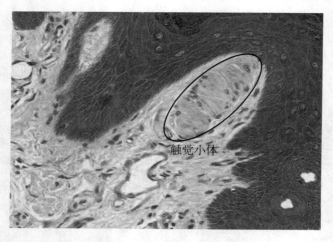

图1-3-15 触觉小体（HE，×400）

（2）环层小体。环层小体（lamellar corpuscle）又称为帕奇尼小体（Pacinian corpuscle），广泛分布于真皮深层、皮下组织、肠系膜、韧带和关节囊等处。环层小体呈圆形或椭圆形（图1-3-16），大小不一，数十层扁平细胞呈同心圆排列组成的被囊包裹着中轴均质性的圆柱体，轴突穿行于圆柱体内。环层小体主要感受压力、振动和张力觉等。

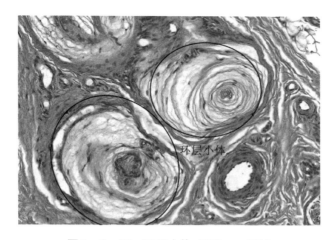

图 1 – 3 – 16 环层小体（HE，×400）

（3）肌梭。肌梭（muscle spindle）是广泛分布于机体骨骼肌中的细长梭形小体，表面有结缔组织被囊，梭内由感觉神经纤维的终末发出分支环绕梭内肌纤维（intrafusal muscle fiber）并呈花枝样终止于此（图1 – 3 – 17）。有些肌纤维的细胞核集中于肌纤维中央而使中段膨大。此外，肌梭内还有一种来自脊髓前角小型神经元（γ神经元）的运动神经纤维，分布于梭内肌的两端。肌梭位于肌纤维束之间，是感觉肌肉的运动和肢体位置变化的本体感受器，对骨骼肌的活动起调节作用。

（二）运动神经末梢

运动神经末梢是运动神经元的传出神经纤维终末的部分，其终止于肌组织和腺体且与邻近组织共同组成效应器（effector），从而支配肌纤维的收缩和腺体的分泌。运动神经末梢分为躯体运动神经末梢（somatic motor nerve ending）和内脏运动神经末梢（visceral motor nerve ending）两大类。

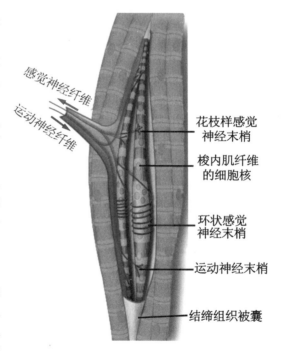

感觉神经纤维
运动神经纤维

花枝样感觉
神经末梢

梭内肌纤维
的细胞核

环状感觉
神经末梢

运动神经末梢

结缔组织被囊

图 1 – 3 – 17 肌梭超微结构模式

1. 躯体运动神经末梢

躯体运动神经末梢是分布于骨骼肌内的运动神经末梢。来自脊髓灰质前角或脑干运动神经元的长轴突到达所支配的肌肉后失去髓鞘，发出许多分支其末端呈葡萄状膨大，并与骨骼肌纤维形成神经 – 肌连接（neuromuscular junction），连接区呈椭圆形板状隆起，称为运动终板（motor end plate）。此连接是一种化学性突触，轴突终末为突触前成分，轴膜为突触前膜，肌膜即突触后膜，前、后膜之间的间隙为突触间隙（图1 – 3 – 18）。

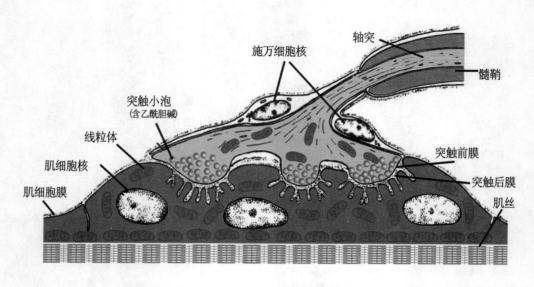

图 1 - 3 - 18　运动终板超微结构模式

轴突终末（突触前成分）含有大量的突触囊泡，内含神经递质乙酰胆碱。与轴突终末对应的肌膜（突触后膜）含有乙酰胆碱 N 型受体。当神经冲动达到运动终板时，突触前膜的电位门控钙通道开放，Ca^{2+} 进入轴突终末内，使其中的突触囊泡移向突触前膜并通过出胞作用释放乙酰胆碱到突触间隙，释放的乙酰胆碱与突触后膜上的 N 型受体结合并使肌膜兴奋，肌膜将兴奋经横小管、终池等传导至整个肌纤维，引起肌纤维收缩。

一个运动神经元可支配多条肌纤维，该神经元的轴突及其分支所支配的全部肌纤维组成一个运动单位（motor unit）。运动单位的大小与所支配肌纤维数量成正比，而与运动精细程度成反比，即所支配的肌纤维数量越少，运动单位越小，产生的运动越精细。

2．内脏运动神经末梢

内脏运动神经末梢是分布于内脏及血管平滑肌、心肌和腺细胞等处的植物性神经末梢。内脏运动神经纤维为无髓神经纤维，其轴突较细，反复分支后，其终末支与效应细胞建立突触的部位呈串珠状膨大，称为膨体（varicosity）。膨体的细胞膜是突触前膜，与其相对应的效应细胞膜是突触后膜，两者间是突触间隙。膨体内有许多突触囊泡，含乙酰胆碱或去甲肾上腺素、肽类神经递质。膨体与效应器细胞并不像运动终板一样形成典型的突触结构，即肌膜不凹陷成槽，也不形成沟和皱褶。当神经冲动到达膨体时，膨体释放神经递质，后者再通过弥散方式作用于效应细胞膜上的受体，引起肌肉收缩或腺体分泌。

神经组织中神经元、神经胶质细胞、突触、神经纤维之间的关系如图 1 - 3 - 19 所示。

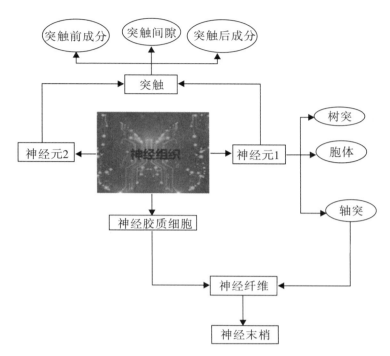

图 1 - 3 - 19 神经组织中神经元、神经胶质细胞、突触、神经纤维之间的关系

第四节 神经干细胞

一、神经干细胞的定义及分类

长久以来的观点认为，成年哺乳动物神经系统不具备自我更新能力，一旦受损乃至死亡将不能再生，或随着年龄的增长，神经元数量会逐渐减少。然而近年来的研究表明，哺乳动物的神经系统终生都存在神经组织的更新，主导着这些更新的是神经干细胞。

（一）神经干细胞的定义

神经干细胞（neural stem cells，NSCs）是具有分化为神经元、星形胶质细胞及少突胶质细胞能力的，能自我更新并能提供大量脑组织细胞的细胞（图 1 - 3 - 20、图 1 - 3 - 21）。

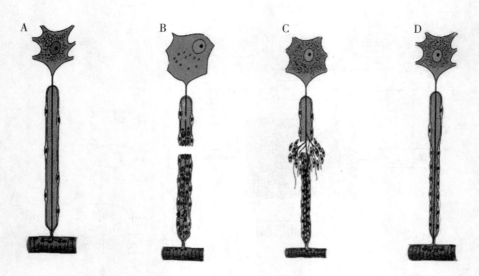

A：正常神经纤维；B：损伤后 2 周，尼氏体减少，核偏位，轴突和髓鞘溃变；C：损伤后 3 周，轴突再生，施万细胞增殖，肌萎缩；D：损伤后 3 个月，神经纤维再生成功，肌再生。

图 1 - 3 - 20　神经干细胞分化基本过程

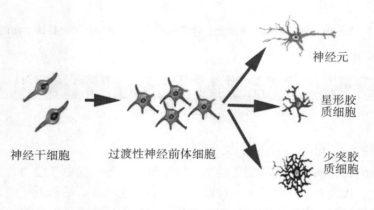

图 1 - 3 - 21　神经系统发育各阶段存在的神经干细胞模式

（二）神经干细胞的分类

1. 根据 NSCs 存在的部位分类

神经干细胞按此法可分为 2 种类型：①神经嵴干细胞（neural crest stem cell, NC-SC），分化形成的组织并非完全属于神经系统，既可能分化为外周神经系统的神经组织，又能分化为某些激素分泌腺，如色素细胞、肾上腺髓质细胞等；②中枢神经干细胞（CNS-NSC），其子代能分化为神经系统的大部分细胞。

2. 根据 NSCs 分化潜能及产生的子细胞分类

神经干细胞按此法可分为 5 种类型：①神经上皮祖细胞（neuroepithelial progenitors, NEP），具有多能性，能无限增殖，具备强烈的致瘤性；②放射状神经干细胞，具有一定程度的多能性及致瘤性；③神经元能神经干细胞（neurogenic NSCs, N-NSCs），是一种定向干细胞，只能分化为神经元；④胶质细胞能神经干细胞（gliogenic NSCs，G-NSCs），既能生成神经元，又能生成胶质祖细胞；⑤晚期神经干细胞，神经元分化能力相对于前两者明显下降，一般分化为胶质细胞（图1-3-21）。

二、神经干细胞在神经发育中的作用

出生前，神经干细胞的作用是负责神经系统的快速生长。中枢神经系统起源于神经外胚层的一群神经上皮祖细胞（NEP），是中枢神经系统早期发育阶段比较均质性的一群神经干细胞。在神经元形成之前 NEP 以对称分裂的方式大量增殖，形成神经板。当神经板内陷形成神经管时，神经上皮祖细胞也过渡到放射状神经干细胞，同时失去上皮细胞的特性，分裂方式由对称分裂方式过渡为不对称分裂方式。放射状神经干细胞再经历以下发育阶段：神经元能 NSCs、胶质细胞能 NSCs 和晚期 NSCs。神经系统体积的不断增大是由于神经干细胞不断分化成神经元、胶质细胞而导致的。自着床前到出生前胚胎均可分离到不同发育时序的神经干细胞，包括神经上皮祖细胞、放射状神经干细胞、神经元能神经干细胞、胶质细胞能神经干细胞和晚期神经干细胞等，这也有力地证明了神经干细胞在出生前神经发育中的作用。

出生后，神经干细胞的作用是使成体大脑具有可塑性，以引导个体适应不断变化的外界环境，最新研究已经证实，成体神经发生主要在两个区域：海马齿状回亚粒区（SGZ）和室下区（SVZ），且成体大脑的新生神经元能整合到已经存在的神经通路并接受功能性信号输入。

神经发生伴随着个体的一生，影响其因素很多，比如机体内神经递质、激素水平、生长因子、运动、学习本身、抗抑郁药物及乙醇等。

三、神经干细胞的获得途径

1. 来源于神经组织

获得途径包括来源于流产胎儿脑组织和来源于成年脑组织，前者是从流产胎儿脑组织分离的神经干细胞，即胎儿神经干细胞；后者是从手术废弃的成年脑组织中分离神经干细胞，即成体神经干细胞。这一方法的优点是获取的细胞均为神经干细胞或少量的神经细胞；缺点是组织来源少，且存在伦理限制问题。

2. 来源于胚胎干细胞

获得途径为将胚胎干细胞在特定的神经干细胞诱导培养液里诱导成神经干细胞。这一方法的优点是通过体外诱导培养可以获取大量的神经干细胞；缺点是所获得的细胞中可能存在少量未分化的胚胎干细胞，如果用于移植治疗存在巨大的安全隐患。

3. 来源于其他干细胞转分化

获得途径为将机体中的其他干细胞在适当的体外培养条件下转变为神经干细胞，如骨髓干细胞、间充质干细胞、脐带血干细胞、羊水干细胞、皮肤干细胞、脂肪组织干细胞等。这一途径的优点是组织干细胞致瘤性低；缺点是细胞来源受限制。

4. 来源于体细胞重编程

获得途径包括3条：①将体细胞经卵子胞质重编程为胚胎干细胞后，再分化为神经干细胞；②将体细胞经多能转录因子重编程为多能干细胞后，再分化为神经干细胞；③体细胞直接重编程为神经干细胞。这些途径的优点是可以获取大量的患者自身特异的干细胞，避免免疫排斥；缺点是目前重编程效率较低。

四、神经干细胞移植在临床疾病治疗中的应用前瞻

在神经系统疾病的发展过程中，相应细胞的功能会出现衰退或损伤，严重时导致细胞死亡。正常中枢神经系统产生于 NSCs 的这一事实，为利用神经干细胞在受损中枢神经系统再现神经发育提供了合理性。移植体外扩增的 NSCs 重建受损神经网络是神经重建科学取得历史性突破的技术，但治疗性应用还不多，对神经再生医学研究领域一些关键的科学问题尚有待进一步阐明，部分理论发现还处于实验室阶段，缺乏在临床的转化与实际应用。广大研究者还需解决以下问题：①神经再生的确切机制尚未阐明。②何种分化程度的干细胞是适合治疗相应的神经系统疾病的最佳选择。③如何精确调控移植细胞在体内的分化及功能。在研究细胞移植治疗帕金森病时发现，在没有必需的因素干预下的体外实验中，神经干细胞自然分化为多巴胺能神经元的比例只占细胞总数的 $0.5\% \sim 5\%$。④神经干细胞迁移途径如何控制。⑤移植细胞长期定居在体内是否会引起免疫排斥反应。上述这些问题的一一阐明才能使神经干细胞移植后实现脑功能的完美再生。

> **问题讨论**
>
> 2015 年，因病逝世的重庆女作家杜虹的头部被美国阿尔科公司冷冻在低温液态氮罐中，希望 50 年后出现的先进科技能令其复活。假设她真的像科幻小说及电影电视作品中那样成功复活，你们觉得她的记忆、思维、语言、逻辑及喜好会和原来的一样吗？

小结

（1）神经元由胞体、树突和轴突组成，神经原纤维存在于前述哪些部位呢？通过解释其存在的合理性，你就能明白其功能要点。

（2）突触有化学性突触和电突触两种，其中化学性突触通过释放神经递质来传递信息，请解释神经递质是如何携带信息，又是如何从一个神经元传递到另一个神经元的。这个问题需要结合生理学相关知识进行回答。

（3）神经胶质细胞在中枢和周围神经系统中类型是不一样的。比如，形成髓鞘的胶质细胞在中枢神经系统是少突胶质细胞，而在周围神经系统是施万细胞。这两种细胞能互换吗？

（4）神经由许多神经纤维聚合而成，那么这里所说的神经纤维是有髓还是无髓神经纤维，还是两者兼有呢？

（5）神经末梢可细分为游离神经末梢、触觉小体、环层小体、肌梭、运动终板等，其中梅氏小体（Meissner corpuscle）和帕奇尼小体（Pacinian corpuscle）的英文名称体现了其发现者，请找出其他神经末梢的发现者或是发现过程。

（6）神经干细胞培养是近十几年神经科学领域的一项重大技术进步，为神经损伤修复和某些神经系统疾病的治疗带来了曙光。但是想让该技术能真正在临床推广，还需要突破许多技术难关。

测 试 题

单项选择题

1. 神经元胞体是细胞的营养中心，这是因为胞体富含什么结构？（　　）
A. 神经丝　　　　　　　　B. 微丝　　　　　　　　C. 微管
D. 高尔基复合体　　　　　E. 粗面内质网和游离核糖体

2. 形成周围神经系统有髓神经纤维髓鞘的是什么细胞？（　　）
A. 星形胶质细胞　　　　　B. 小胶质细胞　　　　　C. 少突胶质细胞
D. 施万细胞　　　　　　　E. 卫星细胞

3. 树突棘主要分布在神经元的什么部位？（　　）
A. 树突及其分支　　　　　B. 轴突及其分支　　　　C. 轴突及其终末
D. 胞体和轴突　　　　　　E. 整个神经元

4. 神经递质受体位于什么部位？（　　）
A. 突触前膜　　　　　　　B. 突触后膜　　　　　　C. 突触前成分的胞质
D. 突触后成分的胞质　　　E. 突触间隙

5. 与神经胶质细胞相比，以下哪一项不属于神经细胞核的特点？（　　）
A. 胞核大而圆　　　　　　B. 位于胞体中央　　　　C. 异染色质少，染色较浅
D. 核仁明显　　　　　　　E. 常染色质少

6. 有髓神经纤维传递神经冲动速度快的主要原因是什么？（　　）
A. 胞体较大　　　　　　　B. 轴突较粗　　　　　　C. 结间体长
D. 郎飞结间距短　　　　　E. 有大量神经原纤维

7. 突触囊泡存在于什么部位？（　　）
A. 突触前成分的胞质　　　B. 突触后成分的胞质　　C. 突触前膜
D. 突触间隙　　　　　　　E. 突触后膜

8. 肌梭的功能是什么？（　　）
A. 引起梭内肌纤维收缩　　B. 引起梭外肌纤维收缩　C. 感受肌纤维压力变化
D. 感受肌纤维伸缩变化　　E. 感受肌腱的张力变化

9. 参与形成血-脑屏障的是什么细胞？（　　）
A. 星形胶质细胞　　　　　B. 少突胶质细胞　　　　C. 小胶质细胞
D. 施万细胞　　　　　　　E. 卫星细胞

10. 形成中枢神经系统髓鞘的是什么细胞？（　　）
A. 卫星细胞　　　　　　　B. 施万细胞　　　　　　C. 小胶质细胞
D. 星形胶质细胞　　　　　E. 少突胶质细胞

（洪灯）

第四章　神经系统功能活动的基本原理

 第一节　神经元与神经胶质细胞的基本功能

构成神经系统的细胞有神经元和神经胶质细胞。神经元是神经系统的基本结构和功能单位，主要功能是接受、整合和传递信息。神经胶质细胞的种类较多，各具有不同的功能。

一、神经元的生物电现象

电信号信息传递是神经元重要的信息传递方式。离子的跨膜流动是产生电信号的基础，细胞膜两侧的电化学梯度为电信号的产生和传递提供能量，离子通道的性状，决定着电信号的产生与结束。

（一）离子通道

离子通道（ion channel）是控制膜电位的关键环节。它是镶嵌在细胞膜脂质双分子层中的一类跨膜蛋白质，通过一定的空间构象形成离子可以跨膜转运的水性通路，离子通过后，产生电流。大多数离子通道对离子具有高度选择性，离子以易化扩散的方式通过其特异的通道。离子通道可分为非门控通道（non-gated channel）和门控通道（gated channel）。非门控离子通道总是处于开放的状态，其功能是产生静息电位。门控离子通道在接受外来刺激时，其分子构象发生改变，引起离子通道内部结构重排，导致通道孔壁上的氨基酸发生改变，产生"门"开放或关闭的变化，它们可使膜电位发生不同的变化而表达不同的传递信息。门控离子通道根据开放刺激的不同分为：电压门控离子通道、递质门控离子通道、机械门控离子通道和其他门控离子通道。

1. 电压门控离子通道

电压门控离子通道（voltage-gated channel）的特点是通道的开放受膜电位的控制。当细胞膜电位变化到一定电位值时，通道上对膜电位敏感的富含正电荷氨基酸的肽段发生移位，引起离子通道构象发生改变，离子通道开放，产生离子电流（图 1-4-1）。大多数电压门控离子通道产生离子电流后，膜电位变化随时间延长而减少，这一现象称为"失活"。失活的机制目前认为可能与离子通道分子结构内部的失活功能区有关，也可能与 Ca^{2+} 内流有关。

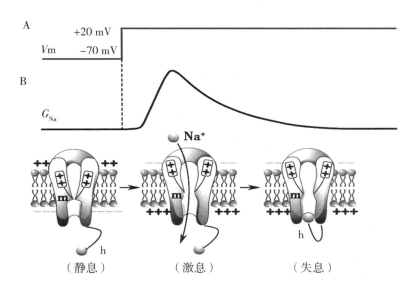

图 1 - 4 - 1 　电压门控离子通道示意

（1）电压门控钠离子通道：Na^+ 通道（sodium channel）对 Na^+ 有高度选择性，它由 3 个亚基（α、β_1、β_2）组成，其中 α - 亚基为主亚基。α - 亚基有 4 个跨膜区（Ⅰ、Ⅱ、Ⅲ、Ⅳ），每个跨膜区有 6 个跨膜段，它们围绕一个中心形成离子通道的中央水性通路（图 1 - 4 - 2）。通过膜片钳技术对 Na^+ 电流的电压依赖性及随时间变化的动力学过程研究表明，Na^+ 通道的激活电压范围较小（$-60 \sim -40$ mV），且具有电压依赖性；此外，膜电位对 Na^+ 通道具有双向性的作用，短时间去极化可激活 Na^+ 通道，长时间去极化则可引起 Na^+ 通道失活。

Na^+ 通道的主要功能是形成动作电位的去极相，一旦 Na^+ 通道被阻断，动作电位将不能产生。河豚毒是 Na^+ 离子通道的特异性阻断剂，青蛙毒则是其特异性激活剂。临床上，感觉与运动障碍疾病，如多发性硬化症、癫痫、脑卒中、神经性疼痛等，就是由于神经轴突中，Na^+ 通道基因突变使其结构功能发生改变，从而使通道的激活和失活发生障碍所致。药理学中，根据 Na^+ 通道与疾病发生的关系和药物在其治疗中发挥作用的机制，可将神经类药物分为抗癫痫药、全身麻醉药、局部麻醉药及抗精神病药。

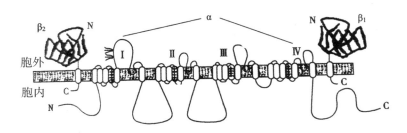

图 1 - 4 - 2 　电压门控钠离子通道示意

（2）电压门控钾离子通道：K^+通道（potassium channel）对K^+有高度选择性，它由4个α-亚基和4个β-亚基组成，α-亚基为主亚基。每个α-亚基构成一个跨膜区，并与胞内的一个β-亚基结合，构成4个重复的结构。根据α-亚基所含跨膜段数的不同，K^+通道性状有所不同，其中6个跨膜段构成的K^+通道为电压门控通道（图1-4-3）。按其电生理特性分类，可分为延迟外向K^+通道和瞬时外向K^+通道，前者激活和失活均较慢，主要参与动作电位的复极过程；而后者则相反，激活和失活都很快，成瞬态特点，主要影响细胞的兴奋性，它产生的瞬时外向K^+电流可对抗去极化过程中的内向电流，因而可以降低细胞的兴奋性。K^+通道在神经细胞信号的转导中具有重要作用，其家族成员在神经递质的分泌和释放中也发挥重要作用。临床上，显性良性家族性新生儿惊厥、癫痫、1型发作性共济失调和阵发性舞蹈手足徐动症伴发作性共济失调等被发现与K^+通道功能损伤有关。

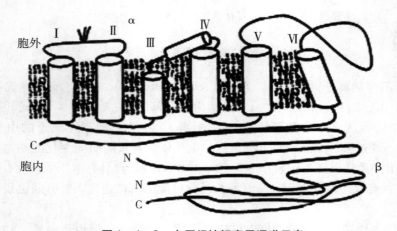

图1-4-3　电压门控钾离子通道示意

（3）电压门控钙离子通道：Ca^{2+}通道（calcium channel）是一类对Ca^{2+}具有高度选择性的离子通道，其类型多样。电压依赖型Ca^{2+}通道由5个亚基（α_1、α_2、β、γ、δ）组成（图1-4-4），其中α_1为主亚基跨膜，相对分子量最大，为170×10^3；β-亚基位于胞内；γ-亚基位于跨膜，相对分子量最小，为35×10^3；α_2-亚基与δ-亚基形成二聚体部分跨膜，部分位于胞外。Ca^{2+}通道类型较多，目前公认的有L型、N型、T型、P型、Q型和R型6种，其在电生理和药理特性上表现出多样性（表1-4-1）。

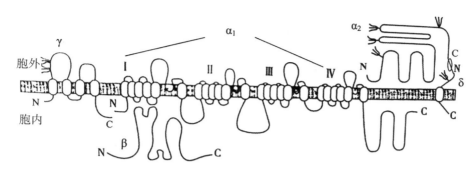

图 1 - 4 - 4　电压门控钙离子通道示意

表 1 - 4 - 1　电压门控钙离子通道的特性

类型	特性	在神经系统的功能	拮抗剂
L 型	高电压激活（-10 mV），可持续开放较长时间（500 ms）	兴奋 - 收缩偶联，一些神经元和内分泌细胞的分泌 - 收缩偶联	硝苯吡啶、地尔硫䓬、维拉帕米
N 型	与 L 型相似，高电压激活，开放时间较 L 型短（40 ms）	存在于多数神经元的突触前膜，触发神经递质释放	海蜗牛毒素
P 型	中电压激活（-40 mV），失活非常慢，慢于 L 型	存在于一些神经元的突触前膜，介导其递质释放与高阈放电	蜘蛛毒素，需要浓度较低（3 nmol/L）
Q 型	中电压激活（-40 mV），失活较快，100 ms 去极化期间电流就减少 35%	存在于一些神经元的突触前膜，介导其递质释放	蜘蛛毒素，需要浓度较高（200 nmol/L）
R 型	低电压激活（-50 mV），失活较上述通道快	参与神经元爆发性放电和放大突触信号的作用	Ni^+、Cd^{2+}
T 型	典型的低电压激活（-70 mV），激活后迅速失活，具有瞬态特性	存在于树突或胞体，参与动作电位串放电	Ni^+

Ca^{2+} 通道广泛存在于机体的各组织细胞中，参与神经、肌肉、分泌、生殖等系统的生理过程。目前已发现的钙通道病，如家族性偏瘫型偏头痛、2 型发作性共济失调、6 型脊髓小脑共济失调等，就是因其基因编码的电压门控 P/Q 型 Ca^{2+} 通道 α_1 亚基发生突变，使通道蛋白功能改变，影响电压敏感性、离子选择性和通透性，分别导致 Ca^{2+} 通道功能增加，Ca^{2+} 通道功能缺失和使 Ca^{2+} 内流过度，从而产生一系列临床症状。此外，低钾型周期性瘫痪、癫痫等也与钙离子通道功能的改变有关。

2. 递质门控离子通道

递质门控离子通道（transmitter-gated channel）的特点是通道的开放受神经递质的影响。当神经递质与通道上特异性的结合位点结合后产生化学能，引起离子通道构象发生改变，离子通道开放，产生离子电流（图1-4-5A）。如神经-肌肉接头处兴奋的传递，骨骼肌终板膜的 N_2 型胆碱能离子通道受体，与乙酰胆碱结合后，通道的构象发生改变，引起"门"开放。若神经递质与离子通道长时间结合，可引起该通道产生的离子电流减少，这种现象称为脱敏（desensitization）。脱敏可能与激酶引起的磷酸化有关，也可能与递质和通道相互作用的内在特性有关。

3. 机械门控离子通道

机械门控离子通道（mechanically-gated channel）的特点是通道的开放受机械刺激调控。通常是细胞膜受到牵张刺激后，引起其通道开放或关闭（图1-4-5B），如动脉血管平滑肌细胞膜上的机械门控钙离子通道，耳蜗基底膜毛细胞上的机械门控阳离子通道，触觉、听觉、运动觉、位置觉、血压等感受器细胞的换能作用也是经机械门控通道介导的。

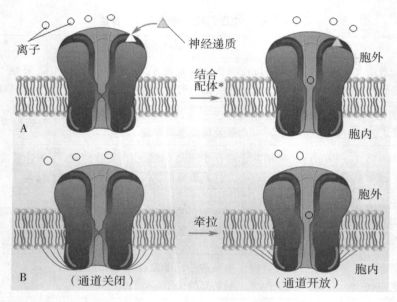

图1-4-5 递质门控离子通道（A）和机械门控离子通道（B）示意

（二）膜电位

膜电位（membrane potential）指存在于细胞膜两侧的电位差。记录到的膜电位是以细胞外为零电位的膜内电位，因而膜电位特指细胞膜内电位。膜电位会因细胞是否受到刺激和刺激的大小而发生变化。

1. 静息电位

静息电位（resting potential，RP）指神经元在没有受到外来刺激时，存在于膜两侧的电位差。大多数神经元的静息电位可维持在相对稳定的水平（-70 mV），称为极化（polarization）状态。当神经元受到刺激导致静息电位向负值加大的方向改变，称为超极化（hyperpolarization），若是朝负值减小的方向改变，称为去极化（depolarization）；恢复到静息电位则称为复极化（repolarization）。

神经元静息电位产生的直接原因是膜内外离子分布不均，以及细胞膜非门控离子通道对各种离子的通透性不同。以 Na^+、K^+、Ca^{2+}、Cl^- 为例，膜内外离子的浓度有很大差别（表1-4-2）。

表1-4-2 Na^+、K^+、Ca^{2+}、Cl^- 在神经细胞膜两侧的分布

部位	哺乳动物神经元/（$mmol \cdot L^{-1}$）				枪乌贼巨大轴突/（$mmol \cdot L^{-1}$）			
	Na^+	K^+	Ca^{2+}	Cl^-	Na^+	K^+	Ca^{2+}	Cl^-
细胞内	5～15	140	0.000 1	4～30	50	400	0.000 1	52
细胞外	130	5	1～2	120	440	20	10	560

细胞内 K^+ 浓度远高于胞外，而胞外 Na^+、Cl^- 浓度则比胞内高。因此，胞内的 K^+ 有外流的动力，而胞外的 Na^+ 有内流的倾向。假如细胞膜对所有离子都有相同的通透性，最终会使膜两侧离子浓度相等，便不会形成电位差。但实际上，在静息状态下，神经元细胞膜非门控 K^+ 通道处于常开状态，此通道对 K^+ 具有选择性，K^+ 可顺浓度差外流，而膜内带负电荷的蛋白质分子不能随 K^+ 外流。这就造成膜内电位偏负，而膜外电位偏正，形成电势梯度，限制 K^+ 外流，当电势梯度的对抗作用与浓度梯度的驱动作用达到平衡时，膜两侧的电位差为 K^+ 的平衡电位，即为静息电位。某种离子的平衡电位可根据 Nernst 公式计算：

$$\sum{}_X = \frac{RT}{ZF}\ln\frac{[X]_o}{[X]_i}$$

其中，$\sum$ 为某离子（X）的平衡电位，单位为伏特（V）；R 为气体常数，T 为绝对温度；Z 为离子价；F 为法拉第常数；$[X]_o$ 和 $[X]_i$ 分别为该离子在细胞外液和细胞内液的浓度。若离子 X 价为正 1 价，恒温动物的体温按 37 ℃算，将自然对数转换为常用对数，$\sum_X$ 的单位用 mV 表示，则上式可简化为

$$\sum{}_X = 60\lg\frac{[X]_o}{[X]_i}$$

将细胞内外 K^+ 浓度带入该式，可计算出理论上的静息电位值，约为 -80 mV，与实际测定的静息电位（约 -70 mV）略有差距。这是因为，在静息状态，细胞膜对 Na^+ 也具有一定的通透性，导致少量 Na^+ 内流，可抵消部分由于 K^+ 外流所产生的膜内负电位。由于神经元细胞膜对 K^+ 的通透性要远大于对 Na^+ 的通透性，因而其静息电位的形成主要是 K^+ 平衡电位。此外，膜两侧的溶液中还有 Ca^{2+}、Cl^- 和其他有机负离子等，它们对静息电位的形成均无明显作用。

2. 动作电位

动作电位（action potential，AP）指神经元在静息电位基础上接受有效刺激后，产生

的一个迅速的、可扩布的膜电位改变。神经元动作电位同其他可兴奋细胞一样，是一个连续的膜电位瞬态变化过程。当受到一个有效刺激时，膜电位从静息时的负值去极化达到阈电位，然后快速去极变为正值，形成动作电位的上升支，随后迅速下降接近静息电位，形成动作电位的降支，两者共同形成峰电位，是动作电位的标志。此后还有低幅、缓慢的电位波动，称为后电位，包括后去极化电位和后超极化电位（图1-4-6）。

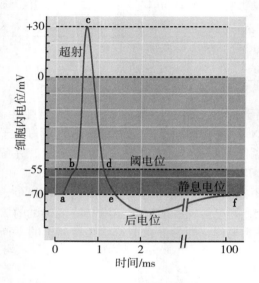

图1-4-6　神经纤维动作电位模式

动作电位的形成是离子的电-化学驱动力和细胞膜对离子通透性改变的结果。由于静息时细胞外 Na^+ 浓度远高于细胞内，且胞内负电荷数值较大，由此产生的浓度和电势梯度均使 Na^+ 有内流的趋向。当细胞受到刺激后，膜上 Na^+ 通道开放，Na^+ 迅速内流，膜电位发生去极化，此时仅有少量的钠通道开放。随着 Na^+ 不断进入细胞内，膜电位进一步去极化，又引起了更多钠通道的开放，导致更多的 Na^+ 的内流，形成一个正反馈过程（图1-4-7A、B）。一旦刺激使膜电位去极化达到阈电位，就会爆发动作电位。膜电位急剧上升，形成动作电位的升支，直至接近 Na^+ 的平衡电位。当动作电位达到峰值后，钠通道开始失活，膜对 Na^+ 的通透性逐渐减小，此时不管去极化的幅度有多大，钠通道对去极化不再产生反应。

随着钠通道的失活，钾通道逐渐激活，K^+ 在外向驱动作用下快速外流，使膜迅速复极，形成动作电位的降支。钾通道也是电压依赖的通道，可随着去极化而开放增多。与钠通道的快速变化相反，钾通道的反应较为缓慢。当动作电位接近峰值时，K^+ 电导才开始缓慢增加（图1-4-7A、C）。在后超极化期间，K^+ 电导高于正常水平，Na^+ 电导低于正常水平，膜电位更接近于 K^+ 的平衡电位。钾通道对于动作电位的形成并非必需的，即使没有钾通道，钠通道的失活仍将导致膜的复极化，但当钾通道存在时，缩短了复极化的时间，从而缩短了动作电位的时程，为产生较高频率的动作电位提供条件。

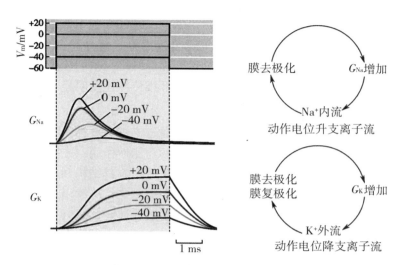

图 1-4-7 动作电位产生机制模式

二、神经纤维

轴突和感觉神经元的周围突共同组成神经纤维（nerve fiber），根据有无髓鞘可分为有髓神经纤维和无髓神经纤维，其主要功能是传导兴奋，神经纤维上传导的兴奋也称为神经冲动（nerve impulse）。

（一）神经纤维传导兴奋的特征

兴奋（excitation）是神经活动的基本形式之一，对于神经组织，兴奋即产生动作电位。神经纤维传导兴奋具有以下特征：①完整性。神经纤维传导兴奋需要其结构和功能的完整。如果神经纤维结构受损甚至被完全离断，或者被施以麻醉剂，局部电流受阻，均不能传导兴奋。②绝缘性。一条神经干内的多条神经纤维在同时传导兴奋时互不干扰，如同相互"绝缘"。因为单条神经纤维传导兴奋的局部电流很微弱，而其周围存在大量的细胞外液，当局部电流流经细胞外液时，一部分形成跨膜的局部环路，其他部分则相对均匀地扩布到各个方向，并迅速衰减。③双向性。双向性是指在神经纤维局部发生的动作电位，会同时向相反的两个方向传导，这一特征在离体实验中被证实。但在体情况下，传导一般为单向的，传入和传出神经纤维具有不同的兴奋传导方向。④相对不疲劳性。与突触传递中因神经递质耗竭较易发生疲劳的特点相比，神经纤维具有长时间（数小时至十几小时）传导兴奋的能力。

（二）影响神经纤维传导速度的因素

神经纤维传导兴奋的速度受其直径、髓鞘和温度等的影响。一般情况下，神经纤维直径越大，电流阻力就越小，其传导速度就越快。两者符合以下经验公式：

$$传导速度（单位：m/s）\approx 6 \times 直径（单位：\mu m）$$

有髓神经纤维兴奋传导方式为跳跃式传导，因为离子不易在高膜阻抗区流入或流出，结间电容电流较小，髓鞘可将膜电流活动限制于郎飞结处。这样就产生了两个结果：一是使兴奋从一个郎飞结跳跃到另一个郎飞结，提高了传导速度，且在一定范围内，髓鞘越

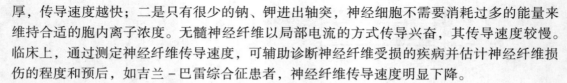

厚,传导速度越快;二是只有很少的钠、钾进出轴突,神经细胞不需要消耗过多的能量来维持合适的胞内离子浓度。无髓神经纤维以局部电流的方式传导兴奋,其传导速度较慢。临床上,通过测定神经纤维传导速度,可辅助诊断神经纤维受损的疾病并估计神经纤维损伤的程度和预后,如吉兰-巴雷综合征患者,神经纤维传导速度明显下降。

(三)神经纤维对支配组织的营养作用

神经对其所支配的组织可发挥两种作用:一是通过末梢释放神经递质引起所支配组织执行其功能,如腺体分泌,肌肉收缩等,称为神经的功能性作用;二是通过末梢释放某些营养因子,调控所支配组织的代谢活动,缓慢但持久地影响其结构和功能状态,这类作用称为神经的营养性作用。神经的营养性作用与神经冲动无关。持续用局部麻醉药阻断神经冲动,并不影响所支配肌肉的内在代谢变化,但切断运动神经,肌肉内糖原合成减慢,蛋白质分解加速,肌肉逐渐萎缩。如使神经恢复连接,则肌肉内糖原合成加速,蛋白质分解减慢合成加快,肌肉逐渐恢复。

神经元通过合成与释放多种营养因子维持所支配组织的正常代谢和功能,而组织也持续产生神经元生长与存活所必需的蛋白质和多肽分子。神经生长因子(nerve growth factor, NGF)是最早发现的组织产生的神经营养因子之一,是交感神经和背根神经节神经元生存和发育的必需因子。随着新的来源的神经营养因子不断被发现,以及它们所调控组织的类型不断增多,两类神经营养因子已难以严格区分。

(四)神经纤维的轴浆运输

充盈于轴突中的细胞质具有运输物质的作用,称为轴浆运输(axonal transport),可分为自神经元胞体向轴突末梢的顺向轴浆运输(anterograde axonal transport)和自末梢向胞体的逆向轴浆运输(retrograde axonal transport)。轴浆运输通过双向转运亚细胞结构和蛋白质,对维持神经元的形态和功能具有重要意义。

1. 顺向轴浆运输

根据运输的速度,顺向轴浆运输可分为快速和慢速两种形式。快速轴浆运输主要负责将细胞器由胞体转运至轴突末梢,在转运过程中轴突蛋白不断得到更新。不同类型细胞器是快速轴浆运输的主要组分,它们沿微管作顺向运动。平均移动速度为200~400 mm/d,大多是分泌通路中高尔基体来源的囊泡和管状结构,线粒体和分泌颗粒等具有膜结构的细胞器。快速轴浆运输中的顺向运输由 Kinesin 驱动,使细胞器向着微管的正端移动;逆向运输则由 Dynein 驱动,它使细胞器朝着微管的负端运动。慢速轴浆运输(slow axonal transport),尤其是顺向慢速轴浆转运能确保轴突中80%的蛋白质得到更新。在成熟的神经元,它的主要功能是不断更新细胞骨架成分,并作为顺向和逆向轴浆运输的载体或底物。

2. 逆向轴浆运输

逆向轴浆运输主要负责将细胞器或某些被轴突末梢摄取的物质,如神经营养因子、狂犬病毒、破伤风毒素或霍乱毒素等由轴突末梢运回胞体,影响神经元的活动和存活。逆向轴浆运输是清除细胞内代谢废物的一种方式,许多组分在返回胞体的过程中被溶酶体降解;也是神经元胞体与轴突末梢交流的一种方式,其组分可以向胞体反馈轴突末梢某些重要组分的水平和活性。根据这一原理,神经科学研究中常应用辣根过氧化物酶等进行神经通路的逆向示踪。

三、神经胶质细胞

（一）神经胶质细胞的结构特征

神经胶质细胞广泛存在于中枢和外周神经系统，与神经元在形态结构上差异较大。神经胶质细胞体积较小，但其数量多而使总体积较大。神经胶质细胞有突起，但无明显的轴突与树突之分。细胞之间无化学性突触，但多数存在缝隙连接。某些胶质细胞的细胞膜上还存在神经递质受体，如星形胶质细胞有乙酰胆碱受体、多巴胺受体、肾上腺素受体、5－羟色胺受体等，因此神经元兴奋释放的神经递质同样会引起胶质细胞产生复杂的生理效应。因其细胞膜仅对 K^+ 具有通透性，故膜电位完全取决于细胞外 K^+ 浓度，且不能产生动作电位。

（二）神经胶质细胞的功能

神经胶质细胞种类较多，在中枢神经系统主要有星形胶质细胞（astrocyte）、少突胶质细胞和小胶质细胞（microglia）；在周围神经系统主要是施万细胞和卫星细胞（satellite cell）等。各类胶质细胞具有不同的功能。

1. 星形胶质细胞

星形胶质细胞是脑内数量最多、体积最大、功能最复杂的胶质细胞。

（1）机械支持作用：在中枢神经系统中，神经元和血管外的空间主要由星形胶质细胞充填。它们与神经元紧密连接且胶合在一起，其长突起交织成网，或互相连接而构成机械支架，对神经元的胞体和纤维起支持作用。

（2）营养作用：星形胶质细胞通过其突起末端膨大形成的血管周足与毛细血管相连，通过其他突起与神经元相接，构成神经元和毛细血管之间信息和容量交换的桥梁，为神经元运输营养物质和排泄代谢产物。星形胶质细胞还能通过分泌神经营养因子、α－肿瘤坏死因子等物质，或激活其细胞膜上的 β－肾上腺素能受体对神经元的生长、发育、存活和功能维持起营养作用。

（3）屏障作用：星形胶质细胞可形成屏障，隔离中枢神经系统内各个区域。一是通过其足突对投射到同一神经元群的每个神经末梢进行覆盖，以免不同来源的传入纤维的信号相互影响；二是其突起也可把终止于同一神经元树突干上的成群轴突末端包裹起来，形成小球样结构，使之与其他神经元及其突起分隔开，防止对邻近神经元活动产生影响；三是通过其血管周足与毛细血管内皮下基膜构成血－脑屏障，使脑内毛细血管处的物质交换异于体内其他部位。如对葡萄糖和氨基酸的通透性较大，而对甘露醇、蔗糖和许多离子则通透性低，甚至不通透，这与该部位细胞膜上存在的相关转运体或通道的种类和数量有关。

（4）迁移引导作用：星形胶质细胞［主要是辐射状星形胶质细胞和小脑放射状胶质细胞（亦称为伯格曼细胞，Bergmann's cells）］可引导发育中的神经元迁移到最终的定居部位。

（5）修复和增生作用：星形胶质细胞成熟后仍保持生长分裂能力。脑和脊髓可因缺氧、外伤或疾病发生变性，组织碎片被清除后留下的组织缺损主要靠星形胶质细胞的增生来充填修复，但增生过强则可形成脑瘤，成为癫痫发作的病灶，诱发癫痫。

（6）免疫应答作用：星形胶质细胞是中枢神经系统的抗原提呈细胞，当发生感染性病变时，其细胞膜上的特异性主要组织相容性复合分子Ⅱ能与经处理的外来抗原结合，将其呈递给T淋巴细胞。星形胶质细胞还能产生巨噬细胞集落刺激因子、白细胞介素和α-干扰素等细胞因子及补体分子，在神经免疫调节中发挥重要作用。

（7）稳定细胞外液中K^+浓度作用：星形胶质细胞膜上存在钠泵，可将细胞外液中过多的K^+泵入胞内，并通过缝隙连接将其分散到其他胶质细胞，形成K^+的缓冲池，从而维持细胞外K^+浓度的稳定和神经元的正常电活动。当增生的胶质细胞发生瘢痕化时，钠泵功能减弱，泵K^+的能力降低，导致细胞外液K^+浓度升高，细胞兴奋阈值降低，神经元兴奋性增高，引发局灶性癫痫。

（8）参与神经递质和一些活性物质的代谢作用：星形胶质细胞膜上有氨基酸类递质的转运体，可摄取神经元释放的谷氨酸和γ-氨基丁酸并进行代谢，这一过程既能为神经元重新合成氨基酸类递质提供前体物质，也可解除这些递质对神经元的持续作用。此外，星形胶质细胞还参与多种活性物质的合成、分泌或转化，除前述多种神经营养因子外，还有血管紧张素原、前列腺素及白细胞介素等。星形胶质细胞上还存在多种促代谢型受体（如乙酰胆碱、去甲肾上腺素、多巴胺、5-羟色胺等），这些受体被神经元突触前膜释放的神经递质或调质激活后，可引起胶质细胞源性神经递质及活性物质的释放，对神经元的突触传递活动发挥调节作用。星形胶质细胞还可通过突起的伸展或回缩，变小或增大与神经元的间隙，从而提高或减弱对神经递质释放的调节能力。

2. 少突胶质细胞和施万细胞

少突胶质细胞是中枢神经系统的成髓鞘细胞，其突起末端不形成终足，而是扩展成扁平薄膜，围绕多条神经纤维包绕形成髓鞘。施万细胞则是外周神经系统的成髓鞘细胞。

在有髓的神经纤维，髓鞘使动作电位跳跃式传导，大大提高神经纤维传导兴奋的速度；还可防止神经冲动传导时电流扩散，具有绝缘和保护信息传递的作用。此外，髓鞘还能引起轴突生长并促进其与周围细胞建立突触联系，如在周围神经损伤后的再生过程中，轴突可沿施万细胞构成的索道生长。在多发性硬化（multiple sclerosis，MS）病程中，由于中枢神经系统发生自身免疫性损伤，引起少突胶质细胞损害和继发性脱髓鞘改变，形成弥散性斑块和脑脊髓炎，影响神经元的信息传递，导致视力、语言、感觉、运动障碍和脑神经病变。

3. 小胶质细胞

小胶质细胞（microglia）相当于中枢神经系统内的吞噬细胞，具有抵御神经组织感染或损伤的作用。脑组织发生变性时，小胶质细胞活化成巨噬细胞，与来自血液中的单核细胞和血管壁上的巨噬细胞，共同清除变性的神经组织碎片。

小胶质细胞具有抗原呈递作用，参与神经免疫调节。当其被某些神经毒素激活后，能产生大量的氧自由基和促炎因子，导致神经元死亡。如在脑缺血损伤后，小胶质细胞迅速活化、增殖，发挥吞噬作用，同时产生神经毒性分子和神经营养因子，发挥毒性和保护双重作用。帕金森病（Parkinson's disease，PD）患者黑质中大量的小胶质细胞聚集，将外源性神经毒素转化为有毒的阳离子，直接干扰线粒体呼吸链，导致黑质多巴胺能神经元死亡。死亡的神经元又可进一步激活小胶质细胞产生神经毒素，形成恶性循环。在阿尔茨海默病（Alzheimer's disease，AD）发展进程中，小胶质细胞可被脑内沉积的 β - 淀粉蛋白激活，发挥吞噬作用并分泌神经保护因子，但同时产生大量氧自由基和神经毒素，导致神经元死亡。

 第二节 神经元间的信息传递

人类中枢神经系统中的神经元约有 1 000 亿个，彼此间通过突触相互连接。每个神经元与其他神经元形成的突触在数百个到数十万个之间，从而构成复杂的神经网络。突触间信息的传递使神经网络具有复杂的信息处理能力。

一、突触传递

突触（synapse）是神经元与神经元之间，或神经元与其他类型细胞之间的功能联系部位或装置。突触处理信息传递的过程被称为突触传递（synaptic transmission）。根据信息传递所用媒质的不同，突触可分为电突触（electrical synapse）和化学性突触（chemical synapse）两大类。

突触传递的分子机制是一个极其复杂的过程，包括以下内容：①突触的代谢过程。突触的代谢过程包括递质和突触小泡的合成、运输和贮存，突触末梢各种成分的装配。②突触前释放。突触前膜去极化，钙离子内流，激活第二信使，突触小泡前移、与膜融合并释放。③突触前恢复。突触前恢复是指突触前膜对递质的重摄取和再循环。④突触前调制。突触自身存在一些受体，能被其释放的神经递质激活从而调控突触前膜的功能。⑤间隙机制。间隙机制包括神经递质扩散、水解、重摄取、终止。⑥突触后电变化。神经递质作用于突触后膜的受体引起突触后电位发生变化。⑦突触后调节。突触后存在一些受体，这些受体被神经递质激活后，不会引起突触后膜电位的变化，但可以调节突触后膜的功能。

（一）电突触传递

电突触是以电流为传递媒质的突触，其结构基础是缝隙连接（gap junction）。通过这种结构，细胞间可以直接进行电信号传递。当它开放时，可允许离子流顺浓度梯度从一个细胞的胞质直接进入另一个细胞的胞质，同时形成细胞间的导电通道。对于两个通过缝隙连接相连的神经元，当其中一个神经元产生动作电位时，另一个神经元也会瞬间与其产生电势梯度。在该电势梯度的驱动下，两个神经元胞质中的带电离子在神经元内和神经元间移动，产生跨神经元的电紧张电流，导致另一个与其偶联的神经元去极化到阈电位，爆发动作电位（图 1 - 4 - 8）。由于电势梯度是瞬间产生的，电突触的电导又较大，因此电突触的信号传递是双向性的，且传导速度很快。

典型的缝隙连接为两侧细胞膜上的各 6 个连接蛋白，相互对接形成连接小体，中间形成一个贯通两个细胞的亲水通道，直径约 1.5 nm。这种通道被认为是现有最大的细胞膜孔道，可允许所有重要的离子和许多有机分子通过。该通道还允许 cAMP、IP_3 等小分子自由通过，作为细胞间第二信使传递信号。电突触亲水性通道的通透性不是固定不变的，当神经元损害时，常会发生与神经元死亡机制相关的细胞内 Ca^{2+} 浓度过高或 pH 极度下降，这可引起神经元之间电突触关闭，从而避免相邻神经元受到损伤，这种现象称为封断。

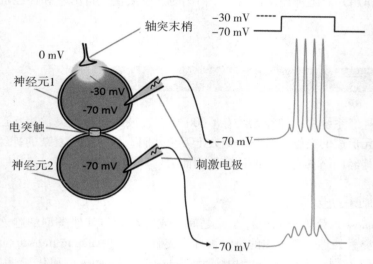

图 1-4-8　电突触的结构模式

电突触传递普遍存在于无脊椎动物的神经系统，在逃避反射中参与介导感觉神经元与运动神经元间的信息传递。在成年哺乳动物脑内和视网膜中，电突触主要分布在需要高度同步化活动的神经元群内的细胞之间。电突触功能失调，将影响人体的学习、记忆、情绪和运动等功能，严重时可导致神经和精神疾病的发生。

（二）化学性突触传递

化学性突触是以神经元所释放的化学物质——神经递质为信息传递媒质的突触。它们多由一个神经元的轴突末梢与另一个神经元或效应细胞相接触而形成，因此轴突末梢通常被认作突触前成分，靶神经元或效应细胞则被视为突触后成分。根据化学性突触的作用特征和形式，可将其分为定向突触（directed synapse）和非定向突触（non-directed synapse）两种类型。

1. 定向突触传递

定向突触的突触前膜通过突触间隙与突触后膜紧密相对，且突触前膜释放出的化学物质很快被水解而失去作用，因而完成信息传递的范围较精确但局限，如神经-骨骼肌接头之间的突触联系。

经典的化学性突触的基本结构由突触前成分、突触后成分和突触间隙组成。神经元的主要结构成分轴突、树突和胞体，都可以作为突触形成的部位，其中最常见的是轴突-胞体型、轴突-树突型、轴突-轴突型突触（图 1-4-9）。突触前末梢内含有许多突触囊泡（synaptic vesicle），突触囊泡是由膜包被的小囊泡（直径为 $30 \sim 50$ μm），具有储存和释放神经递质的功能。有些轴突末梢含有直径大于 100 μm 的大囊泡，内有聚集的可溶性蛋白，故又称为大致密核心囊泡（large dense-core vesicle，LDCV）。这类大囊泡除了储存和释放经典神经递质外，还储存和释放神经肽类递质。

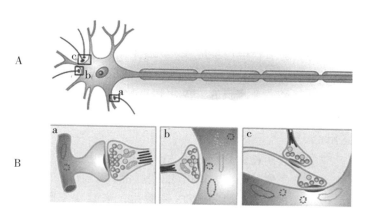

A：神经元结构；B：不同类型的轴突放大结构图。a、b、c分别表示轴突－树突式、轴突－胞体式和轴突－轴突式突触。

1－4－9　突触的不同类型模式图

神经元表面存在的大量突触可以接受输入信息，也可通过突触将信息输出，并使神经元能够对传来的兴奋性或抑制性神经冲动进行整合。在中枢神经系统中，往往单一的兴奋性突触后电位不足以达到神经元轴突起始段的放电阈值，因此对不同性质的神经元来说，其与周围神经元形成的突触形式和作用部位可能具有特殊的意义。如小脑浦肯野细胞（Purkinje cell）的树突分支或树突棘可接受来自80万个颗粒细胞的弱兴奋性输入，而来自星形细胞的弱抑制性输入主要与小脑Purkinje细胞的较粗的初级和次级树突相接触，另外来自10～20个篮状细胞的强抑制性输入都终止在Purkinje细胞的轴丘附近。Purkinje细胞形成的这些特殊形式的突触分布与结构类型可能对其功能整合具有重要意义。

2. 非定向突触传递

非定向突触的前后成分间无紧密的解剖关系，可以相距较远。突触前膜释放的神经递质或分子可扩散到较远的地方，递质作用的最终效果取决于是否存在相应的受体。如植物性神经节后纤维与效应器之间的突触，就是非定向突触。在交感神经节后纤维的轴突末梢分支上，存在大量突触囊泡的膨大结构，称为曲张体（varicosity）。曲张体在一个神经元上可多达20 000个，它并不与突触后效应细胞形成经典的突触联系，而是由其分支到达效应细胞的附近。当神经冲动到达曲张体时，递质便从囊泡中释放出来并向周围扩散，若邻近组织细胞表达其受体，则可发生效应的改变。

3. 电突触与化学性突触的区别

电突触与化学性突触的主要区别在于电突触可双向传递，而化学性突触为单向传递；当电突触的突触前膜去极化时，突触后膜也去极化；当化学性突触的突触前成分有电流变化时，一般不引起离子直接通过突触后膜；某些神经递质对电突触的导电特性具有调节作用，而化学性突触容易受到内环境的影响。

二、神经递质的传递

神经递质（neurotransmitter）为化学性突触传递的信使。递质传递的时程分为快速突触传递（fast transmission）和慢速突触传递（slow transmission）。

（一）快速突触传递

快速突触传递引起的突触后膜电位反应仅需几毫秒，神经递质通过激活配体门控离子通道受体，产生对受体的变构作用，使离子通道开放，主要引起突触后细胞膜 Na^+ 或 Cl^- 的内流，分别导致突触后神经元细胞膜的去极化和超极化，产生兴奋或抑制效应。快速突触传递常在神经环路中调节快速的反射活动。

（二）慢速突触传递

慢速突触传递反应的潜伏期长达几百毫秒，时程长达数秒、数分。突触传递时神经递质激活促代谢型受体，这类受体并不直接调节细胞膜的离子通道，而是通过与 G 蛋白偶联和第二信使，激活蛋白酶的活性，促进蛋白磷酸化，来改变细胞膜离子通道的功能状态。在正常情况下，慢速突触传递不足以引起动作电位的产生，但可影响突触后神经元的电生理特性，如静息电位、阈电位、动作电位的时程和重复放电的特征。促代谢型受体兴奋时对离子通道功能的调节效应较为复杂，包括介导兴奋效应（促进 Ca^{2+} 内流、减少 K^+ 外流）或抑制效应（减少 Na^+ 内流或促进 Cl^- 内流、增加 K^+ 外流）。

三、神经递质的释放

（一）钙离子的触发作用

神经递质的释放是由动作电位到达轴突末梢，当末梢膜去极化达一定程度时，激活膜上电压门控 Ca^{2+} 通道所触发的。神经元在静息状态时，细胞内 Ca^{2+} 的浓度很低。Ca^{2+} 通道一旦开放，Ca^{2+} 大量内流，轴浆内 Ca^{2+} 浓度迅速升高，当达到兴奋浓度时，突触囊泡向突触前膜的活性带移动，并与活性带处的突触前膜融合，以出胞（exocytosis）的方式将内容物释放至突触间隙。递质的释放量与进入轴浆内的 Ca^{2+} 量呈正相关。这一过程结束后，轴浆内积聚的 Ca^{2+} 主要经 Na^+－Ca^{2+} 反向转运体迅速被转运到细胞外。

囊泡释放是一个非常快速的过程，可在 Ca^{2+} 进入末梢后 0.2 ms 内发生。其原因之一是 Ca^{2+} 进入突触前活性带是一快速的过程，并能在突触前活性带的钙微区中瞬间达到较高浓度，从而触发突触囊泡释放递质。除了 Ca^{2+} 的主要作用外，还有十几种不同的突触蛋白参与了囊泡释放的复杂过程。

（二）囊泡释放的动力学

突触囊泡以量子释放（quantal release）的方式进行。量子释放理论认为，一个突触囊泡内神经递质的量基本恒定，称为一个量子单位，递质的释放以囊泡为单位，以出胞的形式将囊泡内的递质释放到突触间隙，递质释放的总量取决于释放的囊泡数。在没有动作电位的情况下，突触前的量子释放概率很低，每秒一个量子单位左右，而当动作电位引起 Ca^{2+} 内流时，可在 1～2 ms 内释放上百个量子。

（三）囊泡的再循环

突触前递质的快速释放和代谢是维持神经高效的兴奋传递所必需的。因此，神经末梢必须具有充足的递质合成原料才能合理地再利用突触前膜释放的物质。事实上，神经末梢的囊泡通过出胞释放后，其突触囊泡及部分递质被摄回进入再循环。突触囊泡的循环释放和再利用主要由以下 5 个步骤组成：①向突触前膜移动；②入坞；③启动；④融合/出胞；

⑤入胞（图1-4-10）。

突触囊泡与突触前膜融合释放递质后，囊泡膜快速回缩内陷，形成膜外包被的囊泡，称为内吞，通过这种方式囊泡膜可被再循环利用。神经细胞膜内吞与末梢的兴奋、出胞的强度有关。相对弱的刺激和少量的囊泡释放，膜的回缩速度很快，而在过强刺激的情况下，会导致细胞膜的回缩减慢。Rothman 因为发现了突触囊泡的融合机制，与另外两位科学家 Schekman 和 Südhof 一起获得 2013 年度诺贝尔生理学或医学奖。

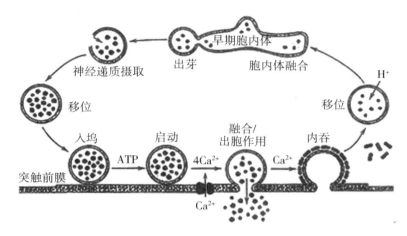

图 1-4-10　突触囊泡的释放和再循环

四、突触整合

突触前神经元释放的递质与突触后膜受体结合，可产生多种效应，其中最主要的效应是直接开启突触后膜的化学门控离子通道，引起突触后膜去极化或超极化的突触后电位（postsynaptic potential，PSP），即引起突触后神经元兴奋性的变化。

（一）突触后电位的类型

1. 兴奋性突触后电位

突触传递在突触后膜引起的去极化突触后电位称为兴奋性突触后电位（excitatory postsynaptic potential，EPSP）。神经递质作用于突触后膜的受体，使化学门控通道开放，造成膜对 Na^+、K^+ 通透性增加，但以 Na^+ 内流为主。阳离子的内流，使突触后膜产生去极化，形成 EPSP（图1-4-11）。谷氨酸门控离子通道介导两种不同时程的 EPSP，AMPA/KA 受体（非 NMDA 受体）介导快时程的 EPSP，而 NMDA 受体介导慢时程的 EPSP。

2. 抑制性突触后电位

突触传递在突触后膜引起的超极化突触后电位称为抑制性突触后电位（inhibitory postsynaptic potential，IPSP）。多数抑制性递质的受体是化学门控离子通道，Cl^- 或 K^+ 通透的化学门控离子通道开放，Cl^- 或 K^+ 顺电化学梯度跨膜移动，产生外向电流，使突触后膜超极化，形成 IPSP（图1-4-11）。GABA 和甘氨酸作用于突触后膜的特异性受体，使氯离子通道开放，引起 Cl^- 内流，使突触后膜发生超极化。此外，IPSP 的产生还可能与突触后膜钠离子通道和钙离子通道的关闭有关。

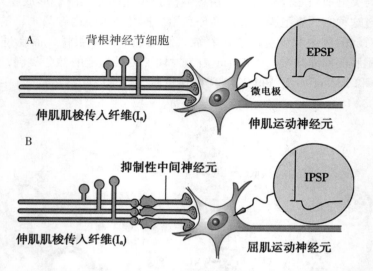

图 1 - 4 - 11　兴奋性突触后电位（EPSP）和抑制性突触后电位（IPSP）的产生

（二）突触后电位的总和

一个突触后神经元一般与多个突触前神经末梢构成突触，既产生 EPSP 也产生 IPSP。突触后神经元胞体电位改变的总趋势取决于同时或几乎同时产生的 EPSP 和 IPSP 的总和。当其膜电位总趋势为超极化时，突触后神经元表现为被抑制；当其膜电位总趋势为去极化时，易于达到阈电位而爆发动作电位，即兴奋性提高。

EPSP 大小与内流的阳离子的量呈正相关，即与通道开放的数目有关，而通道被激活的数目取决于神经递质的释放。递质的释放是一种量子化的释放，因此突触后的 EPSP 的幅度也应该是量子化的，一个突触囊泡释放的递质，或一个量子单位的递质所引起的突触后微小电位变化称为微小突触后电位（miniature postsynaptic potential），因此，某种神经递质释放诱发的 EPSP 幅度是微小突触后电位幅度的整数倍。EPSP 总和代表了突触整合的最简单的形式，包括了两种形式的总和：①空间总和（spacial summation）是树突上不同部位突触产生的 EPSP 进行叠加；②时间总和（temporal summation）是对同一个突触产生的时间间隔在 1 ～ 15 ms 内发生的 EPSP 进行叠加。

突触后神经元综合这些受体和通道激活后的离子和化学信号，决定是否输出动作电位，这一过程称为突触整合（synaptic integration）。突触后电位的总和是突触整合的基础，还与突触所在的位置、距轴突始段的远近，突触的形状及可塑性等因素有关，因此突触整合并不是简单数学意义上的突触后电位的总和。

五、突触可塑性

突触可塑性（synaptic plasticity）是指突触的形态、数量和效能可发生较持久改变，并因此使突触后反应的改变呈现持续性的特性。如缺氧、CO_2 过量、麻醉剂、药物等脑内环境因素的改变,导致神经递质的合成、释放或清除发生变化等。突触可塑性在学习和记忆等脑的高级功能中有重要意义。

突触效能增大的可塑性包括易化(facilitation)和增强(augmentation)。突触神经元受到串刺激时,每个刺激都能引起一定的兴奋性突触后电位,但后面的刺激产生的电位幅度较前面的大,这种现象称为易化。给予突触前神经元高频刺激后,突触后电位明显增强,持续时间为 60 s 甚至几分钟,称为强直后增强(posttetanic potentiation,PTP)。在体动物研究发现这种现象甚至可以持续数天,称为长时程增强(long-term potentiation,LTP)。LTP 现象可以在很多脑区记录到,特别是海马等学习和记忆相关的脑区。突触效能减小的可塑性称为抑制(depression)。在海马和小脑中可以记录到突触效能的长时间减弱,称为长时程抑制(long-term depression ,LTD)。

突触可塑性的机制涉及突触前和突触后的变化,突触前机制包括神经递质合成、储存和释放的变化及突触后的逆行信使对突触前的影响等;突触后的机制包括突触后受体激活、受体数量变化和转位、胞内信号的变化等。短时程可塑性效能增强的产生机制通常是强直刺激突触前末梢,前面的刺激在突触前膜造成的钙离子内流尚未恢复到静息状态,新的刺激便引发更多的 Ca_{2+} 内流,轴浆内 Ca_{2+} 浓度上升,导致递质释放量增加。产生抑制的机制可能是突触前膜部分电压门控钙通道处于关闭状态。

 第三节　神经递质和受体

一、神经递质

神经递质(neurotransmitter)指由突触前神经元合成并释放,能特异性地作用于突触后神经元或效应细胞上的受体而产生一定效应的信息传递物质。

(一)神经递质的鉴定

一般认为,神经递质应符合或基本符合以下条件:①神经元具有合成该神经递质的前体和酶系统,并能合成该递质;②合成的神经递质储存在神经末梢的突触囊泡中,并能在兴奋冲动抵达时释放入突触间隙;③递质释放后,可作用于突触后膜上相应的受体,并发挥其生理作用,人为给相应神经元或效应细胞施用该递质,能引起相同的生理效应;④存在能分别模拟或阻断该递质作用的特异性受体激动剂和拮抗剂;⑤存在使该递质失活的酶或其他失活方式(如重摄取)。随着研究的深入,人们发现有些物质(如 NO、CO 等)虽不完全符合上述经典递质的条件,但所起作用与递质相同,故也将它们视为神经递质。

(二)神经调质

对于一个特定的突触,除了存在神经递质,神经元还可合成其他化学物质,这类物质在该突触中不直接起信息传递作用,但可通过与神经递质的共释放增强或削弱该突触的神经递质的信息传递效率,称为神经调质(neuromodulator),调质所发挥的作用称为调制作用(modulation)。实际上,递质和调质之间有时并无明确的界限,有些物质在一种突触中作为递质，但在其他种类的突触中可作为调质起作用，且其作用机制并无明显不同。

神经调质来源较为广泛，除神经元外，一些内分泌激素、免疫系统的信使物质也对突触传递具有调制作用，故也属于神经调质。相对于神经递质，多数神经调质通过G蛋白偶联受体起作用，起效缓慢但持续更久，可达数分钟、数日甚至更久，其作用机制涉及DNA转录、蛋白质合成、酶活性剂代谢改变等较慢的过程，与发育、学习、感觉和运动等生理过程有关。

（三）递质的分类

已知的哺乳动物的神经递质达100多种，按分子大小可分为小分子的经典神经递质和大分子的神经肽，按其化学结构，可将神经递质分为七大类型（表1-4-3）。

表1-4-3　神经递质的分类

分类	递质名称
胆碱类	乙酰胆碱
胺类	去甲肾上腺素、肾上腺素、多巴胺、5-羟色胺、组胺
氨基酸类	谷氨酸、门冬氨酸、γ-氨基丁酸、甘氨酸、
肽类	阿片肽*、下丘脑调节肽*、垂体肽*、脑-肠肽*、钠尿肽*、速激肽*、降钙素、血管紧张素、血管升压素等
核苷酸类	腺苷、ATP
气体类	一氧化氮、一氧化碳、硫化氢
其他类	花生四烯酸及其衍生物*、神经活性类固醇*

*标记处为同一类物质。

（四）递质共存

1979年，瑞典化学家Hokfelt等人发现在交感神经节内可以同时检测到去甲肾上腺素和生长抑素，随后的研究中陆续发现，脑、脊髓和外周神经组织中都并非只有一种神经递质。两种或两种以上的递质（包括调质）共存于同一神经元内，这种现象称为递质共存（neurotransmitter co-existence）。

研究观察到猫唾液腺有递质共存的情况。刺激支配猫唾液腺的副交感神经，可引起乙酰胆碱和血管活性肠肽同时释放，前者引起唾液分泌，后者可扩张血管，增加唾液腺的血供，并增强乙酰胆碱受体的亲和力，两者共同作用，使唾液腺分泌大量稀薄的唾液。若刺激交感神经，则引起去甲肾上腺素和神经肽Y释放，前者主要促进唾液分泌，后者可收缩血管，减少血供，两者共同作用使唾液腺分泌少量黏稠的唾液（图1-4-12）。递质共存的意义在于，共存的递质释放后，在突触后可发挥相互协同或相互拮抗作用，有效地调节细胞或组织的功能，也可以在突触前相互调节神经末梢的递质释放，从而协调机体的功能。

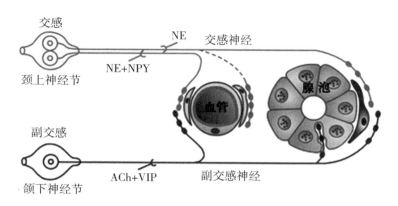

图 1 - 4 - 12　支配猫唾液腺的神经递质共存模式

（五）递质的代谢

递质的代谢包括递质的合成、储存、释放、降解、重摄取和再合成等步骤。乙酰胆碱（acetylcholine，ACh）和胺类递质都在相关合成酶的催化下合成，合成过程多在胞质中进行，然后储存于突触囊泡内。肽类递质则在基因调控下，通过核糖体的翻译和翻译后的酶切加工等过程形成。递质与受体结合及生效后很快通过酶促降解和突触前末梢重摄取等方式被消除。

二、受体

受体（receptor）是指位于细胞膜上或细胞内能特异性地识别并结合某些化学物质（如递质、调质、激素等），诱发特定生物效应的特殊生物分子。神经递质的受体多数为膜受体，是带有糖链的跨膜蛋白质分子。在跨膜信号转导过程中，膜受体是细胞接受内外环境刺激的关键分子，是跨膜信号转导的核心环节。从受体与配体结合的角度看，膜受体具有高选择性（特异性）、饱和性、亲和性和结合可逆性的特点。

（一）受体的分类

不同种类的受体或同一受体的不同亚型，其跨膜信号转导的机制不尽相同。随着对膜受体分子结构和跨膜信号转导机制，以及引起效应差异的不断深入研究，可以把神经递质受体分为离子通道受体、G 蛋白偶联受体和酶偶联受体。

1. 离子通道受体

这类受体本身即为离子通道，也称为递质门控离子通道。当配体（激动剂）与受体结合时，离子通道开放，细胞膜对特定离子的通透性增加，从而引起细胞膜电位的改变，表现出路径简单和快速的特点。其在分子结构上的特征有：①完整的受体蛋白是由 4～5 个跨膜亚单位聚在一起，形成的中央具有水相孔洞的离子通道；②每个亚单位具有 2～4 个由疏水氨基酸组成的 α 跨膜螺旋，其中第 2 个跨膜螺旋形成通道的内壁；③每个亚单位都有 1 个大的细胞外 N 末端，存在着与配体结合的位点。烟碱型胆碱能受体（N 受体）、γ－氨基丁酸 A 受体（$GABA_A$受体）、甘氨酸受体都属于此类受体。

2. G 蛋白偶联受体

G 蛋白偶联受体分布广泛，是膜受体中最大的家族，目前已知的有 1 000 多种，而人类基因组中已知编码该受体的基因约有 2 000 个。其分子结构特征是：①受体蛋白均由一条肽链组成。②肽链中含有 7 个疏水性的 α 跨膜螺旋，故也称此类受体为 7 次跨膜受体。③肽链的位于胞外的 N 末端有糖基化位点，N 末端或跨膜区可形成配体结合域，位于胞内侧的 C 末端有丝氨酸和苏氨酸残基的磷酸化位点，而连接跨膜区段的胞内环和 C 末端则形成 G 蛋白结合区域。小分子配体主要结合到跨膜段围成的囊袋中，中等大小的肽类结合到细胞外环和跨膜段上，大分子肽或蛋白结合到 N 末端、细胞外环及跨膜段上。④膜内的肽链与识别和激活位于膜内侧的鸟苷酸结合蛋白（G 蛋白）有关。这类受体一般通过改变细胞内代谢活动而发挥作用。

3. 具有酶活性的受体

这类受体由一条或几条肽链组成，但一条肽链只有一个 α 跨膜螺旋。以酪氨酸激酶受体为例，肽链的胞外侧具有与配体结合的位点，跨膜段的氨基酸具有高度疏水性，是由 22～26 个氨基酸组成的一段保守片段，胞内侧是高度保守的具有酶活性的片段，含有 ATP 结合位点、底物结合位点、PKA 及其他蛋白激酶的作用位点。细胞外的信号与胞外段的配体识别位点结合后，引起胞内段发生自身磷酸化，继而引起底物蛋白的相应氨基酸残基磷酸化激活，造成细胞功能的变化。鸟苷酸环化酶受体也属于此类，与酪氨酸激酶受体不同的是，膜内段的 C 端有鸟苷酸环化酶的活性，一旦被激活，可使胞质内 GTP 环化生成第二信使环鸟苷酸（cyclic guanosine monophosphate，cGMP），进而激活 cGMP 依赖性的蛋白激酶（cGmp-dependent protein kinase，PKG），导致底物蛋白的磷酸化。

（二）突触前受体

神经递质受体不仅局限于突触后膜，也可存在于突触前膜，称为突触前受体（presynaptic receptor）。这种受体以其所在神经元释放的递质作为配体，则称为自身受体（autoreceptor），自身受体一般都是 G 蛋白偶联受体；若不以自身神经元分泌的递质为配体，则称为异身受体（heteroreceptor）。突触前受体被激活后，可通过调制（抑制或易化）突触前膜递质的合成与释放来影响突触的传递效应，以维持递质的内稳态。如儿茶酚胺和 5 - 羟色胺能神经元的突触前受体能调节相应递质的合成与释放，谷氨酸能神经元突触前的 GABA 受体可以减少谷氨酸的释放。

（三）受体的调制

突触调制对中枢神经系统的信息处理十分重要，化学性突触神经递质传递可被长期或短期调制。突触递质的调制可以通过三个方面进行：激活突触前受体，清除在突触间隙的已释放递质，以及调节突触后受体的特征性变化。突触前和突触后的受体在突触调制中发挥着重要作用。

1. 突触前受体的调制

中枢神经系统的大多数神经递质通过自身受体抑制其释放。这种自身抑制通过激活 G 蛋白偶联受体，减少突触前膜 Ca^{2+} 内流，从而减少突触前递质释放。突触前自抑制对防止病理过程中有关递质的过量释放具有重要意义。但目前突触前自抑制在突触前神经冲动与神经递质释放之间的具体作用尚不清楚。

2. 突触后受体的调制

受体长时间接触激动剂后，大多数会出现反应性降低或消失的情况，称为失敏。失敏的机制可能是：通过受体的内移使受体数目减少，受体自身结构的改变，以及受体蛋白磷酸化及受体蛋白的下游蛋白发生功能改变。相反，某些配体与受体结合后可导致受体的反应性增强，称为超敏，如甲状腺激素可增加心肌受体的数目和亲和力。此外，形成的慢突触后电位（sPSP）也是一种突触后受体调制。sPSP有兴奋性和抑制性两种形式，其持续时间长，可影响后继发生的快突触后电位，达到调制突触传递的功能。如在中枢神经系统的非突触性化学传递过程中，神经递质（如 DA、5-HT、NA）都是通过受体 – G 蛋白 – 第二信使信号系统起作用的，这些递质发挥作用后产生的 sPSP 在调制突触传递效率中发挥着重要作用。

三、主要神经递质及其受体

神经递质及其受体都具有丰富的多样性，因此由它们构成的信号传递系统也是极其复杂的。根据神经递质的化学结构分类，下面介绍几种具有代表性的递质及其受体。

（一）乙酰胆碱及其受体

1. 乙酰胆碱的代谢及其影响因素

乙酰胆碱（acetylcholine，ACh）由乙酰辅酶 A（acetyl coenzyme A，A-CoA）和胆碱在胆碱乙酰转位酶（choline acetyltransferase）的催化下于胞质中合成，然后在乙酰胆碱转运体协助下与带负电荷的 ATP 一起结合在囊泡内的囊泡蛋白分子上，储存在囊泡中。在静息状态下，ACh 囊泡存在少量的自发性释放。当神经冲动到达神经末梢时，电压门控 Ca^{2+} 通道开放，Ca^{2+} 内流，靠近突触前膜的活动囊泡移向前膜并与之融合，通过出胞的方式释放 ACh。突触前膜回收后形成的新囊泡又迅速从胞质中摄取新合成的 ACh 加以补充。还有一些储存 ACh 的囊泡远离神经末梢，储存少量 ACh，在神经冲动到达时并不释放，但可以将内存的 ACh 提供给活动囊泡释放。释放到突触间隙的 ACh 主要由乙酰胆碱酯酶水解失活。ACh 的水解产物胆碱 30%～50% 被神经末梢摄取，重复用于 ACh 合成。

胆碱、乙酰 CoA 的供应和终产物 ACh 的浓度都影响 ACh 合成的速度。胞质内 Ca^{2+} 浓度升高可以增加丙酮酸脱氢酶系的活性，促进乙酰 CoA 生成增多，加速 ACh 的生物合成。ACh 浓度降低时，末梢对胆碱的转运增加，ACh 合成随即加快。相反，胞质内底物胆碱和乙酰 CoA 浓度降低或终产物 ACh 浓度增高时，合成减少。化学药物可以影响囊泡的储存和释放，vesamicol 是囊泡转运体的特异性阻断剂，它能非竞争性地抑制 ACh 的囊泡转运；肉毒杆菌毒素、戊巴比妥和破伤风毒素均可与囊泡膜上的囊泡相关膜蛋白结合阻止囊泡释放；肉毒杆菌毒素还可与突触融合蛋白（syntaxin）和 SNAP-25 蛋白相结合，阻止囊泡与突触前膜的融合，以干扰 ACh 的释放。黑寡妇蜘蛛毒能阻止囊泡膜与突触前膜的正常分离，以致 ACh 从囊泡中大量释放，甚至导致胆碱能末梢无囊泡存在。

2. 乙酰胆碱受体

能与 ACh 特异性结合的受体称为胆碱能受体。根据药理学特性，胆碱能受体分为毒蕈碱受体（muscarinic receptor，MR）和烟碱受体（nicotinic receptor，NR）两类，它们分别能与天然毒蕈碱和烟碱结合并产生不同的生物效应。这两种受体在中枢和外周神经系统及其所支配的效应器均有分布。

（1）M 受体：M 受体为 G 蛋白偶联受体，根据基因编码和氨基酸序列的差异分为五种（$M_1 \sim M_5$）亚型。其中，M_1、M_3、M_5受体具有相似的化学结构，此类受体激活后与$G_{q/11}$蛋白偶联，而M_2、M_4受体激活时与$G_{i/o}$蛋白偶联，发挥不同的效应（表$1-4-4$）。

表 $1-4-4$　M 受体的效应系统

亚型	M_1、M_3、M_5	M_2、M_4
G－蛋白	$G_{q/11}$	$G_{i/o}$、G_k
效应酶	激活磷脂酶 C（PLC）	抑制腺苷酸环化酶（AC）
第二信使	$IP_3/DAG \uparrow$	$cAMP \downarrow$
离子通道	电压门控 K^+ 通道关闭	$PKA \downarrow \rightarrow Ca^{2+}$ 通道关闭，ACh 敏感 K^+ 通道开放

在突触前，M_2、M_5受体可作为自身受体，M_2受体激活，负反馈调节 ACh 的释放，M_5受体激活，ACh 释放增加。在突触后，M_1、M_3受体激动，关闭静息时开放的 K^+ 通道，K^+ 流出细胞减少而少量 Na^+ 持续内流，引起缓慢的去极化，产生慢 EPSP。M_2受体激动使 K^+ 通道开放，引起缓慢的超极化，产生慢 IPSP。在中枢，M_1受体最为丰富。在外周，M_2受体主要分布于心脏，M_3 和 M_4 受体存在于多种平滑肌；M_4受体还可见于胰腺腺泡和胰岛组织，介导胰液和胰岛素的分泌。M 受体激活时，可产生心脏负性活动，内脏平滑肌收缩，消化腺、汗腺分泌增加和骨骼肌血管舒张等毒蕈碱样作用（muscarine-like action），简称 M 样作用，可被 M 受体阻断剂阿托品（atropine）阻断。

（2）N 受体：N 受体是由 5 个亚单位围成的配体门控离子通道型受体（图 $1-4-13$）。根据分布差异，分为 N_1 和 N_2 两种亚型。它们均是由异源性的 α 和 β 两种亚单位组成的五聚体，每个亚单位有 4 个跨膜区段，α 亚单位是 ACh 的结合位点。N_1受体分布于中枢神经系统和自主神经节后神经元，故又称为神经元型烟碱受体（neuron-type nicotinic receptor）；N_2受体位于骨骼肌神经－肌接头处的终板膜上，故也称为肌肉型烟碱受体（muscle-type nicotinic receptor）。

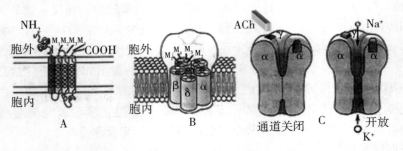

A：N 受体单个亚基的结构；B：亚基排列的可能模式；C：N 受体通道的开放和关闭。

图 $1-4-13$　N 受体结构示意

N 受体激活后，一方面由于其对 Ca^{2+} 的通透性极高，另一方面可激活邻近的电压门控 Ca^{2+} 通道，最终导致大量 Ca^{2+} 内流，并影响一系列 Ca^{2+} 介导的细胞活动。小剂量 ACh

与 N_1 受体可在自主神经节激活而兴奋节后神经元，也可激活 N_2 受体引起骨骼肌的收缩；大剂量 ACh 则可因 N_1 受体脱敏、神经元过度去极化导致钠通道失活等而产生自主神经节阻滞作用。在脑内，海马和感觉皮质的突触前和突触后 N_1 受体激活可增强兴奋性突触传递的作用，有利于神经系统结构和功能发生长时程的变化，如感觉皮质的发育、学习记忆功能的建立。这些作用统称为烟碱样作用（nicotine-like action），简称 N 样作用。筒箭毒碱是其可逆性竞争性拮抗剂，可阻断该作用。

除内源性的 ACh 外，烟碱、氨基甲酰胆碱均可以作为激动剂与受体结合，促进蛋白构型变化，引起通道开放。α - 银环蛇毒也是 N 型胆碱能受体的竞争性拮抗剂，与 ACh 结合位点的亲和力较高（表 1 - 4 - 5）。普鲁卡因及其衍生物是胆碱能受体通道的阻断剂，通过与通道壁上某些结构的特异性结合达到阻断效应。此外，新斯的明等胆碱酯酶抑制剂可通过减缓 ACh 在突触间隙中的降解，延长其作用时间，而起到增强肌张力的作用。

表 1 - 4 - 5 胆碱能受体的作用方式及药理学特性

受体亚型	跨膜信号转导方式	激动剂	拮抗剂
M_1 型（脑内）	$G_{q/11} \rightarrow PLC \uparrow \rightarrow IP_3 \uparrow$	甘油二酯、ACh、毒蕈碱	阿托品
N 型	$Na^+/K^+/Ca^{2+}$	ACh、烟碱、氨基甲酰胆碱	筒箭毒碱、α - 银环蛇毒

3. ACh 的生理功能

ACh 分布广泛，作用复杂。在外周，它是躯体运动神经在神经肌肉接头处的递质，也是自主神经系统的主要递质，调节躯体和内脏运动。在中枢神经系统，ACh 的功能涉及感觉、学习、记忆、疼痛、睡眠与觉醒、体温调节、摄食饮水及心血管中枢活动等复杂的功能，与神经退行性疾病、精神分裂症等的发病有关。

（二）胺类神经递质及其受体

去甲肾上腺素（norepinephrine，NE）、肾上腺素（epinephrine，E）、多巴胺（dopamine，DA）、5 - 羟色胺（5-hydroxytryptamine，5-HT）及其代谢产物都属于胺类神经递质。NE、E 和 DA 均具有 β - 苯乙胺的基本结构，这三类递质在苯环的 3、4 碳位上都有羟基，故将其统称为儿茶酚胺（catecholamine，CA）。

1. 去甲肾上腺素及其受体

（1）去甲肾上腺素的代谢：在儿茶酚胺能神经元中，食物来源的酪氨酸被胞质中酪氨酸羟化酶（tyrosine hydroxylase，TH）催化生成多巴，之后在多巴脱羧酶（dopa decarboxylase，DDC）作用下形成多巴胺。在去甲肾上腺素能神经元中，合成的多巴胺被摄取进入囊泡，在多巴胺 - β - 羟化酶（dopamine-β-hydroxylase，DβH）催化下，形成去甲肾上腺素（图 1 - 4 - 14）。当动作电位到达神经末梢时，囊泡内储存的 NE 以出胞的方式释放到突触间隙，与位于突触后膜上相应的受体结合，产生相应的生物学效应。当 NE 释放过多导致突触间隙递质的浓度过高时，可通过作用于突触前膜的自身受体，负反馈调节抑制突触前膜 NE 的进一步释放。突触间隙的 NE 除重摄取进入突触前膜的一部分可以被囊泡摄入再循环外，其余大部分被酶解，并最终经肾脏代谢排出体外。

（2）去甲肾上腺素受体：去甲肾上腺素受体均为 G 蛋白偶联受体，可分为 α 型（简称 α 受体）和 β 型（简称 β 受体）两类及多种亚型。受体结构中位于细胞外的 N 末端有两个糖基化位点，位于胞质内的 C 末端含有丝氨酸和苏氨酸残基的磷酸化位点。NE 与相应的受体结合，通过 G 蛋白介导，发生一系列的信号转导和生理效应。所有 α_1 受体均与 $G_{q/11}$ 偶联，被激活后通过 $G_{q/11}$ 蛋白的介导，水解磷脂酰肌醇，生成重要的第二信使分子，如三磷酸肌醇（inositol triphosphate，IP_3）、甘油二酯（diglyceride，DG）等（表 1-4-6）。IP_3 能够促进细胞内

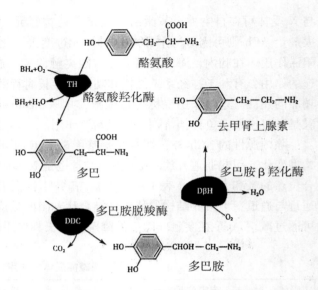

图 1-4-14　去甲肾上腺素的合成过程

非线粒体钙库释放 Ca^{2+}，使细胞内 Ca^{2+} 浓度升高；DG 则通过激活蛋白激酶，调控细胞的功能，产生受体的生理效应。α_2 受体与 $G_{i/o}$ 偶联，被激活后可以抑制腺苷酸环化酶的活性，减少 cAMP 的生成，通过激活内向整流 K^+ 通道来增加 K^+ 电流，降低 Ca^{2+} 电流，从而抑制靶细胞的活力。β 肾上腺素受体和兴奋性蛋白（G_s 蛋白）偶联，被激活后可以增加腺苷酸环化酶的活性，促进 cAMP 的合成，使细胞内的一些酶及蛋白磷酸化，活性改变，发挥生物学效应。

（3）去甲肾上腺素的生理功能：在中枢，去甲肾上腺素的效应非常广泛，几乎参与所有脑功能的调节，包括调节注意力、睡眠-觉醒周期、意识、学习和记忆、情绪及神经内分泌等功能。适当的去甲肾上腺素能神经元的激活可以促进专注力，过度的活动则导致焦虑或情绪激动。若去甲肾上腺素释放不足，则引起抑郁。三环类抗抑郁剂和单胺氧化酶（monoamine oxidase，MAO）抑制剂分别通过抑制突触神经元对 NE 的重摄取和阻断 NE 的降解代谢来有效增加突触间隙内 NE 的浓度，发挥抗抑郁效果。蓝斑核是去甲肾上腺素能神经元胞体的主要聚集处，与睡眠-觉醒的节律调节有关。在外周，NE 与 α_1 受体结合，产生的平滑肌效应主要是兴奋，包括血管、子宫、虹膜辐射肌等收缩，与 α_2 受体结合则为抑制性的，如小肠平滑肌舒张；NE 与 β_2 受体结合产生的平滑肌效应是抑制的，与心肌 β_1 受体结合的效应则是兴奋的。酚妥拉明（phentolamine）能非选择性地阻断 α 受体，普萘洛尔（propranolol）能非选择性地阻断 β_2 受体。

表 1-4-6　NE 受体的作用机制及药理学特性

受体亚型	第二信使	离子效应	阻断剂
α_1	$G_{q/11}$ PLC↑ →IP_3、DG↑	↓K^+	酚妥拉明、哌唑嗪

（续上表）

受体亚型	第二信使	离子效应	阻断剂
α_2	$G_{i/o}$ $AC\downarrow\rightarrow cAMP\downarrow$	$\uparrow K^+$、$\downarrow Ca^{2+}$	酚妥拉明、育亨宾
β_1	G_s $AC\uparrow\rightarrow cAMP\uparrow$	—	普萘洛尔、阿替洛尔、美托洛尔
β_2	G_s $AC\uparrow\rightarrow cAMP\uparrow$	—	普萘洛尔、丁氧胺

2. 多巴胺及其受体

多巴胺（dopamine，DA）也属于儿茶酚胺类。其含量占整个中枢神经系统儿茶酚胺含量的一半之多。

（1）多巴胺的代谢：多巴胺能神经元利用血液中摄取的酪氨酸，先后在酪氨酸羟化酶（TH）和多巴脱羧酶（DDC）的作用下，合成多巴胺，储存在囊泡中，以出胞的形式释放。释放到突触间隙的DA可与多巴胺能神经元末梢上的突触前自身受体 D_2 受体结合，负反馈抑制DA的进一步释放。该效应快速而短暂，为DA的短时性调节；DA的释放还受到其他神经递质的调节，这些过程缓慢而持久，为DA释放的长时性调节。重摄取是清除突触间隙DA的主要途径，释放到突触间隙的DA通过细胞膜上的多巴胺转运体（dopamine transporter，DAT）被突触前膜重摄取。与去甲肾上腺素相似，除进入突触前膜的一部分可以被DA囊泡摄取投入再循环外，其余大部分都在酶的作用下被分解代谢，最后经肾脏排出体外。

（2）多巴胺受体：多巴胺受体已发现并克隆出5种。根据受体药理特性的不同，将其分为 D_1 和 D_2 受体家族：D_1 受体家族由 D_1 和 D_5 受体组成，D_2 受体家族由 D_2、D_3 和 D_4 受体组成。DA受体均为G蛋白偶联受体，D_1 受体家族与 G_s 蛋白偶联被激活后，可以催化ATP形成cAMP，激活cAMP依赖性蛋白激酶（PKA），催化蛋白质磷酸化，改变细胞膜对离子的通透性，引起其他生物学效应；而 D_2 受体家族通常与 G_i 蛋白偶联，抑制腺苷酸环化酶的活性，减少cAMP的生成，并可激活 K^+ 通道，使 K^+ 外流引起细胞膜超极化，并限制电压依赖的 Ca^{2+} 内流。

（3）多巴胺的生理功能：中枢DA系统主要存在于黑质－纹状体、中脑－边缘前脑、结节－漏斗三条通路中，分别与运动调控、奖赏行为、成瘾及神经内分泌活动调节等有关。DA受体激动剂可以诱发类似精神分裂的症状，而DA受体拮抗剂主要用于临床治疗精神分裂症和躁狂症。目前认为，黑质－纹状体通路多巴胺能神经元的大量减少，是帕金森病在中枢神经元和递质水平的主要致病机制。

3. 5 - 羟色胺及其受体

（1）5 - 羟色胺的代谢：5 - 羟色胺（5-hydroxytryptamine，5-HT），亦称为血清素（serotonin），由吲哚和乙胺两部分组成。血中的色氨酸进入5 - 羟色胺能神经元后，在色氨酸羟化酶（tryptophan hydroxylase，TPH）的催化下和5 - 羟色胺脱羧酶（5-hydroxytryptophan decarboxylase，5-HTPDC）的作用下，形成 5-HT，储存于 5－羟色胺能神经末梢的囊泡内。神经冲动引起突触末梢的 5-HT 以出胞的形式释放。5-HT 的释放同样可受到多种因素的调节。5-HT$_{1A}$ 受体激动剂可促进 5-HT 释放；而 5-HT$_{1B/1D}$ 受体激动剂则抑制 5-HT 的释放。此外，药物对其释放也有影响，芬氟拉明（fenfluramine）可抑制 5-HT 的摄取，使脑内 5-HT 储存量降低，甚至导致其耗竭；安非他命（amphetamine）可促进 5-HT 释放。5-HT 主要的失活途径是重摄取和酶解失活。

（2）5－羟色胺受体：5-HT 受体家族庞大，目前已克隆出 14 种不同的亚型，根据其结构、功能和信号转导的特性不同，分为 7 大家族，分别是 5-HT$_{1\sim7}$。除 5-HT$_3$ 为离子通道型受体外，其余均属于 G 蛋白偶联受体家族。琥珀酸马普坦是 5-HT$_1$ 受体的激动剂，可以用于缓解焦虑。MDL100907 作为 5-HT$_{2A}$ 的受体拮抗剂用于治疗精神分裂症，恩丹西酮是 5-HT$_3$ 受体的阻断剂。

（3）5－羟色胺的生理功能：在中枢，5－羟色胺能纤维可上行至下丘脑、边缘系统、新皮层和小脑，也可下行到脊髓，几乎投射到整个神经系统。它的作用十分广泛，包括对摄食、运动、痛觉、精神情绪、睡眠、体温、性行为、垂体内分泌和心血管系统的功能都有调节作用。

（三）兴奋性氨基酸及其受体

神经系统中氨基酸类递质包括谷氨酸（glutamate，Glu）、门冬氨酸（Aspartate，Asp）、γ－氨基丁酸（GABA）和甘氨酸（glycine，Gly）。Glu、Asp 作为酸性氨基酸对大脑皮质神经元有兴奋作用，称为兴奋性氨基酸（excitatory amino acid，EAA）；而 GABA 和 Gly 对神经元有抑制作用，称为抑制性氨基酸（inhibitory amino acid，IAA）。

1. 谷氨酸的代谢

Glu 广泛分布于哺乳动物中枢神经系统中，是中枢神经系统中含量最高的一种氨基酸。Glu 是不能透过血－脑屏障的非必需氨基酸，它不能通过血液供给脑。在脑内主要通过两种途径合成：①作为三羧酸循环的一个分支，由 α－酮戊二酸在转氨酶的作用下脱水形成，这是代谢性谷氨酸合成的主要方式；②谷氨酰胺在谷氨酰胺酶的作用下水解成谷氨酸，这是作为神经递质功能的谷氨酸的主要合成途径。合成的 Glu 在囊泡膜上低亲和性谷氨酸转运体的协助下，储存在囊泡中。当神经冲动到达突触，通过出胞作用释放。释放到突触间隙的 Glu 主要通过重摄取的方式被清除。

2. 谷氨酸受体

谷氨酸受体包括促离子型谷氨酸受体（ionotropic glutamate receptor，iGluR）和代谢型谷氨酸受体（metabotropic glutamate receptor，mGluR）两个大家族。iGluR 进一步分为 N－甲基－D－天冬氨酸（N-methyl-D-aspartate，NMDA）受体、α－氨基－3－羟基－5－甲基－4－异唑（α－amino-3-hydroxy-5-methyl-4-isoxazole propionic acid，AMPA）受体和海人藻酸（kainic acid，KA）受体三种类型，每种类型又有多种亚型。mGluR 属于 G 蛋白偶联受体超家族，与 G 蛋白偶联介导受体激活的生物学作用（图 1－4－15）。

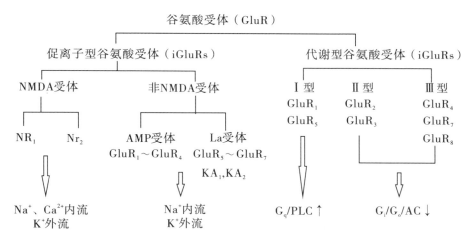

图 1-4-15　谷氨酸受体的分型

NMDA 受体对谷氨酸的反应较慢，其通道的电导却较高，对 Ca^{2+}、Na^+、K^+ 都有通透，尤其是 Ca^{2+}。此外，NMDA 受体还具有以下特点：①需要甘氨酸作为协同激动剂，即当受体上的甘氨酸受点和 NADM 受点都与激动剂结合时，通道才可能开放；②静息时，通道被 Mg^{2+} 阻塞，只有当膜电位去极化达一定水平时，Mg^{2+} 从通道内移出，阻滞才可解除；③通道分子上有与多种物质结合的调制位点，可受内源性物质或药物的影响。如通道内某些受点可与苯环利定（phencyclidine，PCP）和氯胺酮（ketamine）等致精神障碍的药物结合，使通道变构，从而降低 Na^+、K^+、Ca^{2+} 等的通透性。NMDA 受体广泛分布于中枢神经系统中，在海马和皮质最多，纹状体次之。

AMPA 受体和 KA 受体均属于非 NMDA 受体，对谷氨酸的反应较快，但对膜电位不敏感，受体通道打开时只通透 Na^+、K^+，而对 Ca^{2+} 多数不通透。当膜电位保持在 60 mV 时，AMPA 受体和 KA 受体通道开放形成的内向电流主要是由于 Na^+ 内流引起的。

mGluR 属于 G 蛋白偶联受体，目前已经克隆到 mGluR 的 8 个亚型（$mGluR_1 \sim mGluR_8$），其中 $mGluR_1$ 和 $mGluR_5$ 主要通过 G_q 激活磷脂酶 C（phospholipase，PLC），水解膜磷脂酰肌醇产生第二信使 IP_3 和 DG，并进一步引起胞内 Ca^{2+} 变化而发挥作用。其他 mGluR 则主要通过 G_i 抑制腺苷酸环化酶及调节 K^+、Ca^{2+} 通道而发挥作用。

3. 谷氨酸的生理功能

谷氨酸作为中枢神经系统中含量最丰富的氨基酸类神经递质，参与许多重要的生理功能，包括兴奋性突触传递、介导突触前抑制及神经元的可塑性等，是学习和记忆形成的重要基础。在神经系统疾病（如脑卒中、颅脑损伤等）的发生过程中，由于能量代谢障碍，细胞膜 Na^+-K^+ 泵的活力下降，造成细胞外高钾低钠，引起谷氨酸的过度释放，产生神经元兴奋性毒性。

（四）抑制性氨基酸及其受体

γ-氨基丁酸（γ-aminobutyric acid，GABA）和甘氨酸（glycine，Gly）是中枢神经系统的抑制性神经递质。甘氨酸主要分布在脑干和脊髓中，GABA 几乎分布于大脑所有的区域，是脑内最主要的抑制性递质。

1. γ-氨基丁酸的代谢

脑内的 GABA 是 Glu 在谷氨酸脱羧酶作用下脱羧形成的。在神经末梢，胞质中合成的 GABA 通过其转运蛋白主动运输，储存在突触囊泡中。当神经冲动传来，GABA 以量子式释放的方式释放到突触间隙，作用于突触后膜或突触前膜上的相应受体。被重摄取到神经末梢或胶质细胞内的 GABA 被进一步代谢分解，生成谷氨酸，成为 GABA 的前体。

2. GABA 受体

GABA 受体可分为 $GABA_A$、$GABA_B$ 和 $GABA_C$ 三种类型。$GABA_A$ 和 $GABA_B$ 受体广泛分布于中枢神经系统，$GABA_C$ 受体则主要存在于视网膜和视觉通路中。$GABA_A$ 和 $GABA_C$ 受体属于离子型受体，激活时 Cl^- 通道开放，细胞外 Cl^- 内流，引起突触后膜超极化，产生抑制性突触后电位（IPSP）。$GABA_B$ 受体属于促代谢型受体，在突触前、后均有分布。在突触前膜通过抑制 Ca^{2+} 通道来影响递质的释放，在突触后膜上可以通过激活 K^+ 通道，增加 K^+ 外流使突触后神经元超极化。荷苞牡丹碱（bicuculline）是 $GABA_A$ 受体的竞争性拮抗剂，$GABA_B$ 受体对荷苞牡丹碱不敏感，但能被氯苯氨丁酸激活。苯二氮䓬类药物可以通过变构调制作用增强 GABA 与识别位点的结合，以增加 $GABA_A$ 受体通道开放的频率。巴比妥类药物可以增加通道的开放时间，两类药物都是临床常用的 $GABA_A$ 受体的选择性激动剂。

3. GABA 的生理功能

GABA 具有抗焦虑的作用，并参与调节神经垂体分泌、镇痛、摄食、惊厥、认知和大脑发育等病理和生理过程。临床上，通过对 $GABA_B$ 受体的干预，可以治疗药物成瘾、痉挛、认知障碍、疼痛和癫痫等病症。$GABA_C$ 受体则是调节视觉通路信息传递的关键，还可能参与调节昼夜节律、学习记忆、痛觉及胃肠激素内分泌等。

（五）嘌呤类递质及其受体

1. ATP 和腺苷的代谢

嘌呤类递质主要有 ATP 和腺苷（adenosine）。ATP 在神经元内主要通过线粒体氧化磷酸化产生，腺苷主要来自 ATP 的降解。大多数 ATP 贮存在肾上腺素能、胆碱能、嘌呤能神经元的突触囊泡中。ATP 经末梢以出胞的方式释放后，可在细胞内 5-核苷酸酶的作用下生成 ADP、AMP 和腺苷，也可在细胞外核苷酸酶的作用下代谢产生腺苷。细胞内的腺苷通过膜上的双向核苷转运体排到细胞间隙，也可以经此转运体被重摄取而失活，腺苷还可经腺苷脱氨酶催化失活。

2. ATP 和腺苷受体

ATP 受体分为 P_2X 和 P_2Y 两种类型。P_2X 受体为配体门控阳离子通道，可通透 Na^+、K^+ 和 Ca^{2+}，现已经克隆了 7 个亚基，分别为 $P_2X_1 \sim P_2X_7$。P_2Y 受体则为 G 蛋白偶联受体，已知其有 8 种亚型：P_2Y_1、P_2Y_2、P_2Y_4、P_2Y_6、$P_2Y_{11} \sim P_2Y_{14}$，其中有的和兴奋性 G 蛋白偶联，激活后产生兴奋效应，有的与抑制性 G 蛋白偶联，激活后产生抑制效应。腺苷受体也称为 P_1 受体，可以分为 A_1、A_2 和 A_3 三种类型，其中 A_2 受体又可分为 A_{2a}、A_{2b} 亚型，均属 G 蛋白偶联受体，广泛分布在中枢和周围神经系统。

3. ATP 和腺苷的生理功能

ATP 在自主神经系统常与其他递质共存和共释放，参与对血管、心肌、膀胱、消化道平滑肌等的功能调节；在脑内，常共存于单胺类或氨基酸类递质的神经元中。腺苷可调节神经元的兴奋性和痛的传递，并在炎症性和神经性痛刺激中发挥重要作用。

（六）神经肽及其受体

神经肽（neuropeptide）是分布于神经系统的参与信息传递的多肽类物质。神经肽种类繁多，功能复杂，具有递质、调质或激素样的作用。根据其来源、功能和前体可分为阿片肽、速激肽、脑－肠肽、下丘脑释放肽和垂体肽等（表1－4－7）。

表1－4－7 神经肽的分类

类别	成员
速激肽	P 物质、神经肽 A、神经肽 B、神经肽 K、神经肽 γ
阿片肽	甲硫－脑啡肽、亮－脑啡肽、内啡肽
下丘脑释放肽	促肾上腺皮质激素释放激素、生长抑素、生长激素释放激素、促甲状腺激素释放激素、促性腺激素释放激素
垂体肽	促肾上腺皮质激素、α－促黑激素、催产素、加压素、催乳素、生长素
增血糖素相关肽	高血糖素、血管活性肠肽

1. 神经肽的代谢

神经肽在胞体的核糖体内以合成蛋白质的方式进行，合成后经轴浆运输转运至轴突末梢，在转运过程进行翻译后加工，形成有活性的神经肽。神经肽的释放依赖于细胞内 Ca^{2+} 的浓度增加，释放到突触间隙的神经肽，通过酶解方式失活。

2. 神经肽的受体

释放到突触间隙的神经肽作用于突触后膜受体，可发挥其神经递质效应，若与突触前膜上的受体结合，则可发挥神经调质的作用。绝大多数神经肽的受体是 G 蛋白偶联受体，通过第二信使激活细胞内的一系列蛋白激酶，发挥生物效应。神经肽也可通过改变轴突末梢对离子的通透性，调节递质或神经肽的释放。

3. 神经肽的生理功能

神经肽种类繁多，不同种类的神经肽其生理功能各不相同。

（1）阿片肽：目前已有20多种有活性的阿片肽（opioid peptides）被鉴定，其中最主要的是内啡肽（endorphin）、脑啡肽（enkephalin）和强啡肽（dynorphin）三大类。每一类都由一种特定的巨型前体分子衍化而来，每一种前体分子都有特定的编码基因，在脑中也有确定的分布区域，但也有很大的重叠。

阿片肽通过作用于其受体发挥生物学效应，且对其受体具有选择性亲和力。内啡肽、脑啡肽和强啡肽分别对 μ、δ 和 κ 阿片受体有高亲和力。不同类型的阿片受体激动后产生的药理作用各不同，如 κ 阿片受体激动引起利尿，而 μ 受体激动时则引起抗利尿效应；δ 受体激动剂可以引起癫痫样症状，κ 受体激动剂却具有抗癫痫作用。阿片肽对于神经、精神、呼吸、循环、泌尿、生殖、内分泌、感觉、运动和免疫等方面的功能均具有调节作用，特别是对疼痛的调节尤为明显。

（2）速激肽：哺乳动物的速激肽（tachykinin）包括 P 物质（substance P）、神经激肽 A（neurokinin A）、神经激肽 B（neurokinin B）、神经肽 K（ neuropeptide K）和神经肽 γ（neuropeptide γ）六种。速激肽受体有 NK_1、NK_2 和 NK_3 三型，均为 G 蛋白偶联受体，分别对 P 物质、速激肽 A/K 和速激肽 B 敏感。

P 物质是第一个发现的神经肽，在脊髓背根神经节及初级传入纤维中含量很高，可能是慢痛传入通路中第一级突触的调质，与痛觉的传导密切相关。它在黑质－纹状体通路中的浓度也很高，可促进环路中递质信息的传递，在下丘脑则可能起神经内分泌调节作用。速激肽 A 及其受体兴奋时产生 P 物质样作用，且作用范围更为广泛而持久。速激肽 B 及其受体兴奋时，抑制痛觉传导，起镇痛作用。P 物质、速激肽 A 在外周对多数血管具有扩张作用，引起血压下降，还可引起消化道平滑肌和支气管平滑肌收缩。呼吸系统许多疾病的发生与速激肽有关，如哮喘患者的速激肽敏感性较正常人高 100 倍。

（七）其他神经递质及其受体

其他如 NO、CO 和 H_2S 等气体分子，也具有许多神经递质的特征。此外，还有一些类型的内源性化学物质，也被认为是可能的神经递质。

第四节　反射弧和反射活动的基本规律

神经系统的功能是通过反射活动实现的，中枢神经元之间通过突触结构形成联系，传递兴奋或抑制效应，实现神经的调节功能。

一、反射与反射弧

反射（reflex）是指在中枢神经系统的参与下，机体对内、外环境变化作出的规律性应答。反射的结构基础是反射弧（reflex arc），由感受器、传入神经、中枢、传出神经和效应器五部分组成。反射的基本过程是刺激信息经反射弧各个环节序贯传递的过程。当感受器接受适宜刺激后，通过换能、编码作用，将刺激信息转化为一定频率的动作电位（神经冲动），沿传入神经纤维传向中枢，中枢进行分析并作出反应，即产生兴奋或抑制，再经传出神经至效应器，调节效应器的活动。

二、反射的类型

（一）非条件反射和条件反射

根据反射发生所需的条件不同，可分为非条件反射（non-conditioned reflex）和条件反射（conditioned reflex）。两者的区别见表 1 - 4 - 8。

表 1 - 4 - 8 　非条件反射和条件反射的比较

反射类型	神经活动级别	形成	反射特点	意义
非条件反射	初级，皮层下中枢	先天遗传	数量有限，比较固定	完成机体基本活动，维持稳态
条件反射	高级，大脑皮质	后天习得	数量无限、形式复杂，可建立或消退	有预见性，使机体对各种内外环境变化的适应能力大大增强

（二）单突触反射和多突触反射

根据反射弧连接复杂程度的不同，可分为单突触反射和多突触反射。

1. 单突触反射

单突触反射（monosynaptic reflex）指传入神经元与传出神经元在中枢只经过一次突触传递的反射，是人体最简单的反射。腱反射是体内唯一的单突触反射。

2. 多突触反射

多突触反射（polysynaptic reflex）指在中枢内的传入与传出神经元之间经过多次突触传递的反射，较为复杂，人体内的大部分反射都属于多突触反射。

（三）外感受性反射和内感受性反射

根据感受器位置的不同，反射可分为外感受性反射和内感受性反射。

1. 外感受性反射

外感受性反射（exteroceptive reflex）是由外感受器引起的反射，如视觉反射、听觉反射、触觉反射、痛觉反射等。

2. 内感受性反射

内感受性反射（enteroceptive reflex）是由内脏或本体感受器引起的反射，如血压突然变化引起的颈动脉窦、主动脉弓压力感受性反射，即减压反射等。

生理反射分为浅反射和深反射。浅反射（superficial reflex）是指刺激皮肤、黏膜或角膜引起的反射，包括角膜反射、咽反射、腹壁反射、提睾反射等；深反射（deep reflex）又称腱反射，是指刺激肌腱、骨膜及关节引起的反射，包括跟腱反射、膝跳反射、肱二头肌反射、股三头肌反射等。病理反射（pathologic reflex）是生理反射在锥体束损伤时出现的反常表现，多为原始的脊髓和脑干反射，如巴宾斯基征、霍夫曼征、踝阵挛等。

（四）躯体反射和内脏反射

根据效应器的不同，反射可分为躯体反射和内脏反射。

1. 躯体反射

躯体反射（somatic reflex）的效应器是骨骼肌，如屈肌反射、姿势反射等。

2. 内脏反射

内脏反射（visceral reflex）的效应器是内脏、平滑肌及腺体，如血管舒缩反射、排便反射、排尿反射及发汗反射等。

（五）其他反射

根据反射产生的生理功能的不同，还可分为防御反射（defense reflex），如喷嚏反射、咳嗽反射、呕吐反射等；探究反射（investigatory reflex），如警觉反射等；以及性反射（sexual reflex）等。

三、中枢神经元的联系方式

在多突触反射中，数量最多的中间神经元具有重要的桥梁作用，使中枢神经元相互连接成网，其联系方式多种多样，不同的联系方式产生的不同的传递效应，是实现神经系统复杂生理功能的结构基础，其联系方式主要有以下几种。

（一）单线式联系

单线式联系（single line connection）是指一个突触前神经元仅与一个突触后神经元发生突触联系（图1-4-16A），可使反射活动更为精确。例如，视网膜视锥系统细胞间的联系方式，这种一对一的单线式联系使视锥系统具有较高的分辨率。绝对的单线式联系比较少见，会聚程度较低的突触联系通常也被视为单线式联系。

（二）辐散和聚合式联系

辐散式联系（divergent connection）是指一个神经元通过轴突侧支或末梢分支与多个突触后神经元形成突触联系（图1-4-16B），从而影响与之相联系的多个神经元的功能。辐散式联系多见于传入通路中，它增大了信息的影响效应和扩散范围。如在脊髓灰质后角，传入神经元通过其纤维分支，既与本节段脊髓的中间神经元发生联系，又可在邻近或远隔的脊髓节段与中间神经元发生突触联系。聚合式联系（convergent connection）是指多个神经元通过轴突末梢与同一突触后神经元形成突触联系（图1-4-16C），从而使来源于不同神经元的信息在同一神经元上整合，并决定该神经元最终的功能状态。聚合式联系多见于传出通路中，是中枢神经系统实现信息整合的结构基础，如脊髓灰质前角运动神经元可接受不同轴突来源的信息。

（三）链锁式和环式联系

在神经通路中，若中间神经元之间辐散式与聚合式联系同时存在，可形成链锁式（chain connection）或环式联系（recurrent connection）。链锁式联系时，一个中间神经元可通过其轴突侧支与后继的多个神经元形成突触联系，依次接替，将冲动逐级扩布（图1-4-16D），扩大神经元的作用范围。环式联系的特征是后一级的神经元可通过其轴突侧支回返作用于前一级神经元自身，从而在结构和功能上形成闭合的环路（1-4-16E）。环式联系的意义在于实现对反射活动的反馈调节，既可通

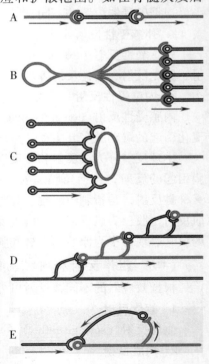

图1-4-16　中枢神经元的联系方式

过负反馈使活动及时终止，又可因正反馈使活动增强。在环式联系中，最初的刺激已经停止，传出通路的冲动传递仍能继续一段时间的现象，称为反射活动的后发放（after discharge）。

（四）中枢兴奋传播的特征

在多突触反射中，兴奋在中枢的传播要通过多次复杂的突触传递，因此突触兴奋传播的特征即为中枢兴奋传播的特征。不同于兴奋在神经纤维上的传播，中枢兴奋传播有如下特征。

1. 单向传递

在中枢的化学性突触传递中，兴奋只能从突触前神经元末梢传向突触后神经元，这一现象称为单向传递（one-way conduction），单向传递限定了神经兴奋传导所携带的信息只能沿着特定的路线进行。在一些化学性突触中，突触后神经元也能释放递质，逆向传递至突触前膜上的受体，但其主要作用是调节突触前神经元的递质释放，与兴奋传递并无直接关系。电突触由于其结构无极性，兴奋可双向传递。

2. 中枢延搁

在一个反射活动中，从感受刺激到出现反应的时间为反应时间（reaction time）。兴奋在中枢传递时，比在相同长度的神经纤维上传导所用的时间多，这个额外多出的时间称为中枢延搁（central delay）。其本质是在兴奋传递过程中用在中枢的所有化学性突触传递上的时间，可用反应时间除去在传入与传出神经纤维上的传导时间，以及兴奋在效应器突触传递的时间计算得到，兴奋通过一个化学性突触至少需要 0.5 ms。在多突触反射中，兴奋在中枢传递时经过的突触数量越多，中枢延搁就越长。电突触传递兴奋时则无时间延搁，因而在多个神经元的同步活动中起重要作用。

3. 兴奋的总和

在反射活动中，单根神经纤维的传入冲动一般不能引起中枢的传出效应，仅可引起突触后膜小幅度去极化，产生局部电位（EPSP），不能引发突触后神经元产生动作电位。如果多条神经纤维的传入冲动同时或持续到达同一中枢，引起多个 EPSP 发生空间总和与时间总和，若达到阈电位水平，则可使突触后神经元爆发动作电位，此过程即为兴奋的总和。如果总和未达到阈电位，此时突触后神经元虽未产生动作电位，但由于膜去极化幅度加大，更接近阈电位水平，后继的传入冲动就更易引起中枢的传出效应。

4. 兴奋节律的改变

在中枢兴奋传递过程中，突触前神经元与突触后神经元的放电频率往往不同，即兴奋的节律发生了改变。由于突触后神经元常同时接受多个中间神经元的突触传递，且其自身功能状态也可能不同，因此，最终传出冲动的频率取决于多种影响因素的综合效应。

5. 后放与反馈

在反射通路中，作用于感受器的刺激停止后，传出冲动仍可延续一段时间，这种现象称为后放，神经元的环式联系是后放的结构基础。此外，后放也可见于各种神经反馈活动中。反射活动的效应器在产生效应的同时，引起的变化可再刺激其内部的感受器，引起继发性反射效应，如此循环往复，保证了反射过程所实现的神经调节的准确性。如果反射中枢受损，反馈信息将无法传递，反射活动也将因无法纠正偏差而出现紊乱。

6. 对内环境变化敏感且易疲劳

由于突触间隙与细胞外液相通，因此化学性突触传递对内环境理化因素的变化较为敏感，缺氧、高浓度 CO_2、麻醉剂及药物等均可影响突触传递。此外，当高频脉冲持续刺激突触前神经元，受神经递质合成与消耗速度等因素影响，突触后神经元的放电频率将逐渐降低，发生疲劳。而将同样的刺激施加于单个神经纤维，神经纤维的放电频率可持续较长时间而不会降低。

四、中枢抑制和中枢易化

在反射活动中，中枢的神经元在空间与时间上构成各种复杂的联系，在整体上产生抑制和易化两种效应，即中枢抑制（central inhibition）和中枢易化（central facilitation），两者对立统一，相辅相成，使反射活动协调进行，也是神经系统实现功能整合的基础。

（一）中枢抑制

中枢抑制根据发生部位和机制的不同分为突触后抑制和突触前抑制。

1. 突触后抑制

突触后抑制（postsynaptic inhibition）是指中枢内抑制性中间神经元释放抑制性递质，通过在突触后膜上产生 IPSP，使突触后神经元产生抑制效应，持续时程较短，有传入侧支性抑制和回返性抑制两种形式。

（1）传入侧支性抑制：传入侧支抑制（afferent collateral inhibition）指感觉传入神经进入中枢后，在兴奋某一中枢神经元的同时，其轴突侧支兴奋一个抑制性中间神经元，该抑制性神经元与另一中枢神经元形成抑制性突触的活动，也称为交互抑制（reciprocal inhibition）。如伸肌的传入纤维进入脊髓后，直接兴奋伸肌运动神经元，同时发出侧支兴奋一个抑制性中间神经元，从而抑制屈肌运动神经元（图 1-4-17A），使伸肌收缩同时屈肌舒张，保证不同中枢的活动协调进行。

（2）回返性抑制：回返性抑制（recurrent inhibition）指某一中枢神经元兴奋时，传出冲动沿轴突末梢传递的同时，其轴突侧支兴奋一个抑制性中间神经元，该抑制性神经元释放抑制性神经递质，反过来抑制原发动兴奋的神经元自身及同一中枢的其他神经元的活动。如脊髓前角运动神经元传出兴奋沿轴突到达骨骼肌的同时，通过其轴突侧支与闰绍细胞形成突触联系，闰绍细胞可释放甘氨酸，并通过其短轴突回返性抑制脊髓前角运动神经元和其他同类神经元的活动（图 1-4-17B）。回返性抑制的意义在于及时终止神经元的活动，并使同一中枢内神经元的活动同步化。

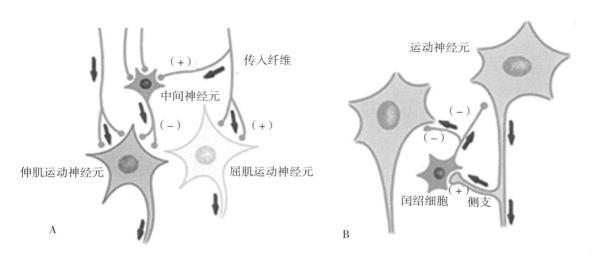

A：传入侧支性抑制；B：回返性抑制。

图 1 - 4 - 17 突触后抑制模式

2. 突触前抑制

由于第一个神经元与第二个神经元之间存在轴 - 轴式突触，若第一个神经元兴奋时释放的递质导致第二个神经元释放的兴奋性递质减少，将致使与后者相联系的第三个神经元胞体产生的 EPSP 减小，不易或不能产生兴奋，这被称为突触前抑制（presynaptic inhibition）（图 1 - 4 - 18）。突触前抑制在中枢内广泛存在，尤其多见于感觉传入通路，在调节感觉信息传入活动中具有重要意义。

如图 1 - 4 - 18 所示，在脊髓灰质后角，中间神经元 A 与源自脊神经后根的感觉神经元 B 的轴突末梢形成轴 - 轴式突触，B 的轴突与脊髓内第一感觉上行投射神经元 C 构成

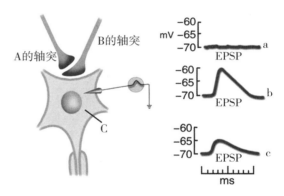

A：中间神经元；B：感觉神经元；C：运动神经元。
a：仅兴奋 A 的轴突；b：仅兴奋 B 的轴突；
c：先兴奋 A 的轴突，后兴奋 B 的轴突。

图 1 - 4 - 18 突触前抑制模式

轴 - 体式突触，而 A 的轴突与 C 并不构成突触联系。若仅兴奋 B 的轴突末梢，则 C 产生 EPSP；若仅兴奋 A 的轴突末梢，则 C 无反应；若 A 的轴突末梢先兴奋，之后 B 的轴突末梢兴奋，则 C 产生的 EPSP 幅度明显降低。突触前抑制与突触后抑制的主要区别见表 1 - 4 - 9。

表 1-4-9　突触前抑制与突触后抑制的主要区别

	突触前抑制	突触后抑制
结构基础	轴-轴式突触介入	抑制性中间神经元参与
发生部位	突触前膜	突触后膜
神经递质	兴奋性递质释放减少	释放抑制性递质
产生机制	EPSP 过小	IPSP
性质	去极化抑制	超极化抑制
特点	潜伏期和持续时程长	持续时程短
生理意义	调节感觉信息传入活动	协调不同运动中枢之间及同一中枢内部的活动

目前认为，突触前抑制产生的机制可能有以下三个方面：①末梢 A 兴奋释放 GABA，作用于末梢 B 上的 $GABA_A$ 受体，引起末梢 B 上的 Cl^- 电导增加，Cl^- 外流，膜发生去极化。此时末梢 B 上传来的动作电位幅度变小，时程缩短，导致进入末梢 B 的 Ca^{2+} 减少，由此引起 B 释放兴奋性递质减少，导致神经元 C 的 EPSP 减小。②轴突末梢上 B 上还存在 $GABA_B$ 受体，该受体激活时，通过偶联的 G 蛋白，促使膜上的 K^+ 通道开放，引起 K^+ 外流，使膜复极化加快，同时也减少末梢 Ca^{2+} 的内流而产生抑制效应。③在末梢 B 上，存在某些促代谢型受体，激活后可直接抑制递质的释放，而与 Ca^{2+} 内流无关，可能与递质释放的某些步骤对末梢内 Ca^{2+} 浓度增高的敏感性降低有关。

$GABA_A$ 受体为 Cl^- 通道，被激活时，一般引起神经元发生超极化，如在大脑皮层神经元等。但在上述突触前抑制中，末梢 B 上 $GABA_A$ 受体激活却引起神经元去极化。两种效应看似相互矛盾，其实不然。任何离子的跨膜流动方向取决于细胞实际静息电位（membrane potential，Em）与该离子理论平衡电位之差。在缺乏 Cl^- 的原发性主动转运系统的情况下，体内许多细胞的表达使 Cl^- 进行继发性主动转运的转运体，如 Na^+-K^+-$2Cl^-$ 同向转运体。Cl^--HCO_3^- 交换体可向胞内转运 Cl^-，而 K^+-Cl^- 同向转运体可向胞外驱离 Cl^-。在感觉神经元、交感神经节细胞、平滑肌、心肌细胞、内皮细胞、白细胞等细胞中，细胞膜上这些转运蛋白的活动可引起细胞内 Cl^- 的蓄积，因此在静息状态下，Cl^- 存在受到一个向外的化学驱动力，一旦 Cl^- 通道开放，将导致 Cl^- 外流（内向电流）而使膜发生去极化。在大脑皮质及前庭外侧核的神经元上，由于 K^+-Cl^- 同向转运体作用较强，细胞内的 Cl^- 浓度较低，一旦 Cl^- 通道被激活，反而导致 Cl^- 内流（外向电流），使膜发生超极化。

（二）中枢易化

中枢易化（central facilitation）是中枢神经元之间产生的一种与抑制相反的效应，分为突触后易化和突触前易化，两者均可使突触后神经元上的 EPSP 幅度增大。

1. 突触后易化

突触后易化（postsynaptic facilitation）表现为 EPSP 的总和可使膜去极化幅度增大，更接近阈电位水平，如果在此基础上给予一个刺激，细胞很容易达到阈电位而爆发动作电位。

2. 突触前易化

突触前易化（presynaptic facilitation）与突触前抑制具有同样的结构基础。如图 1 - 4 - 18 所示，若 A 预先兴奋，使到达 B 的动作电位时程延长，则 Ca^{2+} 通道开放的时间延长，进入 B 的 Ca^{2+} 量增加，导致 B 释放的递质增多，使 C 的 EPSP 增大，即产生突触前易化。B 的动作电位时间延长的原因，可能是轴 - 轴式突触的突触前末梢释放某种递质（如 5 - 羟色胺），使 B 内 cAMP 水平升高，K^+ 通道发生磷酸化而关闭，延长了动作电位的复极化过程。

小结

（1）构成神经系统的细胞有神经元和神经胶质细胞。神经胶质细胞的种类较多，不同的神经胶质细胞具有不同的功能。神经胶质细胞能释放谷氨酸、ATP、D - 丝氨酸、同型半胱氨酸、心房钠尿肽等信号分子，但其释放机制尚不清楚。神经胶质细胞是否也存在一些囊泡分泌蛋白和囊泡转运体，具有类似神经元的囊泡递质释放功能？

（2）电信号信息传递是神经元重要的信息传递方式。离子通道的性状决定着电信号的产生与结束。2019 年 3 月，颜宁课题组再次在 *Science* 上发表 2 篇 "背靠背" 论文，分别为 *Structures of human Nav1.7 channel in complex with auxiliary subunits and animal toxins* 和 *Molecular basis for pore blockade of human Na$^+$ channel Nav1.2 by the μ-conotoxin KIIIA*。上述论文解析了 2 类人体电压门控钠离子通道 Nav1.2、Nav1.7 与其亚基、阻滞剂的复合物冷冻电镜结构，阐释了钠通道分子的作用机制，这将对下一步的哪些研究具有重要意义？

（3）轴突和感觉神经元的周围突都称为神经纤维，其主要功能是传导兴奋。神经纤维传导兴奋的速度与直径、温度、有无髓鞘密切相关。吉兰 - 巴雷综合征是常见的周围神经的脱髓鞘疾病，临床表现为进行性上升性对称性麻痹、四肢软瘫，以及不同程度的感觉障碍，严重者可引起致死性呼吸麻痹和双侧面瘫。该病患者的发病机制尚不清楚，有待进一步的研究。

（4）神经元之间的信息传递包括电突触传递和化学性突触传递两类。化学性突触释放的神经递质，主要包括乙酰胆碱、单胺类、氨基酸类、嘌呤类和肽类等。除此之外，还有一些可能的神经递质和受体，如有些类固醇激素能影响脑的功能。血液中的类固醇激素很容易进入中枢，与脑内神经元上存在的许多性激素和肾上腺糖皮质激素的核内受体结合后发生作用，但对于到底是哪类受体与其结合发挥作用仍需要进一步探究。

（5）中枢抑制可分为突触后抑制和突触前抑制，突触后抑制又包括传入侧支性抑制和回返性抑制。临床上破伤风感染可引起痉挛性麻痹，这是否与抑制性中间神经元相关？抑制性中间神经元又是与哪种类型的突触发生抑制？其发生机制是什么？

思 考 题

（1）定向化学性突触传递与非定向化学性突触的结构及传递过程有何不同？

（2）兴奋性突触后电位和抑制性突触后电位的产生机制分别是什么？

（3）请列表说明条件反射和非条件反射的主要区别。

（4）简述中枢神经元的联系方式，以及后放的结构基础。

（5）简述中枢兴奋传播的特征，并比较其与神经纤维传播兴奋的不同。

（6）简述中枢抑制的分类，以及其各自的生理意义。

测　试　题

单项选择题

1. 兴奋性和抑制性突触后电位的相同点是什么？（　　）

A. 突触后膜去极化

B. 均为突触后膜离子通透性改变所致的局部电位

C. 为后膜对 Na^+ 通透性增加所致

D. 为"全或无"式电位变化

E. 可不衰减地向远端传导

2. 下列哪种神经元的连接方式是产生反馈性调节作用的结构基础？（　　）

A. 单线式联系　　　　　　B. 聚合式联系　　　　　C. 环状联系

D. 辐散式联系　　　　　　E. 链锁式联系

3. 交互抑制的形成是由于什么？（　　）

A. 兴奋性递质释放量少　　B. 兴奋性递质破坏过多　C. 抑制性中间神经元兴奋

D. 兴奋性中间神经元兴奋　E. 去极化抑制

4. 空间总和的结构基础是什么？（　　）

A. 单线式联系　　　　　　B. 辐散式联系　　　　　C. 聚合式联系

D. 环状联系　　　　　　　E. 链锁式联系

5. 反射弧中，哪个环节最易疲劳？（　　）

A. 感受器　　　　　　　　B. 传入神经元　　　　　C. 中间神经元

D. 效应器　　　　　　　　E. 突触

6. 兴奋性突触后电位是突触后膜对哪些离子的通透性增高所致？（　　）

A. Na^+、Cl^-、K^+，尤其是 K^+　　　　　　　　B. K^+、Cl^-、Ca^{2+}，尤其是 Na^+

C. Na^+、K^+、Cl^-，尤其是对 Na^+　　　　　　D. K^+、Na^+、Cl^-，尤其是 Cl^-

E. 主要是 Na^+、K^+、Ca^{2+}

7. 传入侧支性抑制和回返性抑制都属于什么？（　　）

A. 侧抑制　　　　　　　　B. 交互抑制　　　　　　C. 突触前抑制

D. 突触后抑制　　　　　　E. 树突－树突型抑制

8. 抑制性突触后电位是突触后膜对哪些离子的通透性增加引起的？（　　）

A. Na^+、K^+、Cl^-，尤其是对 Na^+

B. Ca^{2+}、K^+、Cl^-，尤其是对 Ca^{2+}

C. Na^+、Cl^-、K^+，尤其是对 K^+

D. K^+、Cl^-，尤其是对 Cl^-

E. Cl^-、K^+，尤其是 K^+

9. 突触前抑制的特点是什么？（　　　）

A. 突触后膜的兴奋性降低
B. 突触前膜超极化

C. 突触前轴突末梢释放抑制性递质
D. 潜伏期长，持续时间长

E. 通过轴突 – 树突型突触的活动来实现

10. GABA 与突触后膜的受体结合后，其结果是什么？（　　　）

A. 直接引起一个动作电位

B. 先引起 EPSP，经总和达到阈电位，产生一个动作电位

C. 先引起 IPSP，经总和达到阈电位，产生一个动作电位

D. 引起 IPSP，突触后神经元出现抑制

E. 引起一个较大的 EPSP

11. 突触前抑制产生的机制是什么？（　　　）

A. 突触前神经元释放抑制性递质增多

B. 中间神经元释放抑制性递质增多

C. 突触前神经元释放的兴奋性递质减少

D. 突触后膜超极化，突触后神经元的兴奋性降低

E. 突触间隙加宽

12. 神经递质的释放过程是什么？（　　　）

A. 入胞作用
B. 出胞作用
C. 易化扩散

D. 主动运输
E. 单纯扩散

13. 去甲肾上腺素失活的主要机制是什么？（　　　）

A. 大部分在突触前膜重摄取

B. 可卡因可阻断突触前膜的重摄取

C. 一部分在突触间隙中被单胺氧化酶和 COMT 破坏

D. 一部分在效应细胞内被单胺氧化酶和 COMT 破坏

E. 一部分被血液带到肝脏中破坏失活

14. M 型受体的阻断剂是什么？（　　　）

A. 筒箭毒
B. 六烃季胺
C. 酚妥拉明

D. 十烃季胺
E. 阿托品

15. 属于胆碱能受体的是什么受体？（　　　）

A. M、N 和 α
B. M、N 和 β_1
C. M、N_1 和 N_2

D. M、α 和 β
E. M、β_1 和 β_2

16. 关于突触传递的特征，以下哪一项是错误的？（　　　）

A. 单向传递
B. 中枢延搁
C. 兴奋节律不变

D. 总和
E. 易疲劳

17. 脊髓前角运动神经元轴突侧支与闰绍细胞形成的突触所释放的递质是什么？（　　　）

A. 5 – 羟色胺
B. 甘氨酸
C. γ – 氨基丁酸

D. 乙酰胆碱
E. 去甲肾上腺素

18. 脊髓的闰绍细胞，其末梢释放的递质是什么？（　　）

A. 乙酰胆碱　　　　　　　B. 去甲肾上腺素　　　C. GABA

D. 甘氨酸　　　　　　　　E. 牛磺酸

19. 交互抑制的生理作用是什么？（　　）

A. 保证反射活动的协调性

B. 及时中断反射活动

C. 使反射活动局限化

D. 使兴奋与不兴奋的界限更加明显

E. 有利于反射活动的交互进行

20. 闰绍细胞对脊髓前角运动神经元的抑制属于什么类型的抑制？（　　）

A. 交互抑制　　　　　　　B. 传入侧支性抑制　　　C. 突触前抑制

D. 回返性抑制　　　　　　E. 对侧伸肌抑制

多项选择题

1. 当突触前末梢释放的递质与突触后膜结合后，会发生什么作用？（　　）

A. 兴奋性递质引起突触后膜产生 EPSP

B. 抑制性递质直接引起突触后神经元产生一个动作电位

C. 兴奋性递质提高突触后膜对 Na^+ 和 K^+ 的通透性

D. 兴奋性递质直接引起突触后神经元产生一个动作电位

E. 抑制性递质引起突触后膜产生 IPSP

2. 关于突触后抑制的叙述，以下哪些选项是正确的？（　　）

A. 可分为传入侧支性抑制和回返性抑制两种

B. 是由抑制性中间神经元释放抑制性递质引起的

C. 突触后膜产生 IPSP

D. 一个兴奋性神经元不能直接引起突触后神经元抑制

E. 突触后膜产生 EPSP

3. 下列化学物质中，属于兴奋性递质的是哪些？（　　）

A. 去甲肾上腺素　　　　　B. GABA　　　　　　　C. 乙酰胆碱

D. 甘氨酸　　　　　　　　E. 谷氨酸

4. 中枢神经递质可分为以下哪几类？（　　）

A. 乙酰胆碱　　　　　　　B. 氨基酸类　　　　　　C. 单胺类

D. 固醇类　　　　　　　　E. 肽类

5. 中枢神经元的连接方式有哪些？（　　）

A. 单线式联系　　　　　　B. 辐散式联系　　　　　C. 聚合式联系

D. 环状联系　　　　　　　E. 链锁式联系

（樊守艳）

第五章 神经组织与细胞基本病变

神经组织由神经元和神经胶质细胞构成，神经胶质细胞根据其部位、形状和功能又分为星形胶质细胞、少突胶质细胞、小胶质细胞、室管膜细胞、脉络丛上皮细胞和施万细胞。神经组织损伤后不同的细胞可以出现一系列不同的变化（表1-5-1）。

表1-5-1 神经元和神经胶质细胞常见的基本病变

细胞类型	基本病变	常见病因或疾病等
神经元	单纯性神经元萎缩	多系统萎缩、肌萎缩侧索硬化
	中央性尼氏（Nissl）小体溶解	病毒感染、缺氧、维生素缺乏及轴突损伤等
	包涵体，如路易（Lewy）小体和内基氏（Negri）小体	病毒感染，如帕金森病（Parkinson disease）和狂犬病
	神经原纤维变性	阿尔茨海默病（Alzheimer disease）
	红色神经元	急性坏死性病变
星形胶质细胞	肿胀	缺氧、中毒、低血糖及海绵体脑病等
	反应性胶质化	损伤后修复
	淀粉样小体	见于星形细胞突起丰富的位置
	Rosenthal 纤维	毛细胞星型胶质细胞瘤、多发性硬化等
少突胶质细胞	卫星现象	—
小胶质细胞	噬神经元现象、格子细胞、胶质结节	损伤后的修复

第一节 神经元的基本病变

一、神经元的适应性变化

单纯性神经元萎缩多见于神经系统的慢性进行性疾病，如多系统萎缩、肌萎缩侧索硬化等，光镜下可见神经元胞体及胞核固缩、消失，尼氏体变化不明显且不伴有炎症反应。早期病变不明显，晚期神经元甚至消失，只见显著增生的胶质细胞，提示病变部位曾有神经元的存在。该变化可以单发也可以多发。

二、神经元的可逆性损伤

（一）中央性 Nissl 小体溶解

中央性 Nissl 小体溶解常由病毒感染、缺氧、维生素缺乏及轴突损伤引起。其光镜下表现为神经元肿胀，轴突或树突减少、消失，胞体变圆，胞核偏位，胞质中央的 Nissl 小体崩解，呈细颗粒状，甚至溶解消失，或仅在细胞周边部有少量残余；胞质淡染、均质状。主要由粗面内质网脱颗粒所致。在病变早期由于游离核糖体使神经元蛋白质合成代谢增强，病变不明显，若病因持续存在，则可导致神经元死亡。该病变的意义可能与轴突再生有关。

（二）包涵体的形成

在病毒感染或者变性疾病，神经元胞质或胞核内蛋白质性质发生改变，从而在光镜下可以发现核内或胞质内包涵体。包涵体的大小、形状、部位不尽相同，但有一定分布规律。例如：帕金森病患者黑质神经元胞质中的 Lewy 小体（图 1 - 5 - 1）；狂犬病患者海马和皮质锥体束神经元胞质中的 Negri 小体；不同病毒感染可能导致胞质和（或）胞核内出现真性包涵体。

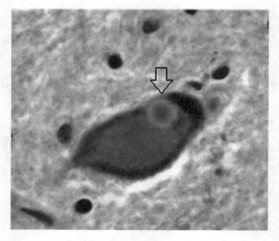

黑质神经元胞质内见圆形、均匀红染包涵体，周围可见空晕（箭头）。

图 1 - 5 - 1　Lewy 小体

[图片来源：《病理学（第 9 版）》，人民卫生出版社]

（三）神经原纤维变性

Tau 蛋白是一种细胞骨架相关蛋白，在高度磷酸化的状态下会与细胞骨架分离并形成双螺旋结构，从而引起原有的细胞骨架结构改变。HE 染色难以观察到此改变，特殊染色（镀银染色）后可见神经原纤维增粗、凝结卷曲、相互缠结，又称为神经原纤维缠结（neurofibrillary tangles）；电镜下为双螺旋微丝成分。神经原纤维变性主要见于帕金森病患者大脑皮质神经元胞质内，是神经元退变的标志性变化。

三、神经元的不可逆性损伤

神经元的急性坏死主要是指由急性缺血、缺氧、中毒或感染引起的神经元死亡。其表现为神经元核固缩，胞体缩小变圆，胞质 Nissl 小体消失，呈深伊红色，称为红色神经元，如图 1-5-2 所示。若细胞坏死后的酶溶性变化继续发展，则可导致细胞溶解和消失。光镜下仅能隐约辨认死亡细胞的轮廓，该死亡细胞称为鬼影细胞（ghost cell）。其最常见于大脑皮质的锥体细胞和小脑浦肯野细胞（Purkinje cell）。

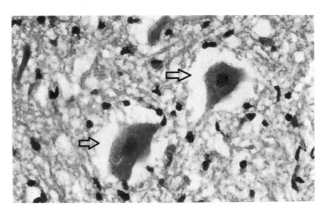

神经元核固缩，与周围组织形成明显裂隙（箭头），胞体变小、变圆，胞质呈强嗜酸性，胞核固缩。

图 1-5-2　红色神经元

[图片来源：《病理学（第9版）》，人民卫生出版社]

 第二节　神经胶质细胞的基本病变

一、星形胶质细胞的基本病理变化

星形胶质细胞是胶质细胞中体积最大、数量最多的，几乎覆盖着中枢神经系统内神经元及其突触间的所有空隙。

1. 肿胀

肿胀是在发生缺氧、中毒、低血糖及海绵体脑病等，导致中枢神经系统损伤时最早出现的形态学变化。星形胶质细胞细胞核明显增大、染色质疏松、染色变淡，如损伤因素持续存在，肿胀的星形胶质细胞逐渐死亡。

2. 反应性胶质化

反应性胶质化（reactive astrogliosis）是指神经组织受损后，星形胶质细胞增生、肥大，形成大量胶质纤维，最后形成形态与纤维瘢痕相似的胶质瘢痕的过程。胶质瘢痕是由星形胶质细胞突起构成，病灶内无胶原纤维及其他相应间质蛋白成分，故机械强度不如胶原瘢痕。

3. 星形胶质细胞胞质内包涵体

（1）淀粉样小体（corpora amylacea）。有时在老年人的脑组织里可以观察到圆形、向心性层状排列的嗜碱性小体（HE 染色），称为淀粉样小体（corpora amylacea）（图 1-5-3）。其形成由星形胶质细胞突起聚集所致，主要化学成分为葡萄糖聚合物，多见于星形胶质细胞丰富的区域，如软脑膜下、室管膜下、嗅神经束和血管周围。

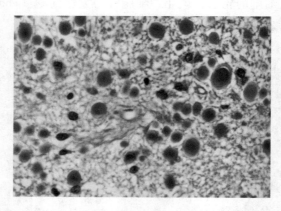

由星形胶质细胞突起聚集而成的圆形大小不等的强嗜碱性小体。

图 1-5-3　淀粉样小体

（图片来源：*Principles of Rubin's Pathology*，7th ed，LWW）

（2）Rosenthal 纤维。在星形胶质细胞持续增生的情况下，在其胞质和突起中形成嗜酸性小体，呈圆形或卵圆形（横切面）或棒状（纵切面）（图 1-5-4），PTAH 染色呈红色至紫红色。其主要由致密的神经胶质中间丝蛋白（glial intermediate filaments）内陷于胞质而成，常见于生长缓慢的肿瘤（如毛细胞星型胶质细胞瘤）和一些慢性非肿瘤性疾病（如多发性硬化）病灶中的胶质纤维增生区。

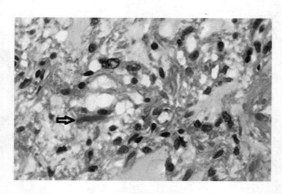

星形胶质细胞的胞质或突起中可见棒状或圆形的嗜酸性小体（箭头）。

图 1-5-4　Rosenthal 纤维

二、少突胶质细胞的基本病理变化

少突胶质细胞主要是在中枢神经系统中形成髓鞘，分裂再生能力较差，损伤后容易导致中枢神经元的轴突脱髓鞘（demyelination）。

1. 卫星现象

正常情况下灰质中每个神经元周围有 1 ～ 2 个少突胶质细胞，如果 1 个神经元周围有 5 个或 5 个以上的少突胶质细胞，称为卫星现象（satellitosis），此现象意义不明确，可能与神经元营养和损害程度有关。

2. 白质营养不良和脱髓鞘

对于多系统萎缩（multiple system atrophy），少突胶质细胞胞质中还可以出现嗜银蛋白包涵体；对于进行性多灶性白质脑病，乳多孔病毒可特异性侵犯少突胶质细胞，使其细胞核增大，呈磨玻璃样。

三、小胶质细胞的基本病理变化

小胶质细胞常位于大脑血管的附近，属于全身单核巨噬细胞系统，多参与中枢神经系统的损伤修复过程。

1. 噬神经元现象

噬神经元现象（neuronophagia）是指变性坏死的神经元被增生的小胶质细胞或渗出的巨噬细胞吞噬。如流行性乙型脑炎，大脑皮质神经元被吞噬，这是小胶质细胞对坏死神经元的一种反应。

2. 格子细胞

小胶质细胞或巨噬细胞吞噬变性坏死的神经元后，光镜下观察胞质呈小空泡状或泡沫状，细胞体积增大，苏丹Ⅲ染色脂质小滴呈橘红色，说明胞质内的空泡为脂质，此时的小胶质细胞称为格子细胞（gitter cell）或泡沫细胞。

3. 胶质结节

小胶质细胞局灶性结节状再生，形成小胶质细胞结节，多见于中枢神经系统感染，尤其是病毒性脑炎，结节周围亦可见弥漫增生的小胶质细胞（图 1 - 5 - 5）。

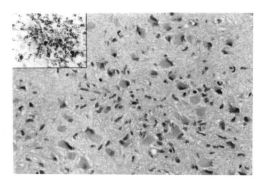

小胶质细胞聚集，小图显示组织细胞标记 CD68 呈阳性。

图 1 - 5 - 5 胶质结节

（图片来源：*Principles of Rubin's Pathology*，7th ed，LWW）

四、室管膜细胞的基本病理变化

室管膜细胞（ependymal cell）呈立方形，衬覆于脑室和脊髓中央管内壁。某些损伤因子可能引起局部室管膜细胞的变性坏死，此时由室管膜下的星形胶质细胞增生，填补缺损，形成众多向脑室内突起的细小颗粒，称为颗粒性室管膜炎。病毒感染时，尤其是巨细胞病毒感染，可引起室管膜广泛损伤，有些残留的室管膜细胞内可见病毒包涵体。

第三节　神经损伤与修复基础

19世纪末至20世纪初，科学家们发现低等脊椎动物（鱼类等）和两栖类的中枢和周围神经损伤后均能再生；但是，哺乳动物中，只有周围神经系统（peripheral nervous system，PNS）损伤后可以再生，而中枢神经系统（central nervous system，CNS）损伤后不能再生。神经的再生，主要是指神经纤维损伤后的再生。当神经纤维受损变性后，如果胞体完好，可由损伤纤维的近侧端再生至原来的靶器官，进而恢复其功能。若胞体受损变性，则丧失了再生的基础。神经的损伤与再生是神经科学研究的热点领域。

一、中枢神经的损伤、修复与再生

1928年，西班牙神经科学家Cajal曾断言："中枢神经系一旦发育完成后，轴突与树突的生长和再生因源泉枯竭而不能再现。因此，成熟脑的神经通路都已被固定下来，不再改变。所有这些，死亡后都不能再生。"直到1958年，Liu和Chambers的侧芽发生实验等工作，证明了成年哺乳动物的中枢神经具有较大的可塑性。从此，中枢神经损伤后再生的研究又趋活跃。

（一）影响中枢神经再生的主要因素

1. 胶质瘢痕的形成

中枢神经损伤后，受损的神经纤维发生沃勒变性（Wallerian degeneration），多见于周围神经损伤。同时，受损部位的星形胶质细胞增生。这些细胞胞体大、突起多、细胞间的连接多，它们和局部的组织细胞一起清除、填充溃变区，形成致密的胶质瘢痕（glial scar）。瘢痕包裹损伤区，将其与周围正常组织分隔，阻止轴突的生长。研究表明，反应性星形胶质细胞能释放神经生长因子，刺激神经元及其突起的生长，使神经再生。但是，成年哺乳动物中枢神经再生的轴突一般生长2周便停止，常称为"流产的再生"（abortive regeneration），其原因之一是再生轴突往往不能越过胶质瘢痕，一般认为其再生长度不会超过1 mm。

2. 缺乏诱导结构

中枢神经的髓鞘形成细胞是少突胶质细胞（oligodendrocyte），它有抑制神经元突起生长的作用，在体外培养中观察到轴突末端的生长锥（growthcone）一旦与少突胶质细胞接触，生长锥的运动立即停止，甚至发生收缩；若与星形胶质细胞接触则不出现此现象。少突胶质细胞的这种抑制作用与其表面的膜蛋白有关，中枢髓鞘蛋白亦有此抑制作用，此外少突胶质细胞外无基板和细胞外基质（extra cellular matrix，ECM）亦不利于轴突的再生。

3. **神经生长抑制因子（neurite growth inhibitor，NGI）的产生**

（1）少突胶质细胞和中枢神经髓鞘内的抑制因子。在少突胶质细胞和中枢神经髓鞘内存在 2 种神经生长抑制因子，分别称为 NI-35 和 NI-250，体内外培养实验均证明，抗 NI-35 和 NI-250 抗体（IN-1 和 IN-2），能使少突胶质细胞的抑制作用消失。例如，将产生 IN-1 的杂交瘤细胞注入大鼠背侧额皮质，然后切断动物脊髓的皮脊束，结果在损伤部位出现大量再生轴突芽，2～3 周内再生纤维可延伸到 10 mm 以上，而对照组动物的再生纤维延伸不超过 1 mm。这些结果表明，将与髓鞘关联的神经生长抑制因子去除后，损伤的中枢神经轴突便具有再生和延伸能力。

（2）星形胶质细胞的抑制因子。1991 年，Silver 等发现，成年哺乳动物中枢神经损伤后，在瘢痕和其周围组织中存在 CT（cyotactin/enasin）和 CS/KS-PG（chondroitin-sulfate/keratan sulfate proteoglycan），它们是胚胎的边界区中的星形胶质细胞表面的 2 种分子，能限制体外培养的神经细胞轴突的生长。成年动物的胶质瘢痕组织不能产生神经再生的现象与 CT 和 CS/KS-PG 的表达一致，表明这些分子可能与中枢神经损伤后限制再生轴突的生长有关。

总之，成年动物少突胶质细胞含有神经生长抑制因子，而胶质瘢痕组织中是否有抑制因子尚待研究。少突胶质细胞的抑制作用被消除后，再生情况明显改善，但再生速度仍然远远低于 PNS 的神经再生，这表明中枢神经中可能存在着多种复杂的抑制机制，有待进一步发现与探讨。

（二）周围神经移植物使中枢神经再生

20 世纪 80 年代初期，加拿大的 Aguayo 和其同事将一段周围神经移植到中枢神经的不同区域，发现中枢神经中不同类型的神经元在轴突损伤后都可再生长入移植的周围神经中，有的长达数厘米。这说明在适当的环境条件下中枢神经能够再生。此外，合适浓度的神经营养因子和神经生长抑制因子抗体亦利于神经元胞体存活，促进中枢神经的再生。

（三）中枢神经组织的移植（脑移植）

脑移植是一种组织水平上的移植，是择取供体神经或旁神经组织的特定部分作为移植物，将其植入宿主脑内，经过存沿、生长、分化，并与宿主脑融合为一体（称为整合），从而代替受损的神经元，达到调控神经功能、改善症状等目的。近些年来，开展了将胚胎脑组织、周围神经或其他组织移植到宿主脑或脊髓，以期促进中枢神经再生或改善中枢神经系统某些疾病，如帕金森病、阿尔茨海默病，以及特发性癫痫与恶性肿瘤等。移植成功与否取决于患者的年龄、器官的免疫排斥、移植的方法、部位等。脑组织移植不仅可以替代受损或变性的神经元达到治疗目的，在脑和神经元的发育、结构形成和再生修复等方面都有重要的应用价值。

二、周围神经的损伤、修复与再生

（一）神经元对损伤的反应

神经元受到损伤时，胞体和突起都可发生一系列的反应。

1. 远侧段神经纤维的顺行性溃变

当发生轴突损伤［切断（axotomy）或压榨（crush）］时，由于损伤处远侧段轴突脱离了胞体的代谢中心，因而远侧段神经纤维的全长直至终末都发生溃变，称为沃勒变性。因为这种溃变是离心方向的，故称为顺行变性。

（1）轴突（axon）的变化。从损伤一开始便发生。首先是线粒体局部堆积在郎飞结和损伤处，随着线粒体、神经丝、微管等细胞器均发生颗粒性分解，轴突呈颗粒状。继而轴突肿胀，外形不规则如串珠状，最终断裂和溶解。6～10天后，变性的轴突几乎完全被吸收。

（2）髓鞘的变化。损伤数小时后，郎飞结两端的髓鞘收缩，使郎飞结的间隙增宽。电镜下可见髓鞘板层松散。约于损伤第4天时髓鞘断裂，形成一系列失去结构的椭圆形小体（ellipsoid）包围着轴突碎块。这个过程中可以游离出脂滴，呈苏丹Ⅲ染色阳性。髓鞘及轴突的分解产物最终被吞噬细胞清除。

（3）轴突终末的变化。一般认为，轴突终末的变性过程较轴突的变性过程更快。轴突损伤后12～24小时其终末即发生肿胀，其内的突触小泡数减少，神经丝则明显增多。施万细胞较早出现反应，包卷与突触后膜脱离的轴突终末，形成多个同心板层。随后同心板层消失，出现不规则的囊泡，可能是由同心板层的膜破裂而成，它们环绕着溃变的终末。施万细胞的吞噬活动很早就已开始，损伤后18小时便可见施万细胞吞噬溃变的轴突终末。

轴突变性在早期可以被β－淀粉样蛋白前体蛋白（β-amyloid precursor protein，β-APP）抗体检测到。β-APP免疫反应所显示的轴突损伤早于传统的组织染色。

2. 近侧段神经纤维的溃变

轴突损伤后，其近侧段发生的溃变现象，称为间接沃勒变性，这种溃变由损伤处向胞体推进，故亦称为逆行变性。其变化与顺行性溃变基本相同，但溃变的程度很不一致，主要因胞体不同反应而异。若胞体死亡，则近侧段纤维全部发生溃变；若胞体没有死亡，则轴突的溃变只限于损伤处向近端至第一个侧支处为止。

3. 脱髓鞘

施万细胞变性或髓鞘损伤导致髓鞘板层分离、肿胀、断裂并崩解成脂滴，进而完全脱失，这个过程称为脱髓鞘（demyelination），此时轴索相对保留。随着病情进展，轴索出现继发性损伤。中枢神经系统髓鞘再生能力有限。患者的临床表现取决于脱髓鞘继发性轴索损伤和再生髓鞘的程度。脱髓鞘可发生在脱髓鞘的疾病，称为原发性脱髓鞘；创伤、感染和缺氧等引起的脱髓鞘称为继发性脱髓鞘。

4. 神经元胞体的变化

此变化又称为轴突反应（axonal reaction）。轴突损伤后，胞体最显著的变化是尼氏体（Nissl body）溶解或消失，称为核外染色质溶解（chromatolysis）。轴突损伤后第1天开始发生尼氏体溶解，约2周达高峰。神经元胞体的变化因不同类型的细胞而异，以脊髓前角大运动神经元和脑干运动神经元反应最典型，而大脑皮质巨型锥体细胞（Betz细胞）则无此典型反应。脊髓前角运动神经元轴突损伤后48小时，胞体内即发生尼氏体溶解，15～20天达高峰。此段时间，逆行性神经细胞变性有3个主要表现：①胞体肿胀，可使其体积增加2倍以上；②胞核肿胀，远离轴丘而偏位；③尼氏体溶解由核周开始向胞体周边部推进。此外，电镜观察还可见高尔基（Golgi）复合体的崩解和分散，线粒体肿胀，线粒体嵴密集并出现许多颗粒，粗面内质网扩大成池，核糖体扩散到细胞周边，但其数量没有减少。虽然在光镜下看到尼氏体溶解现象，但放射自显影研究及化学分析均证明，在此时期，RNA 和蛋白质的含量及同化作用不是减少而是增强。轴突切断后，神经元核内 RNA 的合成，核仁内 RNA 的含量及新合成的 RNA 由胞核输送到胞质去的速率都有所增大，并且随着胞质 RNA 的增多，胞体内蛋白质和酶的含量也相应增长。这些新合成的物质将借轴浆流向轴突运输，以适应轴突断端的需要。故认为实质上，尼氏体溶解是胞体内蛋白质合成增强的一种表象。因为细胞体积增大，核糖体的数量虽然增多，但它们并未聚集和局限在一定的位置形成尼氏体，而是弥散分布，所以在光镜下不可见。

5. 跨神经元变性

沃勒变性和逆行变性皆局限于受伤神经元的范围以内，不跨越突触累及下一个神经元。但在中枢神经的某些部位，神经元的变性可跨越突触引起与之接触的下一个神经元变性，这种现象称为跨神经元变性或跨突触变性（transsynaptic degeneration）。跨神经元变性最典型的发生部位为视觉系统，如将猴一侧视神经切断后，于外侧膝状体的某些层内可发现神经细胞胞体变性。

（三）神经再生的条件与机制

再生是细胞生命活动的基本现象之一。但由于神经元是高度分化的细胞，在胚胎发育过程中，胚胎细胞分化为神经细胞后，即失去 DNA 的合成能力，不再进行分裂。故当胞体受到损伤，即不能再用细胞分裂的方式进行补充。因此，通常所指的神经再生主要是周围神经纤维的再生。其再生须具备如下基本条件。

1. 胞体的存活

胞体是神经元的营养中心，只有在胞体没有死亡的条件下才有再生的可能。胞体结构的完全恢复需 3～6 个月，此时间取决于轴突重建的情况。恢复中的胞体不断合成新的蛋白质及其他产物向轴突运输。

2. 施万细胞增殖

神经纤维损伤后，发生沃勒变性，施万细胞质膜（即髓鞘板层）大部崩解，但细胞很少死亡。细胞体积增大，胞质内富含游离核糖体及粗面内质网，表明其具有活跃的合成作用，能准备细胞分裂，生成神经营养因子及消化髓鞘的酶等。肥大的施万细胞从包裹它的基膜中游离出来，不仅吞噬溃变的轴突碎片和解体的髓鞘，而且约在损伤后第 4 天开始分裂增殖。施万细胞的增殖遍及纤维全长，时间可达 3 周。粗的有髓纤维，施万细胞可增至10 倍以上，无髓纤维施万细胞的增加相对较少。增生的施万细胞在其基膜围成的神经膜管（neurolemma tube）内，有秩序地以其胞质突起相互嵌合连续排列，形成一条实心的细胞索——Bungner 带。轴突切断的最初几天，靠近断端处增生的施万细胞不断迁移到两端之间的间隙内，形成连接两断端的细胞桥。由此可见，施万细胞的增殖主要有以下作用：①吞噬溃变的轴突与髓鞘；②形成细胞带（即 Bungner 带）和细胞桥；③合成和分泌各种神经营养因子；④合成和分泌细胞外基质（图 1 - 5 - 6）。

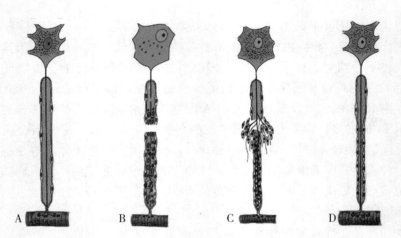

A：正常神经纤维；B：损伤后 2 周，尼氏体减少，核偏位，轴突和髓鞘溃变；
C：损伤后 3 周，轴突再生，施万细胞增殖，肌萎缩；D：损伤后 3 个月，
神经纤维再生成功，肌恢复正常。

图 1 - 5 - 6　周围神经的溃变与再生模式

3. 基膜的完整

神经纤维再生中，基膜的保留是非常重要的因素。它提供一个结构完整的管道与黏附因子，使增殖的施万细胞沿此管道形成纵行连续的 Bungner 带与细胞桥，诱导再生轴突支芽沿一定方向生长。在此管道内，施万细胞索可保持几个月，如果没有轴突枝芽进入管内，或再生的轴突失败，神经内膜的结缔组织渐渐长入神经膜管，施万细胞索逐步退化。

4. 轴突的芽生（sprouting）

溃变和再生的过程在时间上是彼此重叠的。受损神经远侧段轴突和髓鞘完全分解之前，近侧段再生的轴突枝芽已开始发生。再生轴突枝芽通常从损伤近端的郎飞结长出，称为再生芽。最早可在损伤 5 小时后开始"发芽"。这些新芽向远侧段生长，穿过神经纤维的损伤部位进入已经变性的远侧段纤维所遗留的神经膜管中。此管的内面为增殖的施万细胞所构成的 Bungner 带。新芽进入此管后，沿着 Bungner 带和神经膜管之间行进，在生长过程中，新芽逐渐被施万细胞胞质包绕而移向管的中心部。这样的新芽继续生长而到达靶细胞，且慢慢地增粗，恢复到原有纤维的直径。若其是有髓纤维，则由施万细胞发生髓鞘。再生纤维的髓鞘形成过程等同于髓鞘发生过程。另外，进入神经膜管内但未能到达的另一些新芽，最后萎缩消失。如果神经膜管被破坏，再生轴突进入不适应的管内，轴突即被引至不适应的靶细胞，最终功能不能恢复。因此，新生轴突必须准确无误地到达靶细胞才能认为再生成功。

再生轴突生长端的一个膨大，称为生长锥（growth cone）。其内含有许多异源性囊泡与线粒体。培养神经元的生长锥内有许多丝状伪足（filopodia）和板状伪足（lamellipodia），而再生轴突内仅有很少的伪足或没有丝状伪足。

Cajli 认为，开始由近侧端发生的新芽只以每天 0.25 mm 的速度生长，一旦进入神经膜管后则生长迅速，一天可达 4.34 mm。猫坐骨神经切断缝合后的生长速度为 3 ～ 4 mm/d；大鼠脑神经压挫后的生长速度为 3.3 mm/d；小鼠坐骨神经压挫后的生长速度为 2 ～ 3 mm/d。

据临床报道，人的桡神经切断缝合后的生长速度为 1.6 mm/d；正中神经压挫后的生长速度为1.4～5.8 mm/d。

5. 其他因素

在神经损伤后的修复与再生过程中，细胞因子（神经生长因子、神经营养因子等）、细胞黏附分子及细胞外基质对改善神经再生的微环境、神经元突起生长、神经纤维髓化等方面起了不容忽视的作用。

小结

（1）神经系统损伤后常见基本变化：发生于神经元的病变从轻到重依次为适应性变化，如单纯性神经元萎缩；可逆性损伤，包括中央性 Nissl 小体溶解、Lewy 小体、Negri 小体等包涵体的形成及神经原纤维变性；不可逆性损伤主要有红色神经元的出现。发生于神经胶质细胞的有：星形胶质细胞的肿胀、反应性胶质化和淀粉样小体、Rosenthal 纤维等包涵体的形成；少突胶质细胞的卫星现象和脱髓鞘等；小胶质细胞的噬神经元现象、格子细胞和胶质结节。

（2）无论是中枢神经系统还是周围神经系统，其受到损伤后神经元均不能再生。周围神经纤维受损变性后，如果神经元胞体完好，可由损伤纤维的近侧端再生至原来的靶器官，进而恢复其功能。

测 试 题

单项选择题

1. 以下有关中枢神经系统损伤、修复和再生过程的描述，哪一项是正确的？（   ）

A. 中枢神经系统不能再生

B. 只要有神经干细胞的存在，中枢神经系统就可以再生

C. 中枢神经系统轴突损伤后引起功能缺损，很容易再生修复

D. 少突胶质细胞有促进神经元突起生长的作用

E. 周围神经移植物可促使中枢神经再生

2. 以下促进周围神经再生的条件中，哪一项是最重要的？（   ）

A. 轴突基膜完整

B. 胞体存活与功能正常

C. 再生轴突与效应器重新建立突触联系

D. 神经再支配的靶器官的复原

E. 轴浆运输恢复

3. 与小胶质细胞有关的病理变化是以下哪一项？（   ）

A. 嗜神经细胞现象   B. 卫星现象   C. 胶质瘢痕

D. 血管套   E. 软化灶

（牛海艳）

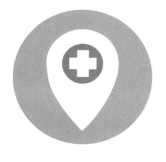

第二编 ｜ 中枢神经系统

中枢神经系统包括脊髓和脑。脑又分为端脑、小脑、间脑、脑干几个部分。此外，还有脑的附属结构。本章除叙述中枢神经系统的结构以外，还将讨论脑的功能、功能调节和常见病的基本病理变化。

第一章 脊 髓

脊髓（spinal cord）起源于胚胎时期神经管的尾端，由原始神经管腔演化而来。与脑相比，脊髓分化较低、结构较为简单，为中枢神经的低级部分，仍保留着明显的节段性。脊髓与 31 对脊神经相连，后者分布于躯干和四肢。脊髓与脑的各部之间有着广泛的纤维联系，正常状态下，脊髓的活动是在脑的控制下进行的，但脊髓本身也能完成许多反射活动。

 第一节 脊髓的位置、外形、结构

一、脊髓的位置和外形

（一）位置和外形

脊髓位于椎管内，全长 42～45 cm，最宽处横径为 1～1.2 cm，重 20～25 g，仅占中枢神经系统全重的 2%，略呈圆柱形，前后稍扁。脊髓外包被膜，与脊柱的弯曲一致。脊髓上端在枕骨大孔处与延髓相延续，下端尖细如锥，称为脊髓圆锥（conus medullaris），末端约平对第 1 腰椎下缘（新生儿达第 3 腰椎下缘）。在此处软脊膜向下续为一条结缔组织细丝，即终丝（filum terminale）。终丝分为两段：上段长约 15 cm，悬浮于蛛网膜下隙内，为内终丝；下段长约 5 cm，位于蛛网膜下隙外，有硬脊膜包裹，其下端附于第 1 尾椎背面，为外终丝，起固定脊髓的作用。

脊髓全长有两个梭形膨大部：位于上方的称为颈膨大（cervical enlargement），范围为第 4 颈髓节段至第 1 胸髓节段；下方的称为腰骶膨大（lumbosacral enlargement），从第 2 腰髓节段至第 3 骶髓节段。膨大是由于此处发出神经支配四肢，因而神经元和纤维数目较多。膨大的发展与四肢的功能相适应，人类的上肢功能特别发达，因而颈膨大比腰骶膨大更明显（图 2-1-1）。

脊髓表面有 6 条平行的纵沟。前面明显的深沟称前正中裂（anterior median fissure），后面正中较浅的沟为后正中沟。脊髓前外侧面有 1 对前外侧沟（anterolateral sulcus），有脊神经前根的根丝出入，后外侧面有 1 对后外侧沟（posterolateral sulcus），有脊神经后根的根丝出入。

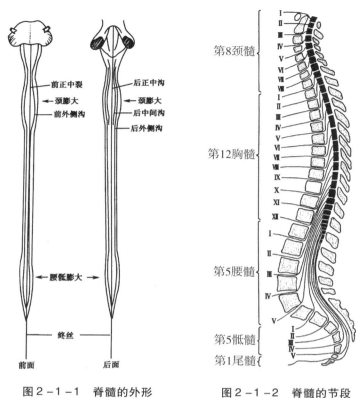

图 2 - 1 - 1 脊髓的外形　　　　图 2 - 1 - 2 脊髓的节段

（二）脊髓的节段

（1）脊髓节段：脊髓内部并无分节段现象，但可依据表面的脊神经根作为标志，将脊髓划分为相应的脊髓节段。每对脊神经前、后根的根丝所连的一段脊髓称为 1 个脊髓节段，共分为 31 个节段：颈髓（C）8 个、胸髓（T）12 个、腰髓（L）5 个、骶髓（S）5 个和尾髓（Co）1 个（图 2 - 1 - 2）。

（2）脊髓节段与椎骨序数的关系及临床意义：由于骨骼发育快于神经系统，在胚胎发育 3 个月内，脊髓占据椎管全长，脊髓各节段分别与相应的椎骨对应，各脊神经根基本呈水平位伸向两侧，经相应的椎间孔合成脊神经出椎管。从胚胎发育第 4 个月起，脊柱的生长较脊髓快，且脊髓上端连于延髓而位置固定，导致脊髓节段的位置逐渐高于相应的椎骨，至出生时脊髓下端到达第 3 腰椎，至成人则上升到第 1 腰椎下缘。由于脊髓的相对升高，腰、骶、尾部的脊神经根，在穿经相应椎间孔合成脊神经前，在椎管内几乎垂直下行，这些脊神经根围绕终丝聚集成束，形成马尾（cauda equina）。因第 1 腰椎以下已无脊髓，故对成人进行脊髓蛛网膜下隙穿刺时，选择第 3、第 4 腰椎棘突间进针。

知晓脊髓节段与椎骨的对应高度，对定位脊髓损伤平面具有重要的临床意义。成人上颈髓节段（C1—C4）大致平对同序数椎骨，下颈髓节段（C5—C8）和上胸髓节段（T1—T4）约平对同序数椎骨上一块椎骨，中胸髓节段（T5—T8）约平对同序数椎骨上两块椎骨，下胸髓节段（T9—T12）约平对同序数椎骨上三块椎骨，腰髓节段约平对第 10—12

胸椎，骶、尾髓节段约平对第1腰椎（图2-1-2）。

二、脊髓的内部结构

（一）概述

在脊髓的水平切面上（图2-1-3、图2-1-4），可见中央有一细小的中央管（central canal），管壁上有室管膜上皮覆盖，围绕中央管周围是"H"形的脊髓灰质，灰质的外周是白质。

在整体上，脊髓灰质纵贯成柱；在横切面上，有些灰质柱呈突起状，称为角，向前部扩大为前角（anterior horn）或前柱（anterior column）；后部狭细，为后角（posterior horn）或后柱（posterior column）。前后角中间的区域为中间带（intermediate zone），在T1—L3中间带外侧部向外伸出侧角（lateral horn）或侧柱（lateral column）。中央管前、后的灰质分别称为灰质前连合（anterior gray commissure）和灰质后连合（posterior gray commissure），连接两侧的灰质。

白质借脊髓表面的纵沟分为3个条索，前正中裂与前外侧沟之间为前索；前、后外侧沟之间为外侧索；后外侧沟与后正中沟之间为后索。灰质前连合前方有纤维跨越至对侧，称为白质前连合（anterior white commissure）。在后角基部外侧与白质之间，灰、白质混合交织，称为网状结构，在颈部比较明显。

中央管细长，纵贯脊髓全长，其内充脑脊液。中央管向上穿延髓通向第四脑室，向下在脊髓圆锥内扩大为一梭形的终室。40岁以上者其中央管常闭塞。

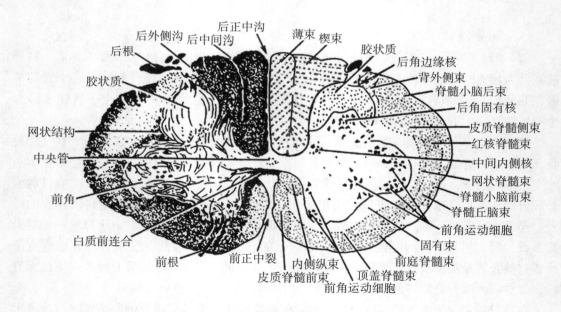

图2-1-3　脊髓颈膨大水平切面（新生儿）

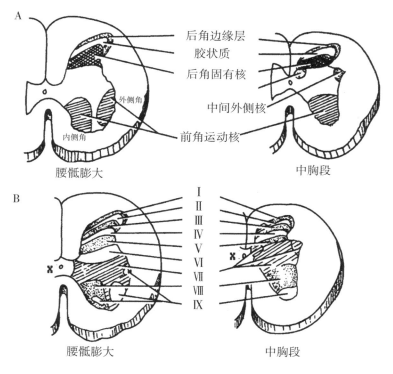

图 2 – 1 – 4　脊髓灰质主要核团（A）和 Rexed 分层（B）

（二）脊髓灰质

神经灰质是神经元胞体及树突、神经胶质和血管等的复合体。脊髓灰质内的神经元胞体往往聚集成群或分布成层。1952 年，Rexed 根据神经元的形态、大小及排列，将脊髓灰质分为 10 层，每层的层数分别用罗马数字Ⅰ～Ⅸ表示：每侧灰质从后向前分为 9 层，层数分别用罗马数字Ⅰ～Ⅸ表示；中央管周围灰质为第 X 层（图 2 – 1 – 4、表 2 – 1 – 1）。

第Ⅰ层：后角尖端表面包被的薄层灰质，称为边缘层，呈弧形，构成脊髓灰质最背侧部分，因内有粗细不等的纤维束穿过，故呈松散的海绵状或网状外观，故称为海绵带。此层在腰骶膨大处最清楚，胸髓处不明显。层内有后角边缘核，接受后根的传入感觉纤维，发出纤维参与组成脊髓丘脑束。人类此层特别发达。

第Ⅱ层：面积大，由密集的圆形或梭形的小型神经元组成。以髓鞘染色法不着色（几乎不含有髓纤维），在新鲜脊髓切片上呈半透明的胶状，又称为胶状质层。此层接受后根外侧部传入纤维（薄髓和无髓的）侧支，以及从脑干下行的纤维，发出纤维主要参与组成背外侧束，在白质中上、下行若干节段，与相邻节段的第Ⅰ至第Ⅳ层神经元构成突触联系。此层主要功能是分析、加工痛觉信息。

第Ⅲ层：与第Ⅱ层平行，所含神经元胞体略大，该层还含有许多有髓纤维。

第Ⅳ层：厚，细胞排列较疏松，大小形态各异。

第Ⅲ和第Ⅳ层内较大的细胞群组成后角固有核。此两层接受大量的后根传入纤维，发出纤维联络脊髓的不同节段，并形成纤维束进入白质。

第Ⅰ至第Ⅳ层相当于后角头，向上与三叉神经脊束核的尾端相延续，属于外感受区，为皮肤感受痛、温、触和压觉等刺激的初级传入纤维终末和侧支的主要接受区，发出纤维到节段内和节段间，参与许多复杂的多突触反射通路，并发出上行纤维束到脑的不同部位。

第Ⅴ层：厚，细胞形态大小不一，可分为内侧部和外侧部。内侧部占2/3，与后索分界明显。外侧部占1/3，细胞较大而染色明显，位于上下前后纵横交错的纤维束之间，形成网状结构。该层接受来自皮肤、肌肉和内脏传入的细纤维。

第Ⅵ层：位于后角基底部，在颈膨大和腰骶膨大处最明显，分内、外侧两部。内侧含密集深染的细胞；外侧2/3细胞疏松，由较大的三角形和星形细胞组成。该层接受本体感觉和一些皮肤的初级传入纤维。

第Ⅴ和第Ⅵ层接受后根本体感觉的初级传入纤维，以及来自大脑皮质运动区、感觉区和皮质下结构的下行纤维。该两层主要参与躯体运动的调节。

第Ⅶ层：位于中间带，含有胸核、中间内侧核和中间外侧核。其外侧部与中脑和小脑之间有广泛的双向纤维联系（通过脊髓小脑束、脊髓顶盖束、脊髓网状束、顶盖脊髓束、网状脊髓束和红核脊髓束），参与姿势与运动的调节。其内侧部有许多与毗邻灰质和脊髓节段的脊髓固有反射连接，与运动和自主功能有关。胸核（thoracic nucleus）又称为背核或Clarke柱（Clarke's column），见于C8—L3节段，接受后根的传入纤维，发出纤维到脊髓小脑后束和脊髓中间神经元。胚胎脊髓背外侧至中央管的细胞迁移到中央管外侧形成靠近中央管的中间内侧核（intermediomedial nucleus）和位于侧角的中间外侧核（intermedio-lateral nucleus）。中间外侧核（T1—L3节段）是交感神经的低级中枢交（交感神经节前神经元胞体），发出纤维经前根进入脊神经。这种节前纤维也来自中间内侧核的细胞，该核的其余细胞属中间神经元。在S2—S4节段，Ⅶ层的外侧部有骶副交感核（sacral parasym-pathetic nucleus），是副交感神经的低级中枢（副交感神经节前神经元胞体所在），发出纤维组成盆内脏神经。

第Ⅷ层：在胸段，横跨前角基底部；在颈、腰骶膨大处局限于前角内侧部。由大小不同、形态各异的细胞组成，为脊髓固有的中间神经元。接受邻近层的纤维、对侧Ⅷ层来的联合纤维及一些下行纤维束（如网状脊髓束、前庭脊髓束、内侧纵束）；发出纤维至两侧，直接或通过兴奋γ运动神经元，间接影响α运动神经元。

第Ⅸ层：位于前角腹侧的一些排列复杂的核柱，由运动神经元和中间神经元组成。前角运动神经元包括大型的α运动神经元和小型的γ运动神经元。α运动神经元的纤维支配梭外肌纤维，引起关节运动；γ运动神经元支配梭内肌纤维，参与肌张力调节；中间神经元是一些中、小型细胞，如前角连合核，发出轴突终于对侧前角。闰绍细胞是一类小型中间神经元，它们接受α运动神经元轴突的侧支，其轴突返回与同一或其他α运动神经元通过抑制性突触形成负反馈环路。在颈、腰骶膨大处，前角运动神经元分为内、外侧两群。内侧群又称为前角内侧核，它接受双侧皮质脊髓前束支配，发出纤维支配躯干的固有肌。外侧群又称为前角外侧核，只接受对侧皮质脊髓侧束支配，发出纤维支配四肢肌。此外，还有位于C1—C6节段的不规则形状的副神经核，其轴突组成副神经的脊髓根；位于C3—C7节段的膈神经核，发出纤维支配膈肌；L2—S1节段的腰骶核，其轴突分布尚不清楚。

前角运动神经元损伤后可导致所支配的骨骼肌弛缓性瘫痪，表现为运动丧失、肌肉萎缩、肌张力低下、腱反射消失。

第 X 层：位于中央管周围，内含小型神经元和胶质细胞，包括灰质前、后连合。某些后根的纤维终于此处。

表 2 - 1 - 1　脊髓灰质核团与层的对应关系

对应层	对应的核团或部位	对应层	对应的核团或部位
I	后角边缘核	VII	中间带、胸核，中间内侧核
II	胶状质	VIII	前角基底部
III、IV	后角固有核	IX	前角内侧核，前角外侧核
V	后角颈	X	中央灰质

（二）脊髓白质

脊髓白质各神经纤维束的大致位置见图 2 - 1 - 3。脊髓神经纤维可分为上行纤维束、下行纤维束、脊髓固有纤维束，以及传入纤维和传出纤维。

传入纤维来自脊神经节神经元的中枢突，经后根进入脊髓，分内、外侧两部分。内侧部纤维沿后角内侧部进入后索，组成上行的薄束和楔束，主要传导本体感觉和精细触觉，其侧支进入脊髓后角灰质；外侧部主要由细的无髓和有髓纤维组成，这些纤维进入脊髓上升或下降 1～2 节段，在胶状质层的背外侧聚集成背外侧束（dorsolateral fasciculus），或称为 Lissauer 束，发出侧支或终支进入后角，主要传导痛觉、温度觉、粗触压觉和内脏感觉信息。

传出纤维由灰质前角运动神经元、侧角交感和副交感神经元发出的纤维组成，经前根至周围神经。

上行纤维束起自脊髓，将后根的传入信息和脊髓的信息上传至不同脑区。下行纤维起自各脑区的神经元，下行与脊髓神经元发生突触联系。脊髓固有纤维（脊髓固有束）执行脊髓节段内和节段间的联系。

1. 上行纤维传导束

上行纤维传导束为感觉传导束，主要作用是将后根传入的各种感觉信息向上传递到脑的不同部位。

（1）薄束（fasciculus gracilis）和楔束（fasciculus cuneatus）：位于后索（图 2 - 1 - 5）。薄束起自同侧第 5 胸节及以下，楔束起自同侧第 4 胸节以上的脊神经节细胞。这些细胞的周围突分别至肌、肌腱、关节和皮肤的感受器；中枢突经后根内侧部进入脊髓，在后索上行，止于延髓的薄束核和楔束核。薄束在第 5 胸节以下占据后索的全部，在第 4 胸节以上只占据后索的内侧部，楔束位于后索的外侧部。薄、楔束传导同侧躯干及上下肢的肌、肌腱、关节的本体感觉（位置觉、运动觉和震动觉）和皮肤的精细触觉（如通过触摸辨别物体纹理粗细和两点距离）信息。当脊髓后索病变时，患者闭目不能确定关节的位置和运动方向，导致随意运动拙笨、不准确及协调不良（后索性运动失调）。两点辨别觉和震动觉亦减退或消失。

（2）脊髓小脑束：包括脊髓小脑前束、脊髓小脑后束、脊髓小脑嘴侧束和楔小脑束（图2－1－3）。

脊髓小脑前束（anterior spinocerebellar tract）：位于脊髓外侧索周边部的腹侧份，其纤维大部分起自对侧、小部分起自同侧腰骶膨大处第Ⅴ至Ⅶ层的外侧部，经小脑上脚进入小脑皮质。

脊髓小脑后束（posterior spinocerebellar tract）：位于外侧索周边部的背侧份，主要起自同侧胸核，但也有来自对侧胸核经白质前连合交叉过来的少许纤维，上行经小脑下脚终于小脑皮质。因为胸核位于胸髓和上腰髓，所以此束仅见于L3以上脊髓节段。

此两束传递下肢和躯干下部的非意识性（大脑皮层对感觉无意识）本体感觉和触、压觉信息至小脑。

（3）脊髓丘脑束：脊髓丘脑束主要起自脊髓灰质第Ⅰ层和第Ⅳ至第Ⅶ层，纤维上升或下降1～2节段经白质前连合至对侧外侧索和前索上行（但脊髓丘脑前束含有少量不交叉的纤维），止于背侧丘脑。当一侧脊髓丘脑侧束损伤时，损伤节段下1～2节段平面以下的对侧身体部位痛、温觉减退或消失。其中，脊髓丘脑侧束（lateral spinothalamic tract）位于外侧索前部，主要传递痛、温觉信息。脊髓丘脑前束（anterior spinothalamic tract）位于前索，前根纤维的内侧，主要传递粗触觉、压觉信息（图2－1－6）。

（4）内脏感觉束（visceral sensory tract）：内脏感觉纤维起自脊神经节细胞，入脊髓经后角和中间带细胞中继，发出的纤维伴随脊髓丘脑束上行至脑。

此外，感觉传导束还有脊髓网状束、脊髓中脑束、脊髓橄榄束等。

2. 下行纤维（传导）束

下行纤维（传导）束即运动传导束，起自脑的不同部位，直接或间接止于脊髓前角或侧角。管理骨骼肌的下行纤维束分为锥体系和锥

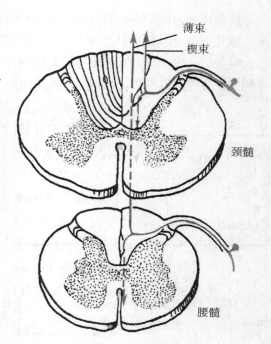

图2－1－5 脊髓的薄束和楔束

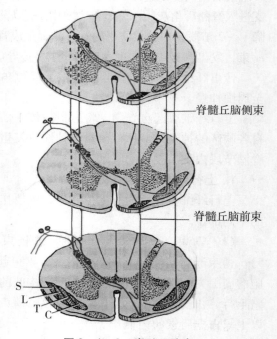

图2－1－6 脊髓丘脑束

体外系，前者包括皮质脊髓束和皮质核束，后者包括红核脊髓束、前庭脊髓束等（图2-1-7）。

（1）皮质脊髓束（corticospinal tract）：起于大脑皮质躯体运动中枢，下行至延髓锥体交叉处，75%~90%纤维交叉至对侧脊髓下行，称为皮质脊髓侧束（lateral corticospinal tract），未交叉的纤维在同侧下行为皮质脊髓前束（anterior corticospinal tract），另有少量未交叉的纤维在同侧下行加入至皮质脊髓侧束，称为皮质脊髓前外侧束（anterolateral corticospinal tract）（图2-1-7）。

皮质脊髓侧束：位于脊髓外侧索后部，直至骶髓（相当于S4水平），纤维依次经各节段灰质中继后或直接终于同侧前角外侧核运动神经元（支配四肢肌）。

皮质脊髓前束：位于前索最内侧，只达中胸部，大多数纤维逐节经白质前连合交叉后终于对侧前角内侧核运动神经元（支配躯干肌和四肢近侧端肌）。部分不交叉的纤维（脊髓前外侧束）中继后终于同侧前角内侧核运动神经元（支配躯干肌）。

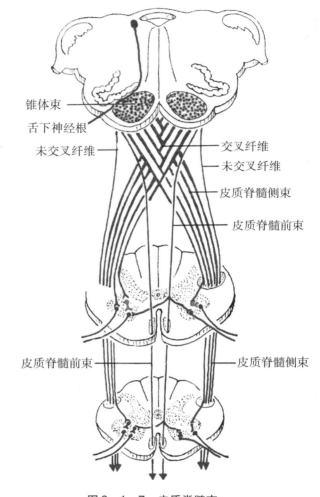

图2-1-7　皮质脊髓束

皮质脊髓束的纤维到达脊髓灰质后，大部分纤维与第Ⅳ至第Ⅷ层的中间神经元形成突触，通过中间神经元间接地影响前角运动神经元。也有纤维直接与前角外侧核运动神经元形成突触，这些神经元主要是支配四肢远端小肌肉的。

（2）红核脊髓束（rubrospinal tract）：起自红核（中脑），纤维交叉至对侧后在脊髓外侧索内下行，至脊髓第Ⅴ至第Ⅶ层。在人类此束仅投射至上3个颈髓节段。此束通过兴奋屈肌运动神经元、抑制伸肌运动神经元与皮质脊髓束一起对肢体远端肌肉的运动发挥重要影响（图2-1-3）。

（3）网状脊髓束（reticulospinal tract）：起自脑桥和延髓的网状结构，大部分在同侧下行于白质前索和外侧索前内侧部，止于脊髓第Ⅶ至第Ⅷ层，通过兴奋或抑制α运动神经元和γ运动神经元的作用调节肌张力。

（4）前庭脊髓束（vestibulospinal tract）：起于前庭神经核，在同侧前索外侧部下行，止于脊髓第Ⅶ至第Ⅷ层。通过兴奋伸肌运动神经元、抑制屈肌运动神经元在调节身体平衡中起作用（图2-1-3）。

（5）顶盖脊髓束（tectospinal tract）：自中脑上丘向腹侧行，于中脑水管周围灰质腹侧经被盖背侧交叉，在前索内下行，止于颈髓上段第Ⅵ至第Ⅷ层，兴奋对侧、抑制同侧颈肌的运动神经元，完成视觉、听觉的姿势反射运动。

（6）内侧纵束（medial longitudinal fasciculus）：为一复合的上、下行纤维的总和。在脑干起于不同的核团，进入脊髓的为内侧纵束降部，止于第Ⅶ至第Ⅷ层，中继后影响前角运动神经元。其作用主要是协调眼球的运动和头部的姿势（图2-1-3）。

（7）下行内脏通路：来自下丘脑和脑干的有关核团及网状结构，下行纤维至中间外侧核的交感神经节前神经元和S2—S4节段的副交感节前神经元，经此支配平滑肌、心肌和腺体。

3. 脊髓固有束

脊髓固有束（propriospinal tract）局限于脊髓内，其上行或下行纤维的起止神经元均位于脊髓灰质，多数位于脊髓第Ⅴ至第Ⅷ层。固有束纤维集中于脊髓灰质周围。脊髓固有束完成脊髓节段内和节段间的整合和调节功能。尤其在脊髓的功能中，脊髓固有束系统发挥着重要的作用。脊髓横断后，此系统介导了几乎所有内脏运动功能，如发汗、血管活动、肠道和膀胱活动等。

第二节 脊髓功能和脊髓损伤

一、脊髓的功能

脊髓的功能有以下几个方面：①经后根接受躯干和四肢的躯体和内脏感觉信息，脊髓对这些信息进行初步的整合和分析，中继后的信息一部分向上传递至高级中枢，一部分传给运动神经元和其他脊髓神经元；②发出上行传导通路，将中继后的感觉信息及脊髓自身的信息上传到高级中枢；③通过下行传导通路，中继上位中枢下传的信息，接受上级中枢的控制和调节，接递完成高级中枢的功能；④经前根发出运动纤维，管理躯体运动和内脏活动，是躯体和内脏运动的低级中枢；⑤脊髓是许多反射的中枢所在。

二、脊髓反射

（一）脊髓反射

通过脊髓使机体对内外环境的各种刺激产生不随意的反应。参与完成反射活动的全部解剖结构构成神经元环路，即反射弧。一般反射弧由2个或2个以上的神经元参与。反射活动一般不在脑的控制下进行。脊髓反射的反射弧为：感受器、感觉神经元（位于脊神经节）周围突及后根传入纤维、脊髓固有束神经元及固有束、脊髓运动神经元及前根传出纤维、效应器。脊髓反射最简单的反射弧仅需2个神经元（感觉和运动神经元）即可完成，故该类反射又称为单突触反射。比如膝反射，只需上述2个神经元之间的1次突触联系即可完成。大多数反射弧是由2个以上的神经元组成的多突触反射。

（二）脊髓反射分类

根据刺激部位和反应部位分为：躯体反射（刺激躯体引起躯体反应）；内脏反射（刺激内脏引起内脏反应），如排尿、排便反射；躯体内脏反射（刺激躯体引起内脏反应），如提睾反射；内脏躯体反射（刺激内脏引起躯体反应）。

（三）常见的躯体 – 躯体反射

1. 牵张反射

骨骼肌受到外力牵拉伸长时，引起受牵拉的同一块肌肉收缩的反射称为牵张反射（stretch reflex）。脊髓的牵张反射主要表现在伸肌，特别是抗重力肌，对维持直立姿势有重要的意义。肌梭为感受器，兴奋 α 运动神经元（图 2 – 1 – 8）。牵张反射有两种类型，即腱反射和肌紧张。腱反射如膝反射、跟腱反射、肱二头肌反射等。肌紧张是维持躯体姿势的最基本的反射活动，是姿势反射的基础。

2. γ 反射

γ 运动神经元支配梭内肌，其兴奋时，引起梭内肌纤维收缩，肌梭感受器感受到刺激而产生神经冲动，通过牵张反射弧的通路兴奋 α 运动神经元，使相应骨骼肌（梭外肌）收缩（图 2 – 1 – 8），这一反射称为 γ 反射（gamma reflex）。γ 反射在维持肌张力方面发挥作用。

3. 屈曲反射

当皮肤某处受到伤害性刺激时，该肢体出现屈曲反应的现象，表现为屈肌收缩、伸肌弛缓，这一反射称为屈曲反射（flexor reflex）。故屈曲反射具有保护性意义（图 2 – 1 – 9）。

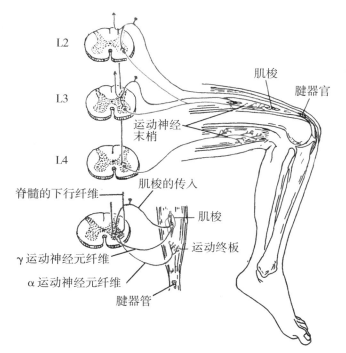

图 2 – 1 – 8　牵张反射与 γ 反射弧示意

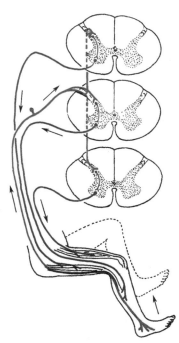

图 2 – 1 – 9　屈曲反射弧示意

三、常见的脊髓损伤

（一）脊髓横断伤

脊髓横断伤是脊髓受外力作用完全裂断所致。因为断裂处上、下行传导纤维中断，脊髓固有束纤维也中断，而断裂面以上的灰质及传导纤维完好，断裂面以下的灰质及从前、后根进出脊髓的纤维完好，所以上、下行传导纤维传导中断。因此，横断平面以下全部感觉和运动功能丧失（截瘫），大、小便失禁，反射消失，处于无反射状态，称为脊髓休克。数周至数月后，各种反射可逐渐恢复。由于传导束很难再生，脊髓又失去了脑的易化和抑制作用，因此恢复后的深反射和肌张力比正常时高，离断平面以下的随意运动和感觉无法恢复。

（二）脊髓半横断伤

脊髓半横断伤（Brown-Sequard syndrome）表现为损伤平面以下同侧肢体痉挛性瘫痪（同侧皮质脊髓侧束和前束断裂）（双侧躯干肌基本正常），同侧位置觉、震动觉和精细触觉丧失（同侧薄束、楔束断裂），损伤平面 1 ～ 2 个节段以下的对侧痛觉、温觉、触压觉丧失（同侧脊髓丘侧束、前束断裂）。

（三）脊髓前角损伤

脊髓前角损伤主要伤及前角运动神经元，表现为这些细胞所支配的骨骼肌呈弛缓性瘫痪，无感觉异常。多见于脊髓灰质炎。

（四）脊髓中央部损伤

若病变侵犯了白质前连合，则阻断了脊髓丘脑束在此的交叉纤维，引起双侧对称分布的痛、温觉消失，而本体感觉和精细触觉无障碍（因后索完好），这种现象称为感觉分离。脊髓中央部损伤多见于脊髓空洞症或髓内肿瘤。

小结

（1）脊髓是中枢神经系统最低级部分，躯干和四肢的躯体运动、躯体感觉全部，以及内脏运动和内脏感觉的大部分均需要经过脊髓传导。脊髓通过脊神经联系着躯干和四肢，通过交感神经和骶副交感神经联系着全身脏器、血管及汗腺。

（2）脊髓前角 α 运动神经元，集中了来自脑的各部的信息，最终由它发出的纤维支配骨骼肌。因此，α 运动神经元被称为联系骨骼肌纤维的"最后公路"。一个 α 运动神经元可支配一条至数十条肌纤维。一个 α 运动神经元和它所支配的肌纤维称为一个运动单位。

（3）交感神经低级中枢位于脊髓 T1—L3 侧角，它受到内脏脑（主要是下丘脑）的控制。

（4）脊髓灰质的后角多数为中间神经元，但也是浅感觉的第二级神经元胞体所在部位。因此，后角对躯体感觉和内脏痛觉发挥着调制作用，其机制十分复杂。

（5）脊髓的白质位于灰质的周围，这与脑是相反的。脊髓白质中的纤维束有上、下行之分，损伤以后传导功能将中断，而且再生十分困难。因脊髓白质相对于脑来说位置表浅、功能相对清楚，故是研究中枢神经再生的好的对象。

（6）如果脊髓与脑的功能联系中断，躯体感觉和运动将丧失，但脊髓反射仍将存在，α运动神经元对骨骼肌的营养作用也存在。如果α运动神经元受到侵犯，脊髓的躯体反射也将丧失，同时，会发生肌萎缩。

思　考　题

比较发生脊髓颈6节段和胸6节段半横断伤时的临床表现。

测　试　题

单项选择题

1. 脊髓31个节段的由来是什么？（　　　）

A. 脊髓内灰质分为31个节段

B. 脊神经根组成了31对脊神经

C. 人为强制性划分

D. 脊髓灰质对应31个椎骨

E. 脊髓发出31对脊神经根

2. 做椎管内穿刺，要想不损伤脊髓，下列哪个选项是正确的？（　　　）

A. 避开颈膨大和腰骶膨大

B. 任何部位均可以，但穿刺要浅

C. T12—L1之间

D. L1—L2之间

E. L3—L4之间

3. 下列有关马尾的描述，哪一项是正确的？（　　　）

A. 即脊髓末端

B. 即为脊神经根

C. 脊髓末端以下，由腰骶神经根构成

D. 骶管内硬膜囊以外的神经根

E. 蛛网膜的下段部分

4. 与痛觉信息分析加工有关的是下列哪一结构？（　　　）

A. 脊髓灰质第Ⅱ层

B. 脊髓灰质第Ⅶ层

C. 胶状质

D. 脊髓灰质第Ⅰ层

E. 网状结构

5. 胸核（Clarke柱）的功能为下列哪一项？（　　　）

A. 加工痛觉信息

B. 接递痛觉传入纤维

C. 发出纤维组成脊髓小脑后束，与运动调节有关

D. 内脏感觉中枢

E. 支配心脏的低级中枢

6. 下列关于 Renshaw 细胞的描述，哪一项是正确的？（　　　）

A. 躯体运动神经元　　　　　　　　　　B. 发出纤维支配梭内肌

C. 灰质前角兴奋性中间神经元　　　　　D. 灰质前角的抑制性中间神经元

E. 仅见于颈髓

7. 下列关于 γ 运动神经元的说法，哪一项是正确的？（　　　）

A. 躯体运动神经元，支配梭外肌

B. 发出纤维支配梭内肌

C. 灰质前角兴奋性中间神经元

D. 灰质前角的负反馈中间神经元

E. 细胞体积最大

8. 支配上肢肌的运动神经元位于什么部位？（　　　）

A. 颈膨大所有运动神经元　　　　　　　B. 颈膨大前角内侧核

C. C3—C5 前角运动神经元　　　　　　　D. 颈膨大前角外侧核

E. C8—T1 侧角运动神经元

9. 发生在椎管上胸段右前外侧的肿瘤，压迫脊髓，出现痛、温觉障碍，下列哪一项与上述描述符合？（　　　）

A. 同侧下半身麻木

B. 首先可能出现对侧大腿后外侧和会阴部麻木，范围不断向上扩大

C. 对侧躯干麻木

D. 对侧躯干麻木逐渐有向下发展

E. 对侧下半身麻木发展到双侧麻木

10. ××，男，采煤时不慎被矿石砸中脊柱，医生检查发现剑突以下截瘫，大小便失禁。你估计脊髓损伤的高度应该是下列哪一脊髓水平？（　　　）

A. 第 7 颈椎　　　　　　　　　　　　　B. 第 5、第 6 胸椎

C. 第 10、第 11 胸椎　　　　　　　　　D. 第 1、第 2 腰椎

E. 第 3、第 4 腰椎

11. 关于肱二头肌反射，下列哪一项对其反射弧的描述是错误的？（　　　）

A. 反射中枢在颈膨大处灰质

B. γ 运动神经元和 α 运动神经元均参与

C. 感受器位于肱二头肌肌腱

D. 传出神经为支配肱二头肌的肌皮神经

E. 传入神经为支配臂部皮肤的感觉神经

（易西南）

第二章 脑干、小脑、间脑

脑（brain，encephalon）是中枢神经系统最高级的部分，由神经管前部发育而来。脑位于颅腔内，在枕骨大孔处与脊髓相续。成人脑的平均质量约为 1 400 g。一般可将脑分为端脑、间脑、中脑、脑桥、延髓和小脑六部分，并将中脑、脑桥和延髓合称为脑干（图 2-2-1、图 2—2-2）。

脑干（brain stem）由延髓、脑桥和中脑组成，位于颅后窝前部，上接间脑，下续脊髓。

延髓和脑桥的腹侧邻卧于枕骨斜坡上，向后与小脑相连。延髓、脑桥和小脑之间围成的室腔为第四脑室。脑干表面附有 10 对脑神经根（图 2-2-1、图 2-2-2）。

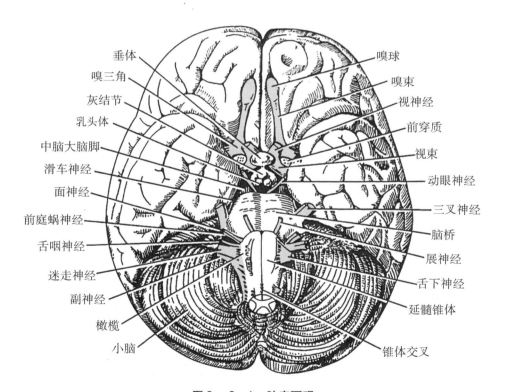

图 2-2-1 脑底面观

左侧标注（从上到下）：垂体、嗅三角、灰结节、乳头体、中脑大脑脚、滑车神经、面神经、前庭蜗神经、舌咽神经、迷走神经、副神经、橄榄、小脑

右侧标注（从上到下）：嗅球、嗅束、视神经、前穿质、视束、动眼神经、三叉神经、脑桥、展神经、舌下神经、延髓锥体、锥体交叉

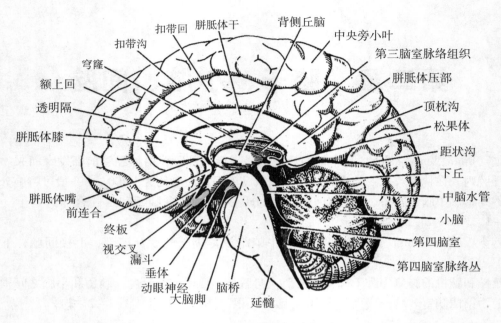

扣带回　　胼胝体干　　背侧丘脑
扣带沟　　　　　　　　　　　中央旁小叶
穹窿　　　　　　　　　　　　第三脑室脉络组织
额上回　　　　　　　　　　　胼胝体压部
透明隔　　　　　　　　　　　顶枕沟
胼胝体膝　　　　　　　　　　松果体
　　　　　　　　　　　　　　距状沟
　　　　　　　　　　　　　　下丘
胼胝体嘴　　　　　　　　　　中脑水管
前连合　　　　　　　　　　　小脑
终板　　　　　　　　　　　　第四脑室
视交叉　　　　　　　　　　　第四脑室脉络丛
漏斗
垂体
动眼神经　　脑桥
大脑脚　　　延髓

图2－2－2　脑正中矢状切面观

第一节　脑干

一、脑干外形

（一）腹侧面

1. 延髓

延髓（medulla oblongata）下端平枕骨大孔处与脊髓相续，上端借横行的延髓脑桥沟（bulbopontine sulcus）与脑桥为界（图2－2－3）。延髓下部与脊髓相似，脊髓表面的各条纵行沟、裂向上延续到延髓。前正中有前正中裂，其两侧的纵行隆起为锥体（pyramid），深面有下行锥体束纤维。大部分皮质脊髓束纤维在锥体下端左右交叉，形成发辫状的锥体交叉（decussation of pyramid），交叉纤维部分填塞前正中裂。在延髓的上部，锥体背外侧的卵圆形隆起称为橄榄（olive），内含下橄榄核。锥体与橄榄之间的纵沟为前外侧沟，舌下神经根丝由此沟出脑。在橄榄背外侧为后外侧沟，沟内自上而下依次有舌咽神经、迷走神经和副神经的根丝出脑。

2. 脑桥

脑桥（pons）的腹侧面宽阔隆起，该处称为脑桥基底部（basilar part of pons），脑桥正中线上的纵行浅沟称基底沟（basilar sulcus），容纳基底动脉（图2－2－3）。其基底部向外后伸出小脑中脚（middle cerebellar peduncle），又称为脑桥臂（brachium pontis），两者的交界处有粗大的三叉神经的根丝出脑。脑桥基底部的上端与大脑脚相接，下端与延髓之间有延髓脑桥沟分隔，沟内自中线向外侧依次有展神经、面神经和前庭蜗神经的根丝出脑。脑桥小脑三角（pontocerebellar trigone）即延髓、脑桥和小脑的结合处（延髓脑桥沟的外侧部）。前庭蜗神经根位于此处。当患有前庭蜗神经纤维瘤时，患者除了有听力障碍和小脑损伤的症状外，肿瘤还可压迫位于附近的面神经、三叉神经、舌咽神经和迷走神经，产生相应的临床表现。

3. 中脑

中脑（midbrain）下界为脑桥上缘，上界为间脑的视束（图2-2-3）。腹侧面两侧各有一粗大的纵行柱状隆起，称为大脑脚（cerebral peduncle），其浅部主要由大脑皮质发出的下行纤维构成。两大脑脚间的凹陷称为脚间窝，窝底有许多血管出入的小孔，称为后穿质（posterior perforated substance）。在脚间窝的下部有1对动眼神经的根丝穿出。

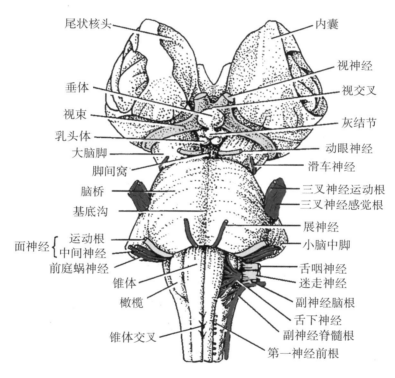

图2-2-3　脑干外形（腹侧面观）

（二）脑干的背侧面

1. 延髓

延髓背侧面上部构成菱形窝的下半部，下部形似脊髓。在后正中沟的两侧各有1对膨大结节，内侧为薄束结节（gracile tubercle），外上方为楔束结节（cuneate tubercle）。两者与脊髓的薄束、楔束相延续，其深面分别含有薄束核和楔束核（图2-2-4）。楔束结节外上方的隆起称为小脑下脚（inferior cerebellar peduncle），又称为绳状体（restiform body），其内的纤维向后连于小脑。

2. 脑桥

背侧面为菱形窝的上半部,窝的外上界为左右小脑上脚(superior cerebellar peduncle)(图2-2-4),两上脚间夹有薄层白质板,称为上髓帆,构成第四脑室顶。脑桥上端的缩窄部分称为菱脑峡,为脑桥与中脑的移行部。

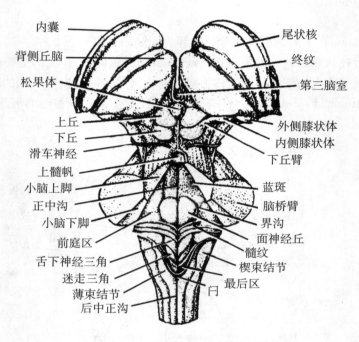

图2-2-4　脑干外形(背侧面观)

3. 中脑

中脑背侧面有上、下两对圆形的隆起,分别称为上丘(superior colliculus)和下丘(inferior colliculus),合称为四叠体,其深面分别含有上丘核和下丘核,是视觉和听觉反射中枢所在(图2-2-4、图2-2-18、图2-2-19)。在上、下丘的外侧膝状体分别向外上方伸出1条长的隆起,称为上丘臂和下丘臂,分别连于间脑的外、内侧膝状体。在下丘的下方与上髓帆之间有滑车神经的根丝出脑并环绕大脑脚向前走行。

4. 菱形窝

菱形窝(rhomboid fossa)由脊髓中央管向后敞开而形成,位于延髓上部和脑桥的背侧面,呈菱形(图2-2-3、图2-2-12),又称为第四脑室底(floor of fourth ventricle)。此窝的界域为小脑上脚(外上)、薄束结节、楔束结节和小脑下脚(外下)。外上界与外下界的汇合处为菱形窝的外侧角,外侧角与其背侧的小脑之间为第四脑室外侧隐窝(lateral recess of fourth ventricle),此隐窝绕过小脑下脚转向腹侧。在菱形窝底的正中线上有纵贯全长的正中沟(median sulcus)。由正中沟中部向外侧角的数条浅表的横行纤维束,称为髓纹(striae medullares),为脑桥和延髓在脑干背侧面的分界线,将菱形窝分为上、下两部分。在正中沟的外侧,纵行界沟(sulcus limitans)将每半侧的菱形窝分为内、外侧部。

内侧部介于正中沟与界沟之间，略呈轻微隆起，称为内侧隆起（medial eminence），其紧靠髓纹上方的部位，有一较明显的圆形隆凸，为面神经丘（facial colliculus），内隐展神经核及面神经膝；在髓纹下方的两个小的三角形区域，内上方的为舌下神经三角（hypoglossal triangle），内藏舌下神经核，外下方的为迷走神经三角（vagal triangle），内含迷走神经背核。迷走神经三角的

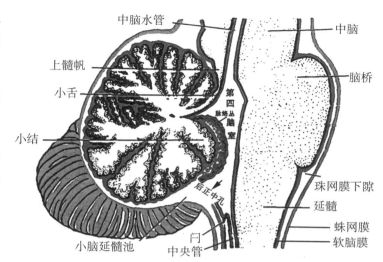

图2-2-5　第四脑室（正中矢状面）

外下缘有一斜形的窄带，称为分隔索，它与薄束结节之间的狭窄带状区称为最后区，富含血管和神经胶质等，并与分隔索一起被含有伸长细胞的室管膜覆盖，属室周器官之一。界沟外侧部是较宽阔的三角区，称为前庭区，其深处有前庭神经核。前庭区的外侧角上有一小隆起，称为听结节（acoustic tubercle），内藏蜗神经核。在新鲜标本上，界沟上端的外侧可见一呈蓝灰色的小区域，称为蓝斑（locus ceruleus），内含蓝斑核，为含黑色素的去甲肾上腺素能神经元聚集的部位。在菱形窝下角处，两侧外下界之间的圆弧形移行部称为闩（obex），与第四脑室脉络组织相连（图2-2-5）。

（三）第四脑室

1. 构成

第四脑室（fourth ventricle）位于延髓、脑桥和小脑之间，呈四棱锥形（图2-2-5）。其底为菱形窝，两侧连外侧隐窝，顶向后上朝向小脑蚓。第四脑室顶的前上部由左右小脑上脚及上髓帆构成，后下部由下髓帆及第四脑室脉络组织形成。下髓帆介于小脑蚓的小结与绒球之间，为白质薄片，与上髓帆以锐角汇合，伸入小脑蚓。

2. 第四脑室脉络丛

第四脑室脉络组织介于下髓帆和菱形窝外下界之间，组成第四脑室顶后下部的大部分，由一层上皮性室管膜、血管和软脑膜共同构成。某些部位的脉络组织血管反复分支，相互缠绕呈丛状，夹带着室管膜上皮和软膜突入室腔，称为第四脑室脉络丛（choroid plexus of fourth ventricle），产生脑脊液。此丛呈"U"形分布，下部沿正中线两侧平行排列，上升至下髓帆附近时，分别向两侧横行，最终向外延伸至第四脑室外侧隐窝，并经第四脑室外侧孔突入蛛网膜下腔。

3. 连通关系

第四脑室向下续为延髓下部和脊髓的中央管，向上经中脑水管通第三脑室，并借脉络组织上的3个孔与蛛网膜下隙相通。第四脑室正中孔（median aperture of fourth ventricle），位于菱形窝下角尖的正上方；2个第四脑室外侧孔（lateral apertures of fourth ventricle，又称

为 Luschka 孔）位于外侧隐窝尖端。脑室系统内的脑脊液经上述 3 个孔注入蛛网膜下隙的小脑延髓池（图 2 – 2 – 2）。

二、脑干的内部结构

（一）结构一般特征

脑干的内部结构较脊髓更为复杂。与脊髓相比，脑干内部结构具有以下特征：①在延髓上部和脑桥，中央管于后壁中线处敞开形成菱形窝，与小脑共同围成第四脑室；原中央管周围灰质的后部向两侧展开，构成菱形窝表面的第四脑室室底灰质。如此，脊髓灰质内由前角至后角的关系依次变成躯体运动核、内脏运动核和感觉性核团的腹、背排列关系，脑干的第四脑室室底灰质的关系变成由中线向两侧的内、外侧排列关系。白质在脑干中部则被推挤到脑干的腹外侧部。脊髓内灰质与白质的内、外排列关系在脑干的大部分区域，变成背、腹排列关系（图 2 – 2 – 6）。②功能相同的神经细胞胞体聚集成团状或柱状的神经核，除含有与下 10 对脑神经直接相联系的脑神经核外，还有许多中继核。③脑干灰、白质之间的网状结构范围较脊髓明显扩大，结构和功能亦更为复杂，其中包含了许多重要的神经核团（网状核）及生命中枢，如心血管运动中枢和呼吸中枢等。

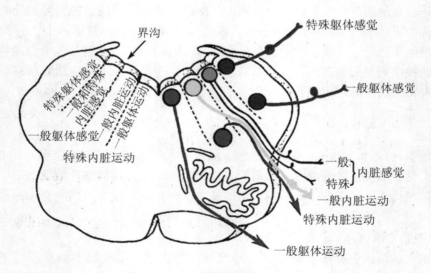

图 2 – 2 – 6　脑神经核排列规律

（二）脑干的灰质

根据其纤维联系及功能的不同，脑干灰质的核团可分为 3 类：脑神经核（直接与第Ⅲ至第Ⅻ对脑神经相连）、中继核、网状核，后两类合称为"非脑神经核"。

1. 脑神经核

脊髓灰质内含有与脊神经内 4 种纤维成分相对应的 4 种核团：脊髓前角（躯体运动核）、侧角的交感神经核或骶髓的副交感神经核（内脏运动核）、终止于脊髓中间内侧核和后角的有关核团（内脏感觉核）、直接或间接终止于脊髓后角的有关核团（躯体感觉核）。

头部出现高度分化的视、听、嗅、味觉感受器，以及来自鳃弓演化形成的面部和咽喉部骨骼肌。随着这些器官的发生和相应神经支配的出现，脑神经的纤维成分增至为 7 种，脑干内部也随之出现了与其相连的 7 种脑神经核团（图 2 - 2 - 7）。通常将脑神经运动核称为起始核，接受外周传入纤维的感觉核称终止核。

（1）一般躯体运动核：相当于脊髓前角运动核，支配肌节衍化的眼外肌和舌肌，自上而下依次为动眼神经核、滑车神经核、展神经核和舌下神经核，共 4 对，紧靠中线两侧分布（图 2 - 2 - 7、图 2 - 2 - 8、表 2 - 2 - 1）。

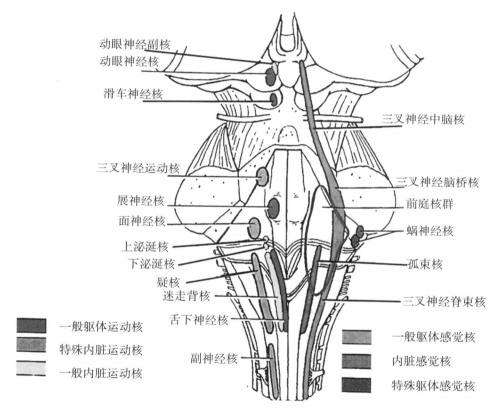

图 2 - 2 - 7 脑神经核团在脑干背面投影

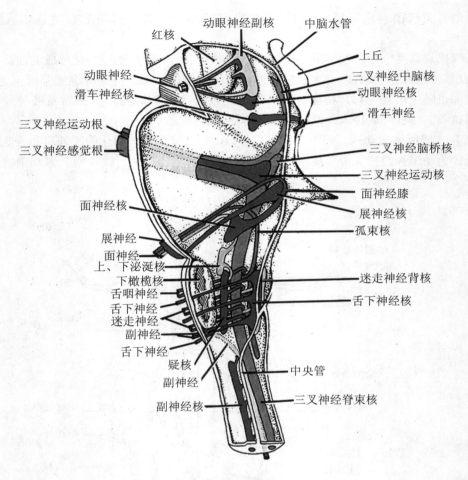

图 2 - 2 - 8　脑神经核团与脑神经关系

表 2 - 2 - 1　脑干一般躯体运动核（柱）位置及功能

名称	位置	相关脑神经	分布	功能
动眼神经核	上丘水平	Ⅲ	7 块眼外肌，外直肌、上斜肌除外	提上睑，其余眼外肌的收缩
滑车神经核	下丘水平	Ⅳ	上斜肌	眼球向外下斜视
展神经核	面神经丘水平	Ⅵ	外直肌	眼球外视
舌下神经核	延髓中下部	Ⅻ	舌内、外肌	舌尖指向对侧，卷舌

（2）特殊内脏运动核：位于一般躯体运动核腹外侧的网状结构内。自上而下依次为三叉神经运动核、面神经核、疑核和副神经核，共 4 对。它们发出纤维，支配由鳃弓衍化而成的表情肌、咀嚼肌、咽喉肌及胸锁乳突肌和斜方肌。将鳃弓衍化的骨骼肌视为"内脏"，

是因为在种系发生上鳃弓与属于内脏的呼吸等功能有关，同时，这些肌也具有自主运动（不随意）的特性（图2-2-7、表2-2-2）。

表2-2-2　脑干特殊内脏运动核（柱）位置及功能

名称	位置	相关脑神经	分布	功能
三叉神经运动核	脑桥中部	V	咀嚼肌	运动颞下颌关节
面神经核	脑桥下部	VII	面肌（表情肌）	完成表情运动
疑核	延髓上部	IX、X、XI	咽肌、喉肌、腭肌	发声、吞咽
副神经核	C1—C6	XI	斜方肌、胸锁乳突肌	转头、仰头（多配合眼球运动）、缩肩、提降肩胛骨

（3）一般内脏运动核：属于副交感神经核，包括动眼神经副核、上泌涎核、下泌涎核和迷走神经背核，共4对。它们相当于脊髓的骶副交感神经核。它们发出纤维支配头、颈、胸、腹部平滑肌、心肌及腺体活动（图2-2-7、表2-2-3）。

表2-2-3　脑干一般内脏运动核（柱）位置及功能

名称	位置	相关脑神经	神经节	功能
动眼神经副核	上丘水平	III	睫状神经节	支配瞳孔括约肌和睫状肌，参与瞳孔对光反射和调节反射
上泌涎核	脑桥下部	VII	翼腭神经节	支配泪腺、鼻黏膜小腺体活动
下泌涎核	延髓橄榄上部	VII	下颌下神经节	支配下颌下腺、舌下腺活动
迷走神经背核	橄榄中部	X	器官旁器官内节	支配大部分胸腹腔脏器活动

（4）特殊内脏感觉核：即孤束核的上部（头端），接受来自味蕾的味觉传入纤维（图2-2-7、表2-2-4）。

（5）一般内脏感觉核：仅1对，为孤束核下部，相当于脊髓的中间内侧核和后角的相关核团，接受来自内脏器官和心血管的一般内脏感觉纤维（图2-2-7、表2-2-4）。

表2-2-4　脑干一般内脏感觉和特殊内脏感觉（味觉）（柱）位置及功能

名称	位置	相关脑神经	功能
孤束核头端	脑桥上部	VII、IX	接受舌、咽处味蕾的味觉
孤束核下部	橄榄水平	IX、X	接受胸、腹腔一般内脏感觉

（6）一般躯体感觉核：包括三叉神经中脑核、三叉神经脑桥核和三叉神经脊束核，共3对，相当于脊髓后角的I～IV层灰质。其尾端与之相延续，接受来自头面部皮肤和口腔、

鼻腔黏膜的一般躯体感觉冲动（图2－2－7、表2－2－5）。

表2－2－5　脑干一般躯体感觉核（柱）位置及功能

名称	位置	相关脑神经	分布和功能
三叉中脑核	中脑与脑桥交界处	V	完成与咀嚼肌本体感觉相关的反射连接
三叉脑桥核	脑桥中部	V	头面部触、压觉
三叉脊束核	脑桥至颈髓上端	V、VII、IX、V	头面部的痛、温觉

（7）特殊躯体感觉核：包括前庭神经核和蜗神经核，分别接受来自内耳的平衡觉和听觉纤维。因为内耳膜迷路在发生上起源于外胚层，所以将听觉和平衡觉归入"躯体感觉"（图2－2－7、表2－2－6）。

表2－2－6　脑干特殊躯体感觉核（柱）位置及功能

名称	位置	相关脑神经	分布和功能
蜗神经核	延髓上部听结节内	VIII	接受螺旋器信号，传导听觉
前庭神经核	延髓上部前庭三角内	VIII	接受椭圆囊斑、球囊斑、壶腹嵴信号，传导平衡觉

上述7类脑神经核在脑干内纵行排列成6个功能柱，其规律是：①在第四脑室室底，运动性核柱位于界沟内侧，感觉性核柱位于界沟外侧；②由中线向两侧依次为一般躯体运动核柱、一般内脏运动核柱、一般和特殊内脏感觉核柱，以及特殊躯体感觉核柱；③特殊内脏运动核柱和一般躯体感觉核柱则位于室底灰质（或中央灰质）腹侧的网状结构内（图2－2－6）。

（1）一般躯体运动核：①动眼神经核（nucleus of oculomotor nerve）位于中脑上丘高度，中脑水管周围灰质（中央灰质）的腹内侧。此核接受双侧皮质核束纤维的支配，发出一般躯体运动纤维经脚间窝外侧缘出脑，支配眼的上、下、内直肌，下斜肌和上睑提肌的随意运动（由数个亚核组成）。②滑车神经核（nucleus of trochlear nerve）位于中脑下丘高度，中脑水管周围灰质的腹内侧，动眼神经核的下方。此核接受双侧皮质核束纤维的支配，发出纤维向后围绕中脑水管周围灰质行向背侧，在下丘的下方，左右两根完全交叉后出脑组成滑车神经支配眼上斜肌。③展神经核（nucleus of abducent nerve）位于菱形窝面神经丘的深面。此核接受双侧皮质核束纤维支配，发出纤维行向腹侧，经延髓脑桥沟的内侧出脑，支配眼外直肌。展神经核还含有一种核间神经元（internuclear neurons），投射至对侧动眼神经核的内直肌亚核，以便使同侧眼的外直肌和对侧眼的内直肌在眼球水平方向上能够做同向协调运动。当一侧展神经核损伤时，除出现患侧眼的外直肌麻痹外，对侧眼的内直肌在做双眼向患侧水平凝视时也不能收缩，致使双眼不能向患侧凝视。④舌下神经核（nucleus of hypoglossal nerve）位于延髓舌下神经三角的深面。此核仅接受对侧皮质核束纤维的支配，发出纤维经腹侧，在锥体与橄榄之间的前外侧沟出延髓，支配同侧舌内、外肌（图 2 - 2 - 8、表 2 - 2 - 1）。

（2）特殊内脏运动核：①三叉神经运动核（motor nucleus of trigeminal nerve）位于脑桥中部网状结构背外侧，三叉神经脑桥核的腹内侧，两者之间以三叉神经纤维分隔。此核接受双侧皮质核束纤维的支配，发出纤维组成三叉神经运动根，加入下颌神经，支配咀嚼肌、二腹肌前腹、下颌舌骨肌、腭帆张肌和鼓膜张肌等来自鳃弓衍化的骨骼肌。②面神经核（nucleus of facial nerve）位于脑桥下部的被盖腹外侧的网状结构内。发出纤维绕展神经核背侧形成面神经膝（图 2 - 2 - 14、图 2 - 2 - 15），继而转向腹外侧经面神经核的外侧出脑加入面神经，支配面部表情肌。其中，支配同侧眼裂以上的表情肌的部分接受双侧皮质核束纤维的支配；支配同侧眼裂以下的表情肌的部分仅接受对侧皮质核束纤维支配。③疑核（nucleus ambiguus）位于延髓内，下橄榄核背外侧的网状结构中，纵贯延髓的全长。此核接受双侧皮质核束纤维的支配。疑核上部发出的纤维进入舌咽神经支配茎突咽肌；中部发出的纤维加入迷走神经支配软腭和咽的骨骼肌、喉的环甲肌和食管上部的骨骼肌；下部发出的纤维构成副神经颅根，进入副神经，出颅后又离开副神经而加入迷走神经，最后经迷走神经的喉返神经，支配除环甲肌以外的喉肌。④副神经核（accessory nucleus）。副神经核包括延髓部和脊髓部两部分：延髓部较小，实为疑核的下端；脊髓部位于疑核的下方，延伸至上 5 ~ 6 个颈髓节段。副神经核接受双侧皮质核束纤维的支配，其延髓部发出的纤维构成副神经颅根；脊髓部发出的纤维组成副神经脊髓根，支配胸锁乳突肌和斜方肌（图 2 - 2 - 8）。

（3）一般内脏运动核：①动眼神经副核（accessory nucleus of oculomotor nerve）又称为 Edinger Westphal's nucleus（E-W 核）（图 2 - 2 - 19、图 2 - 2 - 20），位于上丘水平，动眼神经核的背侧。发出节前纤维加入动眼神经，入眼眶后在睫状神经节内交换神经元，节后纤维支配睫状肌和瞳孔括约肌。②上泌涎核（superior salivatory nucleus）位于脑桥的最下端，其内的神经元散在分布于面神经核下部周围的网状结构内。发出节前纤维加入面神经，经岩大神经和鼓索分别至翼腭神经节和下颌下神经节交换神经元，节后纤维管理泪腺、下颌下腺、舌下腺及口腔、鼻腔黏膜腺。③下泌涎核（inferior salivatory nucleus）位于延髓上部，其内的神经元散在于迷走神经背核和疑核上方的网状结构内。发出节前纤维进入舌咽神经，经岩小神经至耳神经节交换神经元，节后纤维管理腮腺。④迷走神经背核（dorsal nucleus of vagus nerve）位于延髓室底灰质内，迷走神经三角的深面，舌下神经核的背外侧。此神经核发出节前纤维经下橄榄核的背外侧出脑，参与组成迷走神经，在器官旁节或器官内节交换神经元，节后纤维支配颈部、胸部所有器官和腹腔大部分器官的平滑肌、心肌的活动和腺体的分泌（图 2 - 2 - 7、表 2 - 2 - 3）。

（4）一般内脏和特殊内脏感觉核：孤束核（nucleus of solitary tract），位于延髓内靠迷走神经背核的腹外侧，上端达脑桥下端，下端至内侧丘系交叉平面。上部属特殊内脏感觉核，接受经面神经、舌咽神经和迷走神经传入的味觉初级纤维，故又称为味觉核。下部体积较大，属一般内脏感觉核，主要接受经舌咽神经和迷走神经传入的一般内脏感觉初级纤维。

（5）一般躯体感觉核：①三叉神经中脑核（mesencephalic nucleus of trigeminal nerve）（图 2 - 2 - 8、图 2 - 2 - 9）为细长的细胞柱，上起中脑上丘平面，下达脑桥中部，位于中脑水管周围灰质的外侧边缘和第四脑室室底上部灰质的外侧缘。核内含有许多假单极神经元（类似于三叉神经节内的假单极感觉神经元）及少量的双极和多级神经元。假单极神经元的周围突随三叉神经分布于咀嚼肌、表情肌、牙齿、牙周组织、下颌关节囊和硬膜等处，传递本体感觉和触、压觉；中枢突终止于三叉神经脊束核和三叉神经运动核。②三叉神经脑桥核（pontine nucleus of trigeminal nerve）（图2－2－9）是三叉神经感觉核的膨大部分，位于脑桥中三叉神经运动核的外侧，主要接受经三叉神经传入的头面部触、压觉初级纤维。③三叉神经脊束核（spinal nucleus of trigeminal nerve）（图2－2－8、图2－2－9）：为一细长的核团，其上端达脑桥中、下部，与三叉神经脑桥核相续；下端伸至第2颈髓与脊髓灰质后角相续。此核的外侧与三叉神经脊束（spinal tract of trigeminal nerve）相邻，并接受此束纤维的终止，司头面部痛、温觉；下部还接受来自面神经、舌咽神经和迷走神经的一般躯体感觉纤维。三叉神经脊束核可分为颅（吻）侧、极间和尾侧三个亚核，分别位于脑桥中下部、延髓上部及延髓下部和第2颈髓。尾侧亚核传递和调制口部痛、温觉信息。

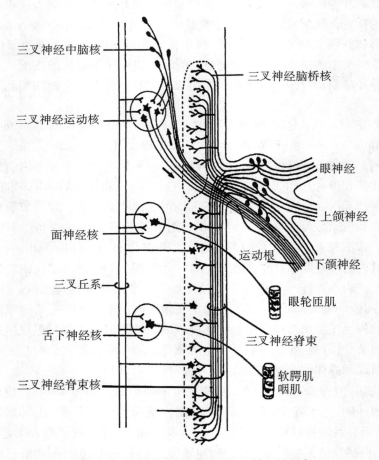

图2－2－9　三叉神经脊束及三叉神经核示意

（6）特殊躯体感觉核：①前庭神经核（vestibular nucleus）（图2－2－7），位于前庭区的深面，包括前庭上核、前庭下核、前庭内侧核及前庭外侧核四个部分。其主要接受前庭神经传入的初级平衡觉纤维，还接受来自小脑的传入纤维；发出纤维组成前庭脊髓束和内侧纵束，调节伸肌张力及参与完成视、听觉反射，部分纤维参与组成前庭小脑束，经小脑下脚进入小脑。②蜗神经核（cochlear nucleus）（图 2 – 2 – 7），位于菱形窝听结节的深面，包括蜗腹侧核和蜗背侧核。蜗腹侧核再分为蜗腹侧前核和蜗腹侧后核。蜗神经核接受蜗神经初级听觉纤维，发出的听觉二级纤维大部分在脑桥基底部和被盖部之间组成斜方体（trapezoid body），越过中线行向对侧被盖部的前外侧，于上橄榄核的外侧转折上升；小部分纤维不交叉，在同侧上行。对侧交叉的纤维和同侧未交叉的纤维共同构成外侧丘系，其内的多数纤维终止于下丘核，部分纤维直接进入间脑的内侧膝状体核；部分纤维经上橄榄核和外侧丘系核中继后上升加入外侧丘系，因此，上橄榄核和外侧丘系核亦被认为是听觉传导通路上的中继核。

2. 中继核

（1）延髓的中继核：①薄束核（gracile nucleus）与楔束核（cuneate nucleus）（图 2 – 2 – 10、图 2 – 2 – 11）。它们是向脑的高级部位传递躯干四肢意识性本体感觉和精细触觉冲动的中继核团。它们分别位于延髓下部薄束结节和楔束结节的深面，分别接受薄束和楔束末段纤维，传出纤维在本平面绕过中央灰质外侧形成内弓状纤维，在中央管腹侧越中线交叉至对侧，形成内侧丘系交叉（decussation of medial lemniscus）（图 2 – 2 – 11）。交叉后的纤维在中线两侧、锥体束的后方转折上行，形成内侧丘系（图 2 – 2 – 12、图 2 – 2 – 13）。②下橄榄核（inferior olivary nucleus）（图 2 – 2 – 11 至图 2 – 2 – 13）。其位于延髓橄榄的深面，在水平切面呈袋口向背内侧的囊形灰质核团。此核在人类特别发达。下橄榄核广泛接受脊髓全长和脑干感觉性中继核团的传入纤维；还接受大脑皮质、基底核、丘脑、红核和中脑水管周围灰质的下行投射纤维。下橄榄核发出纤维组成橄榄小脑束，越过中线行向对侧，与脊髓小脑后束等共同组成小脑下脚进入小脑。故下橄榄核可能是大脑皮质、红核等与小脑之间纤维联系的重要中继站，参与小脑对运动的学习和调控。

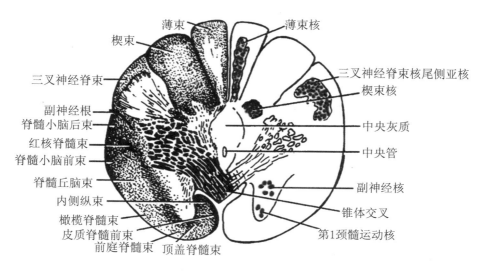

图 2 – 2 – 10 延髓水平切面（经锥体交叉）

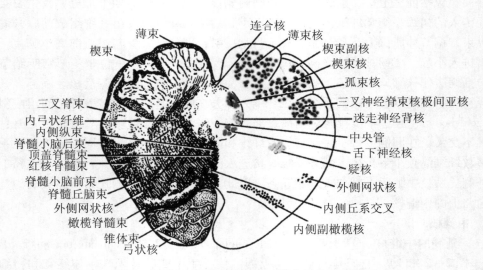

图 2-2-11　延髓水平切面（经内侧丘系交叉）

薄束
连合核
薄束核
楔束
楔束副核
楔束核
孤束核
三叉脊束
三叉神经脊束核极间亚核
内弓状纤维
迷走神经背核
内侧纵束
中央管
脊髓小脑后束
舌下神经核
顶盖脊髓束
疑核
红核脊髓束
脊髓小脑前束
外侧网状核
脊髓丘脑束
内侧丘系交叉
外侧网状核
橄榄脊髓束
内侧副橄榄核
锥体束
弓状核

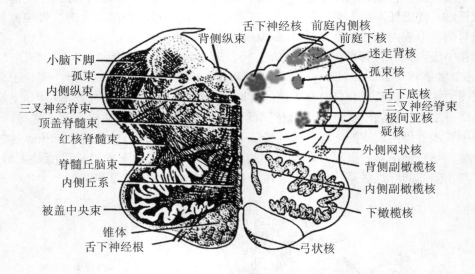

图 2-2-12　延髓水平切面（经下橄榄核）

背侧纵束
舌下神经核
前庭内侧核
前庭下核
小脑下脚
迷走背核
孤束
孤束核
内侧纵束
三叉神经脊束
舌下底核
顶盖脊髓束
三叉神经脊束极间亚核
红核脊髓束
疑核
脊髓丘脑束
外侧网状核
内侧丘系
背侧副橄榄核
内侧副橄榄核
被盖中央束
下橄榄核
锥体
舌下神经根
弓状核

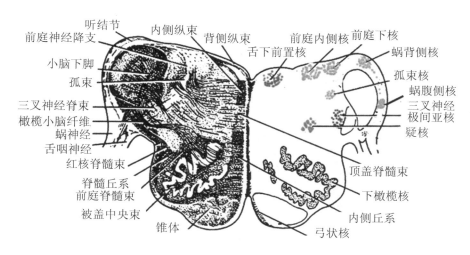

图2-2-13　延髓水平切面（经橄榄上部）

（2）脑桥的中继核：①脑桥核（pontine nucleus）（图2-2-14）。脑桥核是传递大脑皮质信息至小脑的重要中继站，由大量分散存在于脑桥基底部的神经元组成。它们接受来自同侧大脑皮质广泛区域的皮质脑桥纤维，发出的纤维（脑桥小脑纤维）横行越过中线至对侧，组成小脑中脚后进入小脑（图2-2-7）。②上橄榄核（superior olivary nucleus）（图2-2-14）。上橄榄核位于脑桥中下部被盖腹侧部，内侧丘系的背外侧，脊髓丘脑束的背侧。该核接受双侧蜗腹侧前核的传出纤维，发出纤维加入双侧的外侧丘系。该核与蜗腹侧前核一起，根据双耳传导声音信息的时间和强度差，共同参与声音的空间定位。该核还发出纤维与展神经核、三叉神经运动核、面神经核、网状结构和内侧纵束有联系，借以完成声波引起的其他多种听觉反射活动。③外侧丘系核（nucleus of lateral lemniscus）。外侧丘系核散在分布于脑桥下部至中脑尾侧、外侧丘系背内侧部。该核接受蜗腹侧前核及外侧丘系的纤维，发出的纤维越边，加入对侧外侧丘系（图2-2-17）。④蓝斑核。蓝斑核位于菱形窝界沟上端的蓝斑深面，由去甲肾上腺素能神经元构成。此核发出的纤维几乎分布于中枢神经系统的各部，目前已知其功能与呼吸、睡眠和觉醒有关（图2-2-17）。

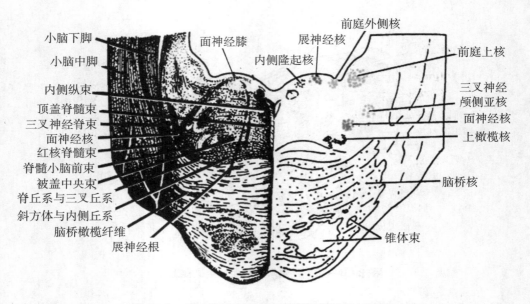

图2-2-14 脑桥水平切面（经脑桥下部、面丘）

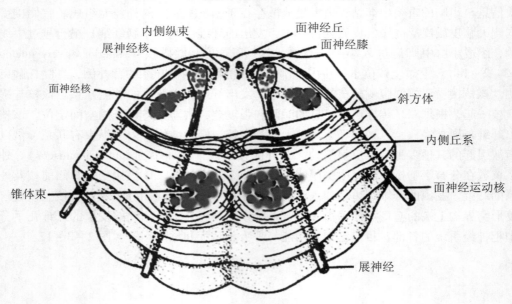

图2-2-15 脑桥面丘结构示意

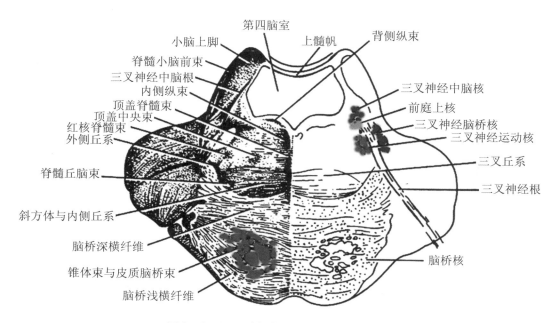

图2－2－16 脑桥水平切面（经脑桥中部）

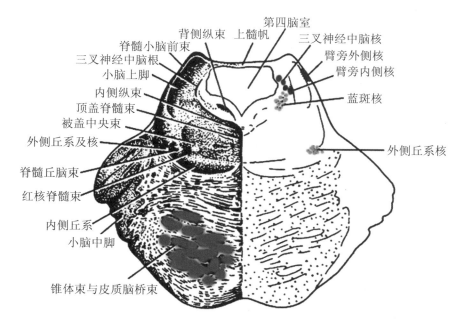

图2－2－17 脑桥水平切面（经脑桥上部）

（3）中脑的中继核：①下丘（inferior colliculus）（图2－2－18）。下丘既是听觉通路上的重要中继站，又是重要的听觉反射中枢。其位于中脑下部背侧，由中央核及薄层周围灰质（下丘周灰质）构成。中央核中继外侧丘系的纤维经下丘臂到达内侧膝状体。其内的分层结构对音频具有定位功能，其腹侧部和背侧部分别与高频和低频声波信息有关。下丘周围灰质接受下丘中央核、内侧膝状体、大脑皮质听觉区和小脑的传入纤维，参与听觉的负反馈调节和声源定位等。下丘发出的纤维到达上丘深部，进而通过顶盖脊髓束完成头和眼转向声源的反射活动（即听觉惊恐反应）。②上丘（superior colliculus）（图 2 - 2 - 19）为视觉反射中枢。它位于中脑上部的背侧，由浅入深呈灰、白质交替排列的分层结构（图 2 - 2 - 19）。上丘浅层经视束、上丘臂接受双侧视网膜节细胞的轴突，并经皮质顶盖纤维接受同侧大脑皮质视觉区和额叶眼球外肌运动中枢（第 7、第 8 区）的投射，与追踪正在通过视野中物体的功能有关。上丘深层主要接受大脑皮质听觉区、下丘及其他听觉中继核和脊髓等处的传入纤维。上丘的传出纤维主要由其深层发出，绕过中脑水管周围灰质，在中脑水管腹侧越过中线交叉，称为被盖背侧交叉，然后下降构成顶盖脊髓束至颈段脊髓的中间带和前角运动内侧核，用于完成头、颈部的视觉和听觉的躯体反射活动。上丘部分传出纤维到达脑干网状结构，或顶盖的其他核团，以应答视觉和听觉刺激对眼球运动的反射。③顶盖前区（图 2 - 2 - 20）。顶盖前区位于中脑和间脑的交界部，包括上丘上端至后连合及中脑水管周围灰质背外侧部的若干小核团。其接受经视束和上丘臂来的视网膜节细胞的纤维，发出纤维经后连合或中脑水管腹侧至双侧动眼神经副核交换神经元，从而使双眼同时完成直接和间接的瞳孔对光反射。④红核（red nucleus）（图 2 - 2 - 19）。红核位于中脑上丘高度、被盖中央部，呈卵圆形，从上丘向上伸入间脑尾部。红核由小细胞部（又称为新红核）和位于尾侧的大细胞部（又称为旧红核）组成。红核小细胞部十分发达，几乎占红核全部。红核大细胞部接受对侧小脑中央核经小脑上脚传入的纤维，其传出纤维在上丘下部平面，被盖腹侧部交叉至对侧形成被盖腹侧交叉，然后下行组成红核脊髓束（终于脊髓颈段前角运动元），主要兴奋屈肌运动神经元、抑制伸肌运动神经元（图 2 - 2 - 39）。红核小细胞部接受对侧小脑齿状核神经传入的纤维，发出的纤维组成同侧被盖中央束，下行投射至下橄榄主核的背侧部，继而发出纤维至小脑（图 2 - 2 - 38）。⑤黑质（substantia nigra）（图 2 - 2 - 18、图 2 - 2 - 19）。黑质仅见于哺乳类动物，在人类最为发达。黑质位于中脑大脑脚底和被盖之间，呈半月形，占据中脑全长，并伸入间脑尾部。依据细胞构筑，黑质可分为腹侧的网状部（reticular part）和背侧的致密部（compact part）。网状部细胞的形态、纤维联系和功能与端脑的苍白球内段相似；致密部细胞主要为多巴胺能神经元，其合成的多巴胺可经黑质纹状体纤维释放至新纹状体，以调节纹状体的功能活动。当各种原因造成黑质多巴胺能神经元变性，致新纹状体内多巴胺含量明显下降时，丘脑向大脑运动皮质发放的兴奋性冲动减少，可发生肌肉强直、运动受限、运动减少并出现静止性震颤，称为帕金森病。脑干内非脑神经核的位置和功能见表 2 - 2 - 7。

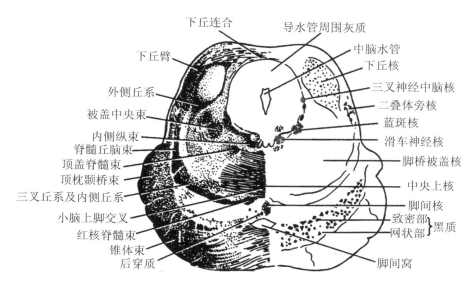

图 2-2-18 中脑水平切面（下丘层面）

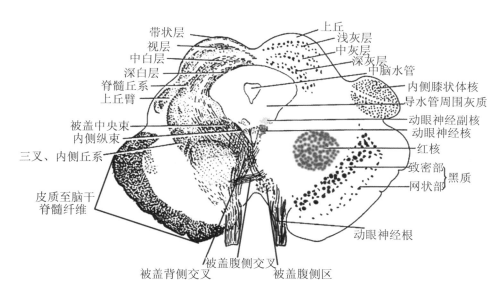

图 2-2-19 中脑水平切面（上丘层面）

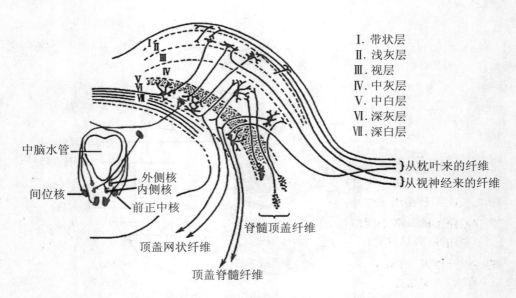

I.带状层
II.浅灰层
III.视层
IV.中灰层
V.中白层
VI.深灰层
VII.深白层

}从枕叶来的纤维
}从视神经来的纤维

中脑水管

外侧核
内侧核
间位核
前正中核

脊髓顶盖纤维

顶盖网状纤维

顶盖脊髓纤维

图2-2-20 中脑分层结构及纤维联系（顶盖前区）

表2-2-7　脑干内非脑神经核的位置和功能

核	位置	联系	功能
红核	中脑上丘水平及以上	接受：小脑上脚纤维。 发出：红核脊髓束交叉至对侧	调节肌张力
黑质	纵贯中脑全长	接受：大脑运动皮质。 发出：黑质纹状体纤维	致密部含多巴胺能神经元，调节纹状体活动
上丘	中脑上部	浅层接受视网膜节细胞信息、大脑皮质视区、中央前回眼外肌中枢信息；深层接受下丘和颞横回听觉区信息。深层发出顶盖脊髓束至脊髓颈上段、脑干网状结构	各种视觉反射中枢、听觉引起的转头反射
顶盖前区	中脑上部	接受：视束、上丘臂。 发出：双侧动眼神经副核	完成瞳孔对光反（瞳孔调节）
蓝斑核	脑桥蓝斑深面	接受：感觉传导纤维分支。 发出：至大脑皮层各部	与呼吸、睡眠、觉醒有关
下丘	中脑下部	接受：外侧丘系。 发出：至内侧膝状体	听觉传递之中继站
脑桥核	分散于脑桥基底部	接受：大脑皮质。 发出：对侧小脑皮质	通过小脑传出纤维完成对运动功能的调节

（续上表）

核	位置	联系	功　能
上橄榄核	脑桥中下部	接受：双侧蜗腹侧核前核。 发出：加入外侧丘系、三叉神经运动核、面神经核	声音的空间定位、声音引起的转动反射
下橄榄核	延髓橄榄深面	接受：全身各类感觉投射纤维及锥体系、锥体外系纤维。 发出：小脑皮质（经小脑下脚）	进行运动的学习，参与小脑对运动的调节
薄束、楔束核	延髓下部	接受：同侧薄束、楔束纤维。 发出：交叉至对侧组成内侧丘系	躯干四肢的深感觉中继

3. 脑干的白质

脑干的白质主要由长的上、下行纤维束和出入小脑的纤维组成，其中出入小脑的纤维在脑干的背侧面集合成小脑上、中、下三对脚。其次还有脑干内各核团间，以及各核团与脑干外结构间的联系纤维。因此，脑干内各纤维束的构成和位置均较脊髓内的复杂。

1）长上行纤维束：

（1）内侧丘系（medial lemniscus）（图 2 - 2 - 12）：由对侧薄束核和楔束核发出的二级感觉纤维，经内侧丘系交叉后形成，向上经脑干终于丘脑腹后外侧核。该纤维束在延髓，位于中线的外侧，锥体的背侧；至脑桥纵穿斜方体；到中脑移向被盖腹外侧边缘，红核的外侧。内侧丘系传递对侧躯干和上、下肢的意识性本体感觉和精细触觉。

（2）脊髓丘系（spinothalamic lemniscus）（图 2 - 2 - 11、图 2 - 2 - 14）：包括脊髓丘脑侧束和脊髓丘脑前束。其在延髓位于外侧区，下橄榄核的背外侧；在脑桥和中脑，位于内侧丘系的背外侧。脊髓丘脑束终于丘脑腹后外侧核，侧束传递对侧躯干、四肢的痛温觉，前束传递对侧躯干、四肢的粗触觉和压觉。

（3）三叉丘系（trigeminal lemniscus）（图 2 - 2 - 14、图 2 - 2 - 18）：由对侧三叉神经脊束核及大部分三叉神经脑桥核的二级感觉纤维组成。其在脑干紧贴于内侧丘系的背外侧走行，终于丘脑腹后内侧核。该纤维束主要传导对侧头面部皮肤、牙及口腔、鼻腔黏膜和脑膜的痛温觉和触压觉。三叉神经脑桥核的部分神经元发出传导牙和口腔黏膜的触压觉纤维，直接进入同侧三叉丘系，止于同侧丘脑腹后内侧核。

（4）外侧丘系（lateral lemniscus）（图 2 - 2 - 16、图 2 - 2 - 17）：主要由双侧蜗神经核发出的二级听觉纤维组成，还有双侧上橄榄核发出的三级听觉纤维加入。来自蜗神经核发出的大部分纤维在脑桥中下部，经被盖部的腹侧部横行越边到对侧，形成斜方体，然后转折向上，形成外侧丘系；小部分纤维不交叉，加入同侧外侧丘系。该纤维束在脑桥行于被盖的腹外侧边缘部；至中脑的下部进入下丘，大部分纤维在此交换神经元，小部分纤维穿过下丘和下丘臂在内侧膝状体交换神经元。一侧外侧丘系传导双侧耳的听觉冲动。

（5）脊髓小脑前、后束（anterior and posterior spinocerebellar tracts）（图 2 - 2 - 11、图 2 - 2 - 13）：两者起于脊髓，行于延髓外侧的周边部，脊髓小脑后束在延髓上部经小脑下脚进入小脑；脊髓小脑前束继续上行，在脑桥上部经小脑上脚及上髓帆进入小脑。两者参与躯干下部和下肢的非意识性本体感觉的反射活动。

（6）内侧纵束（medial longitudinal fasciculus）（图 2 - 2 - 11 至图 2 - 2 - 13）：为一兼有上、下行纤维组成的复合束，贯穿脑干全长，位于中脑水管周围灰质、第四脑室室底灰质和延髓中央灰质的腹侧，中缝背侧区，向下进入脊髓白质前索，移行为内侧纵束降部，又称为前庭脊髓内侧束，终止于颈段脊髓中间带和前角内侧核，支配颈肌的运动。内侧纵束纤维包含越边的和不越边的 2 种类型，大部分来源于前庭神经核和支配眼外肌的神经核，小部分来源于中脑核团（达克谢维奇核、后连合核和上丘）、上橄榄核和脑桥网状结构等。在内侧纵束内，有前庭神经核上行至支配两侧眼外肌神经核的纤维；眼外肌各神经核相互联系的纤维；前庭神经核下行至颈肌运动神经元的纤维；前庭神经核至其他上述神经核团的纤维等。其主要功能为协调眼外肌之间的运动、调节眼球的慢速运动和头部的姿势。

2）长下行纤维束：

（1）锥体束（pyramidal tract）（图 2 - 2 - 10 至图 2 - 2 - 19）：主要由大脑皮质中央前回及旁中央小叶前部的巨型锥体细胞（Betz 细胞）和其他类型锥体细胞发出的轴突构成，亦有部分纤维起自额、顶叶其他皮质区。该束经过端脑的内囊进入脑干的腹侧部，依次穿过中脑的大脑脚底中 3/5、脑桥基底部和延髓的锥体。

锥体束包括皮质核束（又称为皮质脑干束）和皮质脊髓束两部分。

皮质核束：在脑干下降途中分支终止于双侧脑干的一般躯体运动核和特殊内脏运动核。但面神经核上部和对侧舌下神经核仅接受对侧皮质核束的支配。

皮质脊髓束：在延髓锥体的下端，经过锥体交叉，分为同侧半脊髓的皮质脊髓前束和对侧半脊髓的皮质脊髓侧束，分别终止于双侧和同侧脊髓前角运动神经元。

（2）其他起自脑干的下行纤维束（图 2 - 2 - 11 至图 2 - 2 - 18）：①起自对侧红核的红核脊髓束，在中脑和脑桥分别行于被盖的腹侧和腹外侧，在延髓位于外侧区；②起自上丘的顶盖脊髓束，居脑干中线的两侧，内侧纵束的腹侧；③起自前庭核的前庭脊髓束和起于网状结构的网状脊髓束等。

4. 脑干的网状结构

1）位置：中脑水管周围灰质、第四脑室室底灰质和延髓中央灰质的腹外侧，脑干被盖的广大区域内，除了明显的脑神经核、中继核和长的纤维束外，尚有神经纤维纵横交织成网状，其间散在有大小不等的神经细胞团块的结构，称为脑干网状结构（reticular formation of brain stem）。

2）特点：网状结构核团的边界不甚分明，核团内的细胞并非紧密聚集。网状结构的神经元的树突分支多而长，可接受各种感觉信息，其传出纤维直接或间接联系着中枢神经系统的各级水平。

3）功能：除有一些古老的调控功能外，还参与觉醒、睡眠的周期节律，中枢内上、下行信息的整合，躯体和内脏各种感觉和运动功能的调节，并与脑的学习、记忆等高级功能有关。

4）主要核团：根据细胞构筑、位置和纤维联系，脑干网状结构的核团大致可分为向小脑投射的核群、中缝核群、内侧（中央）核群和外侧核群（图 2 - 2 - 21）。

（1）向小脑投射的核群包括外侧网状核、旁正中网状核和脑桥被盖网状核，它们中继脊髓、大脑运动和感觉皮质、前庭神经核等到小脑的传入纤维。

（2）外侧核群：位于内侧核群的外侧，约占网状结构的外侧1/3，如腹侧网状核、小细胞网状核和臂旁内、外侧核等。外侧核群主要由小型的肾上腺素或去甲肾上腺素能神经元组成；其树突分支多而长，接受长的上行感觉纤维束的侧支、对侧红核和脊髓网状束的纤维，其轴突较短，主要终止于内侧核群，是脑干网状结构的"感受区"。

（3）内侧（中央）核群：靠近中线，居中缝核的外侧，约占网状结构内侧2/3，有巨细胞网状核和脑桥尾、颅侧网状核等。内侧核群主要接受外侧核群、脊髓和所有脑神经感觉核的传入纤维，也接受双侧大脑皮质、嗅脑的嗅觉及中脑顶盖视听觉的传入纤维；发出大量的上、下行纤维束，广泛投射到中枢神经的许多部位，构成脑干网状结构的"效应区"。

（4）中缝核群：位于脑干中缝，为若干个相连续的细胞窄带，主要由5-羟色胺能神经元构成。

5. 脑干网状结构的功能组合

1）对睡眠、觉醒和意识状态的影响：脑干网状结构通过上行网状激动系统和上行网状抑制系统参与对睡眠/觉醒周期和意识状态的调节。

（1）上行网状激动系统（ascending reticular activating system，ARAS）：包括向脑干网状结构的感觉传入、脑干网状结构内侧核群向间脑的上行投射，以及间脑至大脑皮质的广泛区域投射（图2-2-22）。

经脑干上行的各种特异性感觉传导束，均发出侧支进入网状结构外侧核群，中继后到达内侧核群，或直接进入内侧核群，再由此发出上行纤维终止于背侧丘脑的非特异性核团及下丘脑，借此转化为非特异性的信息，广泛地投射到大脑皮质各部，使大脑皮质保持适度的意识和清醒（兴奋）。因此，在大脑皮质得到各种特异性的痛、温觉及视、听、嗅觉意识的同时，所有大脑皮层保持兴奋状态。该系统损伤，会导致不同程度的皮层抑制，出现意识障碍。因此，ARAS是维持大脑皮质觉醒状态的功能系统。

（2）上行网状抑制系统（ascending reticular inhibiting system，ARIS）：与ARAS的动态平衡决定着睡眠/觉醒周期的变化和意识的水平。此系统位于延髓孤束核周围和脑桥下部内侧的网状结构内。该区的上行纤维对脑干网状结构的上部施予抑制性影响。

2）对躯体运动的调制：脑干网状结构内侧核群发出的网状脊髓束，与脊髓中间神经元发生突触联系，最终调控脊髓前角运动神经元，对骨骼肌张力产生抑制和易化作用。抑制区位于延髓网状结构的腹内侧部，区域较局限，相当于巨细胞网状核及部分腹侧网状核，其作用通过延髓网状脊髓束完成。刺激此区可抑制脊髓牵张反射，降低肌张力。易化区位于抑制区的背外侧，范围较大，不仅贯穿整个脑干，而且上达间脑，其作用通过脑桥网状脊髓束实现，刺激此区可增强肌张力和运动。两区均主要作用于伸肌。抑制区不能自主地影响脊髓，其需要来自大脑皮质的始动作用，如果没有这种启动作用，抑制区就难以发挥抑制作用。但是，易化区则不然。在正常情况下，依靠抑制区和易化区的拮抗作用，机体能维持正常的肌张力。当在上、下丘之间横断脑干时，抑制区失去高级中枢的始动作用，抑制作用下降，而易化区作用仍存在，且占优势，再加上前庭脊髓束等的作用，导致肌张力明显增强，表现出四肢伸直、角弓反张，这种现象称为去大脑僵直。

3）对躯体感觉的调节：网状结构对传入中枢的感觉信息具有修正、加强和抑制等方面的影响。网状脊髓束的 5 – 羟色胺能、去甲肾上腺素能、脑啡肽能和 P 物质能的下行纤维共同调节着上行痛觉信息及其他感觉信息的传递过程；初级传入纤维在脊髓和脑干的终点，接受脑干网状结构的突触前或突触后易化性或抑制性影响；与处理感觉信息有关的丘脑核团和边缘系统等脑区，均接受网状结构的传入影响；网状结构发出的纤维直接至蜗神经核、前庭神经核、顶盖和顶盖前区、内侧和外侧膝状体，间接至大脑皮质的听觉区、视觉区和嗅觉区，调控听觉、视觉和嗅觉等特殊感觉。

4）对内脏活动的调节：在脑干网状结构中，存在着由许多调节内脏活动的神经元构成呼吸中枢和心血管运动中枢等重要的生命中枢，故脑干损伤会导致呼吸、循环障碍而危及生命。脑干网状结构外侧核群中的肾上腺素和去甲肾上腺素能神经元，有的发出纤维投射至迷走神经背核、疑核和孤束核，参与胃肠和呼吸反射；有的发出纤维参与心血管、呼吸、血压和化学感受器的反射活动。

问题思考

枕骨大孔疝又称为小脑扁桃体疝，是一种脑干危象，是疝入枕骨大孔的小脑扁桃体压迫延髓而危及生命的一种脑疝。请你结合解剖学和相关生理学内容，思考这一现象是如何发生的。

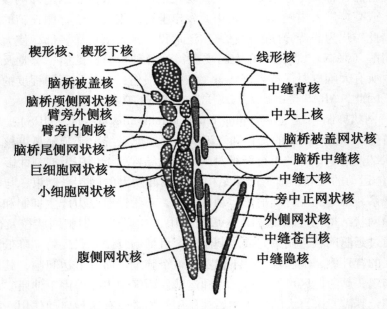

从左至右依次为外侧核群、内侧核群、中缝核、投射至小脑核群。

图 2 – 2 – 21　脑干网状结构核团模式

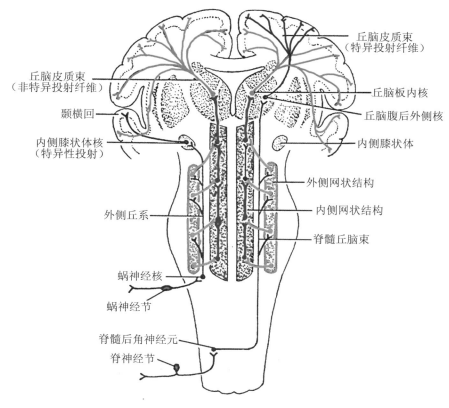

丘脑皮质束
（特异投射纤维）

丘脑皮质束
（非特异投射纤维）

颞横回

内侧膝状体核
（特异性投射）

外侧丘系

蜗神经核

蜗神经节

脊髓后角神经元

脊神经节

丘脑板内核

丘脑腹后外侧核

内侧膝状体

外侧网状结构

内侧网状结构

脊髓丘脑束

图 2 - 2 - 22　上行激动系统工作原理

三、脑干各部代表性水平切面

（一）延髓的代表性切面

（1）锥体交叉水平切面：此切面的外形类似于脊髓（图 2 - 2 - 10）。切面的中心为中央管及其周围的中央灰质。在切面的腹侧部，锥体束（皮质脊髓束）纤维在中央管的腹侧越过中线交叉形成锥体交叉；在灰质前角区出现副神经核。在背侧部的薄束、楔束中开始出现薄束核和楔束核。后角处相当于脊髓胶状质的部位为三叉神经脊束核尾侧亚核，其浅面为三叉神经脊束纤维。其他纤维束继续保持在类似于脊髓的位置上。

（2）内侧丘系交叉水平切面：位于锥体交叉上方、薄束结节和楔束结节增大处的切面（图 2 - 2 - 11）。中央管稍大并向背侧移位，在中央灰质的外侧部出现迷走神经背核和舌下神经核。在前正中裂两侧为锥体深部的锥体束。背侧的薄束和楔束部位已逐渐被薄束核与楔束核所取代，此两核发出纤维绕过中央灰质的周围行向腹侧，在中央管腹侧越中线交叉，形成内侧丘系交叉；交叉后的纤维在中线两侧上行，形成内侧丘系。其网状结构位于中央灰质的腹外侧。其余纤维束的位置略同锥体交叉水平切面。

（3）橄榄中部水平切面：此切面中央管敞开形成第四脑室底的下半部，可见菱形窝的正中沟和界沟，腹外侧橄榄的深面出现巨大的囊袋状的下橄榄核（图 2 - 2 - 12）。在第四脑室室底灰质中线的两侧，由内侧向外侧依次有舌下神经核、迷走神经背核和前庭神经核。前庭神经核外侧的纤维为小脑下脚。小脑下脚的腹内侧为三叉神经脊束及三叉神经脊束核极间亚核。迷走神经背核的腹外侧有孤束及其周围的孤束核。在腹侧部，前正中裂两侧为锥体，在锥体束的背内侧，自腹侧向背侧依次有内侧丘系、顶盖脊髓束和内侧纵束靠中线走行。第四脑室室底灰质诸核与下橄榄核之间的区域为网状结构，内有疑核出现。舌下神经核发出的纤维行向腹侧经锥体和橄榄之间出脑形成舌下神经；迷走神经背核和疑核发出的纤维行向腹外侧，于橄榄背外侧出脑加入迷走神经。

在此切面以舌下神经根和迷走神经根为界，将延髓内部分为两部分：舌下神经根以内为内侧部；舌下神经根以外的部分称为被盖部，此部以迷走神经根为界，分为外侧部和后部。

（二）脑桥的代表性水平切面

脑桥内部结构以斜方体为界，分为腹侧的脑桥基部和背侧的脑桥被盖部。

（1）脑桥下部水平切面：此切面通过面神经丘（图2-2-14、图2-2-15）。腹侧脑桥基底部含纵、横行走的纤维及分散在其内的脑桥核。横行纤维为脑桥小脑纤维，越过中线组成对侧粗大的小脑中脚。纵行纤维为锥体束，被横行纤维分隔成大小不等的小束。在背侧被盖部，正中线两侧的面神经丘深面为展神经核和面神经膝，外侧为前庭神经核。面神经核位于被盖中央部的网状结构内，其背外侧有三叉神经脊束和三叉神经脊束核颅侧亚核。内侧丘系穿经斜方体上行，其外侧有脊髓丘系和三叉丘系，背外侧有红核脊髓束、脊髓小脑前束。内侧纵束和顶盖脊髓束仍居中线两侧原位。

（2）脑桥中部水平切面：此切面经三叉神经根处（图2-2-16）。脑桥基底部膨大，菱形窝及第四脑室比上一切面缩小，靠近第四脑室侧壁的纤维束是小脑上脚。在被盖部的外侧部，三叉神经脑桥核和三叉神经运动核分居三叉神经纤维的内、外侧，三叉神经运动核背侧出现了三叉神经中脑核。在此切面，脊髓小脑前束入小脑上脚。其余纤维束的位置变化不大。

（三）中脑的代表性切面

中脑的内部结构借中脑水管（mesencephalic aqueduct）分为背侧的顶盖、腹侧的被盖及大脑脚。

（1）中脑下丘水平切面：其背外侧为下丘及其深面的下丘核。其腹侧部中线旁有滑车神经核，外侧边缘处为三叉神经中脑核（图2-2-18）。滑车神经核的腹侧有内侧纵束，腹侧依次有小脑上脚交叉和被盖腹侧交叉，两交叉的外侧为内侧丘系、脊髓丘系、三叉丘系及顶盖脊髓束。黑质位于大脑脚底和中脑被盖之间，其腹侧的大脑脚底自内向外依次有额桥束、锥体束和顶枕额桥束纤维。

（2）中脑上丘水平切面：其背侧为一对隆起的上丘，其内有分层的上丘灰质（图2-2-19）。中脑水管腹侧部有左右动眼神经核和动眼神经副核，两核发出的纤维行向腹侧，经脚间窝出脑。红核呈浑圆位于被盖中央，发出纤维左右交叉形成被盖腹侧交叉后下行，组成红核脊髓束。黑质呈半月形，位于被盖和大脑脚底之间。红核的背外侧自前内侧向外侧依次有内侧丘系、三叉丘系和脊髓丘系。大脑脚底的结构同上一切面。

（四）代表性脑平面损伤定位诊断的解剖学依据

导致脑干损伤的原因很多，由椎－基底动脉系供血区的血管性病变（梗死或出血）所致（图 2 - 2 - 23）最为常见，这些血管分支的病变常可累及供血区域若干神经核和纤维束，导致局灶性的脑干损害。另外，外伤和肿瘤占位性压迫也是脑干损伤的病因。严重的广泛性脑干损伤常危及生命，典型的局灶性脑干损伤部位定位诊断可遵循解剖学依据进行分析。

1. 延髓内侧综合征

延髓内侧单侧损伤又称为舌下神经交叉性偏瘫（图 2 - 2 - 24），通常由椎动脉的分支脊髓前动脉的延髓支阻塞，导致延髓中下段腹侧缺血所致。其主要受损结构及临床表现为：①锥体束损伤，对侧上、下肢瘫痪；②内侧丘系损伤，对侧上、下肢及躯干意识性本体感觉和精细触觉障碍；③舌下神经根受损，表现为同侧舌肌瘫痪，伸舌时，舌尖指向患侧。

2. 延髓背外侧综合征

延髓背外侧综合征又称为 Wallenberg 综合征，由椎动脉的延髓支或小脑下后动脉分支阻塞所致（图 2 - 2 - 24）。其主要受损结构及临床表现为：①三叉神经脊束受损出现同侧头面部痛、温觉障碍。②脊髓丘系受损，表现为对侧上下肢及躯干痛、温觉、粗触觉障碍。③疑核受损出现同侧软腭肌及咽喉肌麻痹、呃逆、吞咽困难、声音嘶哑。④下丘脑至脊髓中间外侧核的交感下行通路（背侧纵束）受损出现同侧霍纳（Horner）综合征，表现为瞳孔缩小、上睑轻度下垂、面部皮肤干燥、潮红及汗腺分泌障碍。⑤小脑下脚受损出现同侧上、下肢共济失调。⑥前庭神经核受损出现眩晕，眼球震颤。其典型表现为交叉性浅感觉障碍和呃逆，即同侧头面部浅感觉麻木，对侧半身浅感觉麻木。

3. 脑桥基底部综合征

脑桥基底部单侧损伤又称为展神经交叉性偏瘫（图 2 - 2 - 25）。由基底动脉的脑桥支阻塞所致。其主要受损结构及临床表现为：①锥体束受损出现对侧上、下肢瘫痪；②展神经根受损出现同侧眼球外直肌麻痹，眼球外展不能，双眼患侧凝视麻痹。稍向外侧扩展，可出现同侧表情肌麻痹。

4. 脑桥背侧部综合征

脑桥背侧部综合征通常由小脑下前动脉或小脑上动脉的背外侧支阻塞，引起一侧脑桥尾侧或颅侧部的被盖梗死（包括面神经丘处）所致（图 2 - 2 - 15、图 2 - 2 - 25）。以脑桥尾侧被盖损伤为例，其主要受损结构及临床表现为：①展神经核受损出现同侧眼球外直肌麻痹，双眼患侧凝视麻痹；②面神经核受损导致同侧面肌麻痹；③前庭神经核受损出现眩晕、眼球震颤；④三叉神经脊束受损出现同侧头面部痛、温觉障碍；⑤脊髓丘系受损导致对侧上下肢及躯干痛、温觉障碍；⑥内侧丘系受损出现对侧上下肢及躯干意识性本体觉和精细触觉障碍；⑦下丘脑至脊髓中间带外侧核的交感下行通路受损（背侧纵束）导致同侧 Homer 综合征；⑧小脑下脚和脊髓小脑前束受损导致同侧上、下肢共济失调。

5. 大脑脚底综合征

大脑脚底单侧损伤又称为动眼神经交叉性偏瘫（Weber 综合征）（图 2 - 2 - 26），多由大脑后动脉的分支阻塞所致，小脑幕切迹疝压迫大脑脚底也可出现类似表现。其主要受损结构及临床表现为：①动眼神经根损伤导致同侧除外直肌和上斜肌以外的眼球外肌麻痹，瞳孔散大，对光反射迟钝或消失；②皮质脊髓束受损，对侧上、下肢瘫痪；③皮质核束损伤，对侧面神经和舌下神经的核上瘫。

6. 本尼迪克特综合征（Benedikt 综合征）

Benedikt 综合征累及一侧中脑被盖的腹内侧部（图 2 - 2 - 26）。其主要受损结构及临床表现为：①动眼神经根损伤导致同侧除外直肌和上斜肌外的眼球外肌麻痹、瞳孔散大、对光反射迟钝或消失；②小脑丘脑纤维（为已交叉的小脑上脚纤维）和红核受损伤导致对侧上、下肢意向性震颤，共济失调；③内侧丘系损伤，表现为对侧上下肢及躯干意识性本体觉和精细触觉障碍。

上述病变只是典型的病变，随病因和累及范围不同，脑干损伤的表现可因人而异。只要熟悉脑干内部结构与功能，多加思考，善于抓住主要矛盾，根据临床表现作出定位诊断并不难。随着医学影像技术的发展，最后的定位诊断可借助 CT 或 MR 来完成。

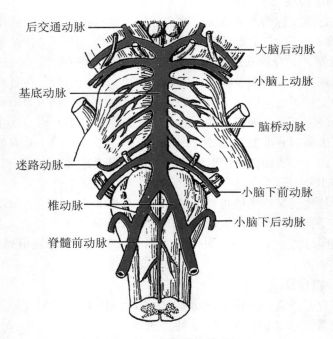

图 2 - 2 - 23　脑干动脉供应概况

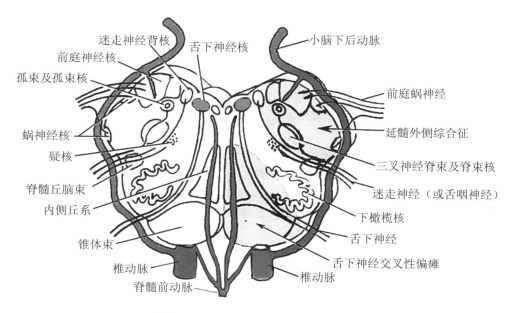

图2-2-24 延髓相关综合征示意

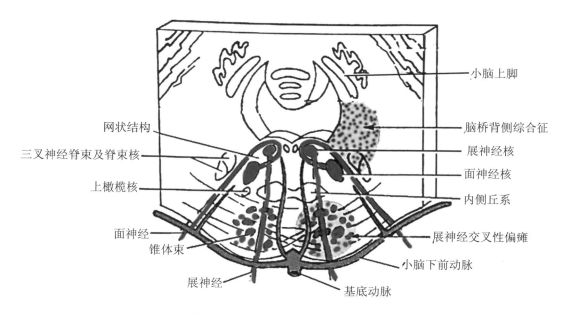

图2-2-25 脑桥相关综合征示意

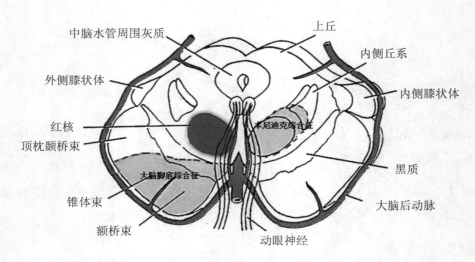

图 2 - 2 - 26　中脑相关综合征的受损结构定位

小结

（1）脑干具有脊髓的基本功能，含躯体运动核和特殊内脏运动核，相当于脊髓前角，均发出神经支配骨骼肌；一般内脏运动核，支配平滑肌、腺体和内脏，相当于脊髓骶副交感核。三叉神经核、孤束核、前庭核群和蜗核则相当于脊髓后角，与躯体感觉传导和调制有关。脑干内也有许多反射中枢。

（2）脑干的脑神经核分7类，也就是说，躯体运动、躯体感觉、内脏运动、内脏感觉共4类，在此基础上乘以2，本来应为8类，但由于没有特殊躯体运动这一类型，因此是7类。上述7类核团联系10对脑神经。

（3）脑干内非脑神经核均为中继核。与运动有关的有红核、黑质、中脑水管中央灰质、脑桥核、下橄榄核；与感觉有关的有上丘、下丘、上橄榄核、薄束核和楔束核。

（4）脑干的网状结构复杂、功能重要，除了参与清醒与意识维持外，还参与心血管活动、呼吸活动、躯体运动的调控。

（5）脑干是各级脑与脊髓、小脑与脑干之间信息传递的交通要道，因此有上、下行传导束，有端脑、间脑、脊髓与小脑的往来纤维。上行传导束主要有4个系：脊髓丘系、三叉丘系、内侧丘系和外侧丘系。下行传导束主要有锥体系和锥体外系，其中锥体系分为皮质核束和皮质脊髓束，锥体外系不是一个束，而是多个传导束的总称，但有一点是肯定的，即锥体外系一定是终止于躯体运动核和脊髓前角运动神经元，或与大脑运动皮质区有往返纤维联系，在运动之前和运动中对运动皮质进行干预。脑干本身到脊髓的传导束主要是红核脊髓束、网状脊髓束和内侧纵束。

（6）在脑干内有多种纤维交叉，但与临床关系密切的是锥体交叉和内侧丘系交叉，都存在于延髓。

（7）脑干体积小，结构复杂，功能极其重要，脑干损伤危害远大于脑的其他部分，治疗也更棘手。

小脑（cerebellum）在胚胎发育上与脑桥共同起源于菱脑前部，重约占脑重的 10%，小脑是重要的躯体运动调节中枢，其功能主要是维持身体平衡、调节肌张力和协调随意运动，并通过运动的学习来完成习惯性动作。

一、小脑的位置和形态

（一）小脑的位置

小脑位于颅后窝，其上方以小脑幕与大脑枕叶相隔，前方为脑桥和延髓，借上、中、下三对小脑脚连于脑干。

（二）小脑的形态

小脑两侧的膨大部分为小脑半球（cerebellar hemispheres），中间的狭窄部为小脑蚓（vermis）（图 2 - 2 - 27、图 2 - 2 - 28）。

小脑上面稍平坦，其前、后缘凹陷分别称为小脑前、后切迹（anterior and posterior cerebellar notches）；下面膨隆，在小脑半球下面的前内侧，各有一突出部，称为小脑扁桃体（tonsil of cerebellum）。小脑扁桃体紧邻延髓，位于枕骨大孔的两侧。当颅内压增高时，小脑扁桃体可被挤入枕骨大孔，形成枕骨大孔疝或称小脑扁桃体疝，疝压迫延髓内的呼吸中枢和心血管中枢而危及生命。小脑蚓的上面略高出小脑半球；下面凹陷于两半球之间，从前向后依次分为小结（nodule）、蚓垂（uvula of vermis）、蚓锥体（pyramid of vermis）和蚓结节（tuber of vermis）。小结向两侧借绒球脚与位于小脑半球前缘的绒球（flocculus）相连。

（三）小脑的分叶

小脑表面许多相互平行的浅沟夹着狭长的小脑叶片（cerebellar folia）（图 2 - 2 - 27 至图 2 - 2 - 30）。在小脑上面前、中 1/3 交界处有一略呈 "V" 字形的深沟，称为原裂（primary fissure）；在小脑下面，绒球和小结的后方也有一深沟，为后外侧裂（posterolateral fissure）。原裂和后外侧裂与小脑表面几乎形成一环沟，此环沟以前的小脑半球和小脑蚓为前叶（anterior lobe）；此环沟以后的部分为后叶（posterior lobe）；占据后外侧裂的绒球、绒球脚和小结合称为绒球小结叶（flocculonodular lobe）。前叶和后叶构成小脑的主体，又合称为小脑体（corpus of cerebellum）。

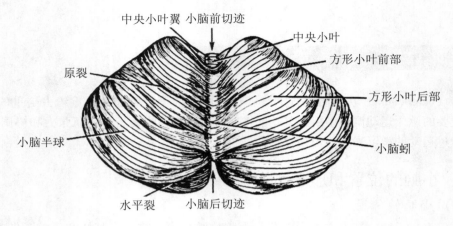

图 2-2-27　小脑外形（上面观）

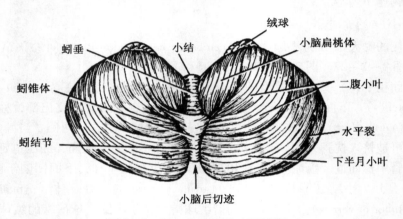

图 2-2-28　小脑外形（下面观）

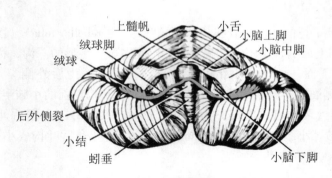

图 2-2-29　小脑外形（前面观）

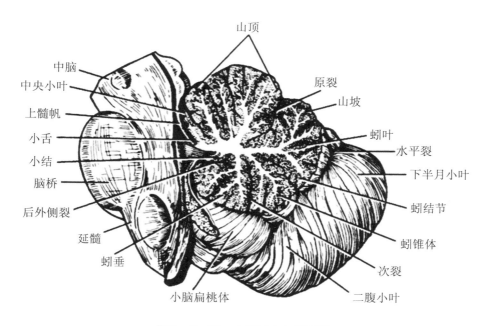

图2-2-30　小脑正中矢状切面

（四）小脑分区

根据小脑皮质梨状细胞轴突对小脑核的投射规律，可将小脑体由内向外分为3个纵区：内侧区、中间区和外侧区。内侧区（medial zone）（蚓部）皮质的梨状细胞轴突主要投射到顶核，部分投射到前庭外侧核；中间区（intermediate zone）（蚓旁部）投射到中间核；外侧区（lateral zone）投射到齿状核。绒球小结叶投射到前庭神经核（图2-2-31）。

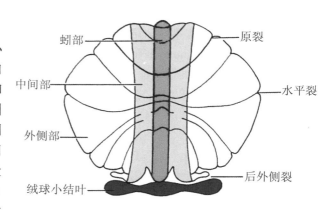

图2-2-31　小脑皮质平面示意

根据小脑传入、传出纤维的联系及功能，可将小脑分为3个主要的功能区。绒球小结叶在进化上出现最早，构成原小脑（archicerebellum），因其纤维联系及功能与前庭密切相关，又称为前庭小脑（vestibulocerebellum）。小脑体内侧区和中间区在进化上出现较晚，共同组成旧小脑（paleocerebellum），又称为脊髓小脑（spinocerebellum）。外侧区在进化中出现最晚，构成新小脑（neocerebellum），因其与大脑皮质同步发展，又称为大脑小脑（cerebrocerebellum）。

二、小脑的内部结构

小脑表面为皮质，深部为髓质，在髓质内有数对小脑核。

（一）小脑皮质

小脑皮质（cerebellar cortex）位于小脑表面，呈大致平行的叶片状，皮质由神经元的胞体和树突组成，其细胞构筑共分为3层（表2-2-8、图2-2-32、图2-2-33）。

小脑皮质由浅至深依次为分子层、梨状细胞层和颗粒层。皮质内神经元有星形细胞、篮细胞、Purkinje细胞（又称为梨状细胞）、颗粒细胞和高尔基（Golgi）Ⅱ型细胞5种。

（1）分子层（molecular layer）：较厚，有大量Purkinje细胞树突、颗粒细胞轴突形成的平行纤维和来自延髓下橄榄核的攀缘纤维。神经元主要是稀疏分布的星形细胞和篮细胞。星形细胞分布浅层，为轴突较短的多极小型神经元。篮细胞分布在深层，胞体较大，较长的轴突与小脑叶片长轴呈直角并平行于小脑表面行走，沿途发出的许多分支，其末端呈篮状分支包绕Purkinje细胞的胞体并与之形成突触。

（2）梨状细胞层（piriform cell layer）：由排列整齐的单层Purkinje细胞构成（图2-2-32、图2-2-33）。Purkinje细胞胞体呈梨形，是小脑皮质最大神经元，从顶端发出的2～3条粗的主树突伸入分子层，树突的分支多，呈扇形展开，形如侧柏枝状，其扇面方向与平行纤维垂直形成大量的兴奋性突触。Purkinje细胞的树突分支还接受兴奋性的攀缘纤维和小脑分子层两种抑制性神经元（篮细胞和星形细胞）的轴突终末。

（3）颗粒层（granular layer）：由大量密集的颗粒细胞构成，并含有Golgi Ⅱ型细胞。颗粒细胞是谷氨酸能兴奋性神经元，其他中间神经元都是γ氨基丁酸（GABA）能抑制性神经元。该层的传入纤维为兴奋性苔藓纤维。

颗粒细胞轴突上升进入分子层呈"T"形分支，形成沿小脑叶片的长轴分布的平行纤维（parallel fiber），有4～5条短树突，末端分支如爪状。1条平行纤维可与400多个Purkinje细胞建立突触，每个Purkinje细胞与1条平行纤维之间只有1个突触连接，但1个Purkinje细胞的扇形树突有20万～30万条平行纤维通过，故1个Purkinje细胞的树突上可有20万～30万个突触（图2-2-33）。

Golgi Ⅱ型细胞胞体较大，轴突在颗粒层内呈丛状分支，与颗粒细胞的树突形成突触。树突分支较多，大部分伸入分子层与平行纤维接触。

表2-2-8　小脑皮质细胞的功能

细胞	位置	类型	轴突	树突
星形细胞	分子层	抑制性GABA中间神经元	与Purkinje细胞树突丛接触	—
篮细胞	分子层	抑制性GABA中间神经元	与Purkinje细胞接触	在Purkinje细胞和平行纤维之间发挥抑制作用

（续上表）

细胞	位置	类型	轴突	树突
梨状细胞（Purkinje 细胞）	梨状细胞层	GABA 抑制性传出神经元	传出，经小脑核接递	与几十条平行纤维构成突触联系
颗粒细胞	颗粒层	谷氨酸兴奋性感觉接替神经元	形成平行纤维，接触 Purkinje 细胞、星形细胞、篮细胞、Golgi II 型细胞	树突与苔藓纤维形成小脑球，轴突上升形成平行纤维，信息传递给 Purkinje 细胞
Golgi II 型细胞	颗粒层	抑制性 GABA 中间神经元	与颗粒细胞树突接触并发挥突触前抑制作用	与颗粒细胞的树突形成突触发挥抑制作用。树突分支与平行纤维接触

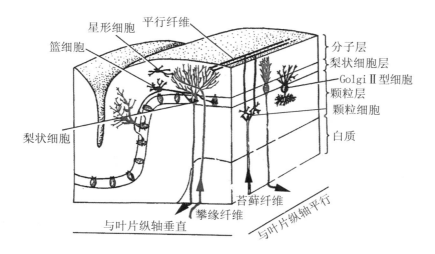

图 2-2-32　小脑皮质构筑模式（一）

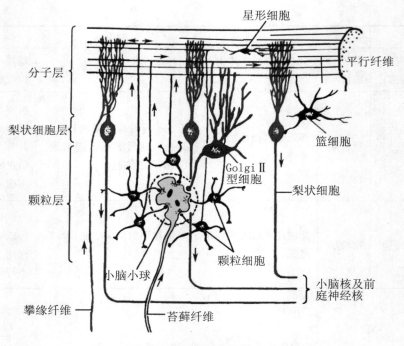

星形细胞

平行纤维

分子层

梨状细胞层

篮细胞

Golgi Ⅱ
型细胞

梨状细胞

颗粒层

颗粒细胞

小脑核及前
庭神经核

小脑小球

攀缘纤维

苔藓纤维

图 2 - 2 - 33　小脑皮质构筑模式（二）

（二）小脑皮质神经元的联系

1. 传入纤维

小脑皮质有 3 类传入纤维（图 2 - 2 - 33）：①苔藓纤维（mossy fiber），来自脊髓、脑桥核和脑干网状结构等处，为兴奋性纤维，较粗。苔藓纤维进入小脑皮质后，反复分支，其分支终末膨大形如苔藓，以每个分支末端膨大为中心可与许多（20 多个）颗粒细胞的树突、高尔基Ⅱ型细胞的轴突或近端树突形成复杂的突触群，形似小球，故称为小脑小球（cerebellar glomerulus）。1 条苔藓纤维的分支，可分布于 2 个或 2 个以上的小脑回内，可兴奋 800 多个颗粒细胞，每个颗粒细胞的平行纤维又与 400 多个 Pukinje 细胞接触，如此，1 条苔藓纤维可引起几十万个 Pukinje 细胞兴奋。②攀缘纤维（climbing fiber），是兴奋性纤维，主要来自延髓的下橄榄核，纤维较细。攀缘纤维进入小脑皮质后，攀附在 Pukinje 细胞的树突上，与之形成突触；1 条攀缘纤维的神经冲动可引起 1 个 Pukinje 细胞强烈兴奋。③去甲肾上腺素能纤维，是抑制性纤维，来自脑干的蓝斑核，纤维分布于小脑皮质各层，对 Pukinje 细胞有抑制作用。

2. 小脑内部联系

一方面，攀缘纤维和苔藓纤维将来自小脑外的神经冲动传到小脑，最后均作用于 Pukinje 细胞。攀缘纤维直接强烈地兴奋单个 Pukinje 细胞。苔藓纤维通过颗粒细胞的平行纤维间接兴奋几十万个 Pukinje 细胞。另一方面，攀缘纤维的侧支及颗粒细胞的平行纤维还可与其他抑制性中间神经元（星形细胞、篮细胞和高尔基Ⅱ型细胞）形成突触，这些抑制性中间神经元又与 Pukinje 细胞形成突触。因此，攀缘纤维的冲动可通过其侧支作用于抑制性中间神经元，从而抑制 Purkinje 细胞的兴奋。同样，苔藓纤维通过颗粒细胞平行纤维兴奋许多 Purkinje 细胞的同时，亦可通过与抑制性中间神经元连接，抑制 Pukinje 细胞的兴奋。

3. 传出纤维

Purkinje 细胞的轴突是小脑皮质唯一的传出纤维，向深部穿过颗粒层进入小脑髓质，大部分止于小脑核，少数止于前庭神经核，对这些神经核起抑制作用。

（三）小脑核

小脑核（cerebellar nuclei）又称为小脑中央核（central nuclei of cerebellum），埋于小脑髓质内（图 2 - 2 - 34），共 4 对，从内侧向外侧依次为顶核（fastigial nucleus）、球状核（globose nucleus）、栓状核（emboliform nucleus）和齿状核（dentate nucleus）。其中球状核和栓状核合称为中间核（interposed nuclei），属于旧小脑。小脑核中最重要的是顶核和齿状核。顶核位于第四脑室顶的上方，小脑蚓的白质内，属于原小脑；齿状核最大，位于小脑半球的白质内，呈皱缩的口袋状，袋口朝向前内方，属于新小脑。小脑核是小脑的传出神经元，为兴奋性神经元。

（四）小脑髓质

构成小脑髓质的纤维有 3 类：①小脑皮质与小脑核之间的往返纤维；②小脑叶片间或小脑各叶之间的联络纤维；③组成 3 对小脑脚的传入、传出纤维（图 2 - 2 - 35、表 2 - 2 - 9）。

1. 小脑下脚（inferior cerebellar peduncle）

小脑下脚又称为绳状体，连于小脑与延髓之间。传入纤维有从前庭神经、前庭神经核、延髓下橄榄核、延髓网状结构进入小脑的纤维，以及脊髓小脑后束及楔小脑束的纤维。传出纤维有发自绒球和部分小脑蚓部皮质，止于前庭神经核的小脑前庭纤维；有起自顶核，止于延髓的顶核延髓束纤维（包括顶核前庭纤维和顶核网状纤维）。

2. 小脑中脚（middle cerebellar peduncle）

小脑中脚即脑桥臂，粗大，位于最外侧小脑和脑桥之间。其主要成分为小脑传入纤维，且几乎是由对侧脑桥核和网状核发出的脑桥小脑纤维，以及少量的小脑至脑桥的传出纤维。

3. 小脑上脚（superior cerebellar peduncle）

小脑上脚又称为结合臂，连于小脑和中脑之间。其主要成分为起自小脑中央核，止于对侧红核和背侧丘脑的小脑传出纤维；其小脑传入纤维主要有脊髓小脑前束、三叉小脑束及起自顶盖和红核的顶盖小脑束、红核小脑束等。

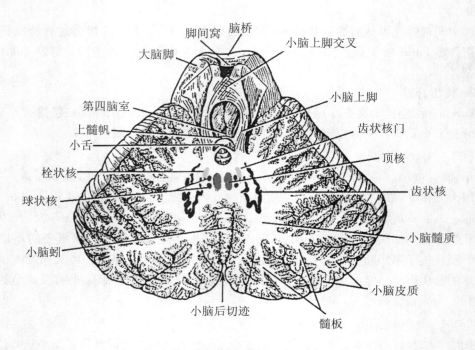

图 2 - 2 - 34　小脑水平切面

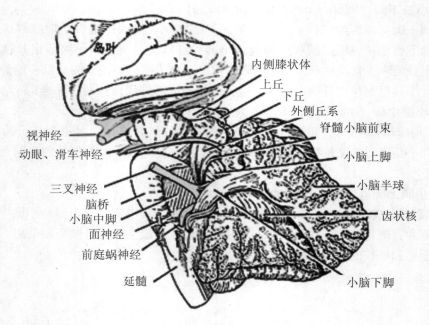

图 2 - 2 - 35　小脑脚示意

表2-2-9 小脑脚的区分

名称	结构名	传入纤维	传出纤维	与第四脑室关系
小脑下脚	蝇状体	前庭神经、前庭神经核、下橄榄核、延髓网状结构、脊髓小脑后束	顶核小脑前庭纤维、顶核延髓束纤维	顶的两侧，外侧孔上方
小脑中脚	脑桥臂	对侧脑桥核和网状核发出的脑桥小脑纤维	少	—
小脑上脚	结合臂	脊髓小脑前束、三叉小脑束、顶盖小脑束、红核小脑束	中央核–对侧红核、背侧丘脑	顶的前上部

三、小脑的纤维联系和功能

1. 前庭小脑（"原小脑"）

前庭小脑主要接受同侧前庭神经初级平衡觉纤维和前庭神经核经小脑下脚的传入纤维（图2-2-36）。其传出纤维经顶核中继或直接经小脑下脚终止于同侧前庭神经核和网状结构，继而经前庭脊髓束和内侧纵束至脊髓前角运动神经元和脑干的眼外肌运动核。前庭小脑的主要功能为调节躯干肌、协调眼球运动和维持身体平衡。

2. 脊髓小脑（"旧小脑"）

脊髓小脑主要接受脊髓小脑前、后束的本体感觉冲动（图2-2-37）。其传出纤维经顶核和中间核中继后至前庭神经核、脑干网状结构和红核的大细胞部，再经前庭脊髓束、网状脊髓束以及红核脊髓束到脊髓前角运动细胞，调节肢体远端肌肉的肌张力，运动协调。

3. 大脑小脑（"新小脑"）

大脑小脑主要接受脑桥核传入的纤维（图2-2-38、图2-2-39）。发出纤维经齿状核中继到对侧红核小细胞部和对侧背侧丘脑腹前核及腹外侧核（经小脑上脚进入），后者再发出纤维投射到大脑皮质躯体运动区，影响骨骼肌的随意、精细运动调节。运动信息从大脑联络皮质再返经脑桥核至小脑皮质，再经对侧背侧丘脑返回至大脑运动皮质，构成所谓的"内反馈环路"。这一环路在实现大脑皮质发起运动的同时，"告诉"小脑"你可以行使自动驾驶功能了"，小脑再"告诉"大脑皮质"好的，你干别的去吧，运动的活由我来完成"。同时，小脑又接受头颈、躯干和四肢运动过程中的运动感觉信息的反馈，此为"外反馈"。由此，小脑汇集、比较、整合两方面的信息，及时觉察运动指令与运动实施之间的误差，经大脑、小脑反馈，修正大脑皮质运动区有关起始、方向、速度、终止的指令，并经小脑传出纤维影响各级下行通路，使运动意念得以精确实现。这个过程通俗来说就是，小脑在接受肌张力、关节本体感觉信息后，告诉大脑"这个情况我搞不定，你得管一管"。这就是为什么学会骑车以后，我们在骑车时，大脑可以关注其他的事，骑车变成了一件容易的事，但一不小心，还是会撞到障碍物。习惯驾驶是由小脑管理的，而"小心还是不小心"的情况是由大脑皮层管理的。

小脑纤维联系小结见表2-2-10。

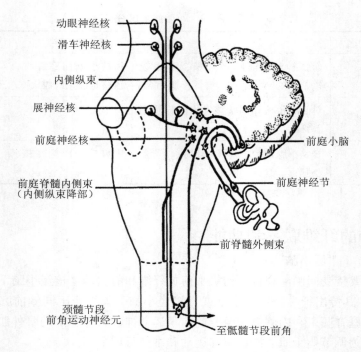

图 2-2-36　前庭小脑传入、传出纤维

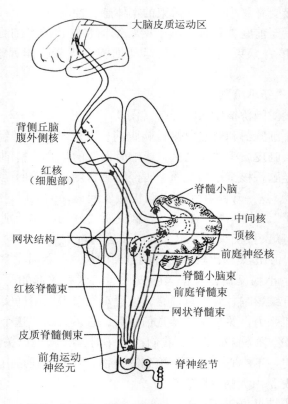

图 2-2-37　脊髓小脑传入、传出纤维

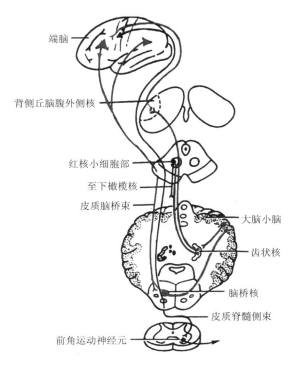

端脑

背侧丘脑腹外侧核

红核小细胞部
至下橄榄核
皮质脑桥束

大脑小脑

齿状核

脑桥核

皮质脊髓侧束

前角运动神经元

图 2 - 2 - 38　大脑小脑传入、传出纤维

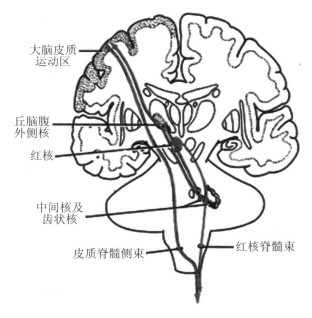

大脑皮质
运动区

丘脑腹
外侧核

红核

中间核及
齿状核

皮质脊髓侧束

红核脊髓束

图 2 - 2 - 39　小脑传入、传出纤维交叉

表2-2-10　小脑功能分叶与传出纤维路径和功能

功能区	位置	接受传入	投射（传出联系）	功能
前庭小脑	绒球小结叶	同侧前庭神经、前庭神经核传入纤维	顶核-同侧前庭神经核-网状结构，前庭脊髓束、内侧纵束至脊髓前角、脑干的眼外肌运动核	调节躯干肌维持身体平衡、协调眼球运动
脊髓小脑	内侧区和中间区	脊髓小脑前、后束的本体感觉冲动	经顶核、中间核-前庭神经核、网状结构、红核的大细胞部，前庭脊髓束、网状脊髓束、红核脊髓束至脊髓前角	调节肢体远端肌肉的肌张力，运动协调
大脑小脑	外侧区	对侧脑桥核的传入纤维	齿状核-对侧红核小细胞部、对侧背侧丘脑-大脑皮质躯体运动区	调节骨骼肌的随意、精细运动调节

四、小脑损伤后的临床表现

小脑作为皮质下感觉与运动的重要调节中枢，调节下行运动传导通路的活动，其功能主要是维持身体的平衡、调节肌张力、调控骨骼肌的随意和精细运动、完成习惯性动作。

因为小脑不发起随意运动，所以小脑的损伤不会引起机体随意运动的丧失（瘫痪）。

小脑损伤的典型临床表现为：①平衡失调，表现为站立不稳，走路时两腿间距过宽，东摇西摆，状如"醉汉"或走鸭步；②共济失调，运动时有控制速度、力量和距离上的障碍，表现为指鼻试验阳性和轮替运动障碍等（闭眼条件下不能准确地用手指指鼻和做快速的交替动作）；③意向性震颤其肢体运动时不协调，表现为非随意有节奏的摆动，越接近目标时越明显；④眼球震颤，表现为眼球非自主地有节奏的摆动；⑤肌张力低下，主要由脊髓小脑损伤所致；⑤运动学习障碍，表现为无法练习常人很容易掌握的习惯动作，如走路时双手协调摆动等。

> **问题讨论**
>
> 小脑共济失调是一类什么性质的疾病？其主要诱因是什么，主要的临床表现是什么？请你用解剖学知识进行对此分析。

小结

（1）小脑为运动脑，协助大脑工作，小脑对运动的调制为同侧调节。

（2）小脑主要的功能是接受前庭平衡觉、躯干和四肢的本体感觉、大脑运动信息，通过前庭脊髓束、红核脊髓束、网状脊髓束的纤维调节躯体平衡、肌张力、运动方向。

（3）由于小脑对运动的控制相当于"自动驾驶"，因此，小脑有运动学习的功能。

（4）小脑皮质有3层结构，梨状细胞轴突是其唯一的传出纤维，小脑核均位于传出通路上，接递传出纤维。

 第三节　间脑

一、间脑的位置和分部

间脑（diencephalon）因位于中脑与端脑之间而命名，由胚胎时的前脑泡发育而来。因大脑半球高度发展掩盖了间脑的两侧和背面，故仅部分腹侧部（视交叉、灰结节、漏斗、垂体和乳头体）露于脑底。双侧间脑间有一窄的矢状间隙，为第三脑室（图2-2-2、图2-2-40）。虽然间脑的体积不及中枢神经系统2%，但结构和功能十分复杂，是仅次于端脑的中枢高级部位。间脑可分为背侧丘脑、后丘脑、上丘脑、底丘脑和下丘脑五部分。

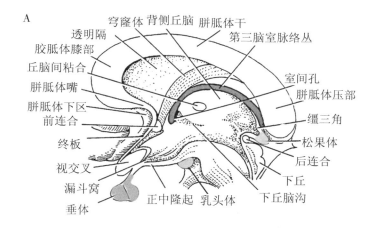

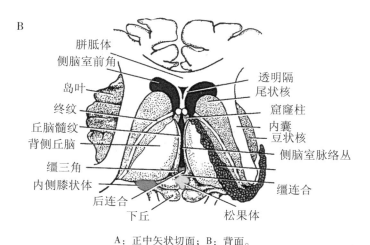

A：正中矢状切面；B：背面。

图2-2-40　间脑概观

二、背侧丘脑

（一）外形

背侧丘脑（dorsal thalamus）又称为丘脑（图2－2－40、图2－2－41），位于间脑的背侧部，由一对卵圆形的灰质团块组成，借丘脑间黏合（interthalamic adhesion）相连，为间脑中最大的部分。其前端窄而凸，称为丘脑前结节（anterior thalamic tubercle），后端膨大，称为丘脑枕（pulvinar），背侧面的外侧缘与端脑尾状核之间隔有终纹（terminal stria），内侧面有一自室间孔走向中脑水管的浅沟，称为下丘脑沟（hypothalamic sulcus），为背侧丘脑与下丘脑的分界线。

（二）分部

在背侧丘脑灰质的内部有一由白质构成的内髓板（internal medullary lamina），在水平面上呈"Y"字形，将背侧丘脑大致分为三大核群：前核群（anterior nuclear group）、内侧核群（medial nuclear group）和外侧核群（lateral nuclear group）。在丘脑内侧面，第三脑室侧壁上有薄层灰质及中线核群（midline nuclear group）。内髓板内有若干个板内核（intralaminar nuclei）。在外侧核群与内囊之间的薄层灰质称为丘脑网状核（thalamic reticular nucleus），网状核和外侧核群之间为外髓板（external medullary lamina）。上述各核群中均含多个核团，其中外侧核群分为背侧组和腹侧组，背侧组从前向后分为背外侧核、后外侧核及枕；腹侧组由前向后分为腹前核（ventral anterior nucleus）、腹外侧核（ventral lateral nucleus）（又称为腹中间核）和腹后核（ventral posterior nucleus），腹后核再分为腹后外侧核（ventral posterolateral nucleus）和腹后内侧核（ventral posteromedial nucleus）。内侧核群主要是背内侧核，又分为大细胞区和小细胞区（图2－2－41）。

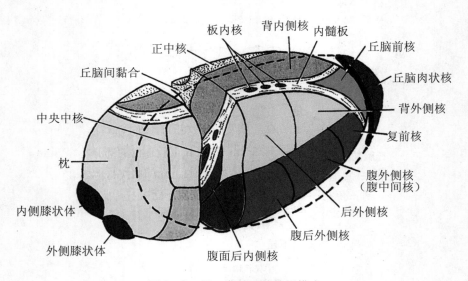

图2－2－41　背侧丘脑核团模式

（三）丘脑核的功能

根据进化顺序、纤维联系和功能，背侧丘脑又可分为"古""旧""新"3 类核团（图 2-2-41、表 2-2-11）。

（1）非特异性投射核团（"古丘脑"）：进化上较古老的部分，包括中线核、板内核和网状核。主要接受嗅脑、脑干网状结构的传入纤维，与下丘脑和纹状体之间有往返联系。网状结构上行纤维经这些核团转接，弥散地投射到大脑皮质广泛区域构成上行网状激动系统（ascending reticular activating system，ARAS），维持大脑皮质的清醒状态。

（2）特异性中继核团（"旧丘脑"）：进化上较新的部分，包括腹前核、腹外侧核、腹后核。主要功能是充当脊髓或脑干等特异性上行传导系统的转接核，再由这些核发出纤维将不同的感觉及与运动有关的信息转送到大脑的特定区，产生意识性感觉或调节躯体运动作用。

腹前核和腹外侧核，主要接受小脑齿状核、苍白球、黑质的传入纤维，经它们转接，发出纤维投射至躯体运动中枢，调节躯体运动。

腹后核的腹后内侧核接受三叉丘系和孤束核发出的味觉纤维；腹后外侧核接受内侧丘系和脊髓丘系的纤维。腹后核发出纤维（丘脑中央辐射）投射至大脑皮质中央后回的躯体感觉中枢。腹后核的传入和传出纤维均有严格定位关系：传导头面部感觉的纤维投射到腹后内侧核，由腹后内侧核发出纤维投射到大脑皮质中央后回下部头面部躯体感觉中枢；传导上肢、躯干和下肢感觉的纤维由内向外依次投射到腹后外侧核，再由该核发出纤维投射到相应的上肢、躯干和下肢大脑皮质躯体感觉中枢代表区。

（3）联络性核团（"新丘脑"）：进化上最新的部分，包括前核、内侧核和外侧核的背侧组（图 2-2-41）。它们不直接接受上行的传导束，但与丘脑其他核团、大脑皮质之间有往返的纤维联系。在功能上进入高级神经活动领域，能汇聚、整合躯体和内脏的感觉信息和运动信息，伴随情感的辨别分析能力，参与学习与记忆活动等。

在人类，背侧丘脑已归属于皮质下感觉中枢，并伴有愉快或沮丧的情绪反应。在大脑皮质不发达的低等动物（如鸟类），其仍是重要的高级感觉中枢。

表 2-2-11 背侧丘脑各核团的功能区分

分类	核团	接受	传出	功能
非特异性投射核团（古）	中线核、板内核、网状核	嗅脑、脑干网状结构、下丘脑、纹状体	弥散地投射到大脑皮质广泛区域（ARAS）	维持大脑皮质清醒
特异性投射核团（旧）	腹前核、腹外侧核、腹后核	腹前核和腹外侧核：小脑齿状核、苍白球、黑质	投射至躯体运动中枢	调节躯体运动
		腹后内侧核：三叉丘系、味觉纤维。腹后外侧核：内侧丘系、脊髓丘系	丘脑中央辐射至大脑皮质中央后回	传递特异性躯体感觉

（续上表）

分类	核团	接受	传出	功能
联络性核团（新）	前核、内侧核、外侧核	丘脑其他核团、大脑皮质	丘脑其他核团、大脑皮质	整合躯体、内脏感觉和运动信息。情感的辨别分析、参与学习与记忆活动

三、后丘脑

后丘脑（metathalamus）位于背侧丘脑的后下方，中脑顶盖的上方，分为内侧膝状体（medial geniculate body）和外侧膝状体（lateral geniculate body）两部分（图 2 – 2 – 40、图 2 – 2 – 41），属于特异性感觉中继核。内侧膝状体接受来自下丘臂的听觉纤维，发出纤维构成听辐射投射至颞横回。外侧膝状体接受视束的视觉纤维，发出纤维构成视辐射投射至枕叶距状沟周围视皮质。

四、上丘脑

上丘脑（epithalamus）位于第三脑室顶后部，背侧丘脑与中脑顶盖前区相移行的区域，由前向后分别包括丘脑髓纹（thalamic medullary stria）、缰三角（habenular trigone）、缰连合（habenular commissure）、松果体（pineal body）及后连合（posterior commissure）（图 2 – 2 – 40）。

（一）松果体

松果体为内分泌腺，分泌褪黑素，具有抑制性腺发育和调节生物节律的作用。人类从青春期开始，松果体逐渐钙化，褪黑素分泌减少，性腺得以成熟。钙化的松果体可作为 X 射线诊断颅内占位病变的定位标志（大致位于全脑最中央部位）。

（二）缰核

缰核（habenular nucleus）被认为是边缘系统与中脑之间的中继站，与行为和情感相关。其位于缰三角内，接受经丘脑髓纹内来自隔核等处的纤维，发出的纤维组成缰核脚间束投射至中脑脚间核。丘脑髓纹主要由来自隔区的纤维束构成，大部分终止于缰核，也有纤维至中脑水管周围灰质和其他丘脑核团。

五、底丘脑

底丘脑（subthalamus）（图 2 – 2 – 42）是背侧丘脑和中脑被盖之间的过渡区，位于背侧丘脑的下方，底丘脑核又称吕伊斯体（Luys' body），与苍白球同源，是锥体外系的重要结构，对苍白球起抑制作用，一侧底丘脑病变可致半身震颤。未定带（zona incerta）为灰质带，位于底丘脑核的背内侧，是中脑网状结构头端的延续，向外侧过渡到背侧丘脑网状核。

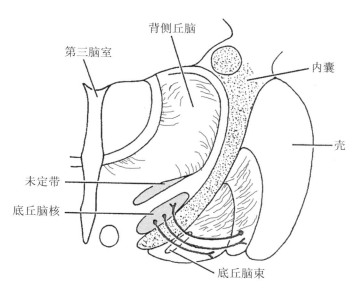

第三脑室　背侧丘脑　内囊　壳　未定带　底丘脑核　底丘脑束

图 2 – 2 – 42　底丘脑的结构

六、下丘脑

（一）下丘脑的结构

1. 下丘脑的位置和外形（图 2 – 2 – 2）

下丘脑（hypothalamus）位于第三脑室侧壁的下份和底壁，后上方借下丘脑沟与背侧丘脑为界，前端达室间孔，后端与中脑被盖相续。从脑底面观察，下丘脑从前向后包括视交叉（optic chiasma）、灰结节（tuber cinereum）和乳头体（mamillary body）。视交叉向后延伸为视束（optic tract），灰结节向前下方形成中空的圆锥状部分称为漏斗（infundibulum），灰结节与漏斗移行部的上端膨大处称为正中隆起（median eminence）；漏斗下端与垂体相连。

2. 下丘脑的分区（图 2 – 2 – 43）

下丘脑从前向后分别为：①视前区（preoptic region），位于视交叉前缘与前连合之间；②视上区，位于视交叉上方；③结节区，位于灰结节内及其上方；④乳头区，位于乳头体内及其上方。

下丘脑由内向外分别为：①室周带，为第三脑室室管膜下的薄层灰质；②内侧带；③外侧带，为穹窿柱和乳头丘脑束分界。

3. 下丘脑主要核团（图 2 – 2 – 43）

下丘脑主要核团包括下丘脑主要核团位于视上区的视交叉上核（suprachiasmatic nucleus）、室旁核（paraventricular nucleus）、视上核（supraoptic nucleus）和下丘脑前核（anterior hypothalamic nucleus）；位于结节区的漏斗核（nucleus）（若位于哺乳动物体内，又称为弓状核）、背内侧核（dorsomedial nucleus）和腹内侧核（ventromedial nucleus）；位于乳头体区的乳头体核（mamillary body nucleus）和下丘脑后核（posterior hypothalamic nucleus）。下丘脑具有一些特殊神经元，这些神经元既具有一般神经元特点（有树突和轴突，神经元之间的突触联系），又具有内分泌细胞特点（能合成和分泌激素）。下丘脑主要的核团功能区分见表2－2－12。

表2－2－12　下丘脑主要的核团功能区分

核或区	传入	传出	功能
视上核	血液	视上垂体束	分泌 ADH、OTX
室旁核	血液	视上垂体束	分泌 OTX
漏斗核	终纹	结节漏斗束垂体门脉	激素释放因子或抑制因子系统
背内侧核	杏仁体终纹	前脑内侧束	内脏与情感反应
腹内侧核	杏仁体终纹	前脑内侧束	调节食欲的内脏反应、情感反应
乳头体核	联系丘脑前核	乳头丘脑束、乳头体被盖束	内脏和躯体运动的双向影响
下丘脑前核	杏仁体终纹	几乎至下丘脑各核团，并至隔核及杏仁核	兴奋交感神经系统
下丘脑后核	嗅结节、隔核、海马、下丘脑	背侧纵束、下丘脑脊髓束	兴奋副交感神经系统

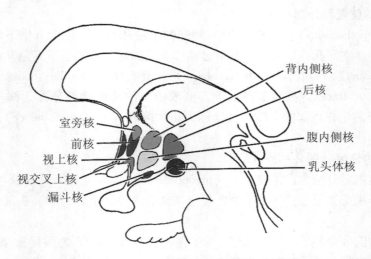

图2－2－43　下丘脑的主要核团（矢状面）

4. 下丘脑的纤维联系

下丘脑的纤维联系：①视上垂体束由视上核和室旁核合成分泌的抗利尿激素和催产素经视上垂体束（supraopticohypophysial tract）输送到神经垂体，在此贮存并在需要时释放入血液；②由漏斗核及邻近室周区合成分泌的多种激素释放因子或抑制因子经结节漏斗束（tuberoinfundibular tract）、垂体门脉系统输送至腺垂体，调控腺垂体的内分泌功能（图2－2－44）；③穹窿为海马结构和乳头体核的联系纤维构成；④前脑内侧束（medial forebrain bundle）为隔核经下丘脑与中脑被盖相联系的纤维；⑤终纹（terminal stria）为隔区、下丘脑与杏仁体的联系纤维；⑥乳头丘脑束（mamillothalamic tract）是乳头体与丘脑前核的联系纤维；⑦乳头被盖束（mamillotegmental tract）将乳头体与中脑被盖相联系；⑧背侧纵束（dorsal longitudinal fasciculus）将下丘脑与脑干的副交感节前神经元相联系；⑨下丘脑脊髓束（hypothalamospinal tract）将下丘脑与脊髓的交感节前神经元、副交感节前神经元相联系（图2-2-45）。

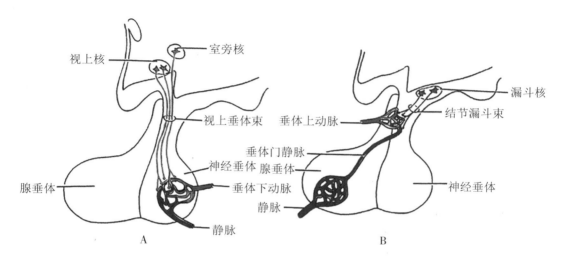

图2-2-44　下丘脑纤维联系与神经垂体（A）和腺垂体（B）的联系

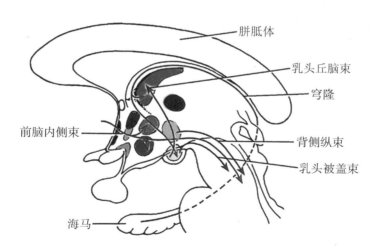

图2-2-45　下丘脑纤维联系（矢状位）

（二）下丘脑的功能

（1）神经内分泌中心：下丘脑是脑控制内分泌功能的重要结构，通过与垂体的密切联系，将神经调节与激素调节融为一体。下丘脑通过功能性轴系全面调控内分泌，主要轴系有下丘－脑垂体－甲状腺轴系、下丘脑－垂体－性腺轴系、下丘脑－垂体－肾上腺轴系。

轴系的概念拓展了功能调控与临床联系的思路。比如突眼的患者，其病变属于下丘脑－垂体－甲状腺轴系病变，可按此轴系锁定具体的病变部位。

（2）自主神经的调节中心：下丘脑是调节交感与副交感活动的主要皮质下中枢，下丘脑前区内侧可兴奋副交感神经系统，下丘脑后区外侧可使交感神经系统兴奋，通过背侧纵束和下丘脑脊髓束调控脑干和脊髓的自主神经。

（3）体温调节：下丘脑前区（含前核）有热敏神经元，对体温升高敏感，若体温升高，将启动散热机制，包括排汗及扩张皮肤血管，损毁此区可导致高热；下丘脑后区有冷敏神经元，对体温降低敏感，若体温下降，会启动产热机制，包括停止发汗和皮肤血管收缩，损毁此区可导致变温症（体温随环境改变）。热敏神经元和冷敏神经元的兴奋性可能起到体温调定点的作用。

（4）摄食调节：下丘脑饱食中枢位于下丘脑腹内侧核，摄食中枢位于下丘脑外侧部。下丘脑腹内侧核的损毁可导致过度饮食而肥胖，下丘脑外侧区损毁导致禁食而消瘦。

（5）昼夜节律调节：视网膜的信息传入视交叉上核，通过下丘脑脊髓束至脊髓交感神经低级中枢，再经交感神经颈上神经节的节后纤维随颈内动脉的分支到达松果体，调控褪黑素的分泌，从而调节机体昼夜节律的变化。

（6）情绪活动的调节：下丘脑参与边缘系统的联系，参与情感、学习与记忆等脑的高级神经活动。这说明情感活动可能影响下丘脑功能，从而影响内分泌功能和内脏神经活动。反过来，内脏功能异常也会影响到情感和学习记忆能力。

七、第三脑室

第三脑室（third ventricle）位于两侧背侧丘脑和下丘脑之间的狭窄腔隙（图2-2-2）。其前界为终板和前连合，后界为松果体和后连合，顶为两侧髓纹之间的薄层脉络组织，底由视交叉、灰结节、漏斗和乳头体构成，两侧壁为背侧丘脑和下丘脑。第三脑室前方借室间孔与左、右侧脑室相通，向后下方经中脑水管与第四脑室相通。

问题讨论

"脑白金，年轻态"这句广告词的创作基础，据悉是脑白金里含有褪黑素，后者能抑制性腺成熟，所以能使老人保持少年的状态。对此，你认同吗？中国保健品市场存在哪些问题？

小结

（1）虽然各部分间脑之间有联系，但是，各部分之间功能差异很大，之所以命名为间脑，是因为它们的所处的位置被高度发育而卷曲的端脑所掩盖了。

（2）背侧丘脑是间脑中最大的部分，简称为丘脑。其功能分两个部分：一是配合脑干工作，将脑干上行传导感觉信息中继给端脑，也中继脑干网状上行激动系统；二是配合端脑工作，参与锥体外系的工作，参与端脑与下丘脑的联系。

（3）下丘脑是内脏活动的高级调节中枢，也是神经内分泌中枢，还是神经－内分泌－免疫体系的重要组成部分。例如，当抑郁发生（端脑前额叶、基底前脑的功能性问题），可能导致内分泌失调，还可能导致免疫力下降而诱发其他疾病。

（4）体温调节、生物钟节律、食欲、水电解质调节、性与生殖调节等，均与下丘脑有关。

（5）对下丘脑的形态学研究、功能研究还存在很多盲区，一些核团的基本功能、纤维联系、神经免疫调控机制等还有待深入研究。

思　考　题

（1）延髓、脑桥、小脑三角受压，简述其可能的表现并进行分析。

（2）小脑在与锥体外系发挥什么作用？

（3）简述背侧丘脑联络性核团与大脑皮质、纹状体、下丘脑的联系并做功能解释。

测　试　题

单项选择题

脑干

1. 下列哪个核不属于脑神经核？（　　　）
A. 红核　　　　　　　　　B. 动眼神经副核　　　　C. 三叉神经中脑核
D. 孤束核　　　　　　　　E. 副神经脊髓核

2 下列哪个核是一般内脏感觉核？（　　　）
A. 前庭外侧核　　　　　　B. 蜗核　　　　　　　　C. 孤束核尾侧部
D. 疑核　　　　　　　　　E. 迷走背核

3. 下列哪个核为特殊内脏运动核？（　　　）
A. 红核　　　　　　　　　B. 动眼神经副核　　　　C. 疑核
D. 舌下神经核　　　　　　E. 迷走背核

4. 位于中脑下部菱形窝底的结构是什么？（　　　）
A. 蓝斑　　　　　　　　　B. 斜方体　　　　　　　C. 面神经丘
D. 迷走三角　　　　　　　E. 前庭区

5. 在中脑，以下哪个核的范围最大？（　　　）
A. 红核　　　　　　　　　B. 动眼神经副核　　　　C. 上丘
D. 导水管周围灰质　　　　E. 黑质

6. 以下哪个结构与 AD 的发病有关？（　　　）
A. 红核　　　　　　　　　B. 小脑核　　　　　　　C. 锥体束
D. 大脑皮质躯体运动区　　E. 黑质

7. 以下哪一个结构不参与瞳孔对光反射？（　　　）
A. 上丘　　　　　　　　　B. 动眼神经副核　　　　C. 动眼神经
D. 视神经　　　　　　　　E. 动眼神经核

8. 以下哪一个结构不参与构成角膜反射中枢？（　　　）

A. 三叉神经脊束核　　　　B. 动眼神经核　　　　C. 外展神经核

D. 滑车神经核　　　　　　E. 动眼神经副核

9. 以下哪一个结构不含有双侧上行传导纤维？（　　　）

A. 内侧丘系　　　　　　　B. 脊髓丘系　　　　　C. 外侧丘系

D. 三叉丘系　　　　　　　E. 脊髓小脑后束

10. 以下哪一项中的结构是被盖腹侧交叉的纤维？（　　　）

A. 顶盖脊髓束　　　　　　B. 小脑红核纤维　　　C. 锥体束

D. 薄束、楔束　　　　　　E. 红核脊髓束

11. 一名男性起床后洗脸发现左侧口角下垂，左眼变小了，向左看时，左眼球不动，其余均正常。其最可能患的是以下哪一个综合征？（　　　）

A. 延髓内侧综合征　　　　B. 脑干脚底综合征　　C. 脑桥基底综合征

D. 脑桥背侧综合征　　　　E. 延髓、脑桥、小脑三角区综合征

12. 下列哪一个综合征可能伴有 Horner 综合征？（　　　）

A. 延髓内侧综合征　　　　B. 脑干脚底综合征　　C. 脑桥基底综合征

D. 延髓背外侧综合征　　　E. Benedikt 综合征

13. 延髓背外侧的动脉来源是以下哪一个？（　　　）

A. 基底动脉　　　　　　　B. 小脑上动脉　　　　C. 脊髓前动脉

D. 小脑后下动脉　　　　　E. 小脑前下动脉

小脑

1. 关于小脑分叶的构成，以下哪一项是正确的？（　　　）

A. 绒球小结叶、前叶、后叶

B. 绒球小结叶、前叶、后叶、小脑扁桃体

C. 绒球小结叶、前叶、后叶、小脑体

D. 绒球小结叶、前叶、后叶、小脑蚓

E. 新小脑、旧小脑、原小脑

2. 关于小脑功能分区，以下哪一项是正确的？（　　　）

A. 蚓部、蚓旁部、外侧部

B. 前区、后区、小脑扁桃体

C. 内侧区、中间区、外侧区

D. 大脑小脑、间脑小脑、脊髓小脑

E. 新小脑、旧小脑、原小脑

3. 关于小脑核的联系，以下哪一项是正确的？（　　　）

A. 旧小脑 – 顶核　　　　　B. 原小脑 – 中间核　　C. 新小脑 – 齿状核

D. 旧小脑 – 前庭核　　　　E. 新小脑 – 脑桥核

4. 关于 Purkinje 细胞，以下哪一项是错误的？（　　　）

A. 位于分子层

B. 即为梨状细胞，位于梨状细胞层

C. 树突伸与分子层，与平行纤维联系，数目巨多

D. 轴突是小脑唯一的传出纤维

E. 树突接受攀缘纤维兴奋性信息

5. 下列哪一种细胞是小脑兴奋性神经元？（　　　）

A. 颗粒细胞　　　　　　　B. Golgi Ⅱ型细胞　　　C. 篮细胞

D. 星形细胞　　　　　　　E. 多形细胞

6. 关于小脑球的构成，以下哪一项是正确的？（　　　）

A. 苔藓纤维末端膨大、数十个颗粒细胞树突构成突触

B. 苔藓纤维末端膨大、数十个 Golgi Ⅱ型细胞树突构成突触

C. 攀缘纤维末端膨大、数十个 Golgi Ⅱ型细胞树突构成突触

D. 攀缘纤维末端膨大、数十个颗粒细胞树突构成突触

E. 攀缘纤维末端膨大、数十个梨状细胞树突构成突触

7. 下列关于小脑皮质内纤维的描述，哪一项是正确的？（　　　）

A. 苔藓纤维来自前庭核

B. 苔藓纤维末端膨大与星形细胞形成小脑球

C. 平行纤维由颗粒细胞轴突伸入分子层所形成，为兴奋性纤维

D. 攀缘纤维来自脑干和脊髓网状结构

E. 攀缘纤维为抑制性纤维

8. 关于小脑脚，以下哪一项是错误的？（　　　）

A. 小脑下脚又称为绳状体，连于小脑与延髓之间

B. 小脑中脚又称为脑桥臂，连于小脑和脑桥之间

C. 小脑上脚又称为结合臂，连于小脑与中间之间

D. 脊髓小脑后束从小脑下脚入小脑

E. 小脑中脚主要为小脑传出纤维

9. 下列哪项一不是小脑的功能？（　　　）

A. 维持躯体现平衡　　　　B. 调节肌张力　　　　C. 协调肢体运动

D. 运动的学习　　　　　　E. 调节对侧肢体的随意运动

10. 某男性，头部受伤后出现走"醉酒步"，并出现左上肢"意向性震颤"，但坐着时，看不出明显异常，能说能笑。其双侧指鼻试验、腱反射均正常。可能的诊断是以下哪一个？（　　　）

A. 左侧丘脑受损　　　　　B. 左侧小脑受损　　　　C. 右侧小脑受损

D. 右侧丘脑受损　　　　　E. 右侧大脑皮质受损

间脑

1. 以下哪一个是与 ARAS 有关的丘脑核团？（　　　）

A. 腹前核　　　　　　　　B. 腹内侧核　　　　　　C. 腹外侧核

D. 中线核、板内核和网状核　　　　　　　　　　　E. 腹后外侧核

2. 以下哪一项是腹前核和腹外侧核的功能？（　　　）

A. 抑制伸肌

B. 与下丘脑联系，参与内脏活动调节

C. 在鸟类为高级感觉中枢

D. 参与上行激动系统

E. 调节躯体运动

3. 关于新丘脑的功能，以下哪一项是错误的？（　　）

A. 运动时，有些内脏活动会受到适当抑制　　　　B. 运动时，有些内脏活动会加强

C. 内脏疾患时情绪低落，记忆力下降　　　　D. 不运动时也睡不着

E. 有沮丧情绪时不想运动

4. 关于外侧膝状体，以下哪一项是正确的？（　　）

A. 接受视束纤维，发出纤维投射到双侧枕叶视皮质

B. 接受外侧丘系纤维，发出纤维投射到颞横回

C. 接受上丘臂纤维，发出纤维投射到同侧枕叶视皮质

D. 接受视束纤维，发出纤维投射到同侧枕叶视皮质

E. 发出纤维直接投射到动眼神经核

5. 关于缰核，以下哪一项是错误的？（　　）

A. 属于后丘脑　　　　　　　　　　　　B. 位于缰三角

C. 接受隔区经丘脑髓纹来的纤维　　　　D. 与情感活动有关

E. 发出纤维至脊髓内脏运动核

6. 参与发挥生物钟作用的结构是以下哪一个？（　　）

A. 缰核　　　　　　　B. 杏仁体　　　　　　　C. 松果体

D. 乳头体　　　　　　E. 垂体

7. 抗利尿激素（ADH）的产生与释放的调节轴是以下哪一个？（　　）

A. 视上核 – 视上垂体束 – 神经垂体

B. 室旁核 – 视上垂体束 – 神经垂体

C. 视上核 – 视上垂体束 – 腺垂体

D. 视上核 – 垂体门静脉 – 神经垂体

E. 视上核 – 垂体门静脉 – 腺垂体

8. 体温调节中枢是以下哪一个？（　　）

A. 下丘脑前区　　　　　　B. 下丘脑后区　　　　　　C. 视前区

D. B 和 C 选项　　　　　　E. A 和 B 选项

9. 背侧纵束的范围是以下哪一个？（　　）

A. 下丘脑前区至脑干内脏运动核　　　　B. 下丘脑后区至脑干躯体运动核

C. 下丘脑后区至脑干内脏运动核　　　　D. 下丘脑至脊髓交感中枢

E. 下丘脑至脊髓副交感中枢

10. 背侧丘脑与下丘脑分界的标志是以下哪一个？（　　）

A. 丘脑髓纹　　　　　　B. 丘脑沟　　　　　　C. 丘脑间黏合

D. 视束　　　　　　　　E. 第三脑室底

（易西南）

第三章　端脑

端脑（telencephalon）由胚胎时期的前脑泡演化而来，在演化过程中，前脑泡两侧高度发育，形成端脑的左、右大脑半球，遮盖间脑和中脑，并将小脑推向后下方。端脑是脑的最高级部分。两侧大脑半球之间的裂隙为大脑纵裂（cerebral longitudinal fissure），大脑镰伸入其中，此裂的底为胼胝体上缘。端脑表面的灰质称为大脑皮质，深部的白质称为大脑髓质，埋在髓质内的灰质团块称为基底核，大脑半球内的室腔称为侧脑室。端脑占据颅腔的大部分，位于颅前窝、颅中窝和颅后窝（小脑上方）。端脑与小脑之间有小脑幕伸入大脑横裂（cerebral transverse fissure）。

 第一节　端脑的外形、分叶、皮质功能定位

一、外形与分叶

在颅内发育时，由于端脑的高度发育，大脑半球（cerebral hemisphere）的面积迅速增大，其增长速度较颅骨为快，而且大脑半球内各部发育速度不均，发育快的部分则隆起，发育慢的部分则陷入，因此，形成凹凸不平的外表，凹陷处成大脑沟（cerebral sulci），沟之间为长短不一隆起的大脑回（cerebral gyri），这样的结构极大地增加了大脑皮质的面积。人脑的沟回存在明显的个体差异，即使两侧大脑半球之间，也不完全对称。

大脑半球前端称额极（frontal pole），后端称枕极（occipital pole），颞叶前端称颞极（temporal pole）。为了描述的方便，常将大脑半球分为上外侧面、内侧面和下面（底面）。上外侧面圆凸，内侧面较平坦，下面高低不平。

（一）主要的沟裂

胚胎发育中出现早的沟较恒定，如外侧沟、中央沟、顶枕沟、扣带沟、距状沟等；出现较晚的沟不恒定，如额上、下沟和顶内沟等。左、右大脑半球的沟和回不完全对称，个体之间也有差异。

外侧沟（lateral sulcus）位于上外侧面，起于大脑半球下面，行向后上方，此沟的前上为额叶和顶叶，沟的下后为颞叶。中央沟（central sulcus）位于上外侧面的中部，自半球上缘中点稍后方斜向前下走向外侧沟，中央沟的上端延伸至半球内侧面，此沟的前面为额叶，后面为顶叶（图2-3-1）。顶枕沟（parietooccipital sulcus）位于半球内侧面后部，呈上下走行，此沟的前面为顶叶，后面为枕叶。顶叶、枕叶和颞叶在上外侧面的分界不明显，假定顶枕沟上端与枕前切迹（枕极前约4 cm处）的连线为枕叶前界，此线中点至外侧沟后端的连线作为顶、颞两叶的分界。

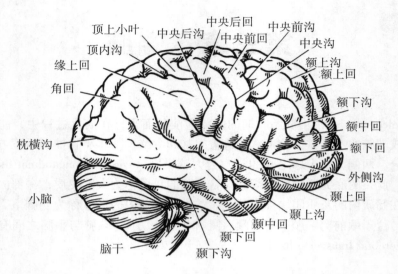

图2-3-1　大脑半球（外侧面）

（二）大脑半球的分叶

在外侧沟的上方和中央沟以前的部分为额叶（frontal lobe），外侧沟以下的部分为颞叶（temporal lobe），顶枕沟以后的部分为枕叶（occipital lobe）。顶叶（parietal lobe）位于中央沟后方，外侧沟上方，枕叶以前的部分（图2-3-1）。在外侧沟的深部藏有岛叶（insular lobe），呈三角形，此叶以底部周围的环状沟与额、顶、颞叶分界，覆盖岛叶的额、顶、颞叶皮质称为岛盖（opercula）（图2-3-2）。

（三）大脑半球上外侧面的沟和回

1. 额叶（图2-3-1）

中央沟的前方有与其相平行的中央前沟（precentral sulcus），两沟之间为中央前回（precentral gyrus）。额上沟和额下沟自中央前沟向前伸出。额上沟上方为额上回（superior frontal gyrus），额上、下沟之间为额中回（middle frontal gyrus），额下沟下方为额下回（inferior frontal gyrus）。

2. 顶叶（图2-3-1）

中央沟的后方有与其平行的中央后沟，两沟之间为中央后回（postcentral gyrus）。中央后沟的后方与大脑半球上缘平行的沟为顶内沟，此沟将中央后回以后的顶叶分为顶上小叶和顶下小叶。顶下小叶包括缘上回（supramarginal gyrus）和角回（angular gyrus），分别围绕外侧沟后端和颞上沟末端。

3. 颞叶（图2-3-1）

与外侧沟平行的颞上沟和颞下沟将颞叶分为颞上回、颞中回和颞下回。在外侧沟下壁，近颞上回后部外侧沟底部有2～3个短而横行的脑回，称为颞横回（transverse temporal gyrus）。

4. 枕叶（图2-3-1）

枕叶在大脑半球上外侧面的沟回多不恒定。

5. 岛叶（图2-3-2）

岛叶位于外侧沟中份深面，有3～4个长短不等的脑回，呈放射状排列。

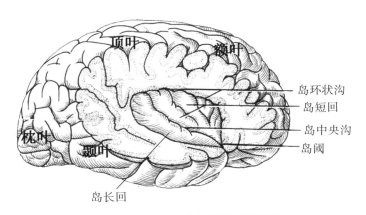

图2-3-2　岛叶（岛盖部分已切除）

（四）大脑半球内侧面主要的沟和回

大脑半球的内侧面自中央前、后回背外侧面延伸到内侧面的部分为中央旁小叶（para-central lobule），中央部分有前后方向略呈弓形的胼胝体。胼胝体下面弓形纤维束为穹窿（fornix），两者间的薄层膜状结构为透明隔（transparent septum）。胼胝体背侧有胼胝体沟，该沟上方有与之相平行的扣带沟（cingular sulcus），两沟之间为扣带回（cingular gyrus）。胼胝体后下方，有呈弓形的距状沟（calcarine sulcus）向后至枕叶后端与顶枕沟相连，距状沟与顶枕沟之间为楔叶（cuneus），距状沟下方为舌回（lingual gyrus）（图2-3-3）。

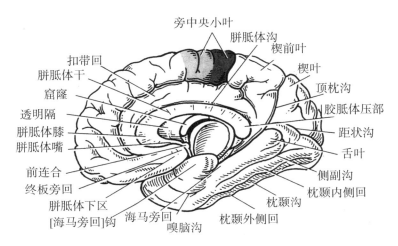

图2-3-3　大脑半球（内侧面）

（五）大脑半球下面主要的沟和回

1. 海马及海马结构

额叶下面有前后方向的嗅束（olfactory tract），前端膨大为嗅球（olfactory bulb），与嗅神经相连。嗅球向后端膨大为嗅三角（olfactory trigone）。嗅三角与视束之间为前穿质，区内有小血管穿入脑。嗅束上方毗邻嗅沟，嗅沟内侧为直回，外侧为眶回。枕叶和颞叶的下面有纵行的侧副沟及其外下方平行的枕颞沟，后者两侧分别为枕颞内侧回和枕颞外侧回。侧副沟内侧有海马旁回（parahippocampal gyrus），也称为海马回，此回前内方的突起称为［海马旁回］钩（uncus）（图2－3－3、图2－3－4）。位于海马旁回上缘的沟称为海马沟，沟内有一锯齿状的皮质窄条，称为齿状回。齿状回外侧的一部分皮质卷入侧脑室下角，形成海马（hippocampus）。海马与齿状回合称为海马结构（图2－3－4、图2－3－5）。在经过侧脑室下角的冠状切面上，海马及海马旁回的形态形似卷曲的海马。

2. 边缘结构

在大脑半球内侧面可见环绕胼胝体周围、侧脑室底壁的结构，是由隔区（胼胝体下区和终板旁回）、扣带回、海马旁回、［海马旁回］钩、海马、齿状回及岛叶前部、颞极共同形成的一个环形皮质结构，在进化上比较古老，在功能上与学习记忆、内脏活动等基本功能相关，称为边缘叶（limbic lobe）。在构成上，边缘叶有的属于上述5个大脑叶，如海

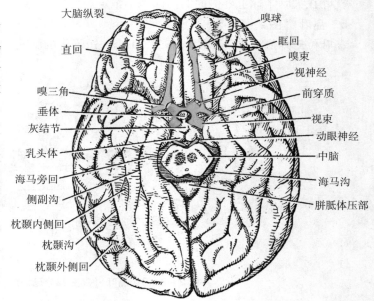

图2－3－4　端脑（下面）

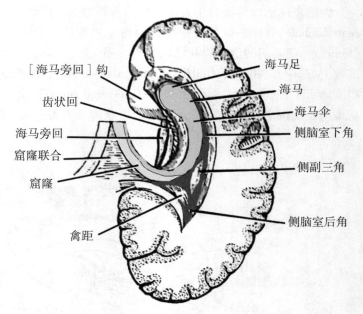

图2－3－5　海马结构

马、海马旁回、齿状回和［海马旁回］钩属于颞叶，而扣带回则不属于上述任何一叶。

（六）Brodmann 分区

大脑皮质的构筑分区并无统一规定。Brodmann 于 1909 年根据皮质构筑的特点，将其分为 52 区，此分区方法被多数学者接受，沿用至今（图 2-3-6、图 2-3-7）。

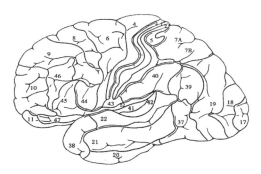

图 2-3-6　大脑皮质 Brodmann 分区（外侧面）

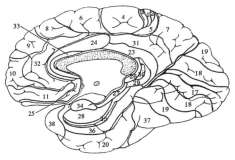

图 2-3-7　大脑皮质 Brodmann 分区（内侧面）

二、大脑皮质功能定位

大脑皮质对接受的各种感觉信息进行分析和整合，产生特定的感觉，维持觉醒状态，进行学习和记忆。同时可产生运动冲动，传向低位中枢，控制机体的活动，应答内外环境的刺激。在大脑皮质不同部位，负责不同的功能。因此，某一功能相对集中的部位被称为皮质功能区。最基本的机能，如运动、躯体感觉、味觉、视觉、听觉等，在大脑皮质各自都有恒定的调控中心。但人类的大脑皮质功能过于复杂，涉及意识、语言信号运用、理解、思维和联想、情感等方方面面的高级功能，脑的高级功能活动有关的结构基础目前还不甚明了（表 2-3-1）。

表 2-3-1　大脑皮质的一些主要功能的解剖关系

功能	起源	皮质区域	终点
本体感觉	对侧丘脑腹后内、外侧核（口咽喉为同侧）	中央后回主要躯体感觉区	次级躯体感觉区、初级躯体运动区
视觉	外侧膝状体	初级视皮质（距状沟上下）	次级视区：枕叶外侧（B17、B18 区）
听觉	内侧膝状体	初级听区：颞横回	次级听区：颞横回前部（B22 区）
嗅觉	嗅球	梨状区和杏仁体周围区	次级嗅：［海马旁回］钩（B28 区）
精细运动	基底核、小脑、躯体感觉区、运动前区	中央前回主要躯体运动区	脑干运动核、纹状体和脊髓前角

（一）躯体运动区

（1）第Ⅰ躯体运动区（first somatic motor area）：位于中央前回和中央旁小叶的前部（Brodmann 第 4 区和第 6 区的前部）。此区主要接受来自中央后回和背侧丘脑腹前核、腹外侧核、腹后核的纤维，发出纤维组成锥体束，至脑干一般躯体运动核、特殊内脏运动核和脊髓前角，控制骨骼肌运动。第Ⅰ躯体运动区对骨骼肌支配的特点为：①支配对侧肢体的运动，此区损伤时，致对侧肢体痉挛性瘫痪（躯干固有肌、咽喉肌、咀嚼肌、眼外肌及睑裂以上的面肌等受双侧支配）；②身体各部代表区呈上下倒置关系，但头面部是正置的；③身体各部代表区的面积与运动的精细程度成正比，运动愈是精细的部位，如手、舌、唇等，代表区面积愈大（图 2 - 3 - 8）。

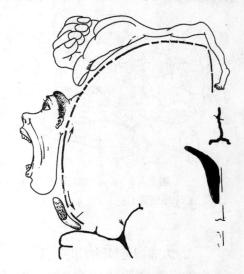

图 2 - 3 - 8　人体各部在第Ⅰ躯体运动区的定位

（2）第Ⅱ躯体运动区：位于外侧沟的上壁，与中央前、后回相续，此区仅有上、下肢运动的代表区。切除 Brodmann 第 4 区后，再刺激此区，可诱发对侧肢体运动。此区传出纤维加入锥体束。

（3）补充运动区：位于半球内侧面中央旁小叶前方，即 Brodmann 第 6 区和第 8 区的一部分，包括中央前回上部和额上回后部，与姿势调节有关。用电刺激该区会引起两眼同向偏斜运动，同时，头随眼转向对侧。此区为皮质脊髓束提供了 25% 的纤维。

（二）躯体感觉区

（1）第Ⅰ躯体感觉区（first somatic sensory area）：位于中央后回和中央旁小叶的后部（Brodmann 第 3、1、2 区）。接受背侧丘脑腹后核中继的浅感觉和本体感觉冲动，产生相应的躯体感觉。其特点为：①接受对侧半身的感觉冲动；②身体各部代表区呈上下倒置关系，但头面部是正置的；③身体各部代表区的大小与感觉的敏感程度成正比，如手指、唇、舌等，代表区较大（图 2 - 3 - 9）。此区损伤时致对侧本体感觉和精细触觉消失，但因间脑可感知粗略的浅感觉等，患者仍能感知温度觉、痛觉和粗略触觉。一般认为，3 区的细胞柱对轻触觉冲动起反应，1 区对深部刺激起反应，2 区对关节感受器冲动起反应。传入冲动几乎不向邻近细胞柱侧向分散，这就增加了感觉的精度，有利于精确定位。中央后回损伤后，对

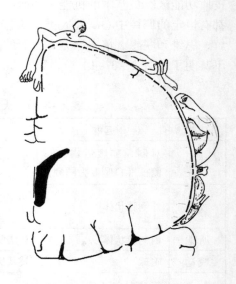

图 2 - 3 - 9　人体各部在第Ⅰ躯体感觉区的定位

机械刺激辨别力减退，导致轻触觉、四肢的位置觉障碍，而痛觉几乎不受影响。感觉恢复时，痛觉最先恢复。

（2）第Ⅱ躯体感觉区：位于外侧沟后部的上壁，毗邻岛叶，此区可对感觉进行粗略分析，并掌管本体感觉和辨别觉，痛觉信号也传至该区。此区是双侧性的，但以对侧为主。

（三）第Ⅰ视区

第Ⅰ视区（primary visual area）为位于距状沟的上、下方皮质，即楔回和舌回（Brodmann 第17区，又称为纹状区），属颗粒状皮质，第Ⅳ层特别厚。距状沟两侧的后1/3皮质，为视网膜中央部代表区，向前为视网膜周围部代表区。视区接受外侧膝状体中继的同侧视网膜颞侧半和对侧视网膜鼻侧半（双眼同侧视网膜）的视觉冲动，产生视觉。外侧膝状体距状束（视辐射）纤维大部分终止于Ⅳ层。视辐射纤维有明确的定位关系，外侧膝状体内侧部代表视网膜上象限的纤维，经视辐射的背侧部投射到距状沟上唇。外侧膝状体外侧部代表视网膜下象限，经视辐射的腹侧部投射到距状沟下唇。外侧膝状体中部纤维代表黄斑区，占视辐射中间的大部分，止于距状裂两侧皮质的后1/3。一侧视区完全损伤时，可出现双眼对侧视野同向性偏盲。Brodmann 第16区和18区为视觉连合区，此区的功能是司视觉与眼球运动整合、视觉印象与其他情报的整合，形成视觉印象的心理学解释。

（四）第Ⅰ听区

第Ⅰ听区（primary auditory area）位于颞横回（Brodmann 第41、42区）。听区接受内侧膝状体中继纤维（听辐射）。一侧听区皮质接受双侧的听觉冲动，但以对侧为主。音调的代表区有定位性，来自蜗底的高音调冲动，投射到此区的后内侧部，而来自蜗顶部的低音调冲动，投射到此区的前外侧部。一侧听区的损伤，不致引起全聋。Brodmann 第42、22区为听觉连合区。

（五）嗅区

嗅区（olfactory area）位于［海马旁回］钩的附近（Brodmann 第34区）（图2-3-7）。

（六）味区

味区（gustatory area）位于中央后回下端，即面部躯体感觉区的下方（Brodmann 第43区）（图2-3-6）。

（七）平衡觉区

平衡觉区（vestibular area）位于中央后回下端，头面部代表区附近。但关于此中枢的位置存有争议（图2-3-6）。

（八）躯体联合区

躯体联合区位于顶上小叶，整合触压觉和记忆，使人在闭眼触摸到物体后能辨识物体。若该区损伤，患者会丧失通过触觉鉴别物体的质地、大小、形状的能力。

（九）内脏活动区

内脏活动区位于边缘叶，调节血压、呼吸、瞳孔变化和内脏器官活动等。

（十）语言中枢（图2-3-10、表2-3-2）

语言被称为第二信号系统，为人类独有。譬如说出"葡萄"二字时，说话者和听者的脑中都会回想起葡萄的样子和味道。因此，通过语言就可"传递"葡萄酸甜的味道。语言的出现使人脑结构复杂化，联想和思维能力大为增强。语言中枢集中在优势半球。大多数人（右利手）的语言区位于左侧大脑半球，少数人（左利手）的语言区位于右侧大脑半球。优势半球是在人类社会历史发展过程中形成的。左侧大脑半球主要与语言、数学分析等密切相关，而右侧大脑半球主要感知音乐、图形和时空等，两者互相协调和配合，以完成各种高级的神经功能和精神活动。不由视、听和肌肉运动障碍所引起的语言缺陷，称为失语症。

（1）运动性语言中枢（motor speech area）：又称为说话中枢、布罗卡区（Broca 区），位于额下回后部（Brodmann 第 44、45 区）。此区损伤时，患者虽能发音（喉肌、咽肌均能运动），但丧失说话的能力，称为运动性失语症。

（2）书写语言中枢（writing area）：位于额中回后部（Brodmann 第 6、8 区）。此区损伤时，患者的手能够运动，但不能写出文字或符号，称为失写症。

（3）听觉性语言中枢（auditory speech area）：又称为听话中枢，位于颞上回后部（Brodmann 第 22 区）。此区损伤时，患者听觉无障碍，但不能复述别人说的话，也不能理解别人的话，称为感觉性失语症。

（4）视觉性语言中枢（visual speech area）：又称为阅读中枢，位于角回（Brodmann 第 39 区）。此区损伤时，患者视觉无障碍，但不能理解文字和符号的含义，称为失读症。

（5）韦尼克区（Wernicke 区）：听觉语言中枢和视觉语言中枢之间没有明显界限，将它们合称为 Wernicke 区。该区域接受来自视觉中枢和听觉中枢的信息，整合分析后传送至运动语言中枢，后者通过联系控制发音有关肌肉的指挥中枢，控制唇舌喉肌的运动，影响语言表达。此区的损伤或此区至额叶的联络纤维损伤将会产生感觉性失语。

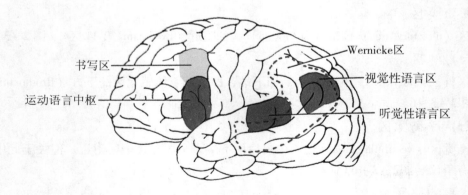

图 2-3-10　语言中枢示意

表 2-3-2　语言中枢（语言优势半球）

名称	皮质区	失语症
运动性言语中枢（Broca 区）	额下回后部（B 44、45 区）	运动性失语症
书写语言中枢	额中回后部（B 6、8 区）	失写症

（续上表）

名称	皮质区	失语症
运动性言语中枢（Broca 区）	额下回后部（B 44、45 区）	运动性失语症
听觉性语言中枢	颞上回后部（B 22 区）	感觉性失语症
视觉性语言中枢（阅读中枢）	角回（B 39 区）	失读症
听觉中枢、视觉性语言中枢（Wernicke 区）	角回、左侧缘上回（B 39、40 区）	感觉性失语症

第二节　端脑的内部结构和功能

一、大脑皮质的细胞构筑

大脑皮质是覆盖在大脑半球表面的灰质，人脑的大脑皮质重演了种系发生的次序，可分为古（原）皮质（海马和齿状回）、旧皮质（嗅脑）和新皮质（其余大部分皮质）。鱼类和两栖类的端脑主要只有嗅脑，自高级爬行类开始出现新皮质。哺乳类动物新皮质较发达。在人类，古、旧皮质仅为 4%，位于大脑半球腹内侧部，新皮质约占 96%，表面积约为 2 200 cm^2，只有 1/3 露于脑的表面，2/3 位于大脑沟壁和沟底。大脑皮质各处厚薄不一，中央前回约 4.5 mm，枕叶的视区仅 1.5 mm，平均约 2.5 mm。

（一）大脑皮质的神经元

大脑皮质（cerebral cortex）是脑的最高中枢所在部位，神经元数量庞大，种类丰富，均为多极神经元。大脑皮质的神经元可分为两大类：①传出神经元；②联络神经元。高尔基Ⅰ型神经元有大、中型锥体细胞（pyramidal cell）和梭形细胞（fusiform cell），属于传出神经元，它们的轴突组成投射纤维，投射到脑干或脊髓，或组成联络纤维，走向同侧大脑其他皮质区域，或形成连合纤维走向对侧皮质，把该区域皮质信息传递出去。高尔基Ⅱ型神经元主要包括大量的颗粒细胞（granular cell）、水平细胞（parallel cell）、星形细胞、篮状细胞和马提诺蒂细胞（上行轴突细胞）等，均属于中间神经元，有些是兴奋性的，有些是抑制性的，它们构成皮质内信息传递复杂的局部神经环路，主要接受来自神经系统其他部位传入的信息，加以综合、贮存或传递给高尔基Ⅰ型神经元。

（二）大脑皮质的构筑分层

大脑皮质神经元呈分层排列。进化上的古皮质和旧皮质只有 3 层，即分为分子层、锥体细胞层和多形细胞层；而新皮层基本上可分为 6 层。

新皮质由浅入深典型的 6 层结构为（图 2 - 3 - 11）：①分子层（molecular layer），主要有少量的水平细胞和星形细胞分布，还有密集的神经纤维丛。神经纤维丛来自锥体细胞的顶层树突的末端分支，水平细胞的树突和轴突与皮质表面平行分布。分子层占全皮质厚度的 1/10 左右。②外颗粒层（external granular layer），主要由颗粒细胞和少数小锥体细胞构成，锥体细胞胞体尖端发出一条顶树突，伸向皮质表面，沿途发出小分支。胞体还向周围发出一些水平走向的树突，称为基树突。轴突自胞体底部与顶树突相对应的位置发出。颗粒细胞的轴突一般很短，与邻近的锥体细胞形成联系，少数较长的轴突上升到皮质表面，与锥体细胞顶树突和水平细胞相联系。③外锥体细胞层（external pyramidal layer）。此层较厚，占大脑皮质厚度的1/3，由小型和中型锥体细胞及颗粒细胞构成，锥体细胞树突伸向分子层，轴突的分支形成长的联络纤维或通过胼胝体至对侧的连合纤维。在发育过程中，外颗粒层和外锥体细胞层是最后分化的层次，也是发育得最好的层次，因这两层并不发出纤维到脑干和脊髓，主要是在大脑皮质各部分起联络作用，因此，这两层被认为是连合层或接受层。④内颗粒层（internal granular layer）。此层细胞密集，主要由颗粒细胞构成，在感觉区较厚。⑤内锥体细胞层（internal pyramidal layer）。此层较厚，主要由大型和中型锥体细胞组成。在中央前回运动区，此层有巨大锥体细胞，称为Betz细胞。此层的顶树突伸向分子层，轴突组成投射纤维。⑥多形细胞层（Polymorphic layer），以梭形细胞为主，并含有锥体细胞和上行轴突细胞。大梭形细胞的树突伸向分子层，小梭形细胞树突止于本层或上一层。梭形细胞的轴突组成投射纤维、联络纤维或连合纤维。

新皮质的以上各层大致又可分为传入层和传出层。传入层包括第Ⅱ、第Ⅲ、第Ⅳ层，只见于新皮质，从丘脑至大脑皮质的传入纤维主要进入第Ⅳ层，与颗粒细胞形成突触。传出纤维主要起于第Ⅴ、第Ⅵ层，大脑皮质的投射纤维主要起自于第Ⅴ层的锥体细胞和第Ⅵ层的大梭形细胞。联络纤维和连合纤维则主要起自第Ⅲ、第Ⅴ、第Ⅵ层的锥体细胞和梭形细胞。第Ⅱ、第Ⅲ、第Ⅳ层的颗粒细胞等高尔基Ⅱ型细胞主要与各层神经元相互联系，构成局部神经环路，对各种信息进行分析、整合和贮存，在此过程中产生神经高级活动，并经锥体细胞和梭形细胞传出，产生相应的反应。

当大脑皮质受到内、外环境因素变化的影响时（如学习、运动），其神经元的结构会发生相应的改变，同时通过神经干细胞增殖分化，数量上也可发生变化，大脑皮质的这种适应性变化称为可塑性，在青少年明显，到老年时下降。

（三）大脑皮质内神经元相互作用的方式

大脑皮质内神经元相互作用的方式多种多样，可概括为：①反馈。比如，第Ⅳ层的马提诺蒂细胞从锥体细胞的轴突接受信息，再通过本身的轴突与锥体细胞的树突形成突触。②同步。比如，第Ⅰ层的水平细胞轴突可同时与多个锥体细胞的树突形成突触，产生同步效应。③汇聚。第Ⅳ层的颗粒细胞可同时接受传入和传出纤维的侧支，进行整合。④扩散。一根传入纤维可同时终止于第Ⅱ、第Ⅲ、第Ⅳ层不同的神经细胞，可致信息广泛传播。⑤局部回路。在大脑皮质各类神经元之间存在大量神经回路，是协调大脑活动的重要形态基础。

（四）大脑皮质柱

大脑皮质的细胞排列呈与表面垂直柱状，称皮质柱。每个皮质柱的直径为350～500 μm，呈圆柱状，由10^3～10^4个神经元构成。皮质柱由传出神经元、中间神经元和传入纤维组成，贯穿皮质全层。皮质柱内神经元有特异的联系模式，但各柱之间并无胶质分隔，因此，皮质柱并非结构单位，而被视为大脑皮质的基本功能单位。当某一皮质柱处于活动状态时，就可与周围受到抑制的皮质柱分开，而当该柱细胞活动终止时，就不能与周围的柱分开。

二、基底核

（一）基本结构

基底核（basal nuclei）又称为基底神经节（图2-3-11至图2-3-13），位于大脑半球底部，包括尾状核、豆状核、屏状核和杏仁体。

1. 尾状核

尾状核（caudate nucleus）由前后弯曲的圆柱体构成，分为头、体尾三部，绕背侧丘脑外侧份周围，始终伴随侧脑室走行。其前部膨大，称为尾状核头，背面突向侧脑室前角；中部称为尾状核体，沿背侧丘脑的背外侧缘延伸，突向侧脑室中央部；下部逐渐变细，称为尾状核尾，自背侧丘脑后端向腹侧弯曲，沿侧脑室下角的顶前行，末端与杏仁体相连。

2. 豆状核

豆状核（lentiform nucleus）位于岛叶深部，背侧丘脑外侧。此核前部与尾状核头相连，其余部分借内囊与尾状核和背侧丘脑相分隔。在水平切面上，豆状核呈三角形，被2个白质板分为3个部分，外侧部最大，称为壳（putamen），内侧的两部分称苍白球（globus pallidus）。除壳的前部与尾状核头融合外，其他部分与尾状核或丘脑间都隔有白质。苍白球比较小，被薄髓板分为内、外侧苍白球，因苍白球内有许多粗有髓纤维穿过，在新鲜标本上为白色故得名。

3. 杏仁体

杏仁体（amygdaloid body）位于侧脑室下角前端的上方、[海马旁回]钩的深面，属于边缘系统皮质下中枢，与内脏活动的调节及情绪产生有关。详见边缘系统。

4. 屏状核

屏状核（claustrum）位于岛叶皮质与豆状核之间，纤维联系和功能不清楚。

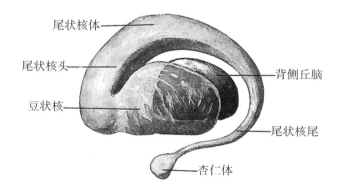

图2-3-11　基底核和背侧丘脑立体结构

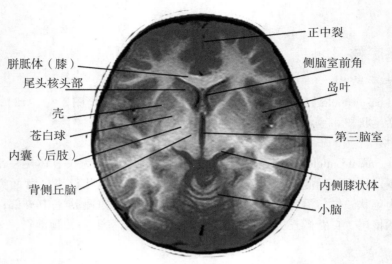

图2-3-12 基底核平面（MR水平切面）

图中标注：正中裂、胼胝体（膝）、尾头核头部、壳、苍白球、内囊（后肢）、背侧丘脑、侧脑室前角、岛叶、第三脑室、内侧膝状体、小脑

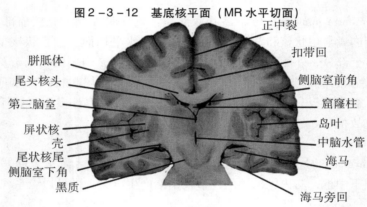

图2-3-13 基底核平面（实体冠状切面）

图中标注：正中裂、胼胝体、尾头核头、第三脑室、屏状核、壳、尾状核尾、侧脑室下角、黑质、扣带回、侧脑室前角、穹窿柱、岛叶、中脑水管、海马、海马旁回

（二）纹状体

1. 纹状体

纹状体（corpus striatum）是锥体外系的重要组成部分，主要功能是调节肌张力和协调骨骼肌运动，包括豆状核和尾状核。在种系发生上，壳核和尾状核是纹状体较晚出现的结构，合称为新纹状体；苍白球为较古老的部分，称为旧纹状体；杏仁核是基底核中最古老的部分，又称为古纹状体。

2. 纹状体参与锥体外系（图2-3-14）

（1）纹状体与丘脑底核、黑质、红核及小脑、前庭核等，均参与到锥体外系对运动的调节环路。纹状体与大脑皮质之间存在着若干往返联系的纤维环路，如皮质—纹状体—苍白球—丘脑—皮质环路。

（2）纹状体—黑质—纹状体环路自纹状体尾壳核向内侧穿经内囊、大脑脚，终止于黑质网状部；黑质—纹状体纤维起自黑质致密部，投射到同侧纹状体。黑质内含有多巴胺类神经元，因此，此投射是多巴胺能的，多巴胺抑制尾壳核神经元。正常时，黑质和纹状体所含的多巴胺占脑内总量的 80% 以上。帕金森病又称为震颤麻痹，该病患者的黑质神经元减少，多巴胺的合成减少，尾壳核神经元兴奋性增高。

纹状体功能障碍可导致运动异常和肌张力改变。其一类主要表现为运动过多和肌张力低下，如小舞蹈病（又称为舞蹈病）；另一类主要表现为运动减少和肌张力亢进，如 PD，患者以静止性震颤、运动迟缓、肌强直和姿势步态异常为主要特征。

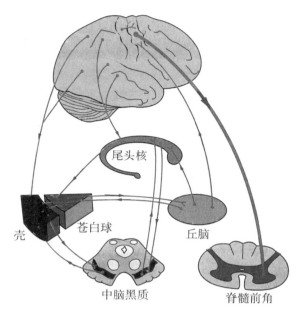

尾头核

苍白球

壳

丘脑

中脑黑质

脊髓前角

图 2 - 3 - 14　基底核与大脑皮质、丘脑、脑干、脊髓间的联系（锥体外系）

问题讨论

　　与基底核病变有关的疾病（如舞蹈病、亨廷顿病、帕金森病），都会造成运动障碍。请你查阅资料，详细了解这几类疾病的临床表现、诊断及研究进展，并制作一个总结表对其加以区别。

三、大脑髓质

大脑髓质（cerebral medullary substance）位于大脑皮质的深面，也称为大脑白质，由大量神经纤维组成，根据纤维走向，可分为联络纤维、连合纤维和投射纤维 3 类。

（一）联络纤维

联络纤维是联系同侧半球不同部位皮质间的纤维。其短纤维经脑沟深面连接相邻的脑回，称弓状纤维。其长纤维连接同侧半球各叶，主要包括：①上纵束，位于岛叶和豆状核的上方，连接额、顶、枕、颞 4 个叶；②下纵束，沿侧脑室下角和后角的外侧壁走行，连接颞、枕两叶；③钩束，勾绕外侧沟底，连接额、颞两叶的前部；④扣带，位于扣带回和海马旁回的深面，连接边缘叶各部（图 2 - 3 - 15）。

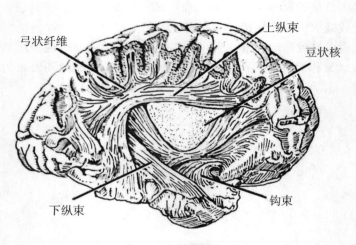

图2-3-15　大脑半球内的联络纤维

（二）连合纤维

连合纤维是联系左、右大脑半球皮质间的纤维，包括胼胝体、前连合和穹窿连合。

（1）胼胝体（corpus callosum）（图2-3-3、图2-3-16）：是联系左、右大脑半球最粗大皮质的纤维束，为一宽厚的白质板横跨两半球之间，形成大脑纵裂底及侧脑室前角、中央部和后角的上壁。在矢状切面上，胼胝体呈耳状，自前向后分为嘴、膝、干和压部4部，嘴向下连接终板。在大脑半球内，胼胝体的纤维向前、后、左、右等方向辐射。

（2）前连合（anterior commissure）（图2-3-16）：由连接两侧嗅球和颞叶前部的前、后弓形纤维束构成。在正中矢状切面上，前连合位于胼胝体嘴、终板和穹窿交汇处，纤维断面聚成圆形。

（3）穹窿连合（commissure of fornix）（图2-3-16）：海马发出的纤维在其内侧形成海马伞，向后上方弯曲形成穹窿，弓形向上走行于胼胝体下面构成第三脑室的顶，其中部分纤维越中线交叉至对侧穹窿，形成穹窿连合。在穹窿连合前方，两侧穹窿并行向前，绕室间孔前方，大部分纤维向下止于乳头体。穹窿与胼胝体之间的薄板，称为透明隔。

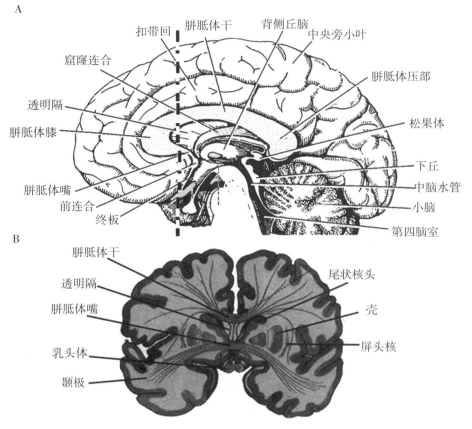

A：连合纤维正中矢状切面示意；B：经胼胝体水平冠状切面

图 2 - 3 - 16　连合纤维模式

（三）投射纤维

投射纤维为联系大脑皮质和皮质下中枢的上、下行纤维。大多数投射纤维经背侧丘脑、尾状核和豆状核之间出入大脑半球，形成内囊（internal capsule）（图 2 - 3 - 17）。内囊为宽厚的白质纤维板，位于背侧丘脑、尾状核与豆状核之间。在大脑水平切面上，内囊呈向外开放的"V"形，可分 3 部：①内囊前肢（anterior limb of internal capsule），位于豆状核和尾状核头之间，有额桥束和丘脑前辐射等通过；②内囊膝（genu of internal capsule），位于内囊前肢和内囊后肢汇合处，主要有皮质核束通过；③内囊后肢（posterior limb of internal capsule），其位于豆状核和背侧丘脑之间的部分，称为丘脑豆状核部，主要有皮质脊髓束和丘脑中央辐射通过，另有皮质红核束、皮质网状束等通过。内囊后肢向后下延续至豆状核的后方和下方的部分，分别称为豆状核后部和豆状核下部，前者有视辐射通过，后者有听辐射通过。另外，内囊后肢还有顶、枕、颞桥束等通过。内囊纤维向上方不同方向放射至大脑皮质，称为辐射冠，与胼胝体的纤维交错。内囊向下续于中脑的大脑脚底。

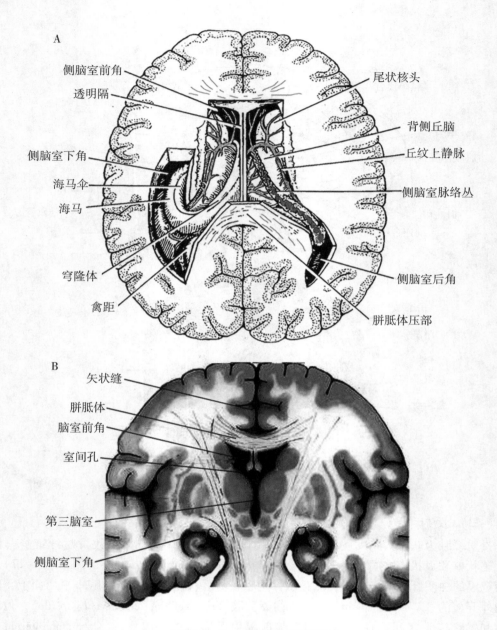

A：水平切面；B：冠状切面（经室间孔）。

图2-3-17　内囊内主要纤维束排列示意

3 类大脑白质纤维的比较见表2-3-3。

表2-3-3　3类大脑白质纤维的比较

纤维种类		意义	起源	止点	结构
联络纤维		同侧脑内，各区之间	外锥层中小锥体细胞	皮层表面	弓状纤维，上、下纵束、钩束
连合纤维		两侧脑间的联系	外锥层中小锥体细胞	对侧皮质同相区域的表层	胼胝体、前联合、穹窿联合
投射纤维	上行	特异性躯体感觉	丘脑腹后核	同侧外锥层、内粒层	内囊后肢（丘脑中央辐射）
		上行激动	古丘脑	同侧所有叶皮质表面	丘脑前辐射
		基底核至皮质	丘陵前核群、外侧核群	侧皮质表面	内囊
	下行	锥体系	内锥层大锥体细胞	对侧或双侧脊髓、脑干	内囊膝、后肢前部
		皮质至基底核、额顶颞枕桥束	内锥层大锥体细胞	同侧基底核、脑桥核	内囊前、后肢均有

四、侧脑室

侧脑室（lateral ventricle）（图2-3-18、图2-3-19）位于双侧大脑半球内，呈扁窄的室腔，前部经室间孔（interventricular foramen）与第三脑室相通。侧脑室可分为4个部分：①中央部，位于顶叶内，由此伸出3个角；②前角，宽而短，向前伸入额叶，③后角，长短不恒定，伸入枕叶；④下角，比前、后角长，在颞叶内伸向前方，几乎达［海马旁回］钩附近，底壁上有隆起的海马。齿状回位于海马内侧。

侧脑室脉络丛位于侧脑室中央部和下角内，产生脑脊液。此脉络丛前部经室间孔与第三脑室脉络丛相连。

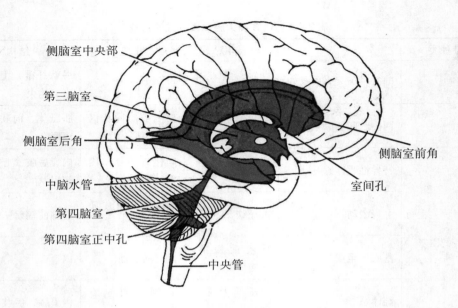

图2-3-18　侧脑室（侧面）

侧脑室中央部

第三脑室

侧脑室后角

中脑水管

第四脑室

第四脑室正中孔

中央管

侧脑室前角

室间孔

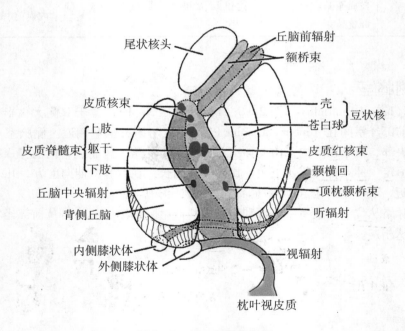

图2-3-19　侧脑室投影

尾状核头

丘脑前辐射

额桥束

皮质核束

上肢

皮质脊髓束　躯干

下肢

丘脑中央辐射

背侧丘脑

内侧膝状体

外侧膝状体

枕叶视皮质

壳

苍白球　}豆状核

皮质红核束

颞横回

顶枕颞桥束

听辐射

视辐射

第三节　嗅脑、边缘系统、基底前脑

一、嗅脑

（一）嗅脑（图2-3-20）

嗅脑（rhinencephalon）位于端脑底部，包括嗅球（olfactory bulb）、嗅束（olfactory tract）、嗅三角（olfactory triangle）和海马旁回、钩、梨状叶（piriform lobe）等。人类嗅脑不发达。

（二）嗅球

嗅球位于额叶眶面下方，扁卵圆形小球，是嗅神经终止部位，向后延为较细的嗅束。嗅球从表面向深层依次分别为小球层、僧帽细胞层和颗粒细胞层。

（三）嗅束

嗅束为从嗅球至嗅三角的纤维束，主要为嗅球的传出纤维，但含前嗅核。

（四）内侧嗅纹和外侧嗅纹

内侧嗅纹和外侧嗅纹由嗅束后端分叉而成。嗅束纤维几乎全部进入外侧嗅纹至［海马旁回］钩（梨状叶）的前部，产生嗅觉。病变刺激［海马旁回］钩区皮质及其相联系的皮质下结构可以引起嗅幻觉。内侧嗅纹的纤维来自嗅束内散在神经元的传出纤维，终止于隔区（深面有伏隔核），而参与边缘系统的情绪调节功能。

（五）梨状叶

梨状叶包括外侧嗅纹、［海马旁回］钩和海马旁回前部，接受前嗅核的纤维，一般认为是原嗅觉皮质。

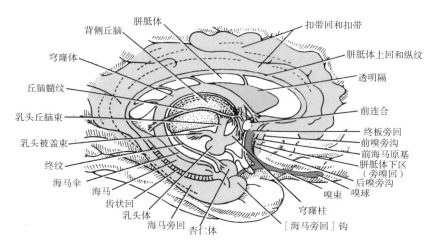

图2-3-20　嗅脑和边缘系统

二、边缘系统

(一) 边缘叶

法国学者 Broca 在研究哺乳类动物脑的发育的过程中，发现有一个相对恒定的马蹄形脑回，环绕于脑干周围形成环形边缘，称之为边缘叶（limbic lobe）。在人脑，边缘叶包括扣带回、海马旁回、海马、隔区、梨状叶、颞极、眶回后部等（图2-3-20）。

(二) 边缘系统

边缘系统（limbic system）又称为内脏脑，由边缘叶和与之联系密切的皮质下结构（包括杏仁体、上丘脑、下丘脑、背侧丘脑前核群和中脑被盖区）等共同组成（图2-3-20）。边缘系统在进化上较古老，与内脏活动、情绪反应、性功能及记忆等有关，在维持个体生存及延续后代等方面起重要作用。

1) 海马结构（hippocampus formation）：包括海马、齿状回、下托和海马旁回。海马结构皮质为只有3层细胞结构的原皮质，即分子层、锥体细胞层和多形细胞层。

（1）海马（hippocampus）：又称为 Ammon 角，位于侧脑室下角侧壁，为一镰状弓形结构，因在冠状切面上和海马旁回一起，形似一卷曲的海马而得名。海马前端（头侧）膨大并形成数个隆起，称为海马趾；其尾端变窄，并行向胼胝体，沿海马内侧缘有一白色扁平纤维束，称为海马伞，向后续于穹窿。海马又可分为 CA_1、CA_2、CA_3、CA_4 区（图2-3-21）。

（2）齿状回（dentate gyrus）：位于海马及海马伞的内侧，为一窄长条形结节状隆起结构。

（3）下托（subiculum）：位于海马和海马旁回之间的过渡区，相当于海马旁回上部。

（4）海马旁回（parahippocampal gyrus）：位于下托的外侧，与海马平行，其

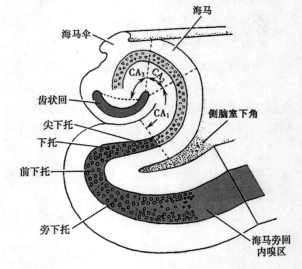

图2-3-21　海马结构皮质

外侧为枕颞内侧回，前端为［海马旁回］钩。海马旁回皮质柱为6层结构。

海马旁回的纤维传入海马结构，后者发出传出纤维经穹窿止于乳头体，同时也到隔区。从海马旁回始，经海马结构、乳头体、丘脑前核、扣带回，再回到海马旁回的神经环路称为帕佩兹回路（Papez circle），又称为海马环路，此环路使嗅觉等感觉引所起的学习记忆与情绪反应和内脏活动相互联系。

海马结构的功能十分复杂，其机制仍不十分清楚。刺激海马，可引起动物的行为变化，如攻击性增强或攻击性抑制。临床上，海马结构病变的患者可诱发癫痫，引起嗅、视、听、触觉障碍或其他类型的感觉障碍。生理学认为，海马与记忆特别是近记忆有关。

2）杏仁体：位于颞极深面，侧脑室下角前端。它接受嗅脑、脑干网状结构、新皮层、隔核、背侧丘脑和下丘脑的纤维传入，其传出纤维至隔区和下丘脑，参与内分泌活动、内脏活动和情绪活动的调节。

（3）隔区（septal area）：位于胼胝体嘴下方，包括胼胝体下区和终板旁回。深面的隔核接受穹窿、终纹、前穿质、扣带回及中脑网状结构的上行纤维。传出的纤维投射至边缘系统各部皮质及脑干网状结构。隔核被认为是边缘系统的主要环节之一，在海马与下丘脑和缰核的联系中处于中心位置，它是各种信息整合中枢，刺激或损毁隔核，可激起动物愤怒反应，引起进食、性与生殖行为改变。

三、基底前脑

基底前脑（basal forebrain）位于在大脑半球前内侧面和下面，前连合的下方，包括若干脑区和核团，如下丘脑视前核、隔核、伏隔核、斜角带核、Meynert 基底核、嗅结节、杏仁核等。斜角带位于前穿质后部，邻近视束，外表光滑，呈斜带状。Meynert 基底核在豆状核下方，位于前穿质与大脑脚间窝之间，内含许多细胞群及与其相接触的穿过此区的纤维束。隔核、斜角带核和 Meynert 基底核含有大量的胆碱能神经元，这些神经元纤维投射到大脑新皮质、海马等处，与学习、记忆关系密切。

伏隔核（nucleus accumbens）位于隔区和尾状核之间，含多巴胺神经元，是基底前脑较大的核团，功能上与躯体运动、内脏活动整合有关，还与镇痛机制有关。研究认为伏隔核参与多巴胺能奖赏系统，与药物成瘾机制的产生有关。

基底前脑有着广泛的功能，包括行为驱动力的产生、情绪反应，乃至高级的认知活动。有研究表明，精神分裂症、帕金森病和阿尔茨海默病的发病机制都可能与基底前脑的病变有关。

小结

（1）端脑作为脑的高级部分，结构复杂，关于它的语言功能、高级思维活动、情感活动的解释还远没有完成，并且难倒了很多神经学科学家。

（2）端脑神经元间的联络更是复杂，目前风行一时的脑网络组学（brainnetome）试图解决这一问题。脑网络组学试图借助许多前沿技术，包括功能磁共振、弥散张量成像、信息技术、生物技术等来重新认识脑神经元之间纤维系的规律。中科院自动化学 2017 年发布了全新人类脑图谱，比 Brodmann 图谱精确 4～5 倍，包括 246 个精细脑区亚区，以及脑区亚区间的多模态连接模式。

（3）作为临床医学生，学习端脑，应当重点了解大脑皮质功能定位、大脑纤维联络方式，并结合相关生理学内容，将形态结构和功能联系起来。

（4）目前已知大脑皮质功能代表区有躯体运动、躯体感觉代表区，视觉、听觉、嗅觉、味觉代表区，以及各类语言中枢。

（5）通过检查脑肿瘤、血管意外、手术或头部外伤，人类对于大脑皮质不同区域的损伤，已经有了一定的认识。目前，研究者已经可以通过脑电波记录大脑皮层的不同区域，如在外科手术暴露期间记录大脑皮层活动，或者通过刺激清醒患者大脑皮层的不同区域来记录活动情况。研究发现，人类大脑皮质在一定程度上具有重塑损伤部位功能的能力，这使大脑在发生损伤后可得到一定程度的康复。

（6）目前已知除了上行感觉、下行运动特异性投射纤维以外，大多数投射纤维其实是非特异性的。联合纤维除胼胝体以外，尚有前联合、穹窿联合、后联合（归属于中脑）、缰联合和丘脑间黏合（归属于间脑）。

（7）从内囊穿过的是很重要的白质，它由连接大脑皮质、脑干及脊髓的上、下行纤维组成，内囊的病变常常与脑血管病变相关。

（8）前室间孔是侧脑室脑脊液流出到第三脑室的唯一通道，一旦闭锁，侧脑室会扩张，脑实质将受压，颅内压将增高。

思 考 题

（1）简述背侧丘脑联络性核团与大脑皮质、纹状体、下丘脑的联系并做功能解释。

（2）简述内囊的位置、分部、各部中走行的纤维和血供。

（3）解释上、下运动神经元损伤后的临床表现的差异。

测 试 题

单项选择题

1. 男性，48 岁，右利手，能听懂别人说话，也能看懂书信和报纸，但不能说出自己要说的话（无发音器官障碍）。请问该患者是左侧哪一脑区损伤？（　　　）

A. 布罗卡三角区（中央前回底部）

B. 额中回后部接近中央前回手区

C. 颞中回后部

D. 角回（枕叶前部）

E. 第二运动区

2. 前穿质位于什么部位？（　　　）

A. 脚间窝　　　　　　　B. 额叶底部　　　　　　C. 嗅三角

D. 视交叉前　　　　　　E. 前交通支深面

3. 下列哪项不属于海马结构？（　　　）

A. 海马　　　　　　　　B. 齿状回　　　　　　　C. 海马旁回

D. 下托　　　　　　　　E. ［海马旁回］钩

4. 边缘结构包括哪些结构？（　　　）

A. 隔区、扣带回、海马旁回、［海马旁回］钩、海马和齿状回及岛叶前部、颞极

B. 隔区、扣带回、海马旁回、［海马旁回］钩、海马和齿状回及岛叶前部、丘脑前核群

C. 隔区（胼胝体下区和终板旁回）、扣带回、海马旁回、［海马旁回］钩、海马和齿状回及岛叶前部、丘脑前核群、下丘脑

D. 丘脑前核群、下丘脑、扣带回、海马旁回、[海马旁回] 钩

E. 丘脑前核群、下丘脑、扣带回、海马旁回、[海马旁回] 钩、基底核

5. 患者，男，75 岁，高血压史多年，不规则服用降血压药。今晨突然出现头痛、一侧肢体随意运动和感觉障碍等症状，遂赴急诊科就医。经体格检查和影像学检查后，其初步诊断为"一侧内囊出血"。患者一侧肢体随意运动障碍的主要原因是什么？（　　　）

A. 皮质脊髓束受损　　　B. 皮质红核束受损　　　C. 皮质核束受损

D. 脊髓前角 α 运动神经元受损　　　　　　E. 运动神经受损

6. 关于第 Ⅱ 躯体感觉区，以下哪项描述是正确的？（　　　）

A. 位于中央后回上部　　　　　　　　　　B. 位于旁中央小叶后部

C. 位于外侧沟后部上壁　　　　　　　　　D. 感受振动觉

E. 与痛觉无关

7. 嗅区（嗅皮质）位于什么区域？（　　　）

A. 嗅三角　　　　　　　B. 海马旁回　　　　　　C. 颞横回

D. 隔区　　　　　　　　E. 梨状区

8. Wernicke 区位于什么区域？（　　　）

A. 角回　　　　　　　　B. 损伤产生感觉性失语

C. 距状沟上下皮质　　　D. 楔叶　　　　　　　　E. 缘上回

9. 大脑皮质外锥层中型锥体细胞轴突的作用是什么？（　　　）

A. 构成投射纤维　　　　B. 构成联络纤维　　　　C. 构成联合纤维

D. 构成局部环路　　　　E. 接受痛觉传入纤维

10. 关于纹状体，下列哪一项是错误的？（　　　）

A. 包括豆状核和尾状核　　B. 新纹状体包括壳和尾状核

C. 旧纹状体指苍白球　　　D. 古纹状体指杏仁核　E. 参与锥体系

11. 联系同侧额叶和颞叶的是什么纤维？（　　　）

A. 上纵束　　　　　　　B. 弓状纤维　　　　　　C. 下纵束

D. 钩束　　　　　　　　E. 穹窿

12. 侧脑室脉络丛位于什么部位？（　　　）

A. 下角和中央部　　　　B. 前角　　　　　　　　C. 后角

D. 三角区　　　　　　　E. 前角和后角

多项选择题

1. 关于第 Ⅰ 躯体运动区，下列哪一项错误的？（　　　）

A. 中央前回　　　　　　B. 旁中央小叶前部　　　C. 上下颠倒

D. 左右交叉　　　　　　E. 运动复杂的部位在中央前回所占面积大

2. 关于第 Ⅰ 视区，下列哪一项是错误的？（　　　）

A. 楔回和舌回

B. 距状裂两侧的后 1/3 皮质，为视网膜中央部代表区

C. 外侧膝状体距状束大部分终止于 Ⅳ 层

D. 一侧视区完全损伤时，可出现双眼同侧视野偏盲

E. 外侧膝状体内侧部纤维经视辐射投射到距状沟下唇

3. 关于大脑皮质，下列哪一项是错误的？（　　　）

A. 中央前回内的巨大锥体细胞又称为 Betz 细胞

B. 轴突构成锥体束

C. 发出投射纤维

D. 发出联络纤维

E. 构成局部环路

4. 通过内囊膝的是什么纤维？（　　　）

A. 额桥束　　　　　　B. 皮质核束　　　　　　C. 丘脑前辐射

D. 皮质脊髓束　　　　E. 枕、颞、顶桥束

（易西南）

第四章　神经传导通路

　　周围神经可以看成是中枢神经系统联系躯体和内脏的通路。司各类感觉功能的为感觉神经，司各类运动功能的为运动神经。然而，产生意识性感觉的中枢在大脑皮质特定区域，发起运动的中枢也在大脑皮质特定区域。因此，在神经系统内存在着两大类传导通路，即感觉传导通路（sensory pathway），也称为上行传导通路（ascending pathway），和运动传导通路（motor pathway），也称为下行传导通路（descending pathway）。本章节只叙述主要的躯体感觉和运动传导通路。在脑内，神经元之间构成了复杂的神经网络，各类功能的传导十分复杂。在周围器官尤其内脏器官，还存在诸多局部神经环路。

第一节　感觉传导通路

一、本体感觉（深感觉）传导通路

　　本体感觉是指肌、肌腱、关节等运动器官本身在不同状态（运动或静止）时产生的感觉（如人在闭眼时能感知身体各部的位置），又称为深感觉，包括位置觉、运动觉和震动觉；该传导通路还传导皮肤的精细触觉（如辨别两点距离和物体的纹理粗细等）。

　　意识性感觉：一定是传导至大脑皮质特定区域，由大脑皮质产生清晰的感觉，且在皮质神经元和感受器之间有点对点的关系，如痛温觉、视听觉等。

　　非意识性感觉：不传导至大脑皮层，而是传导至其他特定区域，不产生有意识的感觉，但对于皮质下特定区域的神经元或核团功能发挥影响。

　　因头面部本体感觉尚不十分明了，此处主要叙述躯干和四肢的本体感觉传导通路，主要有2条：一条是传至大脑皮质，产生意识性感觉；另一条是传至小脑，产生非意识性感觉。

（一）躯干和四肢意识性本体感觉和精细触觉传导通路

　　该通路由3级神经元组成（图2-4-1）。第1级神经元为脊神经节内的假单极神经元，胞体多为大、中型细胞，有髓纤维较粗，其周围突分布于肌、肌腱、关节等处的本体觉感受器和皮肤的精细触觉感受器。中枢突经脊神经后根的内侧部进入脊髓后索。来自第5胸节以下的升支走在后索形成薄束；来自第4胸节以上的升支行于后索的外侧部形成楔束。两束上行，分别止于延髓的薄束核和楔束核。短的降支至后角或前角，完成脊髓牵张反射。第2级神经元的胞体在延髓薄、楔束核内，由此二核发出的纤维向前绕过中央灰质的腹侧，在中线上与对侧纤维交叉，称为内侧丘系交叉，交叉后的纤维转折向上，行于延髓中线两侧，称为内侧丘系，最后止于背侧丘脑的腹后外侧核。第 3 级神经元的胞体在腹后外侧核，发出的纤维称为丘脑中央辐射（central radiation of thalamus）。其经内囊后肢主要投射至中央后回的中、上部和中央旁小叶后部，部分纤维投射至中央前回。

此通路若在内侧丘系交叉的下方发生损伤，则患者在闭眼时不能确定损伤同侧关节的位置和运动方向及两点间距离，走路会有踩棉花样的感觉。在交叉上方损伤时，则感觉障碍出现在对侧肢体。

（二）躯干和四肢非意识性本体感觉传导通路

非意识性本体感觉传导通路实际上是反射通路的上行部分，为传入至小脑的本体感觉，由 2 级神经元组成（图 2 - 4 - 2）。第 1 级神经元为脊神经节内的假单极神经元，其周围突分布于肌、肌腱、关节的本体感受器，中枢突经脊神经后根的内侧部进入脊髓，终止于 C8—L2 节段胸核和腰髓膨大第 V 至第 VII 层外侧部。由胸核发出的第 2 级纤维在同侧脊髓侧索组成脊髓小脑后束，向上经小脑下脚进入旧小脑皮质；由腰骶膨大第 V 至第 VII 层外侧部发出的第 2 级纤维组成对侧

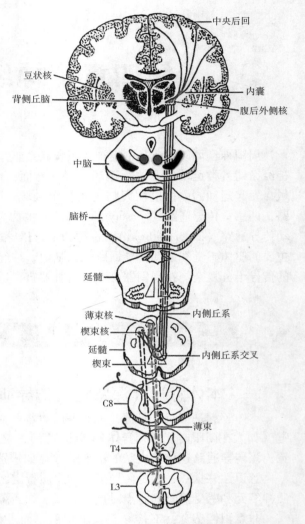

图 2 - 4 - 1　躯体和四肢意识性深感觉传导通路

和同侧的脊髓小脑前束，经小脑上脚止于旧小脑皮质。以上第 2 级神经元传导躯干（除颈部外）和下肢的本体感觉。传导上肢和颈部的本体感觉的第 2 级神经元胞体位于颈膨大部第 VI、第 VII 层和延髓的楔束副核，这两处神经元发出的第 2 级纤维也经小脑下脚终止于旧小脑皮质。旧小脑皮质根据接受的本体感觉信息，发出纤维调节肌张力。

二、痛温觉、粗触觉和压觉（浅感觉）传导通路

该通路又称为浅感觉传导通路，由 3 级神经元组成（图 2 - 4 - 3）。

（一）躯干和四肢痛温觉、粗触觉和压觉传导通路

第 1 级神经元为脊神经节内的假单极神经元，胞体为中、小型，突起较细的薄髓或无髓纤维，其周围突分布于躯干和四肢皮肤内的感受器；中枢突经后根进入脊髓。其中传导

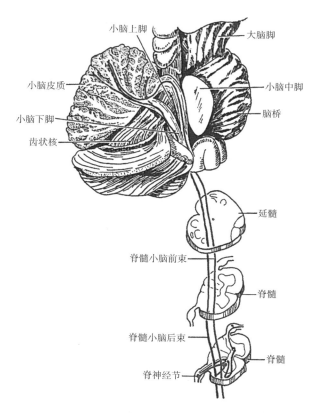

图2-4-2　躯体和四肢非意识性深感觉传导通路

痛觉的细纤维位于后根的背侧部，终止于后角的第2级神经元；传导粗触觉和压觉的纤维于后根内侧部进入脊髓终止于第2级神经元。

第2级神经元胞体主要位于脊髓灰质第Ⅰ、第Ⅳ、第Ⅶ层，它们发出的纤维上升或下降1～2个节段经白质前连合到对侧的外侧索和前索内上行，组成对侧脊髓丘脑侧束和脊髓丘脑前束（侧束传导痛温觉，前束传导粗触觉和压觉）。上述两个神经束向上逐渐走近，形成脊髓丘系，经延髓下橄榄核的背外侧，脑桥和中脑内侧丘系的外侧，终止于背侧丘脑的腹后外侧核。胞体在腹后外侧核的第3级神经元发出纤维参与组成丘脑中央辐射，经内囊后肢投射到中央后回中、上部和中央旁小叶后部（图2-4-3）。

在脊髓内，脊髓丘脑束纤维的排列有一定的顺序：自外侧向内侧（由浅入深），依次排列着来自骶、腰、胸、颈部的纤维。因此，当脊髓内肿瘤压迫一侧脊髓丘脑束时，痛温觉障碍首先出现在身体对侧上半部（压迫来自颈、胸部的纤维），然后逐渐波及下半部（压迫来自腰骶部的纤维）。若受到脊髓外肿瘤压迫，则发生感觉障碍的顺序相反。

（二）头面部的痛温觉和触压觉传导通路

第1级神经元为三叉神经节、面神经的膝神经节、舌咽神经上神经节和迷走神经上神经节内的假单极神经元，其周围突经相应的脑神经分支分布于头面部皮肤及口、鼻腔黏膜的相关感受器，中枢突经三叉神经、面神经、舌咽神经和迷走神经进入脑干。

三叉神经中传导痛温觉的三叉神经根的纤维入脑后下降组成为三叉神经脊束，连同面神经、舌咽神经和迷走神经的纤维一起止于三叉神经脊束核；传导触压觉的纤维终止于三叉神经脑桥核。第2级神经元发出纤维交叉到对侧，组成三叉丘脑束，止于背侧丘脑的腹后内侧核。第3级神经元的胞体发出纤维经内囊后肢，投射到中央后回下部（图2-4-3）。

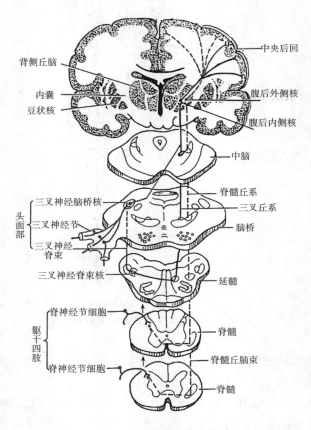

图2-4-3　浅感觉传导通路

在此通路中，若三叉丘脑束以上受损，则导致对侧头面部痛温觉和触压觉障碍；若三叉丘脑束以下受损，则同侧头面部痛温觉和触压觉发生障碍。

三、视觉传导通路和瞳孔对光反射通路

（一）视觉传导通路

视觉传导通路（visual pathway）包括3级神经元。眼球视网膜神经部最外层的视锥细胞和视杆细胞为光感受器细胞，中层的双极细胞为第1级神经元，节细胞为第2级神经元，其轴突在视神经盘处集合成视神经。视神经经视神经管入颅腔，形成视交叉，交叉后续为两侧视束。

在视交叉中，来自两眼视网膜鼻侧半的纤维交叉，交叉后加入对侧视束；来自视网膜颞侧半的纤维不交叉，进入同侧视束（图2-4-4）。因此，左侧视束内含有来自两眼视

网膜同侧半的纤维。视束绕大脑脚向后，主要终止于外侧膝状体。

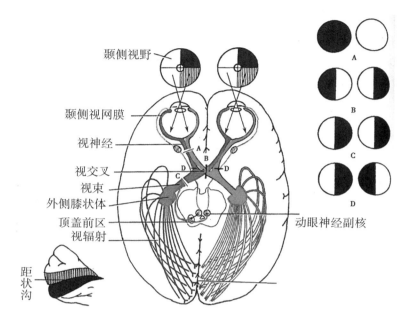

图 2 - 4 - 4　视觉传导通路与瞳孔对光反射

第 3 级神经元胞体在外侧膝状体内，由外侧膝状体核发出纤维组成视辐射（optic radiation），经内囊后肢投射到端脑枕叶距状沟上、下皮质的视觉区，产生视觉。

（二）视野

视野是指眼球固定向前平视时所能看到的空间范围。由于眼球屈光装置对光线的折射作用，鼻侧半视野的物像投射到颞侧半视网膜，颞侧半视野的物像投射到鼻侧半视网膜，上半视野的物像投射到下半视网膜，下半视野的物像投射到上半视网膜。

当视觉传导通路的不同部位受损时，可引起不同区域的视野缺损：①视网膜损伤引起的视野缺损与损伤的位置和范围有关。若损伤在视神经盘，则视野中出现较大暗点；若黄斑部受损则中央视野有暗点；其他部位损伤则对应部位有暗点。②一侧视神经损伤可致该侧眼视野全盲。③视交叉中交叉纤维损伤（如垂体瘤压迫）可致双眼颞侧半视野偏盲。④一侧视交叉外侧部的不交叉纤维损伤，患侧眼视野的鼻侧半偏盲。⑤一侧视束及以后的视觉传导路（视辐射、视区皮质）受损，可致双眼病灶对侧半视野同向性偏盲（如右侧受损则右眼视野鼻侧半和左眼视野颞侧半偏盲）。

（三）瞳孔对光反射通路

光照一侧眼的瞳孔，引起两眼瞳孔缩小的反应称为瞳孔对光反射（pupillary light reflex）。光照侧的反应称直接对光反射，对侧瞳孔的反应称间接对光反射。

瞳孔对光反射的通路为：视网膜→视神经→视交叉→两侧视束→上丘臂→顶盖前区→两侧动眼神经副核→动眼神经节前纤维→睫状神经节→节后纤维→瞳孔括约肌收缩→两侧

瞳孔缩小（图2-4-4）。瞳孔对光反射在临床上有重要意义，双侧反射消失，可能预示病危。但视神经或动眼神经受损，也能引起瞳孔对光反射的变化。例如，一侧视神经受损时，信息传入中断，光照患侧眼的瞳孔，两侧瞳孔均不反应；但光照健侧眼的瞳孔，则两眼对光反射均存在（此即患侧眼的瞳孔直接对光反射消失，间接对光反射存在）。又如，一侧动眼神经受损时，由于信息传出中断，无论光照哪一侧眼，患侧眼的瞳孔对光反射都消失（患侧眼的瞳孔直接及间接对光反射均消失），但健侧眼的瞳孔直接和间接对光反射均存在。

四、听觉传导通路

听觉传导通路（auditory pathway）的第1级神经元为蜗神经节内的双极细胞，其周围突分布于内耳的螺旋器；中枢突组成蜗神经，与前庭神经一道在延髓和脑桥交界处入脑，止于蜗腹侧核和蜗背侧核（图2-4-5）。第2级神经元的胞体在蜗腹侧和背侧核，发出的纤维大部分在脑桥内形成斜方体并交叉至对侧，至上橄榄核外侧折向上行，称为外侧丘系。外侧丘系的纤维经中脑被盖的背外侧部大多数止于下丘。第3级神经元的胞体在下丘，其纤维经下丘臂止于内侧膝状体。第4级神经元的胞体在内侧膝状体，发出纤维组成听辐射（acoustic radiation），经内囊后肢，止于大脑皮质颞横回的听觉区。

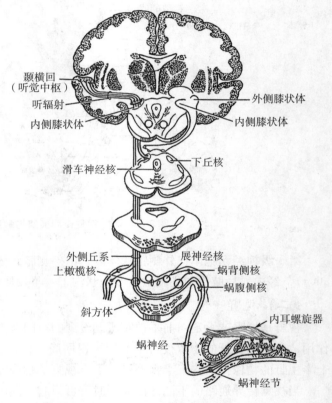

图2-4-5 听觉传导通路

少数蜗腹侧核和蜗背侧核的纤维不交叉，进入同侧外侧丘系；也有少数外侧丘系的纤维直接止于内侧膝状体；还有一些蜗神经核发出的纤维在上橄榄核交换神经元，然后加入同侧的外侧丘系。因此，听觉冲动是双侧传导的。若一侧听觉通路在外侧丘系及其以上受损，不会产生明显症状，但若损伤了蜗神经、内耳或中耳，则会导致听觉障碍。

听觉反射中枢在下丘。下丘神经元发出纤维到上丘，再由上丘神经元发出纤维，经顶盖脊髓束下行至脊髓的前角细胞，完成听觉反射。此外，大脑皮质听觉区还可发出下行纤维，经听觉通路上的各级神经元中继后，影响内耳螺旋器的感受功能敏感性，形成听觉通路上的抑制性反馈调节。

五、平衡觉传导通路

平衡觉（equilibrium pathway）传导通路的第 1 级神经元是前庭神经节内的双极细胞，其周围突分布于内耳半规管的壶腹嵴及前庭内的球囊斑和椭圆囊斑；中枢突组成前庭神经，与蜗神经一道经延髓和脑桥交界处入脑，止于前庭神经核群（图 2 - 4 - 6）。

由前庭神经核群发出的第 2 级纤维向大脑皮质的投射路径尚不清，可能是在背侧丘脑的腹后核交换神经元，再投射到颞上回前方的大脑皮质。由前庭神经核群发出纤维至中线两侧组成内侧纵束，其中，上升的纤维终止于动眼神经核、滑车神经核和展神经核，完成眼肌前庭反射（如眼球震颤）；下

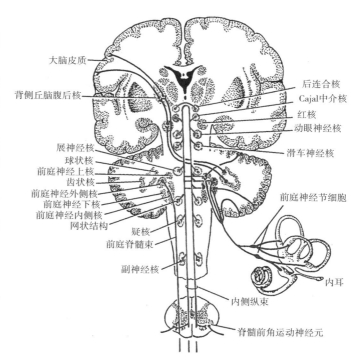

图 2 - 4 - 6　平衡觉传导通路

降的纤维至副神经的脊髓核和上段颈髓前角细胞，完成转眼、转头的协调运动。此外，由前庭神经外侧核发出纤维组成前庭脊髓束，完成躯干、四肢的姿势反射（伸肌兴奋、屈肌抑制）。前庭神经核群还发出纤维与部分前庭神经直接来的纤维，共同经小脑下脚（绳状体）进入小脑，参与平衡调节。前庭神经核群还发出纤维与脑干网状结构、迷走神经背核及疑核联系，故当平衡觉传导通路或前庭器受到刺激时，可引起眩晕、呕吐、恶心等症状。

躯体感觉传导通路总结见表 2 - 4 - 1。

表 2 - 4 - 1　躯体感觉传导通路总结

传导通路	第 1 级	路径 1	第 2 级	路径 2	第 3 级	路径 3	交叉	中枢
特异性深感觉	脊神经节假单极神经元	后根—薄束、楔束	延髓薄、楔束核	内侧丘系交叉—对侧内侧丘系	丘脑腹后外侧核	丘脑中央辐射	延髓内侧丘系交叉	中央后回上部及旁中央小叶后部

（续上表）

传导路	第1级	路径1	第2级	路径2	第3级	路径3	交叉	中枢
非特异性躯干和四肢深感觉	脊神经节假单极神经元	后根—脊髓后角部	C8—L2节段胸核和腰髓膨大第Ⅴ至第Ⅶ层外侧	脊髓小脑后（上半身）、前束—小脑下脚、小脑上脚	—	—	不交叉	旧小脑皮质
躯干和四肢痛温触压觉	脊神经节假单极神经元（小细胞）	后根—脊髓—同侧后角	脊髓灰质第Ⅰ、第Ⅳ、第Ⅶ层	脊髓白质前联合—对侧脊髓丘脑前束、侧束（痛温觉）—脑干脊丘系	丘脑腹后外侧核	丘脑中央辐射（内囊后肢）	脊髓各节段分散交叉	中央后回上部及旁中央小叶后部
头面部痛温触压觉	三叉神经节、膝神经节、上神经节假单极神经元	三叉神经脊束	三叉神经脊束核	对侧三叉丘系	丘脑腹后内侧核	丘脑中央辐射（内囊后肢）	延髓和脑桥处交叉	中央后回下部
视觉	视网膜双极细胞	视网膜内	节细胞	视神经视束	外膝体	视辐射	视交叉（仅鼻侧纤维交叉）	枕叶距状沟周围
听觉	蜗神经节双极细胞	前庭蜗神经	蜗核（延髓上部）	斜方体—双侧外侧丘系	下丘臂—内膝体	听辐射	脑桥交叉，部分不交叉	颞横回

第二节　躯体运动传导通路

从大脑运动皮层至躯体运动和内脏运动效应器的神经通路。

躯体运动通路：大脑皮层至骨骼肌运动终板的通路，称为锥体系（直接指挥）、锥体外系（调控锥体系）。

内脏运动通路：大脑皮层至内脏活动效应器（心肌、平滑肌和腺体）的通路。

一、锥体系

锥体系（pyramidal system）由上运动神经元和下运动神经元组成。上运动神经元位于大脑运动皮质的中央前回、中央旁小叶前部巨大锥体细胞（Betz 细胞），也有来自额顶叶的锥体细胞，其纤维直接或间接投射到脊髓前角躯体运动神经元、脑干一般躯体、特殊内脏运动核。下运动神经元指的是发出纤维直接联系骨骼肌的神经元，包括脊髓前角运动神经元（α-运动神经元和γ-运动神经元）、脑干一般躯体运动神经元和特殊内脏运动神经元。上运动神经元的突起下行，经过内囊至脑干和脊髓。在上、下运动神经元之间，多数还存在中间神经元。

（一）皮质脊髓束

皮质脊髓束（corticospinal cord tract）（图 2 - 4 - 7）的上运动神经元位于大脑皮质中央前回上中部和旁中央小叶前部，突起集中在内囊后肢前部下行，经脑干，至延髓下端集中形成向前凸起的锥体，大部分纤维（75%～90%）交叉至对侧形成对侧的皮质脊髓侧束下行，小部分不交叉，形成同侧皮质脊髓前束下行。

皮质脊髓侧束纤维逐节直接或间接终止于脊髓前角外侧部运动神经元（主要的），指挥四肢肌的运动。皮质脊髓前束在同侧下行至上胸节，一部分交叉至对侧（经白质前联合），一部分不交叉，到达双侧脊髓前角内侧部运动神经元，支配躯干肌。因此，一侧皮质脊髓束损害，不至于造成躯干肌瘫痪，但会导致一侧肢体瘫痪。在锥体交叉以上发生损害，出现对侧上下肢瘫痪；在锥体交叉以下发生损害，出现同侧上下肢瘫痪。

研究发现，支配四肢末端小肌肉的皮质脊髓束，直接与前角运动神经元发生联系，这使得四肢远端小肌肉运动敏捷，但有个体差异。而大多数皮质脊髓束纤维，往往要经过中间神经元与前角运动神经元联系。

（二）皮质核束

皮质核束（corticonuclear tract）主要由中央前回下部的锥体细胞的轴突集合而成，下行经内囊膝至大脑脚底中 3/5 的内侧部，由此向下陆续分出纤维，终止于大部分双侧脑神经一般躯体运动核和特殊内脏运动核（动眼

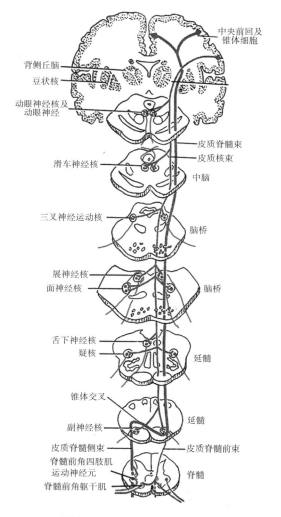

中央前回及锥体细胞

背侧丘脑
豆状核

动眼神经核及
动眼神经

皮质脊髓束
皮质核束

滑车神经核
中脑

三叉神经运动核
脑桥

展神经核
面神经核
脑桥

舌下神经核
疑核
延髓

锥体交叉
延髓

副神经核
皮质脊髓侧束
皮质脊髓前束
脊髓前角四肢肌
运动神经元
脊髓
脊髓前角躯干肌

图 2 - 4 - 7　皮质脊髓束

神经核、滑车神经核、展神经核、三叉神经运动核、面神经核上部、疑核和副神经核），这些核发出的纤维依次支配眼外肌、咀嚼肌、面上部表情肌、胸锁乳突肌、斜方肌和腭、咽、喉肌。部分纤维完全交叉到对侧（或者说只到对侧），终止于对侧面神经核下部和舌下神经核（图2-4-8），后两者发出的纤维分别支配面下部的表情肌和舌肌。因为支配面下部肌的面神经核和舌下神经核只接受对侧皮质核束支配，其他一般躯体运动核和特殊内脏运动核均接受双侧皮质核束的支配。因此，一侧上运动神经元受损，只产生对侧眼裂以下的面肌和对侧舌肌瘫痪，表现为病灶对侧鼻唇沟消失，口角下降向病灶侧偏斜、流涎，不能鼓腮、露齿；伸舌时舌尖偏向病灶对侧（图2-4-9、图2-4-10）。

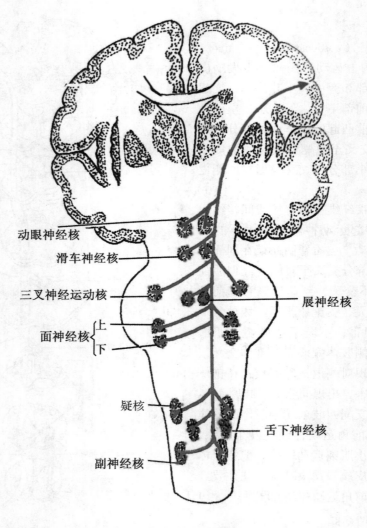

图2-4-8　皮质核束

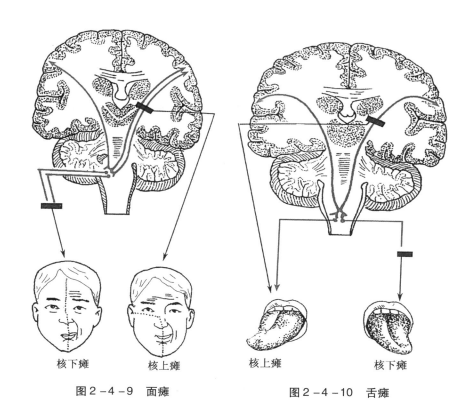

图2-4-9　面瘫　　　　　　　　　图2-4-10　舌瘫

（三）随意运动障碍的解剖分类

锥体系的任何部位损伤都可引起其支配区的随意运动障碍，可分为两类（表2-4-2）。

1. 下运动神经元损伤

下运动神经元损伤是指脑神经运动核和脊髓前角运动神经元胞体及发出的周围突起损伤所致的瘫痪，表现为失去神经直接支配所致的随意运动障碍，肌张力降低，故又称为弛缓性瘫痪（软瘫）。由于下运动神经元对肌肉有神经营养作用，失去后会出现神经营养障碍导致肌萎缩。又因反射弧传出部分均中断，故浅、深反射都消失，不会出现病理反射。如一侧面神经核的神经元受损，可致病灶侧所有的表情肌瘫痪，表现为额横纹消失，眼不能闭，口角下垂，鼻唇沟消失等；一侧舌下神经核的神经元受损，可致病灶侧全部舌肌瘫痪，表现为伸舌时舌尖偏向病灶侧（图2-4-10）。

2. 上运动神经元损伤

上运动神经元损伤是指脑神经运动核和脊髓前角运动神经元以上的锥体系损伤，主要指大脑皮质运动中枢及神经元下行传导通路损害，表现为：①随意运动障碍；②肌张力增高，此时发生的症状称为痉挛性瘫痪（硬瘫），这是由于上运动神经元对下运动神经元的抑制作用丧失，但早期时肌萎缩不明显（因未失去其直接神经支配）；③深反射亢进（因反射弧完整，但失去了脑的控制），浅反射（如腹壁反射、提睾反射等）减弱（因锥体束的完整性被破坏）；④出现病理反射等。若损害发生在脑干以上，则可产生对侧眼裂以下的表情肌和对侧舌肌瘫痪，表现为病灶对侧鼻唇沟消失，口角下降向病灶侧偏斜、流涎，不能鼓腮、露齿；伸舌时舌尖偏向病灶对侧（图 2 - 4 - 9、图 2 - 4 - 10）。

上、下运动神经元损伤的比较见表 2 - 4 - 2。

表 2 - 4 - 2　上、下运动神经元损伤的比较

神经元	神经元胞体位置	神经元轴突	常见损伤部位	瘫痪类型及表现
上运动神经元	大脑皮质运动中枢	皮质核束、皮质脊髓束	脊髓横断、半横断，内囊损伤（中风）	硬瘫：肌张力增加、腱反射亢进、病理反射征出现
下运动神经元	脑干一般躯体运动核、特殊内脏运动核、脊髓前角	Ⅲ、Ⅳ、Ⅴ、Ⅵ、Ⅶ、Ⅸ、Ⅹ、Ⅺ、Ⅻ，脊神经各丛发出的周围神经	脑干相关平面损伤、脊髓前角如脊髓灰质炎、运动神经元病、周围神经损伤	软瘫：肌张力低下、腱反射消失、无病理反射、肌萎缩

二、锥体外系

锥体外系（extrapyramidal system）是指锥体系以外的、影响和控制躯体运动的所有传导路径。

锥体外系由多极神经元组成，其结构十分复杂，包括大脑皮质（主要是躯体运动区和躯体感觉区）、纹状体、背侧丘脑、底丘脑、中脑顶盖、红核、黑质、脑桥核、前庭核、小脑和脑干网状结构等及它们的纤维联系。锥体外系的纤维最后经红核脊髓束、网状脊髓束等中继，下行终止于脑干内的脑神经一般躯体运动核、特殊内脏运动核和脊髓前角细胞。

在种系发生上，锥体外系是较古老的结构，从鱼类开始出现，在鸟类成为控制全身运动的主要系统。但到了哺乳类，尤其是人类，由于大脑皮质和锥体系的高度发达，锥体外系主要是协调锥体系的活动，两者协同完成运动功能。

人类锥体外系的主要功能是调节肌张力、协调肌肉活动、维持体态姿势和习惯性动作（例如，走路时双臂自然协调地摆动）等。锥体系和锥体外系在运动功能上是互相依赖、不可分割的一个整体，只有在锥体外系保持肌张力稳定协调的前提下，锥体系才能完成一切精确的随意运动，如写字、骑车等；锥体系是运动的发起者，有些习惯性动作开始是由锥体系发起的，然后才处于锥体外系的管理之下，如骑车、走路等。

（一）皮质—新纹状体—背侧丘脑—皮质环路

该环路对发出锥体束的皮质运动区的活动有重要的反馈调节作用（图 2 - 4 - 11）。

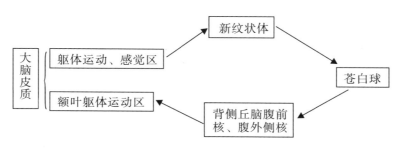

图 2 - 4 - 11　皮质—新纹状体—背侧丘脑—皮质环路

（二）新纹状体—黑质环路

自尾状核和壳发出纤维，止于黑质，再由黑质发出纤维返回尾状核和壳，与调节肌张力有关。黑质神经细胞能产生和释放多巴胺，当黑质变性后，导致纹状体内的多巴胺含量亦降低，与帕金森病（震颤麻痹）的发生有关。

（三）苍白球—底丘脑环路

苍白球发出纤维止于底丘脑核，后者发出纤维经同一途径返回苍白球，对苍白球发挥抑制性反馈影响。一侧底丘脑核受损，丧失对同侧苍白球的抑制，对侧肢体出现大幅度震颤、抽搐。

（四）皮质—脑桥—小脑—皮质环路

此环路（图 2 - 4 - 12）是锥体外系（图 2 - 4 - 13）中又一重要的反馈环路，人类最为发达。由于小脑还接受来自脊髓的本体感觉纤维，因而能更好地协调和共济肌肉运动（使多块肌肉协同运动）。该环路的任何部位损伤，都会导致共济失调，如行走蹒跚和醉汉步态等。

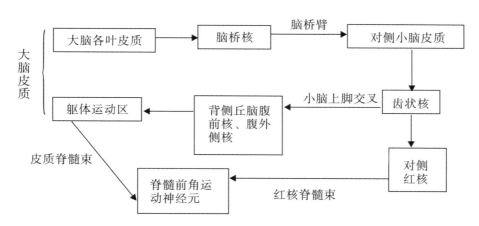

图 2 - 4 - 12　皮质—脑桥核—小脑—皮质环路

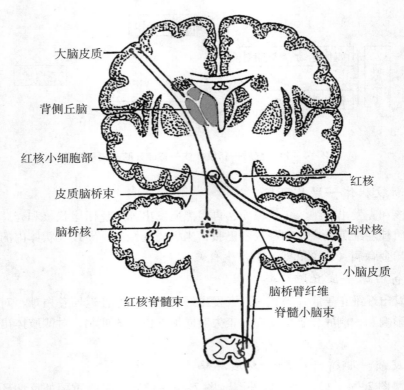

图 2 - 4 - 13　锥体外系结构

第三节　神经系统的化学通路

突触是神经传导通路的关键部位，绝大多数是化学性的。参与化学通路（chemical pathways）传递的化学物质种类繁多，分布广泛。

（一）胆碱能通路

胆碱能通路（cholinergic pathway）以乙酰胆碱为神经递质。乙酰胆碱在神经元胞体内合成，经轴浆运输至末梢，贮存于突触囊泡，释放后作用于靶细胞。该通路的分布十分广泛：①躯体运动传导路的下运动神经元（脑干内的一般躯体运动核、特殊内脏运动核和脊髓前角运动神经元），控制随意运动；②脑干网状结构非特异性上行激动系统；③脊髓后角→背侧丘脑→大脑皮质的特异性感觉投射；④交感神经节前神经元，副交感神经节前和节后神经元，司内脏活动（图 2 - 4 - 14）。

（二）胺能通路

胺能通路（aminergic pathway）含有胺类神经递质，包括儿茶酚胺（去甲肾上腺素、肾上腺素和多巴胺）、5 - 羟色胺。单胺类包括儿茶酚胺和 5 - 羟色胺。

（1）去甲肾上腺素能通路：①脑桥蓝斑核→新皮质和海马；蓝斑核→孤束核、脊髓。②延髓和脑桥腹侧部→中脑中央灰质、下丘脑、隔区、杏仁体。③交感神经节后神经元。

（2）肾上腺素能通路（adrenergic pathway）：肾上腺素能通路由延髓（背侧网状核缝背侧、腹外侧网状核）发出纤维上行至迷走背核、孤束核、蓝斑、缰核、丘脑中线核群、下丘脑；下行至脊髓中间外侧核。

（3）多巴胺能通路（dopaminergic pathway）：①黑质纹状体系；②脚间核边缘系统（隔区、杏仁体、扣带回等）；③下丘脑弓状核正中隆起系（图2-4-15）。

（4）5-羟色胺能通路：①脑干中缝核群→脑桥蓝斑、中脑黑质、背侧丘脑、下丘脑、大脑皮质；②脑干中缝核群→小脑、脊髓。

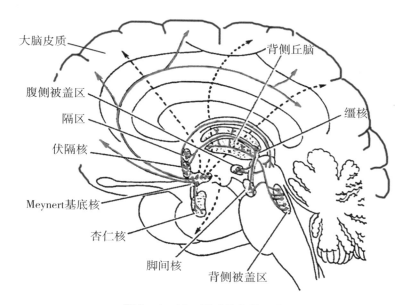

图2-4-14　胆碱能化学通路

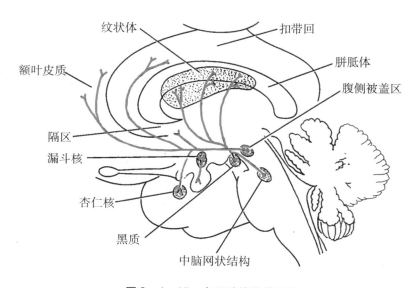

图2-4-15　多巴胺能化学通路

（三）氨基酸能通路

参与神经传导的氨基酸有兴奋性和抑制性两类，前者包括天冬氨酸、谷氨酸；后者包括 γ-氨基丁酸（GABA）、甘氨酸和牛磺酸。其中，以 GABA 能通路分布最广。GABA 能通路包括纹状体-黑质路径、隔区—海马路径、小脑—前庭外侧核路径、小脑皮质—小脑核往返路径、下丘脑乳头体—新皮质路径、黑质—上丘路径等。

（四）肽能通路

在中枢和周围神经系内广泛存在着多种肽类物质，它们执行着神经递质或调质的功能。研究较多的有 P 物质能通路、生长抑素能通路、后叶加压素和催产素能通路等。

小结

（1）感觉传导通路有意识性和非意识性之分。意识性感觉必须由端脑相应皮层得到。至于感觉皮质是如何得到意识性感觉的，至今还没有答案，这是神经科学最有挑战性的工作之一。

（2）感觉传导通路一般需要经过一次交叉、三次换元（接递）才到达感觉皮层，中间还有侧支到达特定的反射中枢或其他关联结构。需要思考的是，为什么要经过三次换元？换元的作用是什么？我们知之不多，中间有很多问题尚待解答。

（3）锥体系传导是非常精确的，即每一块骨骼肌都能对应到相应的 α 运动神经元、锥体束纤维、中央前回皮质区域。但锥体系的纤维在到达运动神经元之前，绝大多数需要经过几个中间神经元的传递，这个中间环节起什么作用还需要进一步解答。有些人（如钢琴家）对于做精细动作很有天赋，这是与大脑运动皮质有关，与锥体系结构有关，还是与其他因素有关？

（4）锥体外系十分复杂，书中所描述的是最简单的部分。锥体外系最终也是通过指挥 α 运动神经元发挥作用的，当然也有通过纠正运动皮质神经元的运动指令发挥作用的。

（5）感觉传导和运动传导，一般都要经过交叉，有的完全交叉（一般感觉），有的部分交叉（视、听觉），即两大脑半球对感觉和运动的控制是交叉的。该如何解释这一现象？

（6）躯干肌、眼外肌、部分表情肌、副神经支配的颈肌、咽喉腭肌都是受双侧支配的，而四肢肌、下半表情肌（口周围）、舌肌只接受对侧支配。这是结构上的缺陷尚待进化，还是合理的安排？

思 考 题

请解释上、下运动神经元损伤后的临床表现的差异。

测　试　题

单项选择题

1. 特异性深感觉传导通路的交叉部位是以下哪一个？（　　　）

A. 脊髓白质前联合　　　　B. 脊髓白质后联合　　　C. 内侧丘系交叉

D. 中脑被盖腹侧交叉　　　E. 斜方体

2. 脊髓小脑前束、后束传导什么感觉？（　　　）

A. 意识性痛温觉　　　　　B. 非意识性本体感觉　C. 意识性本体感觉

D. 浅感觉　　　　　　　　E. 深感觉

3. 在脊髓 T8 水平以下，没有下列哪一结构？（　　　）

A. 薄束　　　　　　　　　B. 楔束　　　　　　　　C. 脊髓小脑后束

D. 皮质脊髓侧束　　　　　E. 皮质脊髓前束

4. 脊柱胸下段椎管后部左侧有 1 个肿瘤，最可能造成下列哪一损害？（　　　）

A. 左侧痛温觉损害　　　　B. 右侧痛觉损害

C. 左侧脐以下下半身深感觉损害

D. 左侧下肢瘫痪　　　　　E. 右侧脐以下下半身深感觉损害

5. 胸核接递的是什么纤维？（　　　）

A. 对侧内脏感纤维　　　　　　　　　B. 同侧脊髓小脑后束纤维

C. 对侧脊髓小脑后束纤维　　　　　　D. 对侧脊髓小脑前束纤维

E. 同侧脊髓小脑前束纤维

6. 颈膨大和腰骶膨大前角内侧部接受什么纤维？（　　　）

A. 双侧皮质脊髓侧束纤维　　　　　　B. 对侧皮质脊髓侧束纤维

C. 对侧皮质脊髓前束纤维　　　　　　D. 双侧皮质脊髓前束纤维

E. 同侧皮质脊髓前束纤维

7. 只接受对侧皮质核束，不接受同侧皮质核束的是什么运动核？（　　　）

A. 动眼神经核　　　　　　B. 外展神经核　　　　　C. 舌下神经核

D. 副神经核　　　　　　　E. 疑核

8. 一侧视束含有什么纤维？（　　　）

A. 同侧视网膜纤维　　　　B. 同侧视神经纤维　　　C. 对侧视神经纤维

D. 双眼同侧半视网膜纤维

E. 双眼对侧半视网膜纤维

9. 下列对应关系，哪一个是正确的？（　　　）

A. 视束—外膝体　　　　　B. 外侧丘系—上丘臂　C. 脊丘系—丘脑腹后内侧核

D. 三叉丘系—丘脑腹后外侧核

E. 脊髓小脑后束—小脑上脚

10. 关于三叉神经脊束，以下哪一项是正确的？（　　　）

A. 三叉神经节进入脑桥和延髓的纤维

B. 三叉神经脊束核交叉纤维

    C. 三叉神经脊束核交叉后的纤维

    D. 三叉神经投射至大脑皮层的纤维

    E. 三叉神经脊束核发出参与角膜反射的纤维

11. 下列选项中除哪一项外，均对脊髓运动神经元既有兴奋作用，又有抑制作用？
（   ）

    A. 红核脊髓束　　　　　B. 网状脊髓束　　　　　C. 顶盖脊髓束

    D. 前庭脊髓束　　　　　E. 皮质脊髓束

12. 下列哪一类神经元不是躯体感觉初级感觉神经元？（   ）

    A. 蜗神经节双极神经元　　　B. 视网膜节细胞

    C. 视网膜双极细胞　　　　　D. 三叉神经节内假单极感觉神经元

    E. 脊神经节内假单极感觉神经元

13. 下列哪个通路为多巴胺能通路？（   ）

    A. 脑干网状结构非特异性上行激动系统

    B. 蓝斑核→孤束核、脊髓

    C. 脑干中缝核群→脑桥蓝斑

    D. 纹状体→黑质

    E. 黑质→纹状体

（易西南）

第五章　中枢神经系统附属结构

第一节　脊髓和脑的被膜

脑和脊髓表面由外到内依次被覆有硬膜、蛛网膜和软膜三层被膜，其主要作用是支持与保护脑和脊髓。

一、脊髓的被膜

脊髓的被膜由外到内依次为硬脊膜、脊髓蛛网膜和软脊膜（图2-5-1）。

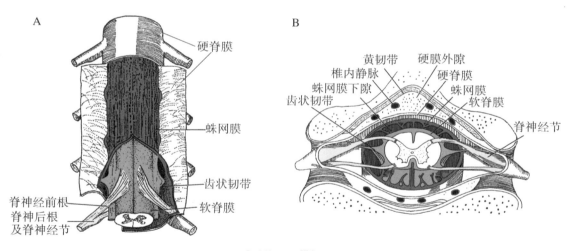

A：后面观；B：横切面观。

图2-5-1　脊髓的被膜

（一）硬脊膜

1. 硬脊膜

硬脊膜（spinal dura mater）厚实坚韧，由致密结缔组织构成。上端附着于枕骨大孔周围，与硬脑膜相续；下端于第2骶椎水平处逐渐变细，包裹终丝，末端附于尾骨。硬脊膜向两侧环绕脊神经根，在椎间孔处变薄延续为脊神经外膜（图2-5-1）。

2. 硬膜外隙

硬膜外隙（extradural space）为硬脊膜与椎管内面骨膜之间的间隙，呈轻度负压，内含静脉丛、淋巴管、疏松结缔组织、脂肪组织，有脊神经根通过。此间隙在枕骨大孔边缘闭合，不与颅腔相通。硬膜外麻醉是将药物注入硬膜外隙，阻断脊神经根的神经信号传递。硬脑膜和脊髓蛛网膜之间有潜在的硬膜下隙。

（二）脊髓蛛网膜

1. 脊髓蛛网膜

脊髓蛛网膜（spinal arachnoid mater）是一层半透明、无血管的薄膜，位于硬脊膜、软脊膜之间，向上与脑蛛网膜相续；向下在第 2 骶椎水平终止，随硬脊膜包绕终丝。

2. 蛛网膜下隙

蛛网膜下隙（subarachnoid space）是蛛网膜与软脊（脑）膜之间的间隙，充满了清澈的脑脊液。两膜之间有许多纤维小梁相连。脊髓蛛网膜下隙的下部从脊髓末端至第 2 骶椎水平处，呈扩大状，为终池，此处内含马尾和终丝。临床上常在第 3、4 或第 4、5 腰椎间进行蛛网膜下隙穿刺，抽取脑脊液或注射药物，此处穿刺不伤及脊髓。脊髓蛛网膜下隙与脑蛛网膜下隙相连通。

（三）软脊膜

软脊膜（spinal pia mater）紧贴脊髓表面，薄而透明，血管丰富。软脊膜在枕骨大孔处移行为软脑膜，于脊髓末端形成终丝，末端位于尾骨的背面，起到固定脊髓的作用。在脊髓两侧，脊神经前根和后根之间形成三角形的齿状韧带（denticulate ligaments），其尖端附着在硬脊膜上。脊髓浸泡在脑脊液中，经由齿状韧带、终丝和脊神经根固定在椎管内，硬膜外隙所含的脂肪组织和椎内静脉丛起弹性垫作用，保护脊髓不易受到外部震荡发生损伤。齿状韧带也是椎管内手术辨别脊神经前、后根的标志。

二、脑的被膜

脑的被膜与脊髓类似，由外向内依次有硬脑膜、脑蛛网膜和软脑膜（图 2-5-2）。

（一）硬脑膜

硬脑膜（cerebral dura mater）附着在颅骨内表面，厚且坚韧，有内、外两层。内层较外层韧厚，外层即为颅骨内面的骨膜。两层之间富含血管、神经。硬脑膜附着在枕骨大孔边缘并延伸为硬脊膜；在颅底部向着脑神经出颅处移行为神经外膜。硬脑膜主要的血管为脑膜中动脉。

硬脑膜在颅顶与颅骨连接疏松，易分离，而

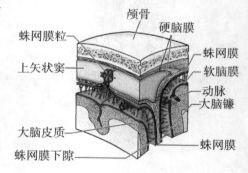

图 2-5-2　脑的被膜模式

在颅底处的结合则紧密，不易分离。当颅底损伤或骨折时，容易同时撕裂硬脑膜和蛛网膜，致使脑脊液外漏。前颅窝骨折时，脑脊液流入鼻腔，形成鼻漏。

1. 硬脑膜形成的结构

硬脑膜内层在大脑镰、小脑幕等一定部位折叠形成板状突起，并深入大脑各部之间的裂隙，以更好地保护大脑。

（1）大脑镰（cerebral flax）：呈镰刀状，伸入大脑纵裂。前端连于鸡冠，上部附着于上矢状窦沟的两缘，后端连于小脑幕顶，下缘游离于胼胝体上方。

（2）小脑幕（tentorium of cerebellum）：呈半月形，伸入大脑横裂，分隔大脑半球枕叶和小脑上面。在前内缘形成小脑幕切迹（tentorial incisure），与鞍背形成环形骨纤维孔，即为小脑幕裂孔，中脑通过此孔。孔的后外侧缘附着于枕骨横窦沟和颞骨岩部上缘。小脑幕将颅腔不完全地分成上、下两部（幕上区和幕下区）。当上部脑损伤导致颅内压升高时，位于小脑幕切迹上方的海马旁回和钩可被挤压到小脑幕裂孔内，形成小脑幕切迹疝，压迫大脑脚和动眼神经。

（3）小脑镰：呈新月形，较小，与小脑幕后部下方相连，从小脑幕下正中向前突入两个小脑半球之间。

（4）鞍膈：位于蝶鞍上方，蝶鞍结节与鞍背上缘之间，分隔垂体窝，膈的中央有一小孔，称为膈孔，供垂体柄通过。

2. 硬脑膜窦

硬脑膜某些部位的两层膜分开，形成腔隙，其内壁衬有内皮细胞，此为硬脑膜窦，含有静脉血，是颅内静脉血回流的主要通道（图2-5-3）。硬脑膜窦内无瓣膜，窦壁坚韧，不含平滑肌，不能收缩。因此，此处损伤出血多，容易形成颅内血肿。

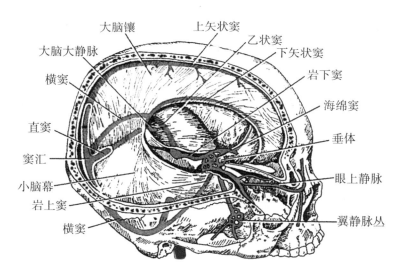

图2-5-3　硬脑膜及硬脑膜窦

（1）上矢状窦：位于大脑镰上缘内，前端起自盲孔，向后流入窦汇。

（2）下矢状窦：位于大脑镰下缘内，向后汇入直窦。

（3）直窦：位于大脑镰与小脑幕交界处，由下矢状窦与大脑大静脉汇合而成，向后汇入窦汇。

（4）窦汇：由上矢状窦和直窦在枕内隆凸汇合扩张而成，往两侧移行为左、右横窦。

（5）横窦：位于小脑幕后外侧缘附着处的枕骨横窦沟内，左右各一，连接窦汇与乙状窦。

（6）乙状窦：是横窦的延续，成对，位于乙状窦沟内，延伸至颈静脉孔处，出颅续成颈内静脉。

（7）海绵窦（cavernous sinus）：位于蝶鞍两侧，是介于两层硬脑膜之间的不规则腔。窦内有许多结缔组织小梁，呈海绵状（图2-5-4）。颈内动脉和外展神经通过此窦，动眼神经、滑车神经、眼神经和上颌神经从上到下由窦的外侧壁内穿过。

海绵窦交通广泛，两侧以横支交通。海绵窦前方接受眼静脉，外侧接受大脑中静脉，往后通过岩上窦和岩下窦连接横窦、乙状窦和颈内静脉。海绵窦往前通过眼静脉与面静脉沟通，往下通过卵圆孔与翼静脉丛相通。因此，面部感染可累及海绵窦，引起海绵窦炎和血栓形成，进而累及通过海绵窦的神经，出现相应的症状和体征。

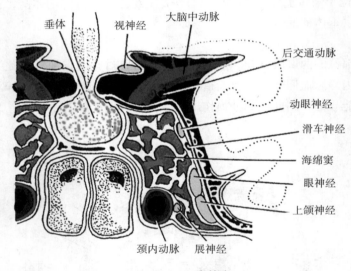

图2-5-4　海绵窦

（8）岩上窦和岩下窦：分别位于颞骨岩部上、后缘，将海绵窦血分别注入横窦、乙状窦和颈内静脉。硬脑膜窦也通过导静脉与颅外静脉沟通，因此头皮感染也可迁延至颅内。

3. 硬脑膜窦内血流流向

硬脑膜窦内血流流向归纳如图2-5-5所示。

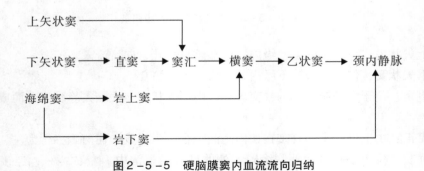

图2-5-5　硬脑膜窦内血流流向归纳

4. 硬脑膜外隙

硬脑膜外隙为硬脑膜外层与颅骨内表面的潜在间隙，在颅顶部，因硬脑膜与颅内板结合疏松，而容易分离；在颅底，因硬脑膜随脑神经出颅，移行为神经外膜，与颅骨结合紧密，易随颅骨骨折而撕裂。因此，若硬脑膜血管损伤或颅骨骨折发生在颅顶或两侧，可形成硬膜外血肿；若发生在颅底，则易造成脑脊液漏出。

（二）脑蛛网膜

1. 脑蛛网膜

脑蛛网膜（cerebral arachnoid mater）薄而透明，缺乏血管、神经，紧贴硬脑膜内面，两者之间有硬膜下隙，均跨脑的沟裂而不入沟内（大脑纵裂和大脑横裂处除外）。脑蛛网膜在枕骨大孔处与脊髓蛛网膜延续。脑蛛网膜在上矢状窦形成许多绒毛突起，伸入上矢状窦内，称为蛛网膜粒（arachnoid granulations）（图 2 - 5 - 6）。脑脊液通过蛛网膜颗粒渗入硬脑膜窦内并回流至静脉。

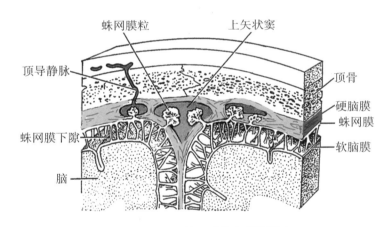

图 2 - 5 - 6 蛛网膜粒和硬脑膜窦

2. 蛛网膜下隙

蛛网膜下隙（subarachnoid space）是指脑蛛网膜与软脑膜之间的腔隙，其与脊髓蛛网膜下隙相通，其内充满脑脊液。蛛网膜下隙在某些脑沟、裂、转折处区域较宽阔，形成蛛网膜下池（subarachnoid cisterns），又称为脑池，包括小脑与延髓之间的小脑延髓池，视交叉前方的交叉池，两大脑脚之间的脚间池，脑桥腹侧的桥池，胼胝体压部和小脑上面前上方之间的大脑大静脉池，等等，数量和大小不一，因人而异。小脑延髓池（cerebellomedullary cistern）被小脑镰不完全分为左、右各半，正中矢状面呈三角形，临床上可经枕骨大孔进入此池穿刺抽取脑脊液检查。

（三）软脑膜

软脑膜（cerebral pia mater）薄，包被在脑实质表面及脑表面的血管，伸入脑沟和脑裂，并在脑神经根周围向外延伸一段距离。在脑室的一定部位，软脑膜及其血管与室管膜上皮共同构成脉络组织。在某些部位，脉络组织的血管反复分支成丛，与其表面的软脑膜和室管膜上皮一起，突入脑室，形成脉络丛。脉络丛是产生脑脊液的主要结构。

3个脑膜间隙的比较见表2-5-1。

表2-5-1　3个脑膜间隙的比较

名称	位置	特点	临床相关
硬脑膜外隙	硬脑膜外层与颅骨内表面之间	颅顶及颞区疏松，易分离；颅底紧密	硬脑膜血管损伤或颅骨骨折时，若发生在颅顶或两侧，可形成硬膜外血肿；发生在颅底，易造成脑脊液漏出
硬脑膜下隙	脑蛛网膜与硬脑膜之间	间隙最狭窄	硬脑膜下隙血肿多为亚急性
蛛网膜下隙	脑蛛网膜与软脑膜之间	充满脑脊液，与脊蛛网膜下隙相通	颅内血管或动脉瘤破裂出血入蛛网膜下隙，即为蛛网膜下隙出血

第二节　脑和脊髓的血管

一、脑的血管

（一）脑的动脉

脑动脉起源于颈内动脉和椎动脉（图2-5-7）。大脑半球前2/3和部分间脑由颈内动脉供血（顶枕沟为界），大脑半球后1/3和部分间脑、脑干及小脑由椎动脉供血。因此，脑动脉可分为颈内动脉系和椎基底动脉系。这两系动脉的分支可分为皮质支和中央支，前者滋养大脑皮层及其深部髓质，后者供应基底核、内囊和间脑等（表2-5-2）。

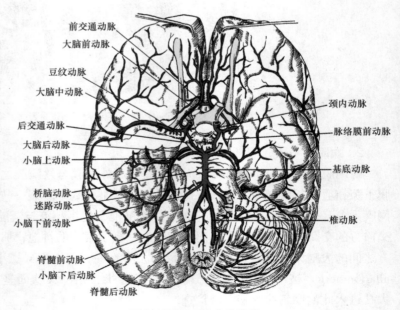

前交通动脉
大脑前动脉
豆纹动脉
大脑中动脉
后交通动脉
大脑后动脉
小脑上动脉
桥脑动脉
迷路动脉
小脑下前动脉
脊髓前动脉
小脑下后动脉
脊髓后动脉
颈内动脉
脉络膜前动脉
基底动脉
椎动脉

图2-5-7　脑底的动脉

表 2 - 5 - 2　脑的动脉分支分布

名称		分支	分布
颈内动脉	颅内段	眼动脉	眼球
		脉络丛前动脉	侧脑室下角脉络丛、视束、外膝体、大脑脚
	大脑前动脉	前交通支	沟通两侧大脑前动脉
		胼周动脉（皮质支）	顶枕沟以前大脑内侧面、额叶底面、额顶叶上部外侧面
		前穿质（豆纹动脉）	尾状核、豆状核前部、内囊前肢
	大脑中动脉后	皮质支	岛叶、大脑外侧面大部分
		中央支：外侧豆纹动脉	尾状核、豆状核、内囊膝及后肢大部分
椎动脉	大脑后动脉	皮质支	大脑半球枕叶、颞叶内侧面
		中央支	丘脑、部分豆状核、松果体、内膝体、部分中脑
		后交通支	联系颈内动脉主干
	基底动脉	小脑上动脉	小脑上部、松果体
		基底支	脑桥基底部
		迷路动脉	内耳
		小脑前下动脉	小脑下面前部
	椎动脉颅内段	脊髓前、后动脉	脊髓颈段、延髓前内侧
		小脑后下动脉	延髓后外侧、第四脑室脉络丛、小脑蚓及中央核

1. 颈内动脉

颈内动脉（internal carotid artery）在平甲状软骨上缘起自于颈总动脉，往上至颅底，经颈动脉管、破裂孔入颅，经海绵窦腔至前床突内侧，弯向上穿出海绵窦。因此，颈内动脉可分为颈部、岩部、海绵窦部和前床突上部。海绵窦部和前床突上部通常呈"U"形或"V"形弯曲，又称为虹吸部，此处为动脉硬化易发部位。颈内动脉穿出海绵窦发出眼动脉，经视神经管进入眼球。颈内动脉供应大脑的主要分支如下：

（1）大脑前动脉（anterior cerebral artery）：沿视神经上方向前内走行进入大脑纵裂，沿胼胝体沟向后走行（图 2 - 5 - 8）。两侧大脑前动脉由前交通动脉连接。大脑前动脉发出皮质支分布在大脑半球内侧（顶枕沟前），额叶底面的一部分，以及额、顶叶的上外侧面的上部。其中央支起自大脑前动脉近侧端，通过前穿质进入脑实质，供应尾状核、豆状核前部和内囊前肢。

（2）大脑中动脉（middle cerebral artery）：可视为颈内动脉的直接延续，向外进入外侧沟，沿外侧沟向后走，发出若干皮质分支，分布和滋养大脑半球上外侧面的大部分和岛叶（图 2 - 5 - 9），包括躯体运动中枢、躯体感觉中枢和语言中枢等主要皮层功能区。如果此动脉阻塞，将产生严重的功能障碍。大脑中动脉在前穿质发出一些小的中央支（外侧豆纹动脉）（图 2 - 5 - 10），垂直向上进入脑实质，滋养尾状核、豆状核、内囊膝和后肢前部。豆纹动脉的行程呈"S"形，由于血流动力学的关系，高血压动脉硬化时此处易破裂（又称为出血动脉），导致脑出血和严重的功能障碍。

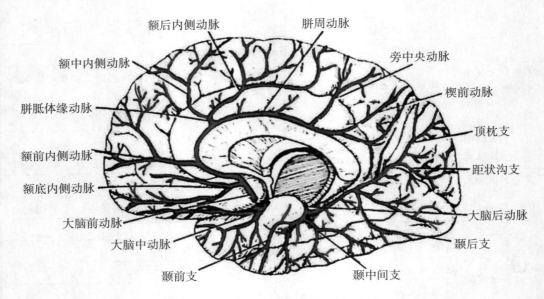

图 2 - 5 - 8　大脑半球的动脉（内侧面）

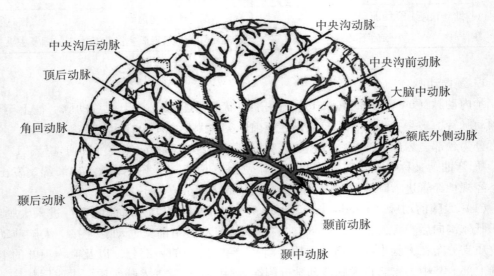

图 2 - 5 - 9　大脑半球的动脉（上外侧面）

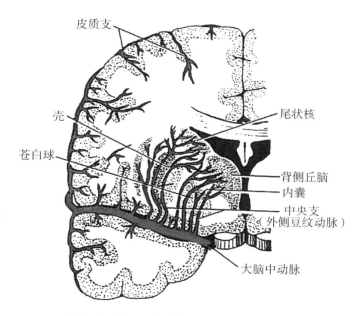

图2－5－10　大脑中动脉的皮质支和中央支

（3）后交通动脉（posterior communicating artery）：是颈内动脉系与椎－基底动脉系的吻合支，走行于视束下面，往后与大脑后动脉吻合。

（4）脉络丛前动脉（anterior choroidal artery）：行程长，细小，易被血栓阻塞。沿视束下向后外行，经大脑脚与海马旁回钩之间，入侧脑室下角，止于脉络丛。沿途分支供应外侧膝状体、内囊后肢后下部，以及大脑脚底的中1/3和苍白球等。

2. 椎动脉

两侧椎动脉（vertebral artery）从锁骨下动脉第一段起，向上穿过所有颈椎横突孔，经枕骨大孔入颅，沿延髓腹外侧上行，在延髓脑桥沟合成基底动脉（basilar artery）。基底动脉沿脑桥腹侧的基底沟上行，在脑桥上缘分为左、右大脑后动脉两大终支。

（1）椎动脉主要分支：①脊髓前动脉；②脊髓后动脉；③小脑后下动脉（posterior inferior cerebellar artery），在橄榄下端附近起始于椎动脉，向后外行经延髓和小脑扁桃体之间，分支往小脑下段后部和延髓后外侧部分布，是椎动脉的最大分支。小脑后下动脉的走向弯曲，其分支容易栓塞而引起延髓背侧梗死，临床上称为延髓外侧综合征（Wallenberg综合征）。

（2）基底动脉主要分支：①小脑前下动脉，起始于基底动脉起始段，经外展神经、面神经、前庭蜗神经腹侧至小脑下段，其分支分布于小脑下段前部；②迷路动脉，起始于基底动脉或大脑下前动脉，与面神经、前庭蜗神经一起进入内耳道，分布于内耳迷路；③脑桥动脉，起始于基底动脉，是一些细小分支，分布在脑桥的基底部；④小脑上动脉，位于基底动脉的末端附近，绕着大脑脚向后到小脑上部和中脑。

（3）大脑后动脉：是基底动脉的终末支，绕大脑脚向后走，从海马沟转向颞叶和枕叶内侧，沿途发出皮质支和中央支。皮质支分布于颞叶内侧面、底面和枕叶，中央支起源于大脑后动脉起始部，经后穿质入脑实质，分布于背侧丘脑、内外侧膝状体、下丘脑和底丘脑等。动眼神经夹在大脑后动脉起始部和小脑上动脉根部之间。当颅内压较高时，由于颅内压的作用，海马旁回钩移位至小脑幕切迹下方，使大脑后动脉向下移位，压迫并牵拉动眼神经，导致动眼神经麻痹。

3. 大脑动脉环

大脑动脉环（cerebral arterial circle，又称为 Willis 环）又称为基底动脉环，位于脑基底部，蝶鞍上方，环绕视交叉周围、灰结节、乳头体周围。由两侧大脑前动脉起始部、两侧颈内动脉末端、两侧大脑后动脉借前、后交通动脉组成（图 2－5－7）。此环使双侧颈内动脉系与椎－基底动脉系连通。正常情况下，大脑动脉环是一种潜在的代偿装置。当环的某处发育不良或受阻时，可在一定程度上将血液重新分配和代偿，从而维持大脑的血液供应。

（二）脑的静脉

脑的静脉壁薄，缺乏弹性，管腔内无瓣膜，不与动脉伴行，包括大脑静脉、小脑静脉和脑干静脉等。大脑静脉分为浅静脉和深静脉两组，两组之间相互吻合。

1. 大脑浅静脉

大脑浅静脉包括大脑上、中、下静脉，其中大脑中静脉又分为大脑中浅静脉和大脑中深静脉。大脑上静脉有 8～12 支，收集大脑半球上外侧和内侧上部的静脉血，注入上矢状窦。大脑中浅静脉收集大脑半球上外侧近外侧沟的静脉血，注入海绵窦。大脑中深静脉收集脑岛的血液，与大脑前静脉、纹状体静脉汇合，即为基底静脉，注入大脑大静脉。大脑下静脉收集大脑半球上外侧面下部、半球下面的静脉血，注入横窦和海绵窦（图 2－5－11）。

2. 大脑深静脉

大脑深静脉是一组回流大脑半球实质深部静脉血的静脉，主要包括大脑大静脉（Galen 静脉）、大脑内静脉等，在室间孔的后上缘，由丘脑纹静脉和脉络膜静脉形成大脑内静脉。大脑内静脉向后在松果体

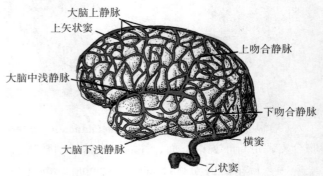

图 2－5－11　脑的静脉（浅组）

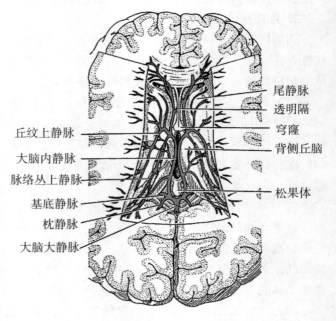

图 2－5－12　脑的静脉（深组）

后方，与对侧的大脑内静脉汇合，形成大脑大静脉。大脑大静脉收集大脑半球深部髓质、基底核、间脑和脉络丛的静脉血，然后注入胼胝体压部后下方的直窦（图2-5-12）。

二、脊髓的血管

（一）脊髓的动脉

供应脊髓的动脉包括椎动脉和节段性动脉。从椎动脉发出的脊髓前动脉（anterior spinal artery）和脊髓后动脉（posterior spinal artery）在下行过程中不断得到节段性动脉补充（颈升动脉、肋间后动脉、腰动脉和骶动脉等），保证脊髓有足够的血供（图2-5-13）。

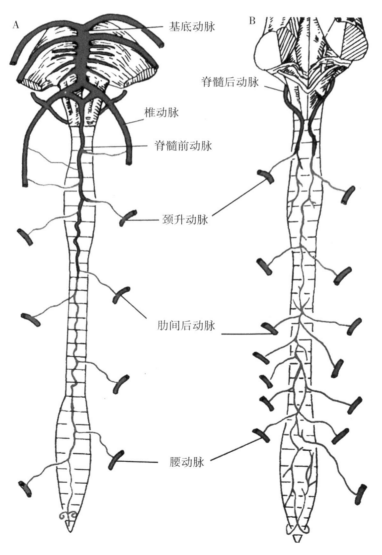

A：前面观；B：后面观

图2-5-13　脊髓的动脉

1. 脊髓前动脉

自椎动脉末端起，左、右脊髓前动脉在延髓腹侧合为主干，沿前正中裂下降至脊髓末端，主要分布于脊髓前角、侧角、灰质连合、后角基部、前索和侧索。

2. 脊髓后动脉

从椎动脉起，脊髓后动脉绕延髓外侧向后走行，沿脊神经后根外侧下行至脊髓末端，分支分布于脊髓后角其余部位、后索和侧索后部。

3. 脊髓动脉冠

脊髓前、后动脉通过脊髓表面环绕的吻合支互通形成脊髓动脉冠，由脊髓动脉冠发出分支进入脊髓内部（图2－5－14）。

脊髓动脉来源不同，部分节段由于来源不同的动脉吻合不畅，血供不足，易发生缺血性损伤，称为危险区，如第1至第4胸部神经节（特别是第4胸部神经节）、第1腰段腹侧面。

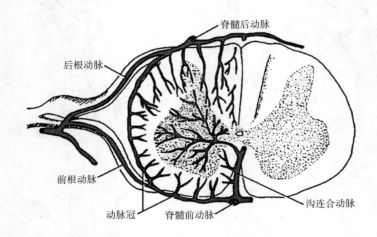

图2－5－14 脊髓内部的动脉分布

（二）脊髓的静脉

供应脊髓的静脉比动脉粗且多。脊髓中的小静脉收集并整合到脊髓的前、后静脉，通过脊髓的前、后静脉注入硬膜外隙的椎内静脉丛。

 第三节　脑脊液及其循环

脑脊液（cerebral spinal fluid，CSF）是一种充满各种脑室、蛛网膜下隙及脊髓中央管的无色透明液体。成人的脑脊液量平均约为150 mL，含有多种浓度不等的无机离子、葡萄糖、微量蛋白、少量淋巴细胞和多种生物活性物质（加压素、生长抑素、脑啡肽、P物质和血管紧张等），其在功能上等同于外周组织中的淋巴。脑脊液主要由脑室脉络丛产生，少量产生于室管膜上皮和毛细血管。侧脑室脉络丛产生的脑脊液经室间孔流入第三脑室，与第三脑室脉络丛产生的脑脊液一起经中脑水管，继而与第四脑室脉络丛产生的脑脊液一起流入第四脑室，然后通过第四脑室正中孔和两外侧孔，流入蛛网膜下隙，最后，通过蛛网膜粒进入上矢状窦或其他硬脑膜窦，回流入血液。脑脊液在中枢神经系统中起缓冲、保护、转运代谢物及调节颅内压的作用。脑脊液的产生、循环和回流均处于平衡状态。如果脑脊液在循环中受阻，会导致脑积水和颅内压升高，脑组织压力移位，严重者形成脑疝，危及生命。少量脑脊液可通过室管膜上皮、蛛网膜下隙的毛细血管，脑膜的淋巴管，以及脑、脊神经周围的淋巴管回流（图 2 - 5 - 15）。

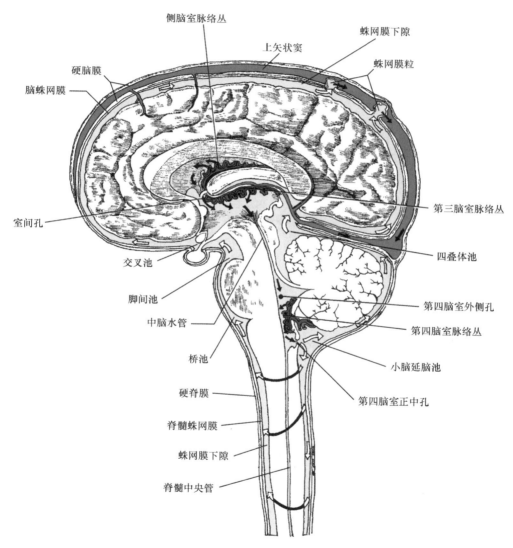

图 2 - 5 - 15　脑脊液循环模式

第四节　脑屏障

　　脑屏障（brain barrier）是一种平衡和稳定中枢神经系统微环境的结构，它特异性地存在于中枢神经系统，通过限制物质在毛细血管或脑脊液与脑组织间的转运（让物质选择性通过），使神经元所处的微环境保持一定的稳定性，有利于神经元的正常功能活动。脑屏障主要包括血－脑屏障、血－脑脊液屏障和脑脊液－脑屏障（图 2－5－16、表 2－5－3）。

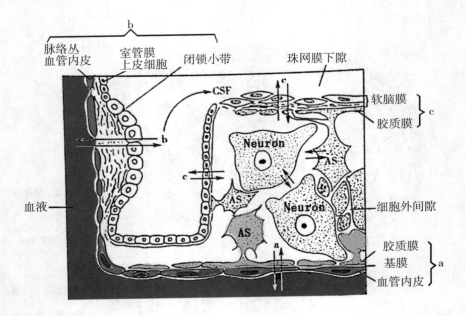

　　a 为血脑屏障；b 为血－脑脊液屏障；c 为脑脊液－脑屏障。AS 为星形胶质细胞；N 为神经元；CSF 为脑脊液。

图 2－5－16　脑屏障的结构和位置关系

一、血－脑屏障

　　血脑屏障（blood-brain barrier, BBB）位于血液与脑、脊髓的神经细胞之间，由毛细血管内皮细胞、基底膜、外周细胞、星形胶质细胞终足组成。血－脑屏障的结构特点是：①脑和脊髓中的毛细血管内皮细胞无窗孔，内皮细胞之间存在紧密连接，大分子难以通过；②毛细血管基底膜完整；③毛细血管基底部有由星形胶质细胞终足包绕而成的胶质膜。

　　中枢神经系统的某些部位缺乏血－脑屏障，如正中隆起、连合下器、穹窿下器、终板血管器、脉络丛、松果体、神经垂体等部位，这些部位的毛细血管内皮细胞有窗孔，内皮细胞通过桥粒连接（缝隙连接），使蛋白质和大分子物质自由通过。

二、血－脑脊液屏障

血－脑脊液屏障（blood-CSF barrier，BCB）位于脑室脉络丛血液和脑脊液之间，由毛细血管内皮、基底膜和脉络丛上皮细胞组成。其主要结构特点是脉络丛上皮细胞之间有闭锁小带连接。脉络丛毛细血管内皮细胞有窗孔，基底膜间断，因此，屏障仍有一定的通透性。

三、脑脊液－脑屏障

脑脊液－脑屏障（CSF-brain barrier，CBB）位于脑室和蛛网膜下隙的脑脊液和大脑、脊髓的神经细胞之间。脑脊液－脑屏障的结构特征为：室管膜上皮、软脑膜和软膜下胶质膜。然而，室管膜上皮无闭锁小带，不能有效地限制大分子通过，软脑膜及其下的胶质膜屏障作用亦很低，因此，脑脊液的化学成分与脑组织胞外液大致相同。

正常情况下，血－脑屏障可以保护脑和脊髓免受各种物理、化学因素的影响，并保持相对稳定的状态。当脑屏障受损（如炎症、创伤、血管疾病）时，脑屏障的通透性改变，使脑和脊髓神经细胞受到各种致病因素的影响，导致脑水肿、脑出血、免疫异常等严重后果。但脑屏障在结构和功能上仅是相对的，这一方面是由于脑某些部位（如松果体、神经垂体等）缺乏血－脑屏障，另一方面是由于脑屏障的三个组成部分中，脑脊液－脑屏障的结构最不完善，使脑脊液和脑神经元的细胞外液能够相互交流。这种人体内三大调节系统的神经－免疫－内分泌网络（neuro-immuno-endocrine network）之间的物质交换也存在于中枢神经系统中，并在人体各种功能的全面调节中起着重要作用。

表 2－5－3　脑屏障

名称	位置	结构基础
血－脑屏障	血液与脑、脊髓的神经细胞之间	①脑和脊髓中的毛细血管连续、内皮细胞无窗孔，内皮细胞之间存在紧密连接，大分子难以通过；②毛细血管基底膜完整；③毛细血管基底有星形胶质细胞终足包绕而成的胶质膜。小分子物质选择性通过
血－脑脊液屏障	脑室脉络丛血液和脑脊液之间	脉络丛上皮细胞之间有闭锁小带连接；脉络丛毛细血管内皮细胞有窗孔，基底膜间断；屏障有一定的通透性
脑脊液－脑屏障	脑室和蛛网膜下隙的脑脊液和大脑、脊髓的神经细胞之间	室管膜上皮、软脑膜和软膜下胶质膜。室管膜上皮无闭锁小带，不能有效地限制大分子通过，软脑膜及其下的胶质膜屏障作用低

小结

（1）脑和脊髓均有三层被膜包被，其中，蛛网膜下隙的脑脊液起着重要的缓冲作用。中枢神经没有淋巴组织，主要通过脑脊液循环发挥清除有毒物质的作用。

（2）硬膜和蛛网膜均随周围神经出颅孔和椎间孔，包被着周围神经，形成神经的外膜和内膜。

（3）硬膜脑窦是引流颅内静脉血的通道，无瓣膜，与颅骨板障静脉有交通支，与颅外静脉丛也有交通支。

（4）椎管硬膜外隙穿刺、脊髓蛛网膜下隙穿刺是常用的临床操作。

（5）脑有2套供血系统，即颈内动脉和椎动脉系，它们的主干进入颅内的部分是弯曲的，以减少搏动，两者间依靠基底动脉环交通。

（6）脑的动脉有皮质支和中央支之分。中央支细小、数量极多，供应脑的深面结构，既易阻塞，也易破裂，又称为出血动脉。

（7）眼球和内耳的血供均来自颅内的动脉分支（眼动脉和迷路动脉）。

（8）血脑屏障是最重要的脑屏障，临床用药时，要考虑药物是否可通过血脑屏障。

思 考 题

（1）硬脑膜窦有哪些结构，与颅外如何联系（连通）？

（2）简述大脑动脉环的位置、组成及临床意义。

（3）思考可能造成脑脊髓循环障碍的病因及后果。

测 试 题

单项选择题

1. 关于终池，以下哪个选项是正确的？（　　　）

A. 第1腰椎末端以下　　　B. 第2骶椎末端以下　C. 第2腰椎至第2骶椎水平

D. 内含静脉　　　　　　　E. 内有齿状韧带

2. 大脑前动脉的血液主要供应以下哪个区域？（　　　）

A. 大脑前面　　　　　　B. 大脑底面　　　　　　C. 大脑内侧面

D. 大脑背外侧面　　　　E. 岛叶

3. 以下哪个选项是脑脊液进入血液的途径？（　　　）

A. 正中孔　　　　　　　B. 蛛网膜下隙　　　　　C. 上矢状窦

D. 蛛网膜粒　　　　　　E. 脑池

4. 小脑幕切迹上方紧邻以下哪个结构？（　　　）

A. 舌回　　　　　　　　B. 楔回　　　　　　　　C. 颞上回

D. 缘上回　　　　　　　E. 海马旁回

5. 下列哪一项不是硬脑膜形成的结构？（　　　）

A. 大脑镰　　　　　　　B. 鞍膈　　　　　　　　C. 小脑幕

D. 海绵窦　　　　　　　E. 脑池

6. 硬膜外麻醉是将药物注入以下哪个部位？（　　　）

A. 硬脊膜下隙　　　　　B. 硬脊膜外隙　　　　　C. 蛛网膜下隙

D. 中央管　　　　　　　　E. 终池

7. 腰穿是将穿刺针刺入以下哪个部位？（　　）

A. 硬脊膜下隙　　　　　B. 硬脊膜外隙　　　　C. 蛛网膜下隙

D. 马尾　　　　　　　　E. 椎管内任一部位

8. 静脉注射药物进入脑脊液，主要需经过以下哪个结构？（　　）

A. 血－脑屏障　　　　　B. 脑脊液－脑屏障　　C. 血－脑脊液屏障

D. 脑毛细血管壁　　　　E. 蛛网膜粒

多项选择题

1. 脉络丛是由什么结构组成？（　　）

A. 软脑膜　　　　　　　B. 硬脑膜　　　　　　C. 蛛网膜

D. 室管膜上皮　　　　　E. 毛细血管

2. 椎－基底动脉系供应以下哪个区域？（　　）

A. 脑干　　　　　　　　B. 枕叶　　　　　　　C. 前庭蜗器（内耳）

D. 内囊后肢　　　　　　E. 脊髓颈段

3. 关于脑脊液的描述，以下哪一项是正确的？（　　）

A. 由各脑室的脉络丛产生

B. 除大脑外其余中枢神经均浸泡入脑脊液

C. 经室间孔入第三脑室

D. 经蛛网膜粒渗透至硬脑膜静脉窦

E. 经第四脑室正中孔和外侧孔流入蛛网膜下隙

4. 有关海绵窦，以下哪一项是正确的？（　　）

A. 位于颅后窝蝶鞍附近　　　　　　B. 借眼静脉与面部静脉吻合

C. 通过的神经窦内有展神经　　　　D. 窦外侧壁有视神经和动眼神经走行

E. 面部感染可累及海绵窦

5. 关于第三脑室，以下哪一项是正确的？（　　）

A. 位于间脑中间　　　　　　　　　B. 其脉络丛与双侧侧脑室脉络丛相通

C. 前界为终板　　　　　　　　　　D. 其底由视交叉、灰结节、乳头体构成

E. 其顶由胼胝体和穹窿形成

6. 关于大脑动脉环，以下哪一项是正确的？（　　）

A. 位于脑底下方　　　　　　　　　B. 位于蝶鞍上方

C. 是一种代偿的潜在装置　　　　　D. 环绕视交叉、灰结节、乳头体

E. 使两侧颈内动脉系和椎－基底动脉系相通

（任瑞）

第六章　脑的高级功能和功能障碍

当大脑皮质处于不同的功能活动状态时，脑部电流会发生变化，睡眠与觉醒是脑的重要功能活动之一，因此，了解脑电活动的表现及其产生机制，有助于对睡眠和觉醒机制的理解。

第一节　脑电活动

本节所述的脑电活动是指大脑皮质许多神经元的群集电活动，而非单个神经元的电活动。脑电活动包括自发脑电活动和皮层诱发电位两种不同形式。

一、自发脑电活动

自发脑电活动（spontaneous electrical activity of brain）是在无明显刺激情况下，大脑皮质自发产生的节律性电位变化。用脑电图仪在头皮表面记录到的自发脑电活动，称为脑电图（electroencephalogram，EEG）。1875 年，英国生理学家 Richard Caton 首次在动物大脑皮质记录到节律性脑电波，人的脑电波则由德国精神病学家 Hans Berger 在 1928 年首次记录到。

（一）脑电图的波形

脑电波的基本波形有 α、β、θ 和 δ 波四种，它们有一定的波形特征和显著出现的部位（表 2－6－1）。α 波常表现为波幅由小变大，再由大变小，反复变化而形成梭形，在成年人清醒、安静并闭眼时出现，睁眼或接受其他刺激时立即消失而呈快波（β 波），这一现象称为 α 波阻断（alpha block）。β 波是新皮层处于紧张活动状态的标志，频率较 α 波高，在成人活动时出现。θ 波是成年人困倦时的主要脑电活动表现。δ 波常出现在成人入睡后，或处于极度疲劳或麻醉时（图 2－6－1）。此外，人在觉醒并专注于某一事时，常可见一种频率较 β 波更高的 γ 波，其频率为 30 ～ 80 Hz，波幅范围不定；在睡眠时还可出现另一些波形较为特殊的正常脑电波，如驼峰波、σ 波、λ 波、κ－复合波和 μ 波等。

表 2－6－1　脑电波形特征和显著出现的部位

波形	频率/Hz	波幅/μV	显著出现的部位
α 波	8 ～ 13	20 ～ 100	枕叶
β 波	14 ～ 30	5 ～ 20	额叶、顶叶

（续上表）

波形	频率/Hz	波幅/μV	显著出现的部位
θ波	4～7	100～150	颞叶、顶叶
δ波	0.5～13	20～200	颞叶、枕叶

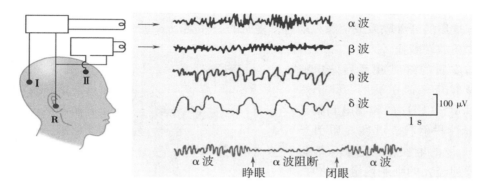

Ⅰ、Ⅱ：引导电极放置位置（分别为枕叶和额叶）；R：无关电极放置位置（耳郭）。

图 2 - 6 - 1　脑电图记录方法与正常脑电图波形

（二）脑电波形的变动

一般情况下，频率较低的脑电波幅度较大，而频率较高的脑电波幅度较小。脑电波波形可因记录部位及人体所处状态不同而有明显的差异。在睡眠时，脑电波呈高幅慢波，称为脑电的同步化（synchronization）；而在觉醒时，呈低幅快波，称为脑电的去同步化（desynchronization）。

人在安静状态下，脑电图的主要波形可随年龄而发生改变。在婴儿期，可见到 β 样快波活动，而在枕叶却常记录到 0.5～2 Hz 的慢波，在整个儿童期，枕叶的慢波逐渐加快。在幼儿期一般常可见到 θ 样波形，到青春期开始时才出现成人型 α 波。此外，在不同生理情况下脑电波也可发生改变，如在血糖、体温和糖皮质激素处于低水平或者当动脉血二氧化碳分压（arterial carbon dioxide partial pressure，PCO_2）处于高水平时，α 波的频率减慢，反之，则 α 波频率加快。

在临床上，可根据脑电波的改变特征，结合临床资料，对一些疾病进行诊断。例如，癫痫患者或皮层有占位病变（如脑瘤等）的患者，其脑电波可出现棘波（频率高于12.5 Hz，幅度为 50～150 μV，升支和降支均极陡峭）、尖波（频率为 5～12.5 Hz，幅度为 100～200 μV，升支极陡，波顶较钝，降支较缓）、棘慢综合波（在棘波后紧随一个慢波或次序相反的波，频率为 2～5 Hz，幅度为 100～200 μV）等变化。

（三）脑电波形成的机制

脑电波的节律比神经元的动作电位慢得多，但和神经元的突触后电位的时程较近似。在动物实验中观察到，应用微电极所记录的皮质神经元的慢突触后电位，与皮质表面记录到的脑电波的电位变化相似，尤其在 α 波出现时。但单个神经元的微弱的突触后电位显然不足以引起皮质表面的电位改变，因此认为，脑电波是由大量神经元同步发生的突触后电位总和后形成的，而突触后电位总和的结构基础是锥体细胞在皮质排列整齐，其顶树突相互平行，并垂直于皮质表面。因此其同步活动较易发生总和而形成强大的电场，从而改变皮质表面电位。

进一步研究表明，大量皮质神经元的同步电活动与丘脑的功能活动有关。对于中等深度麻醉的动物，在其皮质广泛区域可记录到 8～12 Hz 的类似 α 波的自发脑电活动。在切断丘脑与皮质的纤维联系或切除丘脑后，皮质的这种类似 α 波的节律便大大减弱或消失。但切除皮质或切断丘

脑与皮质的纤维联系后，丘脑髓板内核群的类似 α 波的节律仍然存在。以 8～12 Hz 的频率电刺激丘脑非特异性投射核，可在皮质引导出类似 α 波的电变化。记录丘脑髓板内核群神经元的细胞内电活动时，可观察到重复刺激引起 EPSP 和 IPSP 的交替，在皮质也可见到同样节律的电位周期性变化，因而推测皮质电活动的同步化是由于丘脑非特异投射核的同步化 EPSP 和 IPSP 交替出现的结果。以高频电刺激丘脑髓板内核群，可使皮质中类似 α 波的节律变为去同步化快波，这可能就是 α 波阻断的产生机制。

二、皮质诱发电位

皮质诱发电位（evoked cortical potential）是指刺激感觉传入系统或脑的某一部位时，在大脑皮质一定部位引出的电位变化。皮质诱发电位可由刺激感受器、感觉神经或感觉传入通路的任何一个部位引出。诱发电位一般包括主反应、次反应和后发放三部分（图 2-6-2）。主反应为一先正后负的电位变化，在

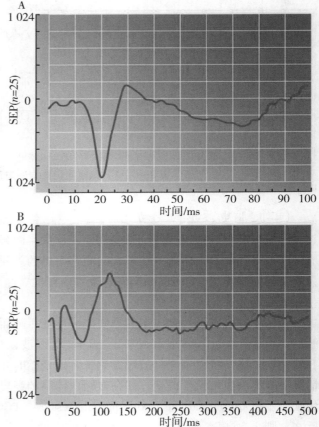

A：刺激后 0～100 ms 内的体感诱发电位（SEP）描记，即 B 图中前 100 ms 的展宽；B：刺激后 0～500 ms 内的 SEP 描记，刺激后约 12 ms 出现先正（向下）后负（向上）的主反应，随后出现次反应，约 300 ms 后出现后发放。横坐标为描记时间，纵坐标为计算机数字量，n 为计算机叠加次数。

图 2-6-2　电刺激家兔腓总神经引发的体感诱发电位

大脑皮质的投射有特定的中心区，与感觉的特异投射系统活动有关。它出现在一定的潜伏期后，即与刺激有锁时关系，其潜伏期的长短取决于刺激部位与皮质间的距离、神经纤维的传导速度和所经过的突触数目等因素。次反应是紧随主反应之后的扩散性续发反应，可

见于皮质的广泛区域，与感觉的非特异投射系统活动有关，与刺激无锁时关系。后发放则为在主反应和次反应之后的一系列正相周期性电位波动，是非特异感觉传入和中间神经元引起的皮层顶树突去极化和超极化交替作用的结果。

诱发电位的波幅较小，又发生在自发脑电的背景上，故常被自发脑电掩盖而难以辨认出来。应用电子计算机将诱发电位叠加和平均处理，能使诱发电位突显出来，经叠加和平均处理后的电位称为平均诱发电位（averaged evoked potential）。平均诱发电位已成为研究人类感觉功能、神经系统疾病、行为和心理活动的方法之一。临床常用的有体感诱发电位（somatosensory evoked potential，SEP）、听觉诱发电位（auditory evoked potential，AEP）和视觉诱发电位（visual evoked potential，VEP）。体感诱发电位是指刺激一侧肢体，从对侧对应于大脑皮质感觉投射区位置头皮引出的电位。以短声或光照刺激一侧外耳或视网膜，分别从相应头皮（对应于颞叶和枕叶皮层位置）引出的电位则为听觉或视觉诱发电位。

问题讨论

测谎仪可通过人体的全身反应达到测谎的目的，但其准确性尚存争议。人类是否能够通过脑电波的信号，将其编码转换成语言，准确地了解被测者的思维变化，使"读心术""读脑术"成为可能？对此你有何看法？

第二节　睡眠及觉醒

睡眠（sleep）与觉醒（wakefulness）是人体所处的两种不同状态，具有明显的昼夜节律。睡眠能使人的精力和体力得到恢复，还能增强机体免疫、促进生长和发育、增进学习和记忆能力，且有助于情绪的稳定。因而充足的睡眠对促进人体身心健康，并保证人们在觉醒状态下充满活力地从事各种体力和脑力活动至关重要。

一、睡眠的两种状态及生理意义

睡眠为人类生存所必需，人的一生中大约有 1/3 的时间是在睡眠中度过的。人在睡眠时会出现周期性的快速眼球运动，因此，根据睡眠过程中眼电图、肌电图和脑电图的变化，可将睡眠分为非快眼动睡眠（non-rapid eye movement sleep，NREM sleep）和快眼动睡眠（rapid eye movement sleep，REM sleep）。

（一）非快眼动睡眠

NREM 睡眠的脑电图呈现高幅慢波，因而也称为慢波睡眠（slow wave sleep，SWS）。根据脑电图的特点，可将 NREM 睡眠分为四期：Ⅰ期为入睡期，脑电波表现为低幅 θ 波和 β 波，频率比觉醒时稍低，脑电波趋于平坦。这一阶段很快过渡到Ⅱ期，Ⅱ期为浅睡期，脑电波呈持续 0.5～1 s 的睡眠梭形波（即 σ 波，是 α 波的变异，频率稍快，幅度稍低）及若干 κ - 复合波（是 δ 波和 σ 波的复合）。随后，睡眠进入 Ⅲ 期，此期为中度睡眠期，脑电波中出现高幅（大于 75 μV）δ 波。当 δ 波在脑电波中超过 50% 时，睡眠进入 Ⅳ 期，即深度睡眠期。Ⅲ 期和Ⅳ期睡眠统称为 δ 睡眠，在人类，这两个时期合称为慢波睡眠，而在有些动物，这四期均称为慢波睡眠。

在 NREM 睡眠中，由于感觉传入冲动很少，大脑皮质神经元活动趋向步调一致，脑电以频率逐渐减慢、幅度逐渐增高、δ 波所占比例逐渐增多为特征，表现出同步化趋势（图 2 - 6 - 3）。在 NREM 睡眠时期，视、听、嗅和触等感觉及骨骼肌反射、循环、呼吸和交感神经活动等均随睡眠的加深而降低，且相当稳定。但此期腺垂体分泌生长激素明显增多，因而 NREM 睡眠有利于体力恢复和促进生长发育。

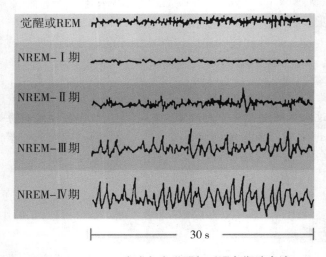

图 2 - 6 - 3　正常成年人觉醒与睡眠各期脑电波

（二）快眼动睡眠

REM 睡眠的脑电图呈现低幅快波，是与觉醒相似的不规则 β 波，表现为皮质活动的去同步化，但在行为上却表现为睡眠状态，故又称为异相睡眠。在 REM 睡眠期，机体的各种感觉、交感神经的活动进一步减退，肌紧张、下丘脑体温调节功能明显减弱，表明其睡眠深度要比慢波睡眠更深。此外，REM 睡眠期会有眼球快速运动、躯体抽动及血压升高、心率加快、呼吸快而不规则等间断的阵发性表现，这可能与梦境有关。若在此期间被唤醒，74% ～95% 的人会说正在做梦，但在被唤醒的人中仅有 7% 能回忆起梦中的情景。

REM 睡眠期间，脑内蛋白质合成加快，脑的耗氧量和血流量增多，而生长激素分泌减少。REM 睡眠与幼儿神经系统的成熟及建立新的突触联系密切相关，因而能促进学习与记忆及精力恢复。但是，REM 睡眠期间出现的上述阵发性表现可能与某些疾病易于在夜间发作有关，如哮喘、心绞痛、阻塞性肺气肿缺氧发作等常发生于夜间。

睡眠并非由"浅睡"到"深睡"的连续过程，而是 NREM 睡眠和 REM 睡眠两个不同时相周期性交替的过程。入睡后，一般先进入 NREM 睡眠，由 Ⅰ 期开始，随后相继过渡到 Ⅱ、Ⅲ、Ⅳ 期睡眠，持续 80 ～120 min 后转入 REM 睡眠，REM 睡眠持续 20 ～30 min 后又转入 NREM 睡眠，两个时相在整个睡眠过程中有 4 ～5 次交替。NREM 睡眠主要出现在前半夜的睡眠中，在睡眠后期的周期中逐渐减少甚至消失。与此相反，REM 睡眠在睡眠后期的周期中比例逐渐增加（图 2-6-4）。一般情况下，由觉醒转为睡眠时，通常先进入 NREM 睡眠，而非直接进入 REM 睡眠。

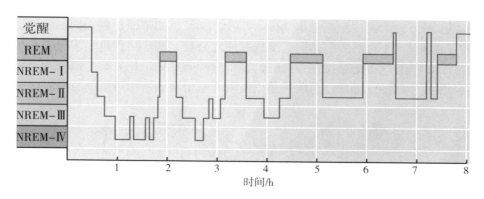

图 2-6-4　正常成年人整夜睡眠时相交替示意

　　无论是 NREM 睡眠还是 REM 睡眠，均为正常人所需。一般情况下，成年人每天需要睡眠 7～9 h，儿童则需要更多的睡眠时间。新生儿需要 18～20 h，而老年人所需睡眠时间则较少。一般成年人若持续 15～16 h 处于觉醒状态，便可称为睡眠剥夺。睡眠长期被剥夺后，若任其自然睡眠，则睡眠时间将明显增加以补偿睡眠的不足。进一步研究表明，分别在 NREM 睡眠和 REM 睡眠中被唤醒，导致 NREM 睡眠或 REM 睡眠剥夺，再任其自然睡眠，则两种睡眠均将出现补偿性延时。在 REM 睡眠被剥夺后，可由觉醒状态直接进入 REM 睡眠，而不需经过 NREM 睡眠的过渡。

> **问题讨论**
> 　　弗洛伊德在《梦的解析》一书中提到，梦是人在睡眠过程中产生的心理活动，是深藏于人们记忆中的一些东西的象征。也有科学家认为，人的梦境其实并不是幻想，而是一种现实生活的反映，只不过这种现实生活发生于我们平时所说的平行世界，并相信通过对人类梦境和大脑的研究，能够解开更多的宇宙之谜。对于这一问题，你有何看法？

二、觉醒与睡眠的产生机制

　　目前已发现人和动物脑内有许多部位和投射纤维参与觉醒和睡眠的调控，它们形成促觉醒和促睡眠两个系统，并相互作用、相互制约而形成复杂的神经网络，调节睡眠-觉醒周期和睡眠不同状态的互相转化，两者均为主动过程。

（一）与觉醒有关的脑区

　　刺激猫的中脑网状结构可将其从睡眠中唤醒，脑电波呈去同步化快波。如果在中脑头端切断网状结构或选择性破坏中脑被盖中央区的网状结构，动物便进入持久的昏睡状态，脑电图呈同步化慢波（图2-6-5）。可见，觉醒的产生与脑干网状结构的活动有关，故称之为网状结构上行激动系统（ascending reticular activating system）。网状结构是多突触系统，神经元的联系在此高度聚合，形成复杂的神经网络，并投射至感觉的非特异投射系统，使各种特异感觉的传入失去专一性，从而维持和改变大脑皮质的兴奋状态，即具有上行唤醒作用。另外，大脑皮质感觉运动区、额叶、眶回、扣带回、额上回、海马、杏仁核和下丘脑等部位也有下行纤维到达网状结构并使之兴奋。网状结构也是多递质系统，大多数神经元上行和下行纤维的递质是谷氨酸，许多麻醉药（如巴比妥类）都是通过阻断谷氨酸能系统而发挥作用的，静脉注射阿托品也能阻断脑干网状结构对脑电的唤醒作用。

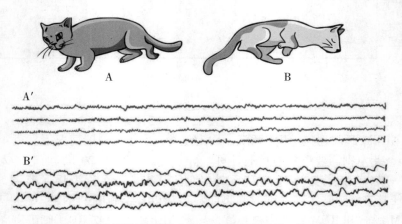

A 为切断特异性传导通路而不损伤非特异性传导通路的猫，处于觉醒状态；A′为其脑电图。B 为切断非特异性传导通路的猫，处于昏睡状态；B′为其脑电图。

图2-6-5　切断特异和非特异传导通路后猫的行为与脑电图变化

此外，与觉醒有关的脑区和投射系统还有许多，如脑桥蓝斑去甲肾上腺素能系统、低位脑干的中缝背核5-羟色胺能系统、脑桥头端被盖胆碱能神经元、中脑黑质多巴胺能系统、前脑基底部胆碱能系统、下丘脑结节乳头体核组胺能神经元和下丘脑外侧区的增食因子（orexin）能神经元等。此外，脑干和下丘脑内与觉醒有关的脑区之间存在广泛的纤维联系，它们可能经丘脑和前脑基底部上行至大脑皮质而产生和维持觉醒。

（二）与睡眠有关的脑区

1. 促进 NREM 睡眠的脑区

脑内存在多个促进 NREM 睡眠的部位，其中最重要的是视前区腹外侧部（ventrolateral preoptic area，VLPO）。VLPO 存在大量促睡眠神经元，它们发出的纤维投射到脑内多个与觉醒有关的部位，如脑桥蓝斑去甲肾上腺素能神经元、中缝背核5-羟色胺能神经元、脑桥头端被盖胆碱能神经元、下丘脑结节乳头体核组胺能神经元等。VLPO 投射纤维的主要递质是 γ-氨基丁酸，通过对促觉醒脑区活动的抑制，促进觉醒向睡眠转化，产生 NREM 睡眠。进入 NREM 睡眠后，VLPO 神经元放电频率增高，且细胞原癌基因 *c-fos* 表达增加（表示此时处于活动状态）。

研究表明，视交叉上核有纤维通过其他核团中继后投射到下丘脑外侧部的增食因子能神经元和 VLPO，将昼夜节律的信息传递给促觉醒和促睡眠脑区，调节觉醒与睡眠的相互转换。此外，促进 NREM 睡眠的脑区还有位于延髓网状结构的脑干促眠区，也称为上行抑制系统（ascending inhibitory system），位于下丘脑后部、丘脑髓板内核群比邻区和丘脑前核的间脑促眠区，以及位于下丘脑或前脑视前区和 Broea 斜带区的前脑基底部促眠区。对脑干和间脑促眠区施以低频电刺激可引起 NREM 睡眠，而施以高频电刺激则引起觉醒，而在前脑促眠区无论施加低频或高频刺激均引起 NREM 睡眠的发生。

2. 促进 REM 睡眠的脑区

REM 睡眠的发生和维持可能受控于 REM-off 神经元和 REM-on 神经元之间的相互作用。位于脑桥头端被盖外侧区的胆碱能神经元在 REM 睡眠的启动中起重要作用，这些神经元被称为 REM 睡眠启动（REM-on）神经元，其电活动在觉醒时停止，而在 REM 睡眠期间则明显增加。它们不仅能引起脑电发生去同步化快波，还能激发脑桥网状结构、外侧膝状体和枕叶皮层出现一种棘波，称为脑桥 - 外侧膝状体 - 枕叶锋电位（ponto-geniculo-occipital spike），简称 PGO 锋电位（PGO spike）。PGO 锋电位是 REM 睡眠的启动因素，它一方面通过视觉中枢产生快速眼球运动，另一方面通过传出纤维兴奋延髓巨细胞核，再经网状脊髓腹外侧束兴奋脊髓的抑制性神经元，引起四肢肌肉松弛和放电停止。蓝斑的去甲肾上腺素能神经元和中缝背核的 5 - 羟色胺能神经元既能启动和维持觉醒，也可终止阻断 REM 睡眠，因而称为 REM 睡眠关闭（REM-off）神经元。它们在觉醒时放电频率较高，在转为 NREM 睡眠时放电明显减少，而转为 REM 睡眠时则放电停止。在猫脑桥被盖以上横切脑干后，动物仍能维持正常的 REM 睡眠，包括睡眠期的眼球快速运动和肌紧张消失，但如果毁损脑桥头端被盖及其邻近部位，则 REM 睡眠随即消失（表 2 - 6 - 2）。

表 2 - 6 - 2　非快眼动睡眠和快眼动睡眠的比较

类别	非快眼动睡眠（慢波睡眠）	快眼动睡眠（快波睡眠）
睡眠状态	一般的睡眠，感觉、肌紧张、循环、呼吸和交感神经活动降低	更深的睡眠，感觉、肌张力、循环、呼吸和交感神经活动进一步减弱
ECG	同步化慢波，δ 波所占比例逐渐增多	去同步化快波，β 波为主
唤醒阈	低	高
快速眼球运动	无	有
促进睡眠的脑区	视前区腹外侧部（VLPO）	受控于 REM-off 神经元和 REM-on 神经元
生理意义	促进生长激素的分泌，促进生长发育与体力恢复	促进幼儿神经系统成熟，促进精力恢复，有助于学习与记忆

（三）调节觉醒与睡眠的内源性物质

除中枢有关神经递质外，已知的调节觉醒与睡眠的内源性物质有几十种，下面介绍几种主要的内源性促眠物质。

1. 腺苷

脑内腺苷的含量随脑组织代谢水平的不同而发生变化，在觉醒时腺苷的含量随觉醒时间的延长而升高，而高水平的腺苷可促进 NREM 睡眠。在睡眠期则随睡眠时间的延长而含量降低，由此引发觉醒。已有大量实验证实腺苷具有促眠作用，如剥夺睡眠可明显提高大鼠和猫前脑基底部、皮层和海马等处的腺苷水平，尤以前脑基底部为著，这对维持睡眠稳定具有重要意义。腺苷的促眠作用机制，一是通过腺苷 A_1 受体抑制前脑基底部的胆碱能神经元而抑制觉醒；二是通过作用于 VLPO 的腺苷 A_2 受体，激活 VLPO 内 γ 氨基丁酸能神经元，通过抑制多个促觉醒脑区的活动，尤其是抑制下丘脑乳头体核组胺的释放，从而促进睡眠。咖啡因能增强觉醒就是通过阻断腺苷受体而实现的。

2. 前列腺素 D_2

前列腺素 D_2（PGD_2）由前列腺素 H_2（PGH_2）经前列腺素 D 合成酶的作用而形成，可通过影响腺苷的释放而促进睡眠。PGD_2 在脑脊液中的浓度呈日节律变化，与睡眠－觉醒周期一致，并可随剥夺睡眠时间的延长而增高。抑制前列腺素 D 合成酶，可导致睡眠减少。

3. 生长激素

生长激素的释放发生于 NREM 睡眠时相，因此 NREM 睡眠具有促进机体生长和体力恢复的作用，而生长激素的释放又能增强脑电的慢波活动，促进 NREM 睡眠。生长激素释放激素和生长抑素不仅通过影响生长激素的释放而参与睡眠的调节，也能直接影响睡眠。生长激素释放激素及其 mRNA 随昼夜节律而变化，且在剥夺睡眠后增加。脑室内注射生长激素释放激素可增加 NREM 睡眠，同时也能增加 REM 睡眠，注射生长激素释放激素的抗体则引起相反的结果。

4. 其他细胞因子的调节作用

白细胞介素－1、干扰素和肿瘤坏死因子等均可增加 NREM 睡眠。此外，还发现多种促眠因子（sleep promoting factor），如催眠毒素（hypnotoxin），它是从剥夺睡眠 150～293 h的狗的脑中提取出的一种内源性促眠物质；S 因子（factor S）则是从剥夺睡眠的山羊的脑脊液中提取出的一种肽类物质。如果将剥夺睡眠的山羊的脑脊液注入大鼠脑中，也能使大鼠进入睡眠状态。从刺激家兔丘脑髓板内核群而致眠的家兔的静脉血中提取的 δ 促眠肽（delta sleep inducing peptide），可促进 NREM 睡眠并使脑电图出现 δ 波。

三、意识障碍

意识（consciousness）是人体对自身状态和环境的感知及对外界刺激做出恰当反应的能力，是人脑反映客观现实的最高形式，包括觉醒和意识内容。觉醒是产生意识内容的前提，意识的维持涉及大脑皮质及皮质下脑区的结构和功能完整，与觉醒相似，主要与 ARAS 密切相关。意识障碍（conscious disorder）通常是觉醒系统的不同部位受到损伤，导致觉醒度下降和意识内容的异常变化。意识障碍是急性脑功能不全的重要表现之一，是病情变化的重要信号，可作为临床预后的重要指标。

（一）意识障碍的病因

1. 颅内疾病

颅内疾病分为颅内局限性病变和脑弥漫性病变。前者常见于颅脑外伤（颅内血肿和脑挫裂伤）、脑血液循环障碍（脑出血和脑梗死），以及颅内占位性病变（肿瘤和脑脓肿）。后者常见于颅内感染（各种脑炎和脑膜炎）、颅脑外伤（脑震荡和脑挫裂伤）、脑退行性变性、蛛网膜下腔出血、脑水肿，以及脱髓鞘性病变。此外，一些癫痫发作伴有不同程度的意识障碍。

2. 代谢紊乱和中毒

营养物质缺乏（如缺氧和缺血等），内、外源性毒素积聚，体液和电解质平衡紊乱，以及体温过高或过低等均可导致意识障碍。

（二）意识障碍的发病机制

1. 上行网状激活系统（ARAS）受损

ARAS 是保持觉醒的主要结构，脑干内脑桥上端以上部位受损并累及 ARAS 是导致意识障碍的主要机制。ARAS 的兴奋主要依靠三叉神经感觉主核以上水平的传入冲动来维持，若该部位受损，由特异性上行传导系统的侧支传向 ARAS 的神经冲动被阻断，ARAS 的兴奋性下降而不能向上发放冲动以维持皮质的觉醒状态，从而导致意识障碍。

在正常情况下，感觉神经冲动经特异性上行投射系统传至大脑皮质后，皮质发放冲动沿皮质边缘网状激动系统下行至中脑 ARAS，在此汇集来自非特异性上行投射系统的传出冲动，经丘脑再投射至皮质，形成中脑网状结构－丘脑－大脑皮质－中脑网状结构之间的正反馈环路，如此循环，并持久地维持皮质的兴奋。当此环路遭到损害时，皮质的兴奋性不能维持，出现意识障碍。

2. 丘脑受损

丘脑的非特异性核团参与维持大脑皮质觉醒状态。实验表明，此系统受损时，机体可长期处于昏睡状态。

3. 大脑皮质的损伤及功能抑制

大脑皮质广泛损伤或功能抑制是产生意识障碍的重要机制，如脑内弥漫性损伤、全身代谢紊乱导致脑能量代谢障碍、原发性或继发性脑功能异常等可引起大脑皮质广泛损伤或功能抑制。此外，大脑皮质的突触结构也是毒物和药物攻击的重要部位。

（三）意识障碍的临床表现

意识障碍的表现包括觉醒度降低和意识内容的异常变化，两者经常伴行，但不平行。当意识内容变化时，觉醒度的下降程度可能不太严重；但若觉醒度严重下降，则意识内容的变化无法显示。

1. 觉醒度降低

觉醒度降低按轻重程度可分为以下几种状态。

（1）恍惚（dizziness）：对直接刺激可出现反应，能回答问话，但对周围事物漠不关心。

（2）嗜睡（somnolence）：卧床即能入睡，呼之可醒，但觉醒的持续时间短暂。

（3）昏睡（sopor）：较前者重，对觉醒刺激有短暂的反应，随即又睡。

（4）木僵（stupor）：对周围的事物一般无反应，各种反射保存，经常保持一种固定的姿势，强烈的刺激能引起反应。

（5）昏迷（coma）：是最严重的意识障碍，意识完全丧失，大小便失禁，角膜反射、腱反射、皮肤反射和瞳孔对光反射均丧失，但可出现无意识的运动，如呻吟、肢体偶动等，对外界刺激无反应。根据其病变程度可分为浅昏迷、中昏迷和深昏迷（表2－6－3）。

表2－6－3　昏迷的分类和临床表现

分类	睁眼反应	言语活动和有目的活动	对疼痛刺激的反应	反射
浅昏迷	消失	无	有回避动作	脑干反射基本保留
中昏迷	消失	无	一般无反应，强烈刺激时有防御反射活动	角膜反射减弱或消失，呼吸节律紊乱
深昏迷	消失	无	无反应	眼球固定、瞳孔散大、脑干反射消失，生命体征发生明显变化

2. 意识内容异常

意识内容异常可分为以下几种类型。

（1）精神错乱（amentia）：见于轻度意识障碍，表现为思维混乱，对周围事物难以理解和辨别。

（2）谵妄（delirium）：见于轻度或中度意识障碍，有幻觉、错觉和妄想，并有精神运动性兴奋，间或能正确地识别周围的事物。

（3）意识模糊（confusion）：往往伴有意识浑浊、对周围事物漠不关心，对复杂事物难以识别和理解，空间定向力丧失，运动协调障碍，呈无欲状。

（4）朦胧状态（twilight state）：表现为错觉、梦幻觉，可突然出现无目的行为，行为多接近于正常。

3. 植物人

植物人（vegetative patient）是指与植物生存状态相似的特殊的人体状态。患者除保留一些本能性的反射和进行基本的新陈代谢能力外，认知能力已完全丧失，无任何主动活动，是一种不可逆的昏迷，也称为植物状态。植物状态与脑死亡不同，植物人的间脑和脑干仍具有功能，向其体内输送营养时，还能消化与吸收，并可利用这些能量维持身体的代谢，包括呼吸、心跳、血压等。对外界刺激也能产生一些本能的反射，如咳嗽、喷嚏、打哈欠等，但机体已没有意识、知觉、思维等人类特有的高级神经活动，脑电图呈杂散的波形。脑死亡指包括脑干在内的全脑死亡，患者无自主呼吸，脑电图呈一条直线。

（四）意识障碍防治的病理生理基础

发生意识障碍，特别是重度意识障碍时，中枢神经系统对全身各系统、器官功能的调控能力严重受损，属危重病症，诊治及时与否关系到患者的预后。

1. 紧急抢救

呼吸功能障碍是重度意识障碍患者最常见的损害，各种颅内病变、弥漫性脑损害常常导致颅内压升高，压迫脑干引起昏迷的同时，还可压迫脑桥和延髓的呼吸中枢，引起呼吸节律和深度的改变，引起通气不足，导致缺氧和 CO_2 潴留，甚至呼吸停止。因此，保持患者呼吸道的通畅，维持呼吸和循环功能，防止患者出现呼吸和循环衰竭尤其关键。此外，意识障碍容易引起肺部感染，引起高热、毒素的吸收，不但导致呼吸功能障碍，还进一步加重意识障碍，必需紧急抢救。

2. 尽快明确诊断并对因治疗

及早针对病因治疗是减轻脑损伤、挽救患者生命的根本措施。如中毒代谢紊乱患者，要及时洗胃、注射相应的拮抗药物等，颅内出血、脑梗死患者，要及时给予内、外科治疗。

3. 实时监测生命指征和意识状态

重度意识障碍患者的生命指征和意识状态随时都有可能出现变化，必须实时监测其呼吸、血压、脉搏、瞳孔和体温等生命指征。

4. 保护脑功能

脑保护在意识障碍，特别是重度意识障碍治疗中占重要地位，在减轻脑损伤中具有重要作用。脑保护的措施有降低颅内压、减轻脑水肿、改善脑部血流、改善脑细胞代谢等。

第三节　脑的高级功能

大脑是产生感觉、调节躯体运动和内脏活动的最高级中枢，还具有学习、记忆、思维、语言等更为复杂的高级功能。

一、学习、记忆和遗忘

学习（learning）指机体从外界环境获取新信息的过程，记忆（memory）是大脑将所获得的信息加以编码、储存和提取的过程，两者紧密联系，是一切认知活动的基础。遗忘（loss of memory）指部分或完全失去记忆和再认知的能力，是一种不可避免的生理现象。

（一）学习的形式

学习有非联合型学习（non-associative learning）和联合型学习（associative learning）两种形式。

1. 非联合型学习

非联合型学习是由单一的重复性刺激引起反应的学习形式，它不需要在刺激和反应之间形成某种明确的联系，是一种比较简单的学习形式，习惯化和敏感化即属于这种类型的学习。习惯化（habituation）指受非伤害性刺激重复作用后，机体反射效应逐渐减弱的现象，可使人们避免对无意义信息的应答。如一种单调的声音持续存在，便不再引起人们的探究反射。敏感化（sensitization）指机体受到伤害性强刺激后，对原先弱刺激引起的反应明显增强的现象，有助于人们避开伤害性刺激。如创伤部位，即使只是轻触一下也会引起明显的疼痛。

2. 联合型学习

联合型学习（associative learning）是指两个事件在时间上很接近地重复发生，最后在脑内逐渐形成联系的过程，包括经典条件反射和操作式条件反射。

经典条件反射（classical conditioning）又称为巴甫洛夫条件反射，是指在非条件反射的基础上，由特定的刺激引起，在大脑皮质的参与下经过后天的学习获得的反射。例如，食物为非条件刺激，进食可以引起狗唾液分泌，这属于非条件反射。铃声不能引起狗唾液分泌，是无关刺激，但如果每次给狗喂食物时先给予铃声刺激，然后再立即喂食，这样反复多次后，当铃声一出现，狗的唾液便开始分泌。操作式条件反射（operant conditioning）是受意识控制的更为复杂的条件反射，它的特点是人或动物必须采取某种动作或操作，并在此操作的基础上建立条件反射。如以灯光信号作为条件刺激，出现灯光信号后动物必须踩杠杆才能得到食物。

（二）条件反射的两种信号系统学说

条件反射是大脑皮质对不同信号发生反应的神经过程，可分为两种信号系统。

1. 第一信号系统

第一信号指具体的、现实的信号，如光、声、嗅、味、触等刺激，可直接作用于眼、耳、鼻、舌、身等感受装置。大脑皮质对第一信号发生反应的功能系统称为第一信号系统（first signal system）。人类和动物均可以第一信号作为刺激发生条件反射，如饥饿时看到食物即可引起唾液分泌。

2. 第二信号系统

第二信号指抽象的、代表第一信号的信号，即语言和文字。大脑皮质对第二信号发生反应的功能系统称为第二信号系统（second signal system）。因为只有人类才具有语言和文字，所以第二信号系统是人类所特有的，如人在听到别人谈论某种美味的食物时，就可引起唾液分泌。

（三）记忆的形式

根据其储存和提取方式的不同，可分为陈述性记忆和非陈述性记忆；根据其保留的时间长短，可分为短时程记忆和长时程记忆。

1. 陈述性记忆和非陈述性记忆

（1）陈述性记忆（declarative memory）：是指与特定的时间、地点有关的事件或事实的记忆。它能进入人的主观意识，可以用语言陈述或以影像形式保留在记忆中，较易遗忘。日常所说的记忆通常指陈述性记忆，其形成需要海马、内侧颞叶、边缘间脑等脑区。陈述性记忆又可分为情景式记忆（episodic memory）和语义式记忆（semantic memory），前者是对一件具体事物或一个场面的记忆，后者则是对语言和文字的记忆。

（2）非陈述性记忆（nondeclarative memory）：是指对一系列规律性操作程序的记忆，是一种不依赖意识和认知过程的感知和反射。它在反复多次的学习中逐渐形成，一旦形成则不容易遗忘，如在学习游泳、骑自行车、弹奏乐器等技巧性动作中的记忆。

这两种记忆可同时参与学习过程，且可以互相转化，如在学习游泳的过程中需要对某些动作要领产生陈述性记忆，一旦学会后，则转变成非陈述性记忆。

2. 短时程记忆和长时程记忆

（1）短时程记忆（short-term memory）：其特点是存留时间短，仅几秒到几分钟，容易受干扰，记忆容量有限。短时程记忆有多种表现形式，有对影像的视觉瞬间记忆，或是对执行某些认知行为过程中的一种暂时的信息存储等。如对临时需要拨打的陌生电话号码的记忆。

（2）长时程记忆（long-term memory）：其特点是存留时间长，可持续几小时，几天到几年，有的甚至可保持终生，形成永久记忆（remote memory）。长时程记忆的形成是海马和其他脑区对信息进行分级加工处理的动态过程，短时程记忆内容反复运用和强化可向长时程记忆转化。人类的长时程记忆是一个庞大的储存系统，其容量几乎没有限度。

（四）记忆的过程

记忆的过程可分为感觉性记忆、第一级记忆、第二级记忆和第三级记忆四个阶段（图2-6-6）。

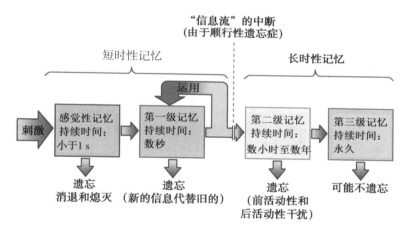

图2-6-6 从感觉性记忆至第三级记忆的"信息流"

1. 感觉性记忆和第一级记忆

这两个阶段相当于短时程记忆。感觉性记忆是由感觉系统获得的信息在脑的感觉区暂时储存的阶段。信息在此阶段存留的时间很短，一般不超过1 s，多为视觉和听觉的记忆。如果大脑对这些信息进行加工处理，感觉性记忆可转入第一级记忆阶段。信息在第一级记忆存留的时间仍很短，约数秒到数分钟，主要表现为临时性记忆，如临时记住的一组英文单词等。如果某些信息反复运用、强化，信息在第一级记忆中循环，延长其存留时间，可转入第二级记忆中。

2. 第二级记忆和第三级记忆

这两个阶段属于长时程记忆。信息在第二级记忆可以保存数小时至数年，人体需要保存的信息大部分都贮存在此记忆中。但在此期，仍可因之前或后来信息的干扰而出现遗忘。只有那些长年累月运用的信息，如自己的姓名或是每天都在操作的技能，才能转入第三级记忆，这是一种永久记忆。

（五）学习和记忆的机制

1. 脑区的功能活动

学习和记忆涉及中枢神经系统多个脑区的活动，它们之间通过密切的纤维和功能联系，共同参与学习与记忆的过程，如大脑皮质联络区、海马及其邻近结构、杏仁核、丘脑和脑干网状结构等。各种感觉信息沿不同的途径传入中枢后，引起相关脑区大量神经元活动的改变。由于中枢神经元间的环路联系，即使中断神经环路中传入冲动的传导，传出神经元的活动也不立刻消失，即出现神经元活动的后发放，这可能是感觉性记忆的基础。传入信息在神经环路（如海马环路）中循环运行，可使记忆保存较长的时间。

2. 突触的可塑性

突触的可塑性主要指突触连接在结构和功能上的改变，如突触体积增大，新突触形成，通道敏感性变化及受体数目变化等，这都可以引起其传递效能的改变，是学习和记忆的生理学基础。根据突触可塑性变化时间的长短，分为短时程改变和长时程改变。前者与突触活动时 Ca^{2+} 在突触前神经元胞体及轴突末梢内积聚及随后的离开关系密切。后者又分为长时程增强（long-term potentiation，LTP）和长时程压抑（long-term depression，LTD）两种形式。LTP 由突触后神经元内 Ca^{2+} 浓度升高所致，可使突触后神经元受体数目增多，通道敏感性提高；LTD 则由突触后神经元内 Ca^{2+} 浓度轻度增高引起，最终降低突触后神经元受体数目和通道的敏感性。LTP 和 LTD 被认为是学习和记忆形成的基础。

3. 脑内蛋白质和递质的合成

从神经生物化学角度分析，较长时间的记忆与脑内物质代谢有关，尤其是蛋白质的合成。动物在学习训练后，脑内蛋白质的合成明显增加。若在学习训练前和训练后的 5 min 内，给予药物阻断动物脑内蛋白质的合成，则长时程记忆不能建立。此外，脑内某些中枢神经递质功能也与学习和记忆有关，如乙酰胆碱、去甲肾上腺素、γ - 氨基丁酸、血管升压素、催产素、脑啡肽等含量改变，也会引起学习和记忆障碍。

二、遗忘和认知障碍

（一）遗忘

大脑通过感官系统接受大量的外界信息，但只有小部分能被存留在记忆中，大部分都被遗忘了。遗忘在学习后即刻开始，在短时程记忆阶段，遗忘的速率很快，以后逐渐减慢，这是一种生理性的过程。遗忘并不意味记忆痕迹完全消失，如复习已经遗忘的内容总比学习新的知识容易。产生遗忘的原因，一是刺激条件长时间不强化而引起反射的消退，二是后来摄入信息的干扰。

（二）认知障碍

认知障碍（cognitive disorder）指学习、记忆及思维判断等大脑高级功能出现异常，从而引起严重的学习记忆障碍，可同时伴有失语、失用或失认等病理改变的过程，甚至可导致痴呆（dementia）。

1. 认知障碍的临床表现

认知障碍类型较多，且互相影响。根据记忆保持时间长短分为瞬时、短期和长期记忆障碍；根据记忆的内容分为形象、动作、情感和抽象记忆障碍；根据遗忘方向可分为顺行性遗忘症（anterograde amnesia）和逆行性遗忘症（retrograde amnesia）。顺行性遗忘症指患者不能存留新近获得的信息，已经存在的记忆则不受影响。慢性酒精中毒患者、早期阿尔茨海默病等神经退行性疾病患者均可见此临床表现。逆行性遗忘症指患者不能回忆发生记忆障碍之前一段时间的经历，但可形成新的记忆，非特异性的脑部疾病（如脑震荡）和麻醉等均可引起该病症。

痴呆是慢性脑功能不全时产生的一种获得性、持续性智能损害综合征，是认知障碍最严重的表现形式。患者具有以下至少3项精神活动障碍：记忆、语言、视空间能力、情感、人格和其他认知功能障碍。痴呆按所处发展阶段可分为3期（表2－6－4）。

表2－6－4　痴呆的分期和临床表现

分期	记忆	语言和注意力	视空间能力	情感和人格	其他功能
早期	近期记忆障碍	语多唠叨，注意力不集中	尚可	多疑和固执，兴趣和积极性减退	学习知识和掌握新技能的能力下降
中期	近事遗忘严重，远事也常受影响	词不达意、精神涣散	定向力障碍，生活自理能力降低	变化相当显著，情绪不稳定，行为异常，有的可出现幻觉和妄想	计算力和理解判断力障碍
晚期	严重的记忆障碍	失语、失认	日夜节律紊乱，日常生活不能自理	极其异常	严重的计算力障碍、大小便失禁

2. 认知障碍的病因

任何导致大脑皮质结构或功能损害的因素，如神经退行性疾病，脑缺血性损伤，颅脑外伤，慢性全身性疾病，精神、心理活动异常，脑老化等均可导致认知障碍。目前认为，受教育程度低、社会地位低下和经济生活状况差等与认知功能减退和痴呆的发生有一定关系。此外一些环境因素，如毒品、药物或重金属中毒等可能损害脑，影响学习和记忆功能，进而引起认知障碍。

3. 认知障碍的发病机制

认知障碍的发病机制较为复杂，目前尚不完全清楚，可能与以下因素有关：

（1）神经调节分子及其受体异常：乙酰胆碱是与学习记忆和认知功能最密切的神经递质之一，在胆碱乙酰转移酶催化下合成。动物实验发现，反复脑出血和脑缺血大鼠的海马、纹状体、丘脑和颞叶皮质等脑区乙酰胆碱和胆碱乙酰转移酶的含量均显著下降，同时出现空间学习记忆障碍。临床研究发现，血管性痴呆患者脑脊液中乙酰胆碱含量显著下降且与病变程度呈正相关；脑震荡患者出现学习记忆障碍的同时，基底前脑胆碱能神经元明显减少；阿尔茨海默病患者海马和大脑皮质中，胆碱能神经元、乙酰胆碱和乙酰转移酶含量均显著降低。这些资料表明，病变脑区乙酰胆碱含量降低是认知障碍的重要机制之一。

多巴胺在突触可塑性、行为学习及学习相关的即刻早期基因的表达中发挥作用。研究发现，多巴胺系统受损，脑内多巴胺含量显著降低可造成学习记忆功能障碍。铅即是通过抑制多巴胺的合成和释放、降低突触小泡中多巴胺的储存量和释放量，导致认知功能障碍。多巴胺 D_{1A}、D_2 受体可影响空间学习记忆能力。研究显示，敲除 D_{1A} 受体基因的小鼠该功能发生障碍；健康志愿者口服 D_2 - 受体激动剂溴隐亭，可提高该能力，而口服 D_2 - 受体拮抗剂，则损害该能力。

过多的去甲肾上腺素释放可损害学习记忆功能，长期处于应激状态的个体更易出现学习记忆障碍可能与此有关。γ - 氨基丁酸作为中枢神经系统中重要的抑制性神经递质，其过度释放可损害学习记忆功能，如抑制长时程增强的产生等。

神经肽中的血管升压素、生长抑素、神经肽 Y、P 物质等参与学习记忆过程。血管升压素有增强记忆、减少遗忘的作用。血管升压素受体的密度在海马最高，所以海马内其含量降低在认知障碍的发生上起重要作用。研究表明，在脑缺血后出现学习记忆障碍的大鼠的不同脑区，如海马、纹状体、颞叶和丘脑等，血管升压素水平显著降低。脑缺血也可使生长抑素免疫反应阳性的细胞体及其投射纤维出现损伤，同时使生长抑素含量下降，且其下降程度与学习记忆障碍程度密切相关。神经肽 Y 和 P 物质能促进记忆的巩固和再现，在认知障碍的疾病中，相关脑区的神经肽 Y 免疫阳性神经元含量和 P 物质明显下降。如帕金森病患者脑苍白球和黑质中 P 物质水平下降，封闭大鼠纹状体边缘区内的 P 物质受体后，学习记忆能力显著下降。

神经生长因子可通过阻止或逆转胆碱能神经的变性，提高胆碱酯酶水平，恢复基底前脑胆碱能神经损伤引起的认知能力减退。因此神经因子释放减少，或功能异常，可导致认知障碍。

雌激素水平主要影响女性的学习记忆能力，因其对胆碱能神经元有保护作用，可诱导海马产生新的突触，并且能增加神经生长因子及其受体的表达等。海马的树突棘数目和密度对雌激素浓度极为敏感，可随雌激素水平波动而变化。生理性增龄或各种病理因素导致的雌激素水平降低可引起学习记忆障碍。

（2）蛋白质代谢异常：蛋白质磷酸化失衡可导致短期记忆障碍。蛋白质磷酸化可以调节离子通道开放的速率、神经递质释放的速度和调节细胞内某些酶和调控分子的活性，从而影响细胞的功能。研究表明，海马内注射特定蛋白质磷酸化的抑制剂，可干扰上述过程而选择性地抑制短期记忆。组蛋白甲基化和去甲基化可通过改变染色体的结构调控基因的表达，组蛋白过度去甲基化与记忆功能障碍有关。

新蛋白质的合成受阻可导致长期记忆障碍。实验表明，cAMP 反应元件结合蛋白（cAMP responsive element binding protein，CREB）在学习记忆过程中发挥重要作用。CREB 在脑内所有细胞中均有表达，定位于核内，在多种信号分子诱导下可调控大量下游靶基因的表达。

（3）脑组织中蛋白质异常聚集：基因变异引起的蛋白异常聚集，最常见的是阿尔茨海默病时受损脑区的 Aβ - 淀粉肽（Aβ-amyloid peptides）的异常聚集，在受损脑区形成中心部分是淀粉样物质沉淀的老年斑。Aβ－淀粉肽由 Aβ－淀粉肽前体蛋白（amyloid precursor protein，APP）降解而成。低浓度的 Aβ－淀粉肽可营养神经和促进神经突起生长的作用，而高浓度的 Aβ－淀粉肽则对神经元有毒性作用。一些基因的异常可导致 Aβ－淀粉的过度生成和沉积，如 APP 基因、早老蛋白－1（presenilin-1，PS-1）基因和早老蛋白－2（presenilin-2，PS-2）基因的异常等。APP 基因突变通过改变 APP 基因的结构和酶切割位点使 Aβ－淀粉肽生成增多。PS-1 基因突变除引起 Aβ－淀粉肽产生过多，还导致 Tau 蛋白等细胞骨架蛋白的异常，使神经元损伤。PS-2 基因突变时，APP 的水解增强，使聚集性 Aβ－淀粉肽增多，并加大 Aβ－淀粉肽的毒性作用。另外，一些基因如载脂蛋白 E（apolipoprotein E，ApoE）等位基因和 α-2 巨球蛋白（α-2 macroglobulin，α-2M）基因的异常也可影响 Aβ－淀粉肽的代谢和清除，促进 Aβ－淀粉肽在突触等部位沉积。大量 Aβ－淀粉肽的异常聚集和沉积导致神经元损伤和死亡，从而引起认知障碍，其机制主要表现在两个方面：一是直接的细胞毒性，如破坏细胞内 Ca^{2+} 稳态、使 Tau 蛋白过度磷酸化、促进自由基生成等；二是放大各种伤害性刺激，如低血糖、兴奋性氨基酸的毒性作用、自由基的损伤效应等。

蛋白质异常修饰引起的蛋白质异常聚集是导致认知障碍的另一主要机制。对于阿尔茨海默病，脑内 Tau 蛋白的过度磷酸化、糖基化和泛素化修饰，特别是 Tau 蛋白的过度磷酸化，可导致 Tau 蛋白从微管上解离并互相聚集，由可溶性变为不溶性的 Tau 蛋白，形成神经原纤维缠结，沉积在神经元细胞体及轴突和树突内，从而使细胞骨架受到损害，干扰神经元的轴浆转运，影响神经末梢和突触传递系统的结构和功能；此外，过度磷酸化的 Tau 蛋白可与正常 Tau 蛋白竞争性结合微管蛋白，阻断微管蛋白的组装，使微管解体及细胞骨架破坏。两条途径共同作用，最终导致突触丧失及神经元退行性病变，甚至使细胞死亡。

问题讨论

阿尔茨海默病的特点是大脑中有两种不同的病理特征：Aβ-淀粉样斑块沉积和 Tau 蛋白缠结。一些学者认为，在阿尔茨海默病的自然发展中，神经细胞合成和分泌 Tau 蛋白是一个活跃的过程，因而 Tau 蛋白是不可控因素；另外一些学者则认为这些被迅速转化的 Tau 蛋白很容易发生错误折叠和聚集，因而是可控的。你对 Tau 蛋白有哪些认识，你的观点是什么？

（4）神经回路功能异常：研究表明，海马回路与学习记忆功能密切相关。1937 年，Papez 提出了边缘系统参与情绪反应的特异环路，其具体的反射途径称为 Papez 环路（图 2－6－7A）。Papez 环路即海马结构→穹窿→下丘脑乳头体→乳头丘脑束→丘脑前核→内囊膝状体→扣带回→海马环路。若某事件引起皮质神经元兴奋，形成事件与皮质之间暂时的信息联系，经 Papez 环路多次重复，使信息重构不断加强，最终形成不再依赖于海马的长期记忆。如双侧海马损伤使 Papez 环路信息传递减弱，导致新的长期记忆形成障碍，但损伤前已经形成的记忆不受影响。海马的三突触环路和单突触环路参与空间记忆的形成。

海马三突触环路为内嗅皮质→齿状回→CA₃区→CA₁区→内嗅皮质，单突触环路为内嗅皮质→CA₁区→内嗅皮质（图2-6-7B），这些环路的损害均可产生认知障碍。

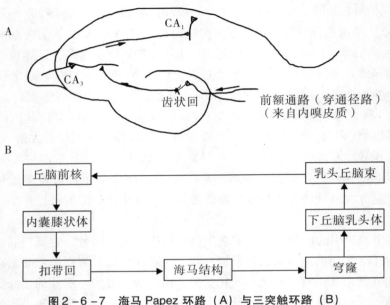

图2-6-7 海马 Papez 环路（A）与三突触环路（B）

（5）脑缺血、缺氧性损害：脑缺血、缺氧可导致大脑皮质神经元数量减少和功能障碍，从而引起认知障碍（图2-6-8）。

4. 认知障碍防治的病理生理基础

对认知障碍的治疗要早期诊断、积极干预和早期治疗。

（1）对症治疗：维持水电解质平衡，加强营养，防止感染、心衰及各种代谢障碍，尽量消除能损害脑功能的原因。对有明显精神、神经症状的患者，可根据病情进行抗精神病的药物治疗，并可介入心理治疗等。

（2）保护神经细胞：针对认知障碍的病因，应用不同的神经细胞保护剂，如脑循环改善剂、能量代谢激活剂、神经递质和神经生长因子保护剂等，进行治疗。可对阿尔茨海默病患者应用抑制 Aβ-淀粉肽形成和沉积的药物，如免疫疫苗、金属离子螯合剂和 Aβ-淀粉肽前体蛋白水解酶抑制剂等。

（3）调节神经递质：循证医学证实，胆碱酯酶抑制剂和补充多巴胺的前体等有一定的治疗作用。阿尔茨海默病患者胆碱能神经元退化，可利用胆碱酯酶抑制剂阻断神经细胞突触间隙乙酰胆碱的降解，以提高乙酰胆碱的含量，起到治疗作用。帕金森病患者可用各种提高多巴胺能神经功能的策略，包括药物补充其前体 L-多巴胺等。

（4）认知康复训练：有针对性地对认知功能障碍的患者开展认知康复训练，包括记忆训练、智力训练和语言训练等。伴有认知障碍的脑血管病患者需要更长时间的反复训练，才能逐步恢复其肢体运动功能。

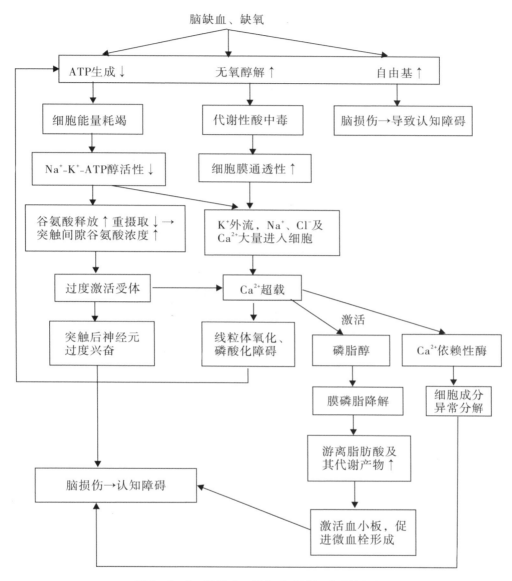

图 2-6-8　脑缺血、缺氧造成认知障碍的机制

三、语言功能

（一）优势半球及语言功能的一侧优势

人类的两侧大脑半球具有不同的高级功能优势，即优势半球（dominant hemisphere）。习惯使用右手的成年人，语言活动中枢主要在大脑左侧半球，非语言性的认知功能中枢主要在右侧半球，因此左侧半球是语言活动功能的优势半球。这表明人类两侧大脑半球的功能是不对等的，高级功能往往向一侧半球集中。一侧优势现象与遗传有关，但主要是在后天实践中逐步形成。左侧优势于 10～12 岁逐步建立，如幼儿在 2～3 岁前左侧大脑半球

受损，其语言功能障碍同右侧半球损害没有明显差别。但若是成年以后左侧半球损伤，就很难在右侧皮质再建语言中枢。

　　一侧优势是相对的，如语言功能的实现有赖于两侧半球的相互协调。大脑两半球之间的胼胝体联合纤维对协调一般感觉、视觉及双侧运动功能起重要作用，它使左、右半球可互通信息，相互配合，所以左侧半球也有一定的非语词性认知功能，而右侧半球也有一定的简单的语词活动功能，右手能完成的某种技巧性动作，左手也可在一定程度上完成。

（二）大脑皮质的语言中枢

　　大脑皮质的一定区域与语言功能如听、说、读、写有关，称为语言中枢（图2－6－9）。若其受损，可引起相应的语言功能障碍。

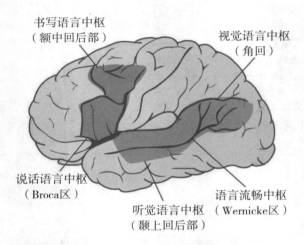

书写语言中枢
（额中回后部）

视觉语言中枢
（角回）

说话语言中枢
（Broca区）

听觉语言中枢
（颞上回后部）

语言流畅中枢
（Wernicke区）

图2－6－9　人类大脑皮层语言功能区域示意

1. 说话语言中枢

　　说话语言中枢又称为 Broca 区，位于额下回后 1/3 处。该区损伤可致运动性失语症（motor aphasia）。患者能看懂文字，听懂别人的说话，也可以发音，但自己却不能讲话，失去词语的组织搭配能力和口头表达能力。

2. 书写语言中枢

　　书写语言中枢位于额中回后部，接近中央前回手部代表区的部位。该区受损可出现失写症（agraphia）。患者能听懂别人说的话，看懂文字，自己也会说话，但不会书写，而手部的其他运动不受影响。

3. 视觉语言中枢

　　视觉语言中枢位于角回，损伤时出现失读症（alexia）。患者除看不懂文字外，其视觉和其他语言功能是正常的。

4. 听觉语言中枢

　　听觉语言中枢位于颞上回后部，损伤时引起感觉性失语症（sensory aphasia）。患者能听到别人的发音，但听不懂别人谈话的含义，因此无法回答别人的问题。但能讲话、书写，且能看懂文字。

5. 语言理解中枢

语言理解中枢位于左侧颞叶后部及 Wernicke 区，该区受损可致流畅失语症（fluent a-phasia）。患者说话正常，有时说话过度，但言不达意，言语中词语错配，表达混乱，且对别人说话的含义和对文字的理解有明显的缺陷。

（三）大脑皮质的其他认知功能

除语言功能外，大脑皮质还有许多其他认知功能。颞叶联络皮质参与视觉和听觉的记忆，前额叶皮质参与短时程情景式记忆和情绪活动，顶叶联络皮质参与精细躯体感觉和空间深度感觉的学习等。若右侧顶叶损伤可出现穿衣失用症（apraxia），即患者虽然没有肌肉麻痹，但穿衣困难；额顶部损伤可引起失算症（acalculia），患者常有计算能力缺陷；右侧颞中叶受损可致面容失认症（prosopagnosia），患者不能分辨他人容貌，有的甚至不认识镜子里自己的面貌，但可根据声音辨识熟人。

小结

（1）脑电波的基本波形有 α、β、θ 和 δ 波四种，分别出现于大脑皮质不同的功能状态，是大量皮层下神经元突触后电位的总和。在癫痫发作的不同分期或是脑瘤患者，脑电图会有不同的改变，你能分辨出不同脑电图所反应的大脑功能状态吗？

（2）觉醒和睡眠是人体所处的两种状态。人在睡眠过程中自发脑电活动交替出现同步化慢波和去同步化快波，称为非快眼动睡眠和快眼动睡眠。睡眠对人体具有重要意义，我国民间就有"吃人参不如睡五更"的说法。快眼动睡眠通常被认为是更深入的睡眠，然而临床上心脑血管意外却好发在快速眼动睡眠期。有研究表明，美国每年88%的心脏猝死与睡眠状态有关，这其中的原因有待我们对睡眠进行更深入的研究。

（3）大脑具有学习、记忆、思维、语言等高级功能。学习是机体从外界环境获取新信息的过程。记忆是大脑将所获得的信息加以编码、储存和提取的过程。遗忘是部分或完全失去记忆和再认知的能力。阿尔茨海默病（AD）是一种起病隐匿的进行性发展的神经系统退行性疾病，临床上以记忆障碍和理解、判断能力等短暂或持久性的损害及精神和行为改变等痴呆表现，特征性病理改变为 β－淀粉样蛋白聚集。但其发病原因及发病机制至今尚不清楚。

（4）人类左侧大脑皮质的特定区域与语言的活动功能有关，称为语言中枢，包括说话语言中枢、书写语言中枢、听觉语言中枢、视觉语言中枢和语言流畅中枢等。口吃是一种言语流畅性障碍，患者讲话在频率和强度上异于常人，且有非自愿地重复、停顿、发音拖长等语言表达障碍，其中顽固性口吃至今仍没有很好的治疗方法。口吃患者的语言中枢发生了怎样的改变，其发病的机制是什么？如果能弄清楚这个问题，那么治愈此类患者将不再是遥远的事情。

思　考　题

（1）人类的自发脑电活动有哪些正常波形？各有何特点及意义？

（2）人类睡眠的两种状态是什么，各有何特点和功能？

（3）联合型学习和非联合型学习有哪些形式，各有何特点？

（4）记忆分为几个过程，各有何特点？

（5）哪些疾病会出现顺行性遗忘症或逆行性遗忘症，各有何特点？

（6）觉醒与意识障碍有何关系？请讲述意识障碍的发病机制。

测 试 题

单项选择题

1. 人类区别于动物的主要特征是什么？（　　　）

A. 具有较强的适应环境的能力

B. 具有非条件反射和条件反射

C. 具有第一信号系统

D. 具有第一和第二两个信号系统

E. 具有学习和记忆能力

2. 优势半球是指以下哪一项？（　　　）

A. 运动功能占优势的大脑半球

B. 感觉功能占优势的大脑半球

C. 非语词性认识功能占优势的大脑半球

D. 语言功能占优势的大脑半球

E. 感觉和运动功能都占优势的大脑半球

3. 健康成人在清醒、安静和闭目时，在枕叶记录到的 EEG 波为以下哪一种？（　　　）

A. δ波　　　　　　　B. θ波　　　　　　　C. α波　　　　　　　D. β波

E. 先为δ波，后为θ波

4. 以下哪一项为脑电图波从低频到高频的排列顺序？（　　　）

A. α、β、δ、θ波　　　　B. α、β、θ、δ波　　　C. δ、θ、α、β波

D. δ、θ、β、α波　　　　E. α、δ、θ、β波

5. 快波睡眠的生物学意义是什么？（　　　）

A. 促进细胞增殖和成熟　　　　　　　　B. 促进生长和体力恢复

C. 促进记忆和幼儿神经系统成熟　　　　D. 促进食欲和消化

E. 促进脑电波的同步化

6. 慢波睡眠的特征是什么？（　　　）

A. 脑电图呈现去同步化快波　　　　　　B. 生长激素分泌减少

C. 多梦　　　　　　　　　　　　　　　D. 心率、呼吸加快，血压升高

E. 促进生长，有助于体力恢复

7. 下列关于大脑半球一侧优势的叙述，哪一项是错误的？（　　　）

A. 优势半球主要是在后天生活实践中形成的

B. 右侧半球也具有语词活动功能

C. Broca 区受损的患者，可引起感觉失语症

D. 一般人右侧半球在非语词性认知上占优势

E. 指人脑的高级功能向一侧半球集中的现象

8. 以下哪一个是与睡眠有关的主要神经递质？（　　）

A. 去甲肾上腺素和多巴胺

B. 去甲肾上腺素和 5 - 羟色胺

C. 乙酰胆碱和多巴胺

D. 乙酰胆碱、多巴胺和 5 - 羟色胺

E. 去甲肾上腺素、多巴胺和 5 - 羟色胺

9. 关于遗忘，下列哪个说法是不正确的？（　　）

A. 是一种生理现象

B. 逆行性遗忘症第三级记忆也一定受损

C. 脑衰老最早出现的症状

D. 脑震荡可引起逆行性遗忘症

E. 遗忘在学习之后即刻开始

10. 损伤角回的患者，会出现以下哪个症状？（　　）

A. 感觉性失语症　　　　　B. 运动性失语症　　　　C. 失读症

D. 失写症　　　　　　　　E. 流畅性失语症

多项选择题

1. 下列关于睡眠的叙述，哪些是正确的？（　　）

A. 可分为快波睡眠和慢波睡眠

B. 快眼动睡眠，脑电波呈现高频低幅的波

C. 睡眠是从"浅睡"到"深睡"的连续过程

D. 快波睡眠时血压升高，无眼球运动而慢波睡眠时多在做梦

E. 快波睡眠是比慢波睡眠更深的睡眠

2. 下列哪些是与觉醒状态维持有关的递质？（　　）

A. 乙酰胆碱　　　　　　　B. 去甲肾上腺素　　　　C. 5 - 羟色胺

D. 多巴胺　　　　　　　　E. 谷氨酸

3. 下列关于脑电波的叙述，哪些是正确的？（　　）

A. 清醒、安静、睁眼时出现 α 波

B. 困倦时出现 β 波

C. 睡眠时出现 δ 波

D. 接受刺激时 β 波消失而出现 γ 波

E. 新皮质处于紧张活动状态时出现 β 波

（樊守艳）

第七章　神经系统对姿势和运动的调控

　　人的中枢运动调控系统由三级水平的神经组织构成。最高水平：大脑皮质联络区、基底神经节和小脑皮层，负责运动的总体策划；中间水平：运动皮层和脊髓小脑，负责运动的协调、组织和实施；最低水平：脑干和脊髓，负责运动的执行。首先，它们之间是从高级到低级的纵行关系，低位中枢接受高位中枢的下行控制，而高位中枢发出运动指令，需要低位中枢通过其活动实现。其次，三个水平又存在平行关系，如大脑皮质运动区可直接控制脊髓运动神经元和中间神经元；也可通过脑干对其间接控制。这种互相交织的关系，使中枢对运动的控制更为灵活多样，在神经系统受损后的恢复和代偿过程中具有重要意义。

　　此外，运动的正常进行需要姿势作为基础，两者的功能相互联系、相互影响，因此，神经系统对躯体运动的调控还包括对姿势的调控。

第一节　运动传出的最后公路

一、运动的产生和调控

　　一般认为，随意运动的策划起自皮质联络区，并且，信息需要在大脑皮质与皮质下的两个重要脑区（基底神经节和皮层小脑）之间不断进行交流，然后将策划好的运动指令传送到皮质运动区，并由此发出运动指令，再经运动传出通路到达脊髓和脑干运动神经元，最后到达它们所支配的骨骼肌，从而产生运动。在此过程中，运动调控中枢各级水平不断接受传入信息以调整运动中枢的活动。运动发起前，运动调控中枢在策划运动及一些精巧动作学习过程中编制程序时需要感觉信息，基底神经节和皮层小脑在该过程中发挥重要作用；在运动过程中，中枢需要根据反馈信息及时纠正运动的偏差，确保执行中的运动不偏离预定的轨迹，脊髓小脑通过它与脊髓和脑干及与大脑皮层之间的纤维联系，将来自肌肉、关节等处的感觉信息与皮质运动区发出的运动指令反复比较，以修正皮质运动区的活动；在脊髓和脑干，感觉信息可引起反射，调整运动前和运动中的身体姿势，以配合运动的发起和执行（图2-7-1）。

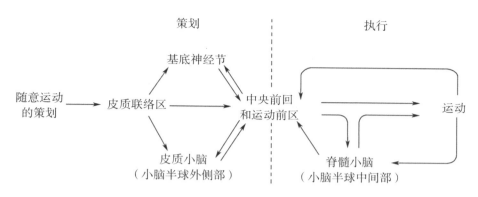

图 2 - 7 - 1 运动的产生和调控示意

二、运动单位和最后公路

脊髓是许多躯体运动调控的初级中枢，脊髓灰质前角存在支配骨骼肌运动的 α、β 和 γ 三类运动神经元。α 运动神经元既接受脑干至大脑皮质各级高位中枢的下传信息，也接受来自躯干、四肢皮肤、肌肉和关节感受器等的外周信息传入，信息在此汇聚整合后，发出一定形式和频率的冲动到达所支配的骨骼肌。因此，α 运动神经元是躯体运动反射的最后公路（final common path）。α、β 和 γ 运动神经元的功能见表 2 - 7 - 1。

表 2 - 7 - 1　α、β 和 γ 运动神经元的比较

类别	汇聚的信息源	支配对象	结构特点	功能
α 运动神经元	大脑皮层和脑干高位中枢下传信息；脊髓后根传入信息	梭外肌	胞体较大，传出纤维粗，兴奋性低于 γ 运动神经元	引发随意运动、调节姿势和协调不同肌群活动
β 运动神经元	—	梭内肌和梭外肌	—	尚不清楚
γ 运动神经元	大脑皮层和脑干高位中枢下传信息	梭内肌	胞体较小，散在分布于 α 神经元之间，传出纤维细，放电频率较高	调节肌梭感受装置的敏感性

由一个 α 运动神经元及其所支配的全部肌纤维所组成的功能单位称为运动单位（motor unit）。运动单位的大小取决于 α 运动神经元轴突末梢分支的多少。有的运动单位较大，如一个支配三角肌的运动神经元，可支配多达 2 000 根肌纤维，当它兴奋时，可使大量肌纤维同时收缩，产生较大的肌张力。有的运动单位则较小，如一个支配眼外肌的运动神经元，仅支配 6～12 根肌纤维，有利于肌肉完成精巧的运动。由于一个运动单位的肌纤维与其他运动单位的肌纤维交叉分布，因此即使只有少数运动神经元兴奋，肌肉收缩产生的张力也是均匀的。

第二节　姿势的中枢调控

姿势（posture）是指身体各部分之间及身体与空间的相对位置。中枢神经系统通过改变骨骼肌紧张或产生相应的动作，以保持或改变身体的姿势来避免发生倾倒，称为姿势反射（postural reflex）。如人在站立时，姿势的调控能使人体对抗地球重力的影响，使重心保持在两足支撑范围内而不至于倾斜，姿势反射亦能对抗运动引起的不平衡以防跌倒。

一、脊髓对姿势反射的调控

对侧伸肌反射、牵张反射和节间反射是可在脊髓水平完成的姿势反射。

（一）屈肌反射和对侧伸肌反射

当脊椎动物一侧肢体的皮肤受到伤害性刺激时，可反射性引起受刺激侧肢体关节屈肌收缩而伸肌舒张，使肢体屈曲，这一反射称为屈肌反射（flexor reflex）。肢体屈曲的程度与刺激强度相关，如较弱的刺激作用于足底时，只引起踝关节屈曲，随着刺激强度的增大，膝关节和髋关节也发生屈曲反应。该反射不属于姿势反射，但具有躲避伤害的保护意义。若继续增大刺激强度，除引起同侧肢体屈曲外，还可引起对侧肢体伸展，称为对侧伸肌反射（crossed extensor reflex）。对侧伸肌反射属于姿势反射，在保持身体平衡中具有重要意义。

（二）牵张反射

牵张反射（stretch reflex）是指有完整神经支配的骨骼肌在受外力牵拉伸长时引起的被牵拉的同一肌肉发生收缩的反射。

1. 牵张反射的感受器

牵张反射的感受器是肌梭（muscle spindle）（图 2 - 7 - 2A）。肌梭位于一般肌纤维之间，呈梭状，长 4 ～ 10 mm，外层包被一结缔组织囊，囊内含有 6 ～ 12 根肌纤维，称为梭内肌纤维（intrafusal fiber）。梭内肌纤维由位于两端的收缩成分和位于中间的感受装置构成，两者呈串联关系。根据其形态不同，可分为核袋纤维（nuclear bag fiber）和核链纤维（nuclear chain fiber），两者区别见表 2 - 7 - 2。囊外肌纤维称为梭外肌纤维（extrafusal fiber）。梭外肌纤维与肌梭平行排列，两者呈并联关系，因此当肌纤维受到牵拉刺激时，肌梭也能感受到牵拉刺激或肌肉长度的变化。

表 2 - 7 - 2　核袋纤维和核链纤维

分类	细胞核	传入纤维	终止神经元	传出纤维（支配梭内肌）
核袋纤维	集中在中央部	I$_\alpha$ 类螺旋形纤维末梢	α 运动神经元	γ 传出纤维的板状末梢
核链纤维	较分散	I$_\alpha$ 类螺旋形纤维末梢；II 类花枝状末梢	α 运动神经元	γ 传出纤维的蔓状末梢

2. 牵张反射的过程

当肌肉受外力牵拉，肌梭感受装置被拉长时，I_α 类螺旋形末梢发生变形引起传入冲动增加。肌梭的传入冲动增加，引起支配同一肌肉的 α 运动神经元兴奋，使梭外肌收缩，形成一次牵张反射。与肌肉受牵拉伸长的情况相反，当梭外肌纤维缩短时，肌梭也会缩短，肌梭感受装置所受的牵拉刺激减少，I_α 类传入纤维放电减少或消失（图 2 - 7 - 2B）。可见，肌梭是一种长度感受器，是中枢神经系统感受肢体或体段相关位置的结构。I_α 类和Ⅱ 类纤维的传入冲动进入脊髓后，除产生牵张反射外，还通过侧支和中间神经元接替上传到小脑和大脑皮层感觉区。核链纤维上的Ⅱ 类纤维的功能可能与本体感觉的传入有关。

当刺激 γ 传出纤维，使肌梭的收缩成分收缩时，其收缩强度虽不足以引起整块肌肉缩短，但可牵拉肌梭感受装置，引起 I_α 类传入纤维放电增加。γ 运动神经元的兴奋性较高，常以较高频率持续放电。在整体情况下，即使肌肉不活动，α 运动神经元无放电，有些 γ 运动神经元仍持续放电。α 和 γ 运动神经元常在高位中枢的控制下同时被激活，这种现象称为 α-γ 共同激活。这样，即使在梭外肌收缩期间，γ 神经元仍放电引起梭内肌收缩，可使肌梭的传入冲动维持在一定水平，防止当梭外肌收缩时，肌梭因受牵拉刺激减少而停止放电，所以 γ 神经元的作用是调节肌梭对牵拉刺激的敏感性。

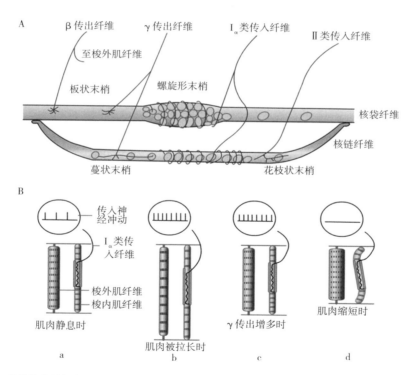

A：肌梭的主要组成；B：肌梭在不同长度状态下与传入神经纤维的放电关系。a：肌肉静息时，肌梭长度和 I_α 类传入纤维的放电关系；b：肌肉受牵拉伸长时，I_α 类传入纤维放电频率增加；c：肌梭长度不变，刺激 γ 传出纤维，I_α 类传入纤维放电频率增加；d：肌肉缩短时，肌梭松弛，I_α 类传入纤维放电频率减少或消失。

图 2 - 7 - 2　肌梭的主要组成和在不同长度状态下传入神经纤维放电变化

3. 牵张反射的类型

牵张反射包括腱反射和肌紧张两种类型。

（1）腱反射（tendon reflex）：是指快速牵拉肌腱时发生的牵张反射。如叩击股四头肌肌腱引起股四头肌收缩的膝跳反射，叩击跟腱引起小腿腓肠肌收缩的跟腱反射等。腱反射的效应器主要是收缩较快的快肌纤维，产生几乎同步收缩的一次明显的动作。完成一次腱反射的时间很短，据测算兴奋通过中枢的传播时间仅约 0.7 ms，只够一次突触传递所需的时间，可见腱反射是单突触反射。

（2）肌紧张（muscle tonus）：是指缓慢持续牵拉肌腱时发生的牵张反射，如人在直立时，支持体重的关节由于重力影响而趋于弯曲，从而使伸肌的肌梭受到持续的牵拉，引起被牵拉的肌肉收缩，使背部、颈部及下肢的伸肌群肌紧张加强，以对抗关节的屈曲，保持抬头、挺胸、伸腰、直腿的直立姿势。肌紧张的效应器主要是收缩较慢的慢肌纤维，表现为同一肌肉的不同运动单位交替收缩，无明显的动作，是维持身体姿势最基本的反射活动，能持久进行而不易疲劳。肌紧张中枢的突触接替不止一个，所以是一种多突触反射。

伸肌和屈肌都有牵张反射，人类的牵张反射主要发生在伸肌，即抗重力肌。牵张反射还受高位中枢的调控，临床可通过检查腱反射和肌紧张（肌张力）了解神经系统的功能状态。腱反射和肌紧张减弱或消失提示反射弧损坏或中断，而腱反射和肌紧张亢进则提示高位中枢有病变。

（3）腱器官及反牵张反射：除肌梭外，骨骼肌中还有一种能感受肌肉张力的感受器，称为腱器官（tendon organ）。它分布于肌腱胶原纤维之间，与梭外肌纤维呈串联关系。其传入纤维为 I_a 类纤维，进入脊髓后与抑制性中间神经元形成突触联系，进而对支配同一肌肉的 α 运动神经元起抑制作用。当肌肉被拉长时，首先兴奋肌梭感受器引发牵张反射，当牵拉力量增大时，腱器官兴奋，其反射效应为抑制牵张反射。这种由腱器官兴奋引起的牵张反射抑制，称为反牵张反射（inverse stretch reflex），可防止因牵张反射过强而拉伤肌肉，具有保护意义。

（三）节间反射

脊动物在反射恢复的后期可出现较复杂的节间反射。由于脊髓相邻节段的神经元之间存在突触联系，故在与高位中枢失去联系后，脊髓依靠上下节段的协同活动完成一定的反射活动，这种反射称为节间反射（intersegmental reflex）。搔爬反射（scratching reflex）就是节间反射的一种表现，由皮肤瘙痒或其他刺激引起。如剪去脑部的青蛙，保留其脊髓，用低浓度硫酸刺激其腹部的皮肤，青蛙会用后肢去挠被刺激的部位。

二、脑干对姿势反射的调控

在运动调控系统中，脑干在功能上起"上下沟通"的作用。脑干可通过对肌紧张的调节完成复杂的姿势反射，如状态反射、翻正反射等。

（一）状态反射

头部在空间的位置及头部与躯干的相对位置发生改变，均可反射性地改变躯体肌肉的紧张性，这一反射称为状态反射（attitudinal reflex）。状态反射包括迷路紧张反射和颈紧张反射。迷路紧张反射是内耳椭圆囊和球囊的传入冲动对躯体伸肌紧张的反射性调节，其反射中枢主要是前庭核。颈紧张反射是颈部扭曲时，颈部脊椎关节韧带和肌肉本体感受器的传入冲动对四肢肌肉紧张的反射性调节，其反射中枢位于颈部脊髓。人类在去皮层僵直的基础上，也可出现颈紧张反射，即当颈部扭曲时，下颌所指一侧的上肢伸直，而对侧上肢处于更加屈曲状态。状态反射是在低位脑干整合下完成的，但在完整动物，因低位脑干受高位中枢的控制而不易表现出来，所以只有在去大脑动物才明显可见。

（二）翻正反射

正常动物可保持站立姿势，若将其推倒或将其四足朝天从空中抛下，动物能迅速翻正过来，这种反射称为翻正反射（righting reflex）。动物在翻正反射过程中，首先是头部恢复正常位置。这是因为头部在空间的位置不正常，视觉与前庭器官受到刺激引起的。之后，头与躯干之间的位置不正常，刺激颈部的本体感受器，导致前肢和躯干的位置翻正，接着后肢也扭转过来，最后四肢安全着地。若蒙住动物双眼并毁损其双侧迷路，动物下落时便不再出现翻正反射。在去大脑僵直时，这些反射全都消失，人类的翻正反射在出生后第 2～6 个月出现，并维持终身。

 ## 第三节 躯体运动的中枢调控

躯体运动是脊髓、脑干、基底神经节、小脑及大脑皮质多个水平的神经活动相互协调，通过调控骨骼肌的活动实现的。

一、脊髓休克

为了研究脊髓本身的功能，同时还要保持动物的呼吸功能，常在第五颈椎水平以下离断脊髓，这种脊髓与高位中枢离断的动物称为脊髓动物（spinal animal），简称脊动物。脊动物暂时丧失反射活动能力而进入无反应状态的现象称为脊髓休克（spinal shock）。

脊髓休克的主要表现为横断面以下脊髓所支配的躯体与内脏反射均减退以致消失，如肌张力降低，甚至消失，外周血管扩张，血压下降，发汗反射消失，粪、尿潴留。之后，一些以脊髓为基本中枢的反射可不同程度的恢复，较简单和原始的反射，如屈肌反射和腱反射等恢复较早，相对较复杂的反射，如对侧伸肌反射、搔爬反射则恢复较慢。但恢复的反射往往不能很好地适应机体生理功能的需要。

脊髓休克的发生是因为离断面以下的脊髓突然失去与高位中枢的联系，而非切断脊髓的损伤刺激，说明脊髓反射活动受高位中枢的调控。脊髓休克的恢复说明脊髓具有完成某些简单反射的能力，但这些反射平时受高位中枢的控制而不易表现出来。恢复后，通常是伸肌反射减弱而屈肌反射增强，说明高位中枢具有易化伸肌反射和抑制屈肌反射的作用。

问题讨论

　　腰椎间盘突出症是腰椎间盘各部分不同程度的退行性改变后，在外力因素的作用下，椎间盘的纤维环破裂，髓核组织从破裂处突出（或脱出）于后方或椎管内，刺激或压迫神经根、马尾神经所引起的一种综合征，也是临床上常见的一种脊柱退行性疾病。通常认为，游离型、后纵韧带后型是手术治疗的适应证，但近年来国外的研究资料却显示，椎间盘突出的组织自然吸收或缩小的病例却多见于这两种类型，且突出的髓核越大或游离越远越容易发生吸收或缩小。你如何看待并解释这一问题？

二、脑干对肌紧张的调控

　　脑干内存在加强和抑制肌紧张的区域，在调节肌紧张中起重要作用，而肌紧张是维持姿势的基础。

（一）脑干网状结构抑制区和易化区

　　电刺激脑干网状结构的不同区域，可观察到网状结构中存在抑制或加强肌紧张的区域，分别称为抑制区（inhibitory area）和易化区（facilitatory area）。抑制区较小，位于延髓网状结构的腹内侧部分。易化区较大，分布于脑干中央区域，包括延髓网状结构的背外侧部分、脑桥的被盖、中脑的中央灰质及被盖，也包括脑干以外的下丘脑和丘脑中线核群等部位（图2-7-3）。与抑制区相比，易化区的活动较强，在肌紧张的平衡调节中略占优势。脑部其他结构中也存在调节肌紧张的区域或核团，如刺激大脑皮质运动区、纹状体、小脑前叶蚓部等部位，可引起肌紧张降低；而刺激前庭核、小脑前叶两侧部和后叶中间部等部位，可使肌紧张增强。这些区域或核团因与脑干网状结构抑制区和易化区具有结构和功能上的联系，故可通过影响脑干网状结构抑制区和易化区来完成对肌紧张的调节。

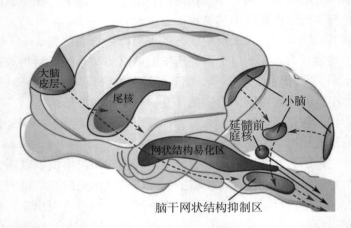

图中深灰色区域为抑制区，浅灰色区域为易化区；实线箭头表示易化作用路径，虚线箭头表示抑制作用路径。

图2-7-3　猫脑内调节肌紧张的相关脑区及下行路径

（二）去大脑僵直

易化区和抑制区对肌紧张的影响，可用去大脑僵直现象进行说明。去大脑僵直现象由英国神经生理学家、诺贝尔奖得主 Sherrington 于 1898 年首先描述和研究。

1. 去大脑僵直现象

在麻醉动物的中脑上、下丘之间切断脑干，动物即表现为四肢伸直、坚硬如柱、头尾昂起、脊柱挺硬、角弓反张等肌紧张明显亢进的状态，这一现象称为去大脑僵直（decere-brate rigidity）（图 2 - 7 - 4）。

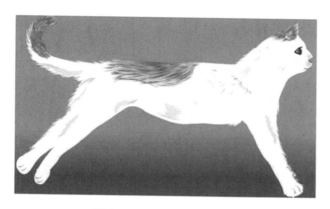

图 2 - 7 - 4　猫去大脑僵直

2. 去大脑僵直的发生机制

去大脑僵直是抗重力肌（伸肌）紧张性增强的表现。局部肌内注射麻醉剂或切断相应的脊髓后根以消除肌梭的传入冲动，该现象便消失，说明去大脑僵直是在脊髓牵张反射的基础上发展起来的，是一种过强的牵张反射。去大脑僵直的发生是由于在中脑水平切断脑干后中断了大脑皮质、纹状体等部位与脑干网状结构之间的功能联系，造成抑制区和易化区之间的活动失衡，使抑制区的活动减弱，易化区的活动明显占优势的结果。

对于人类，蝶鞍上囊肿引起皮层与皮层下结构失去联系时，出现明显的下肢伸肌僵直及上肢的半屈状态，称为去皮层僵直（decorticate rigidity）。这也是抗重力肌紧张性增强的表现。人类在中脑疾患时可出现去大脑僵直现象，表现为头后仰，上、下肢均僵硬伸直，上臂内旋，手指屈曲（图 2 - 7 - 5）。患者出现去大脑僵直往往提示病变已严重侵犯脑干，是预后不良的信号。

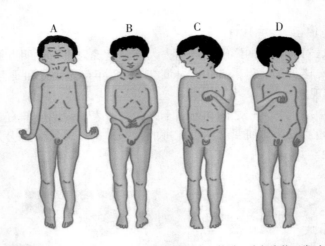

A：去大脑僵直，上下肢均僵直；B：去皮层僵直，仰卧、头部姿势正常时，
上肢半屈；C、D：去皮层僵直，为转动头部时的上肢姿势。

图2－7－5　人类去大脑僵直与去皮层僵直

3. 去大脑僵直的类型

根据去大脑僵直产生机制的不同，可分为 γ 僵直和 α 僵直两种类型。

（1）γ 僵直：高位中枢的下行作用首先提高脊髓 γ 运动神经元的活动，从而提高肌梭的敏感性，使肌梭传入冲动增多，致使 α 运动神经元兴奋，肌紧张性增强而出现僵直，这种僵直称为 γ 僵直（γ-rigidity）。在上述实验，切断猫中脑上、下丘，造成去大脑僵直后，若再切断动物腰骶部后根以阻断肌梭传入冲动到达中枢，可使后肢僵直消失，说明经典的去大脑僵直属于 γ 僵直。γ 僵直主要通过网状脊髓束实现，当刺激完整动物的网状结构易化区时，肌梭传入冲动增加，梭内肌纤维收缩增强。因此认为，当易化区活动增强时，高位中枢下行冲动首先改变 γ 运动神经元的活动。

（2）α 僵直：高位中枢的下行作用也可直接增强 α 运动神经元的活动，或通过脊髓中间神经元间接提高其活动，引起肌紧张增强而出现僵直，这种僵直称为 α 僵直（α-rigidity）。在上述发生 γ 僵直的动物，切断后根消除相应节段僵直的基础上，若进一步切除小脑前叶蚓部，可使僵直再次出现，这种僵直属于 α 僵直。因为此时后根已切断，γ 僵直不可能发生。若进一步切断第Ⅷ对脑神经，以消除从内耳半规管和前庭传到前庭核的冲动，则上述 α 僵直消失，可见 α 僵直主要是通过前庭脊髓束实现。

三、基底神经节对躯体运动的调控

基底神经节（basal ganglia）是大脑皮质下的一组神经核群，包括苍白球、尾状核和壳核。其中，苍白球在发生上较古老，称为旧纹状体，分为内侧部和外侧部两部分；尾状核和壳核发生上较新，称为新纹状体。此外，中脑黑质和丘脑底核在功能上与基底神经节密切相关，因而也被纳入基底神经节的范畴。在人和哺乳动物中，基底神经节是皮层下与皮层构成神经回路的重要脑区之一，参与躯体运动的策划和运动程序的编制。基底神经节的功能异常可引起运动障碍性疾病。

（一）基底神经节的纤维联系

1. 基底神经节与大脑皮质之间的神经回路

基底神经节的新纹状体接受来自大脑皮质广泛区域的兴奋性纤维投射，其传出纤维从苍白球内侧部发出，经丘脑前腹核和外侧腹核接替后回到大脑皮质的运动前区和前额叶。在此神经回路中，从新纹状体到苍白球内侧部的投射有两条通路，即直接通路（direct pathway）和间接通路（indirect pathway）。前者是指新纹状体直接向苍白球内侧部的投射路径，后者为新纹状体先后经过苍白球外侧部和丘脑底核中继后间接到达苍白球内侧部的投射路径（图2-7-6）。大脑皮质对新纹状体的作用是兴奋性的，释放的递质是谷氨酸（glutamate，Glu）；而从新纹状体到苍白球内侧部及从苍白球内侧部再到丘脑前腹核和外侧腹核的纤维投射都是抑制性的，释放的递质均为 γ-氨基丁酸（γ-aminobutyric acid，GABA）。因此，当大脑皮质发放的神经冲动激活新纹状体苍白球内侧部的直接通路时，苍白球内侧部的活动被抑制，从而对丘脑前腹核和外侧腹核的抑制性作用减弱，丘脑的活动增强，这种现象称为去抑制（disinhibition）。丘脑-皮层的投射系统是兴奋性的，因此，直接通路的活动最终能易化大脑皮质发动运动。在新纹状体-苍白球外侧部-丘脑底核的通路中同样存在去抑制现象，而由丘脑底核到达苍白球内侧部的投射纤维是兴奋性的，递质为谷氨酸。因此，当间接通路兴奋时，苍白球外侧部的活动被抑制，使之对丘脑底核的抑制作用减弱，加强苍白球内侧部对丘脑-皮层投射系统的抑制，从而对大脑皮质发动运动产生抑制作用。正常情况下，两条通路相互拮抗，平时以直接通路的活动为主，并保持平衡状态，一旦这两条通路中的某一环节或某种神经递质异常，将引起相应的运动障碍。

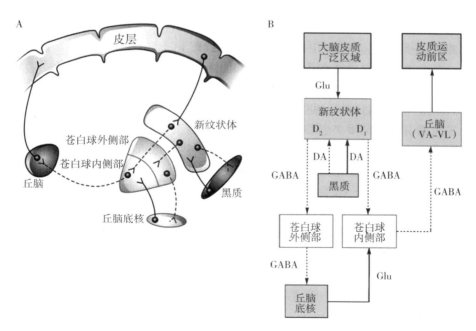

A：基底神经节与大脑皮质的神经回路；B：直接通路与间接通路。DA 为多巴胺；
GABA 为 γ-氨基丁酸；Glu 为谷氨酸。实线箭头为兴奋性作用；虚线和箭头为抑制性作用。

图2-7-6 基底神经节与大脑皮质间神经回路模式

2. 黑质－纹状体投射系统

新纹状体内细胞密集，主要有投射神经元和中间神经元两类细胞。中型多棘神经元（medium spiny neuron，MSN）属于投射神经元，是新纹状体内主要的信息整合神经元，释放的递质主要是 GABA。中型多棘神经元除接受大脑皮质发出的谷氨酸能纤维投射外，还接受来自中脑黑质致密部的多巴胺能纤维投射，构成黑质－纹状体投射系统。此外，也接受新纹状体内 GABA 能和胆碱能抑制性中间神经元的纤维投射。中型多棘神经元有两种类型，细胞膜中分别有多巴胺 D_1 和 D_2 受体，其纤维分别投射到苍白球内侧部和苍白球外侧部，从而分别组成新纹状体－苍白球内侧部之间的直接通路和间接通路。黑质－纹状体多巴胺能纤维末梢释放的多巴胺通过激活 D_1 受体可增强直接通路的活动，通过激活 D_2 受体则抑制其传出神经元的活动，从而抑制间接通路的活动。尽管两种不同受体介导的突触传递效应不同，但它们最终对大脑皮质产生的效应却是相同的，即都能使丘脑－皮层投射系统活动加强，从而易化大脑皮质的活动，有利于运动的产生。

（二）与基底神经节损伤有关的疾病

基底神经节病变可产生两类运动障碍性疾病：一类是肌紧张过强而运动过少性疾病，如帕金森病；另一类是肌紧张不全而运动过多性疾病，如亨廷顿病（Huntington disease，HD）。

1. 帕金森病

帕金森病又称为震颤麻痹（paralysis agitans），是一种常见的中老年神经系统变性疾病。1918 年英国医生 James Parkinson 首先描述了该病症状，因而被命名帕金森病。帕金森病的主要表现是全身肌紧张增高，肌肉强直，随意运动减少，动作缓慢，面部表情呆板，常伴有静止性震颤（static tremor）。运动症状主要发生在动作的准备阶段，而动作一旦发起，则可继续进行。

帕金森病由黑质多巴胺能神经元变性所致。由于多巴胺可通过 D_1 受体增强直接通路的活动，亦可通过 D_2 受体抑制间接通路的活动，所以该递质系统受损时，引起直接通路活动减弱而间接通路活动增强，使大脑皮质发动运动受到抑制，从而出现运动减少和动作缓慢的症状。黑质－纹状体多巴胺递质系统的作用在于抑制纹状体内乙酰胆碱递质的作用。黑质多巴胺神经元受损后，其对纹状体内胆碱能神经元的抑制作用减弱，使乙酰胆碱递质系统功能亢进，进而影响新纹状体传出神经元的活动而引起一系列症状。因此，黑质多巴胺系统与纹状体乙酰胆碱系统之间的功能失衡可能是帕金森病发病的原因之一。临床上给予多巴胺的前体左旋多巴（L-Dopa）能明显改善患者症状，应用 M 受体拮抗剂东莨菪碱或苯海索等也能改善患者部分症状。左旋多巴和 M 受体拮抗剂对静止性震颤均无明显疗效。记录帕金森病患者丘脑外侧腹核的神经元放电，可观察到某些神经元放电的周期性节律与患者震颤肢体的节律相同步，破坏丘脑外侧腹核则静止性震颤消失，因而静止性震颤可能与丘脑外侧腹核等结构的功能异常有关。

2. 亨廷顿病

亨廷顿病又为称舞蹈病（chorea），是一种遗传性神经变性疾病，由美国医学家 GeorgeHuntington 于 1872 年首先报道，因而得名。其主要表现为不自主的上肢和头部的舞蹈样动作，伴肌张力降低等症状。这种不自主运动在清醒时出现，睡眠时消失。

亨廷顿病由新纹状体病变引起。新纹状体内 GABA 能中间神经元变性或遗传性缺损，使新纹状体对苍白球外侧部的抑制作用减弱，进而加强对丘脑底核活动的抑制，引起间接通路活动减弱而直接通路活动相对增强，对大脑皮质发动运动产生易化作用，从而出现运动过多的症状。临床上用利血平耗竭多巴胺可缓解其症状。

（三）基底神经节的功能

在哺乳动物，由于大脑皮质的发育，基底神经节退居为皮层下的调节结构，对运动调节起重要作用。记录清醒猴子的苍白球单个神经元的放电活动，可观察到当肢体进行随意运动时，神经元的放电频率发生明显的变化，并且其放电改变发生在运动开始之前；若在刺激大脑皮质运动区同时刺激纹状体，可迅速抑制电刺激皮质运动区引起的运动反应，其抑制效应在刺激停止后可持续一段时间。根据这些观察，结合上述人类基底神经节损伤后出现的症状、药物治疗效应及其机制分析，可以推断基底神经节参与运动的设计和程序编制，并将一个抽象的设计转换为一个随意运动，且与随意运动的产生和协调、肌紧张的调节、本体感受传入冲动信息的处理有关。此外，基底神经节中某些核团还参与自主神经的调节、感觉传入、心理行为和学习记忆等功能活动。

四、小脑对躯体运动的调控

小脑是大脑皮质下与皮质构成回路的重要脑区，还与脑干与脊髓有大量的神经纤维联系，根据小脑的传入、传出纤维联系，可将其分为前庭小脑、脊髓小脑和皮层小脑三个功能部分，分别在维持身体平衡、调节肌紧张、协调和形成随意运动中起重要作用（图 2 - 7 - 7）。

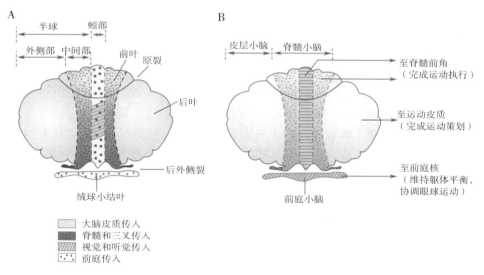

A：小脑的结构分区和传入纤维联系；B：小脑的功能分区及其不同的传出纤维。

图 2 - 7 - 7　小脑的分区和传入、传出纤维联系

（一）前庭小脑

前庭小脑（vestibulocerebellum）主要由绒球小结叶构成，与之邻近的小部分蚓垂也可归入此区。前庭小脑接受来自前庭核纤维的投射，其传出纤维又经前庭核换元，构成双向纤维联系，再通过前庭脊髓束抵达脊髓前角内侧部分的运动神经元，控制躯干和四肢近端肌肉的活动，因此，前庭小脑参与身体姿势平衡功能的调节。切除绒球小结叶的猴，或第四脑室附近患肿瘤压迫绒球小结叶的患者，身体平衡失调，出现步基（站立时两脚之间的距离）增宽、站立不稳、步态蹒跚和容易跌倒等症状，但其随意运动的协调不受影响。动物实验还观察到，狗在切除绒球小结叶后不再出现运动病（如晕船、晕车等）。

此外，前庭小脑可通过脑桥核接受外侧膝状体、上丘和视皮层等处的视觉传入信息，调节眼外肌的活动，从而协调头部运动时眼的凝视运动。猫在切除绒球小结叶后可出现位置性眼震颤（positional nystagmus），即当其头部固定于某一特定位置，如凝视某一场景时出现的眼震颤。这一功能活动与保持身体平衡的调节是密切配合的。

（二）脊髓小脑

脊髓小脑（spinocerebellum）由小脑蚓部和半球中间部组成，主要接受来自脊髓和三叉神经的传入信息，也接受视觉和听觉的传入信息。蚓部的传出纤维经顶核投射到达大脑皮质和脑干，再经皮质脊髓束、网状脊髓束和前庭脊髓束下行至脊髓前角内侧部的神经元，主要控制躯干和四肢近端的肌肉运动。半球中间部的传出纤维向间位核投射，再经皮质脊髓束下行至脊髓前角外侧部的神经元，主要控制四肢远端肌肉的运动。可见，脊髓小脑与脊髓及脑干有大量的纤维联系，可调节进行过程中的运动，协助大脑皮质对随意运动进行适时的调控。

当大脑运动皮质向脊髓发出运动指令时，通过皮质脊髓束的侧支向脊髓小脑传递相关运动指令的"副本"，此外，运动过程中来自肌肉与关节等处的本体感觉传入及视、听觉传入等也到达脊髓小脑。脊髓小脑通过比较来自大脑皮质的运动指令和外周的反馈信息，察觉运动指令和运动执行情况之间的偏差，并通过上行纤维向大脑皮质发出矫正信号，修正运动皮质的活动，使之符合当时运动的实际情况。同时又通过脑干－脊髓下行通路调节肌肉的活动，纠正运动的偏差，使运动能按预定的目标和轨道准确进行。

若脊髓小脑受损，则不能有效利用来自大脑皮质和外周感觉的反馈信息来协调运动，运动将变得笨拙而不准确，表现为随意运动的力量、方向及限度发生紊乱。患者不能完成精巧动作，肌肉在动作进行过程中颤抖而难以把握方向，尤其在精细动作的终末出现震颤，称为意向性震颤（intention tremor）；行走时跨步过大而躯干落后，以致容易倾倒，或走路摇晃呈醉酒步态，沿直线行走则更不平稳；不能进行拮抗肌轮替快复动作（如上臂不断交替进行内旋与外旋），且动作越迅速则协调障碍越明显，但在静止时则无肌肉运动异常的表现。以上这些动作协调障碍统称为小脑性共济失调（cerebellar ataxia）。

脊髓小脑还具有调节肌紧张的功能，既有抑制作用，也有易化作用。抑制肌紧张的区域是小脑前叶蚓部，其空间分布是倒置的，即其前端与动物的尾部和下肢肌紧张的抑制功能有关，后端及单小叶与动物的上肢和头面部肌紧张的抑制功能有关。易化肌紧张的区域是小脑前叶两侧部和后叶中间部，前叶两侧部的空间安排也是倒置的。小脑对肌紧张调节的双重作用可分别通过脑干网状结构抑制区和易化区来实现。在进化过程中，小脑抑制肌紧张作用逐渐减退，而易化作用逐渐增强。因此，脊髓小脑受损后常有肌张力减退和四肢乏力的表现。

（三）皮层小脑

皮层小脑（cerebrocerebellum）指半球外侧部，它不接受外周感觉的传入，而主要经脑桥核接受大脑皮质广大区域（感觉区、运动区、联络区）的投射，其传出纤维先后经齿状核、红核小细胞部、丘脑外侧腹核换元后，再回到大脑皮质运动区。还有一类纤维投射到红核小细胞部，经换元后发出纤维投射到下橄榄核主核和脑干网状结构。投射到下橄榄核主核的纤维，换元后经橄榄小脑束返回皮层小脑，形成小脑皮质的自身回路；而投射到脑干网状结构的纤维，换元后经网状脊髓束下达脊髓（图 2 - 7 - 8）。皮层小脑与大脑皮质运动区、联络区、感觉区之间的联合活动，以及与运动的策划和运动程序的编制有关。

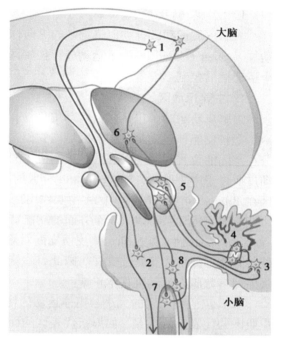

1：大脑皮质运动区；2：脑桥核；3：皮层小脑；
4：小脑齿状核；5：红核；6：丘脑外侧腹核；
7：下橄榄主核；8：脑干网状结构。

图 2 - 7 - 8　皮层小脑与大脑皮质纤维的联系

如前所述，一个随意运动的产生包括运动的策划和执行两个不同阶段，并需要脑在策划和执行之间进行反复的比较来协调动作。例如，在学习某种精巧运动（如打字、体操动作或乐器演奏）的开始阶段，动作往往不够协调。在学习过程中，大脑皮质与小脑之间不断进行联合活动，同时脊髓小脑不断接受感觉传入信息，逐步纠正运动过程中发生的偏差，使运动逐步协调起来。待运动熟练后，皮层小脑内就储存一整套程序，一旦大脑皮质发出精巧运动的指令，首先通过大脑－小脑回路从皮层小脑提取程序，并将它回输到运动皮质，再通过皮质脊髓束发动运动。这样，运动就变得协调、精巧和快速。但是，在狗和猴子的实验中观察到切除小脑半球外侧部后并不产生明显的运动缺陷；在人类，小脑半球外侧部受损后也无明显临床表现。因此，皮层小脑调节运动的机制还有待进一步研究。

综上所述，小脑与基底神经节都参与运动的策划和程序的编制、运动的协调、肌紧张的调节，以及本体感觉传入冲动信息的处理等活动，但两者的作用并不完全相同。基底神经节主要在运动的准备和发动阶段起作用，而小脑则主要在运动进行过程中发挥作用。另外，基底神经节主要与大脑皮质之间构成回路，而小脑除与大脑皮质形成回路外，还与脑干及脊髓有大量的纤维联系。因此，基底神经节可能主要参与运动的策划，而小脑除了参与运动的策划外，还参与运动的执行。

五、大脑皮质对躯体运动的调控

大脑皮质是运动调控的最高级也是最复杂的中枢部位。它接受感觉信息的传入，并根据机体对环境变化的反应和意愿，策划和发动随意运动。

（一）大脑皮质运动区

大脑皮质运动区有类似感觉区的纵向柱状排列，组成运动皮质的基本功能单位，即运动柱（motor column）。一个运动柱可控制同一关节多块肌肉的活动，而一块肌肉可接受多个运动柱的控制。

1．主要运动区

大脑皮质运动区包括初级运动皮质（primary motor cortex）和运动前区（premotor area），是控制躯体运动最重要的区域。它们接受本体感觉冲动，感受躯体的姿势和躯体各部分在空间的位置和运动状态，并根据机体的需要和意愿来调整及控制全身的运动。初级运动皮质位于中央前回，即 Brodmann 分区的第 4 区，对运动的调控有独特的功能。运动前区在 Brodmann 分区的第 6 区，主要作用是参与随意运动的策划和编程，也与运动的双侧协调有关。运动区有以下 3 个方面的功能特征：

（1）交叉性支配：即一侧皮质支配对侧躯体的肌肉，但在头面部，除下部面肌和舌肌外，其余部分均为双侧性支配。因此，一侧内囊损伤将产生对侧下部面肌及舌肌麻痹，但头面部多数肌肉活动仍基本正常。

（2）皮质代表区的大小与躯体运动的精细和复杂程度有关：运动越精细、复杂，其相应肌肉的代表区就越大，如拇指代表区的面积远远大于躯干代表区的面积。

（3）运动代表区功能定位：总体排列是倒置的，即下肢的代表区在皮质顶部，上肢肌肉的代表区在中间部，而头面部肌肉的代表区在底部，但头面部代表区的内部排列是正立的。从运动区前后的排列看，躯干和近端肢体的代表区在前部（Brodmann 分区第 6 区），远端肢体的代表区在后部（Brodmann 分区第 4 区），手指、足趾、唇和舌等肌肉的代表区在中央沟前缘。

2．其他运动区

第一感觉区及后顶叶皮质也与运动有关。通过用电刺激大脑皮质引起肌肉收缩的方法发现，皮质脊髓束和皮质脑干束中约 31% 的纤维来自中央前回，约 29% 的纤维来自运动前区，约 40% 的纤维来自后顶叶皮质（Brodmann 分区第 5、7 区）和第一感觉区。

（二）运动传出通路

1．皮质脊髓束和皮质脑干束

由皮质发出，经内囊、脑干下行，到达脊髓前角运动神经元的传导束，称为皮质脊髓束（corticospinal tract），而由皮质发出，经内囊到达脑干内各脑神经运动神经元的传导束，称为皮质脑干束（corticobulbar tract）。它们在调控躯干、四肢和头面部肌肉运动中发挥重要作用。

2．运动传出通路损伤时的表现

皮质脊髓束和皮质脑干束是在进化过程中逐渐发展起来的。非哺乳脊椎动物基本上没有皮质脊髓束和皮质脑干束传导系统，但它们的运动非常灵巧；猫和狗在该系统完全被破坏后仍能站立、行走、奔跑和进食；只有人和灵长类动物在该系统损伤后才会出现明显的运动缺陷。在灵长类动物实验中，横切其延髓锥体，高度选择性地破坏皮质脊髓侧束，一方面，动物立即出现并持久地丧失用两手指夹起细小物品的能力，但仍保留腕部以上部位的运动能力，并能站立和行走。这与失去神经系统对四肢远端肌肉精细的、技巧性的运动调控有关。另一方面，损伤皮质脊髓前束后，由于近端肌肉失去神经控制，躯体平衡的维持、行走和攀登均发生困难。这种因单纯的运动传出通路损伤而引起的运动能力减弱，常伴有肌张力下降，但没有腱反射和肌紧张亢进的表现，故将这种运动障碍称为不全麻痹（paresis）。

运动传出通路损伤后，临床上常出现柔软性麻痹（flaccid paralysis）和痉挛性麻痹（spastic paralysis）两种表现，分别简称为软瘫和硬瘫。这两者虽然都有随意运动的丧失，但表现又各有不同（表2-7-3）。

表2-7-3　柔软性麻痹和痉挛性麻痹不同点的对比

对比项目	柔软性麻痹（软瘫）	痉挛性麻痹（硬瘫）
产生原因	下运动神经元（脊髓运动神经元）损伤	上运动神经元（皮质和脑干中支配下运动神经元的神经元，尤其指皮质脊髓束）姿势调节系统损伤
临床案例	脊髓灰质炎	内囊出血引起的脑卒中
麻痹范围	常较局限	常较广泛
肌肉状态	肌肉松弛，肌萎缩明显	肌萎缩不明显
牵张反射	减弱或消失	亢进
浅反射	减弱或消失	减弱或消失
巴宾斯基征	阴性	阳性

巴宾斯基征（Babinski sign）是神经系统常用的检查之一，因由法国科学家巴宾斯基最早发现而得名。用一钝物划足跖外侧，出现足拇趾背曲和其他四趾外展呈扇形散开的体征称为巴宾斯基征阳性，是一种异常的跖伸肌反射，常提示皮质脊髓束受损。婴儿因皮质脊髓束发育尚不完全或成年人在深睡或麻醉状态下，也可出现该阳性体征。成年人的正常表现是所有足趾均发生跖屈，称为巴宾斯基征阴性，是一种屈肌反射，由于脊髓受高位中枢的控制，平时这一原始反射被抑制而不表现出来。

小结

（1）脊髓灰质前角存在支配骨骼肌运动的 α、β 和 γ 三类运动神经元。其中，α 运动神经元是躯体运动反射的最后公路，γ 运动神经元调节肌梭感受装置的敏感性。已知 β 运动神经元可支配梭内肌和梭外肌，但其功能还不清楚，也许对于 β 运动神经元的探究是开启躯体运动复杂机制的另一把钥匙。

（2）脊髓休克之后可逐渐恢复，恢复的速度与脊髓反射对高位中枢的依赖程度有关。

若再次发生脊髓休克，发生的现象可有不同？脊髓休克再次恢复后的反射功能是否与第一次恢复后的完全一样？反复的同部位损伤是否会影响其他中枢的功能？

（3）脑干网状结构存在抑制和易化肌紧张的部位。易化区较大，自发活动较强。抑制区较小，自发活动较弱；大脑皮质运动区、纹状体、小脑前叶蚓部等部位，具有抑制肌紧张的作用，它们在影响脑干抑制区时，谁占主导作用？

（4）基底神经节与大脑皮质之间形成神经回路，参与随意运动的产生、肌紧张的调节，以及本体感觉传入冲动信息的处理。基底神经节损伤可导致运动功能障碍性疾病，如帕金森病。帕金森病的发病原因尚未明了，科学家认为相关的影响因素包括杀虫剂和除草剂、年龄、遗传、性别（男性高于女性）。甚至有人提出，随着自然环境的改变，这将成为人体衰老时的一般表现，是否有点可怕？

（5）大脑皮质锥体系和锥体外系两个系统在大脑皮质起源的部位多有重叠，而且两者之间存在广泛的纤维联系，所以从皮质到脑干之间损伤而引起的运动障碍很难分清究竟是哪个系统功能缺损所致，临床把上运动神经元损伤引起硬瘫的一系列表现称为锥体束综合征，这种说法是否正确？值得商榷。

思 考 题

（1）什么是运动单位？为什么说 α 运动神经元是躯体运动反射的最后公路？

（2）脊髓、脑干水平调控的姿势反射是什么？各有何特点？

（3）怎样通过实验证明脊髓和脑干对躯体运动的调控作用？

（4）基底神经节对躯体运动有怎样的调控作用？若其受损，会出现何种临床病症？

（5）大脑皮质对躯体运动的调控有何特点？

测 试 题

单项选择题

1. 在动物实验中，当脊髓休克恢复之后，在原来切断面以下再做第二次切断，其结果是什么？（　　）

A. 脊髓休克再出现　　　　B. 不再出现脊髓休克　C. 动物立即死亡

D. 脊髓休克加重　　　　　E. 出现血压降低

2. α 运动神经元的生理功能是什么？（　　）

A. 引起梭外肌收缩　　　　　　　　　　B. 只能接受大脑皮质的下传信息

C. 引起梭内肌舒张　　　　　　　　　　D. 抑制 γ 神经元的兴奋性

E. 调节肌梭的敏感性

3. 肌梭与梭外肌的关系及其生理功能是什么？（　　）

A. 并联关系，感受长度变化　　　　　　B. 并联关系，感受张力变化

C. 串联关系，感受长度变化　　　　　　D. 串联关系，感受张力变化

E. 并联关系，感受压力变化

4. 腱器官与梭外肌的关系及其生理功能是什么？（　　）

A. 并联关系，感受长度变化　　　　　　　　B. 并联关系，感受张力变化

C. 串联关系，感受长度变化　　　　　　　　D. 串联关系，感受张力变化

E. 并联关系，感受压力变化

5. 在对侧伸肌反射中，反射时间的长短主要取决于什么？（　　）

A. 感受器兴奋及冲动传入时的传导时间

B. 兴奋经过中枢突触的传递时间

C. 冲动在传出神经上的传导时间

D. 冲动在神经－肌肉接头处的传导时间

E. 感受器兴奋所需的时间

6. 以下哪一项属于肌梭的传入神经纤维？（　　）

A. α 纤维　　　　　　　B. γ 纤维　　　　　　　C. Ⅰ 类纤维

D. Ⅱ 类纤维　　　　　　E. Ⅰ 类和 Ⅱ 类纤维

7. 下列关于脊髓休克的叙述，哪一个是错误的？（　　）

A. 离断脊髓后暂时丧失反射活动的能力

B. 是由于离断的脊髓突然失去高位中枢的调节

C. 脊髓反射逐渐恢复

D. 反射恢复后发汗反射减弱

E. 反射恢复后屈肌反射往往增强

8. 在中脑上下丘之间切断动物脑干，可出现什么症状？（　　）

A. 脊髓休克　　　　　　B. 肢体痉挛性麻痹　　　C. 去大脑僵直

D. 去皮层僵直　　　　　E. 腱反射增强，肌张力降低

9. 以下哪一项属于抑制肌紧张的中枢部位？（　　）

A. 小脑前叶两侧部　　　　　　　　　　　　B. 前庭核和纹状体

C. 小脑前叶蚓部和前庭核　　　　　　　　　D. 网状结构抑制区

E. 纹状体、小脑前叶蚓部和网状结构抑制区

10. 关于大脑皮质运动区的第 4 区，其生理功能主要与什么有关？（　　）

A. 双侧远端肢体的精细运动

B. 对侧远端肢体的精细运动

C. 双侧近端关节的运动

D. 对侧近端关节的运动

E. 同侧远端肢体的精细运动

11. 震颤麻痹患者主要的病变部位是什么？（　　）

A. 尾核　　　　　　　　B. 苍白球　　　　　　　C. 底丘脑

D. 黑质　　　　　　　　E. 红核

12. 下列哪一项为震颤麻痹的主要症状？（　　）

A. 全身肌紧张降低　　　　　　　　　　　　B. 腱反射减弱

C. 面部表情呆板　　　　　　　　　　　　　D. 运动多

E. 意向性震颤

13. 小脑绒球小结叶的生理功能是什么？（　　　）

A. 加强肌紧张
B. 维持身体平衡
C. 抑制肌紧张
D. 协调随意运动
E. 管理远端肢体的精细运动

多项选择题

1. 当动物或人的脊髓横断处于脊髓休克期间，将出现以下哪些症状？（　　　）

A. 尿、便失禁
B. 骨骼肌紧张性降低或消失
C. 发汗反应增强
D. 血压下降
E. 外周血管扩张

2. 舞蹈症的产生是由于以下哪些原因？（　　　）

A. 胆碱能神经元功能低下
B. GABA 能神经元功能低下
C. 双侧新纹状体病变
D. 黑质 DA 能神经元功能增强
E. Ach 递质系统功能亢进

3. 以下哪些是自主神经系统神经末梢的化学递质？（　　　）

A. 去甲肾上腺素
B. 乙酰胆碱
C. ATP
D. 血管活性肠肽
E. 多巴胺

4. 易化肌紧张的中枢部位包括以下哪些区域？（　　　）

A. 网状结构易化区
B. 小脑前叶两侧部
C. 小脑前叶蚓部
D. 纹状体
E. 前庭核

5. 去大脑僵直时，会出现以下哪些情况？（　　　）

A. 伸肌紧张性亢进
B. 血压降低
C. 伸肌肌梭传入冲动减少
D. 四肢伸直，脊柱挺硬
E. 脑干网状结构易化区活动占明显优势

6. 以下哪些叙述属于基底神经节的功能？（　　　）

A. 与随意运动的稳定有关
B. 感觉的高级中枢
C. 与肌紧张的控制有关
D. 与本体感觉传入信息的处理有关
E. 与内脏活动有关

7. 下列关于牵张反射的叙述，哪些是正确的？（　　　）

A. 牵张反射是维持姿势的基本反射
B. 有神经支配的骨骼肌受到外力牵拉时，能反射性地引起受牵拉的同一肌肉收缩
C. 脊髓的牵张反射主要表现在伸肌
D. 牵张反射的感受器是肌梭
E. 脊髓与高位中枢离断后，牵张反射永远消失

（樊守艳）

第八章　中枢神经系统疾病病理

第一节　感染性疾病

中枢神经系统的感染性疾病可以是全身性感染的一部分，也可以独立发生。细菌、病毒、真菌、寄生虫等多种微生物都可以引起疾病的发生。微生物进入中枢神经系统的常见途径如下：①血源性感染，常见于脓毒败血症时细菌性栓子随血液循环到达脑或脊髓；②局部感染扩散，由于血脑屏障的存在，中枢神经系统的局部感染往往继发于中耳炎、鼻窦炎；③直接感染，如外伤导致的颅骨开放性骨折为直接感染创造了条件；④经神经感染，病毒感染时如狂犬病病毒可沿周围神经扩散；单纯疱疹病毒可沿嗅神经、三叉神经扩散，最终侵入中枢神经系统。

一、细菌性疾病

常见的中枢神经系统感染为脑膜炎（meningitis）或脑脊髓膜炎（cerebrospinal meningitis）和脑脓肿（brain abscess）。细菌性脑膜炎根据感染细菌的不同，可分为化脓性脑膜炎和慢性脑膜炎，前者多由脑膜炎双球菌引起，后者多由结核杆菌、布鲁氏菌等引起。随着抗生素的问世和广泛应用，脑膜炎的发病率大大降低，尤其是继发于颅骨感染的硬脑膜炎（pachymeningitis）的发病率下降。临床工作中见到的多为软脑膜、蛛网膜和脑脊液的感染，病变严重者的脑实质受累可发展为脑膜脑炎。

（一）流行性脑脊髓膜炎

流行性脑脊髓膜炎（epidemic cerebrospinal meningitis）是由脑膜炎双球菌感染引起的脑脊髓膜的急性化脓性炎症。多为散发性，易在冬春季流行，称为流行性脑膜炎（简称流脑）。患者多为儿童和青少年。临床上常出现发热、头痛、呕吐、皮肤出血点和脑膜刺激征，严重者可出现中毒性休克。

1. 病因及发病机制

脑膜炎双球菌既具有荚膜，能抵抗炎细胞的吞噬作用；又具有菌毛，能黏附于患者或带菌者的鼻咽部黏膜，咳嗽、打喷嚏时鼻咽部分泌物中的细菌以飞沫形式进入呼吸道侵入人体，病菌侵入机体繁殖后，释放出脂寡糖抗原（脑膜炎奈瑟菌的主要致病物质），作用于小血管和毛细血管，引起出血、坏死，皮肤瘀斑和微循环障碍。大多数人感染该病菌后不发病，或仅有局部轻度卡他性炎。当机体免疫力低或菌量多、毒性大时，细菌在局部大量繁殖，同时产生内毒素，引起短暂的菌血症或败血症。极少数人机体抵抗力低下，形成严重败血症，引起肾上腺出血，并因释放大量脂寡糖抗原而造成弥散性血管内凝血（disseminated intravascular coagulation，DIC）及中毒性休克。此时细菌可随血液循环到达脑（脊）膜，在脑脊液中繁殖、循环播散，在脑脊膜表面出现弥漫性化脓性脑膜炎。

2. 病理变化

根据病变进展，临床上一般分为3期：

（1）上呼吸道感染期：细菌在鼻咽部黏膜繁殖，潜伏2～4天，出现上呼吸道感染症状，此时的主要病理变化为黏膜充血、水肿，少量中性粒细胞浸润，临床上表现为分泌物逐渐增多，随着中性粒细胞的增多，可逐渐转变为淡黄色脓性分泌物。

（2）败血症期：此期由于细菌栓塞于末梢小血管及内毒素对血管壁损害，大部分患者的皮肤、黏膜散在出血点，血培养可阳性；出血处刮片也常可找见细菌。临床上，患者可出现高热、头痛、呕吐及外周血中性粒细胞增高等表现。

（3）脑膜炎期：此期的特征性病变是脑脊髓膜的化脓性炎。肉眼观，脑脊髓膜血管高度扩张充血，病变严重的区域，蛛网膜下腔充满灰黄色脓性渗出物，覆盖于脑组织表面，以致脑沟脑回结构模糊不清（图2-8-1A），病变较轻的区域，可见炎性渗出物沿血管分布。由于炎性渗出物的阻塞，脑脊液循环发生障碍，可引起不同程度的脑室扩张。镜下，蛛网膜血管高度扩张充血，蛛网膜下腔增宽，有大量中性粒细胞、浆液及纤维素渗出（图2-8-1B）和少量淋巴细胞、单核细胞浸润。革兰氏染色，在细胞内外均可找到致病菌。脑实质一般不受累，邻近的脑皮质可有轻度水肿。重者邻近脑膜的脑实质也可受累，出现神经元变性，称为脑膜脑炎。病变严重者，动脉、静脉管壁可受累而发生脉管炎和血栓形成，从而导致脑实质的缺血和梗死。

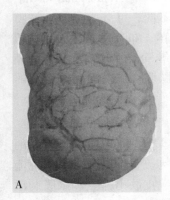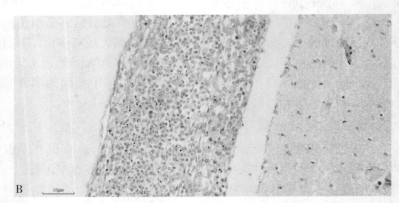

A：肉眼观，脑表面覆盖脓性渗出物，脑沟变浅，血管明显扩张充血；
B：镜下观，图片左侧显示蛛网膜下腔大量中性粒细胞浸润，图片右侧为正常脑组织。

图2-8-1　流行性脑脊髓膜炎

3. 临床病理联系

（1）脑膜刺激征：临床表现为颈项强直和屈髋伸膝征（又称为克尼格征，Kernig sign）阳性。颈项强直是由于炎症累及脊髓神经根周围的蛛网膜及软脑膜或软脊膜，使神经根在通过椎间孔处受压，当颈部或背部肌肉运动时，牵拉受压的神经根而产生疼痛，因而颈部肌肉发生保护性痉挛而呈僵硬紧张状态。在婴幼儿，其腰背部肌肉也常发生保护性痉挛，形成角弓反张（episthiotonus）的体征。Kernig 征是由于腰髓节段脊神经后根受到炎症波及而受压，当屈髋伸膝时，坐骨神经受到牵引而发生疼痛。

（2）颅内压升高：由于脑膜血管扩张充血，蛛网膜下腔脓性渗出物聚积，蛛网膜颗粒因渗出物的阻塞而致脑脊液吸收障碍从而引起颅内压升高，如伴有脑水肿则颅内压升高更显著，表现为剧烈头痛、喷射性呕吐、小儿前囟饱满、视神经盘水肿等症状体征。

（3）脑脊液改变：如压力增高，浑浊或呈脓性，蛋白含量增多，糖量减少；涂片及培养均可找到脑膜炎双球菌。

4. 结局和并发症

近些年来随着抗生素的广泛应用和医疗卫生条件的普遍提高，大多数患者都可痊愈。目前的死亡率较之过去已有明显下降，只有极少数出现后遗症。例如：①脑积水，由脑膜粘连引起脑脊液循环障碍所致；②耳聋、视力障碍、面神经麻痹等，由脑神经受损麻痹所致；③脑梗死，常由相应部位的动脉炎引起血管阻塞性血供减少所致。

少数病例（主要是儿童）起病急，病情危重，称为暴发性流脑。根据临床病理特点，又可分为以下两型。

（1）暴发型脑膜炎双球菌败血症：主要表现为败血症休克，而脑膜的炎症性病变较轻。短期内即出现皮肤、黏膜下的广泛性出血点、瘀斑及周围循环衰竭等严重临床表现。过去认为其是由严重感染引起双侧肾上腺广泛出血及急性肾上腺功能衰竭所致，并称之为沃-弗氏综合征（Waterhouse-Friderchsen syndrome）。通常认为其发生机制是发生脑膜炎双球菌败血症时，大量内毒素释放到血液中引起中毒性休克及弥散性血管内凝血所致。

（2）暴发性脑膜脑炎：除脑膜炎外，软脑膜下脑组织也受累，主要是由于脑微循环障碍，引起脑组织淤血，进一步发展为严重脑水肿，使颅内压急骤升高。临床表现为骤然高热，剧烈头痛，频繁呕吐，常伴惊厥、昏迷或脑疝形成。

（二）脑脓肿

脑脓肿的致病菌多为葡萄球菌、链球菌等需氧菌，近年来，厌氧菌属无芽孢革兰氏阴性菌、类杆菌等也已成为常见致病菌。脑脓肿的发病部位、数目与感染途径有关。一般由局部感染灶直接蔓延所致的脑脓肿常为单个，如中耳源性脑脓肿（化脓性中耳炎、乳突炎）多见于颞叶或小脑；鼻窦（额窦）炎引起的脑脓肿多见于额叶。血源性感染者常为多发，可弥漫分布。

脑脓肿的病理变化与全身其他器官的脓肿相似。急性脓肿进展快，境界不清，无包膜形成，可向周围扩展，甚至破入蛛网膜下腔或脑室，引起脑室积脓，可迅速致死。慢性脓肿周边可形成炎性肉芽组织纤维包膜，境界清楚。脑脓肿周围组织水肿明显并伴有星形胶质细胞增生。

二、病毒性疾病

多种病毒可以感染中枢神经系统，如疱疹病毒、虫媒病毒（包括乙型脑炎病毒、森林脑炎病毒）、肠源性病毒（小型 RNA 病毒如脊髓灰质炎病毒）、狂犬病毒及人类免疫缺陷病毒（human immunodeficiency virus，HIV）等，在此重点介绍乙型脑炎病毒感染引起的流行性乙型脑炎。

流行性乙型脑炎（epidemic encephalitis B）是由乙型脑炎病毒感染所致的一种急性传染病。在夏秋之交流行，与冬季发生的甲型昏睡型脑炎不同，故称为乙型脑炎。本病起病急，病情重，死亡率高，临床表现为高热、嗜睡、抽搐、昏迷等。儿童的发病率比成人高，尤以 10 岁以下儿童多见。

（一）病因及发病机制

本病的病原体是嗜神经性的乙型脑炎病毒。传染源为乙型脑炎患者和中间宿主家畜、家禽，其传播媒介为库蚊、伊蚊和按蚊。带病毒的蚊子叮人吸血时，病毒侵入人体，先在血管内皮细胞及全身单核巨噬细胞系统中繁殖，然后入血引起短暂的病毒血症。病毒能否进入中枢神经系统，取决于机体免疫反应和血－脑屏障功能状态。机体免疫力强，血－脑屏障功能正常者，病毒一般不能进入脑组织致病，可为隐性感染，成人常见。免疫功能低下者，病毒可突破血脑屏障侵及中枢神经系统而致病。本病的发病基础是机体可产生相应的抗体并与神经元表面的膜抗原结合，同时激活补体，通过体液免疫或细胞免疫反应引起神经元损害。

（二）病理变化

本病病变广泛累及脑实质，以大脑皮质、基底核、视丘最为严重；小脑皮质、丘脑及脑桥次之；脊髓病变最轻，常仅限于颈段脊髓。

肉眼可观察到：软脑膜充血、水肿，脑回变宽、脑沟变浅；切面充血水肿，严重者脑实质有散在点状出血，可见散在粟粒或针尖大的软化灶，一般以顶叶及丘脑等处最为明显。

镜下常见以下几种基本病变。

（1）脑血管改变和炎症反应：脑实质血管高度扩张充血、出血，有时可见小出血灶；血管周围间隙增宽，以淋巴细胞为主的炎细胞常围绕血管呈袖套状浸润，称为淋巴细胞套（图 2 - 8 - 2）。

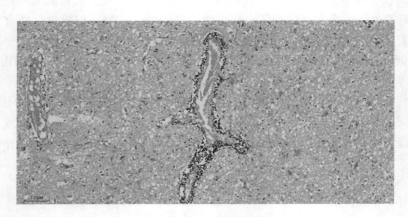

血管周围较多淋巴细胞浸润，血管扩张充血。

图 2 - 8 - 2　淋巴细胞套

（2）神经元变性坏死：病毒在神经元内增殖，破坏其代谢功能和结构，引起神经元肿胀，尼氏小体消失，胞质内空泡，核偏位等。严重者神经元可发生核固缩、溶解消失。在变性的神经元周围，常可观察到卫星现象和嗜神经元现象。

（3）软化灶：病变严重时，神经组织发生局灶性坏死，形成疏松淡染的筛网状病灶，称为筛状软化灶（图2－8－3）。小的软化灶可被吸收，由增生的胶质细胞所取代形成胶质瘢痕。关于软化灶的发生机制至今尚未明确，

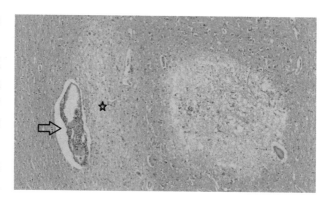

脑组织液化性坏死，坏死区疏松淡染，图片右侧类圆形病变典型，图片左侧亦可见筛状软化灶（☆）和淋巴细胞套（⇨）。

图2－8－3　筛状软化灶

除病毒或免疫反应对神经组织可能造成的损害外，局部循环障碍可能也是造成软化灶的原因之一。

（4）胶质细胞增生：主要是小胶质细胞呈弥漫性或局灶性增生。增生的胶质细胞可聚集成群，形成胶质细胞结节。后者多位于坏死的神经元附近或小血管旁。

（三）临床病理联系

本病早期有高热、全身不适等症状，系由病毒血症所致。由于脑实质炎症性损害，神经元广泛变性、坏死，患者可出现嗜睡、昏迷。当脑内运动神经元受损严重时，可出现肌张力增强，腱反射亢进，抽搐、痉挛等上运动神经元损害的表现。脑桥和延髓的运动神经元受损严重时，出现延髓性麻痹，患者吞咽困难，甚至发生呼吸、循环衰竭。由于脑实质血管高度扩张充血，血管壁通透性增加，而发生脑水肿，颅内压升高，出现头痛、呕吐。严重的颅内压增高可引起脑疝。常见的有小脑扁桃体疝和海马沟回疝。小脑扁桃体疝可压迫延髓，引起呼吸、循环衰竭，甚至死亡。有时由于脑膜有轻度的炎症反应，临床上也可出现脑膜刺激征（表2－8－1）。

表2－8－1　流行性脑脊髓膜炎和流行性乙型脑炎的比较

分类	流行性脑脊髓膜炎	流行性乙型脑炎
病因	细菌感染（脑膜炎双球菌）	病毒感染（乙型脑炎病毒）
发病年龄	儿童或青少年多见	儿童（不超过10岁）或成年人
发病季节	冬春季	夏秋季
传播途径	飞沫经呼吸道传播	蚊虫叮咬
病变性质	化脓性炎	变质性炎
病变部位	脑组织或脊髓的表面，以蛛网膜或软脑膜为主	脑实质，以大脑皮质及基底核、视丘最为严重

（续上表）

分类	流行性脑脊髓膜炎	流行性乙型脑炎
临床症状	脑膜刺激征、颅内高压、脑神经麻痹、脑脊液变化	脑神经元受损相应症状，如嗜睡、昏迷、肌张力改变，继发颅内压升高和脑疝等
并发症	脑积水、局部粘连性蛛网膜炎、脑底脉管炎致脑梗死、脑神经受损	痴呆、语言障碍、肢体瘫痪、吞咽困难、中枢性面瘫等

多数患者经治疗后痊愈。少数病例因脑组织病变较重而恢复缓慢，有的不能恢复而出现痴呆、语言障碍、肢体瘫痪等后遗症。病变严重者，可因呼吸、循环衰竭或并发小叶性肺炎而死亡。

三、海绵状脑病

海绵状脑病（spongiform encephalopathy）是以中枢神经系统慢性海绵状退行性变为特征的疾病，包括克-雅病（Creutzfeldt-Jacoh disease，CJD）、库鲁病（Kuru disease）、致死性家族性失眠症（fatal familial insomnia，FFI）、格-施综合征（Gerstomann-Straussler syndrome，GSS）、动物的羊瘙痒症、疯牛病及猫抓病等。

（一）病因及发病机制

海绵状脑病的致病因子是一种称为 Prion 的糖脂蛋白，又称为朊蛋白（prion protein，Prp）。正常的 Prp 是神经元的跨膜蛋白，为 α 螺旋结构，可被完全降解。病理状态下其蛋白构型转变为 β 折叠，这种异常的 Prp 不能被降解而且还具有传染性，可将宿主正常构型的 Prp^c 复制成异常构型的 Prp^{Sc}。这种异常的蛋白质可在神经系统中沉积并引起神经系统病变。研究发现人类 Prp 蛋白的编码基因位于第 20 号染色体，称为 PRNP 基因，具有一个开放的读码框架和一个外显子，对来自任何种系的具转染力的 Prp^{Sc} 高度敏感。因此，因 PRNP 基因突变出现的散发病例和因摄入含有异常朊蛋白的感染病例（如 20 世纪 90 年代初出现的英国疯牛病）可同时存在。

（二）病理变化及临床表现

海绵状脑病主要累及大脑皮质，有时基底节、丘脑、小脑皮质等也可受累。肉眼观，可见大脑萎缩；镜下可见神经突起（神经毡，neuropil）构成的网状结构和神经元胞质出现大量空泡，HE 染色呈海绵状，伴不同程度的神经元缺失和反应性胶质化，但无炎症反应。病变区可有淀粉样斑块。电镜下空泡内可见与细胞膜碎片相似的卷曲的结构。临床表现多样性，多以人格改变起病，进行性智力衰退，无发热。CJD 患者可有步态异常，肌阵挛和发展迅速的痴呆。约 85% 的 CJD 为散发病例，年发病率为 1/100 万。多累及 70 岁以上的老人，但由 PRNP 突变所致的家族性 CJD 可累及年轻人。大多数患者的进行性发展，常在起病后 7 个月内死亡。

第二节　缺氧与脑血管病

脑血管疾病是一组高发病率、高致残率、高死亡率的疾病。脑组织不能储存能量，也不能进行糖无氧酵解，因此其对氧和血供的要求很高。缺血缺氧持续 3 ～ 5 min 即可造成特定神经元死亡。

一、缺血缺氧性脑病

缺血缺氧性脑病（hypoxic-ischemia encephalopathy，HIE）是指由于低血压、心搏骤停、失血、低血糖、中毒及窒息等原因引起的脑缺血缺氧，造成脑损害和由此引发的一系列神经精神症状的一种临床综合征。其发生是多环节、多损伤因素相互作用的结果，最终导致神经元的炎症、坏死和凋亡，从而继发引起神经系统功能障碍。

（一）病变的影响因素

不同部位的脑组织和不同的细胞对缺氧的敏感性不尽相同。大脑较脑干各级中枢更为敏感，大脑灰质较白质敏感。各类细胞对缺氧敏感性由高至低依次为：神经元、星形胶质细胞、少突胶质细胞、内皮细胞。神经元中以皮质第 3、第 5、第 6 层细胞、海马锥体细胞和小脑浦肯野细胞更为敏感。在缺血（氧）时损伤部位与血管的分布、状态有关。发生缺血（氧）时，动脉血管的远心端供血区域发生灌注不足。大脑分别由来自颈内动脉系统的大脑前动脉、大脑中动脉和来自椎基底动脉系统的大脑后动脉、基底动脉供血。这些血管供血区之间存在血供边缘带，位于大脑凸面，与矢状窦相平行，且旁开矢状缝 1 ～ 1.5 cm。发生缺血性脑病时，该区域则最易受累。但若某支血管管径相对较小，或局部动脉粥样硬化，其供血区也较易受累。

（二）病理变化

轻度缺氧往往无明显病变，重度缺氧仅存活数小时者，尸检时也可无明显病变。只有重度缺氧、存活时间超过 12 h 者才出现典型病变。表现为神经元出现中央性尼氏小体溶解和坏死（红色神经元）、髓鞘和轴索崩解；星形胶质细胞肿胀。第 1、第 2 天出现脑水肿，中性粒细胞和巨噬细胞浸润，并开始出现泡沫细胞。第 4 天星形胶质细胞明显增生，出现修复反应；大约 30 天形成蜂窝状胶质瘢痕。常见的缺血缺氧性脑病有三型：层状坏死（累及皮质第 3、第 5、第 6 层神经元），海马硬化（累及海马锥体细胞），边缘带梗死（可形成 C 形分布的梗死灶，极端情况下则可引起全大脑梗死）。

二、阻塞性脑血管病

脑梗死（cerebral infarction）是血管堵塞引起局部血供中断所致，血栓形成和栓塞是脑梗死的常见原因。

脑血管解剖大体分为颈内动脉系统和椎基底动脉系统，两者通过 Willis 环沟通。脑动脉具有以下解剖特点：①脑动脉的主干和分支均位于脑的腹侧面，然后再绕到背侧面；

②脑动脉分为皮层支、中央支，两者间吻合甚少，皮层支间吻合丰富，中央支间较前者差；③脑动脉为肌型动脉，血管周围没有支持组织；④脑动脉内膜有丰富的内弹力膜，中、外膜薄，没有外弹力膜；⑤脑实质内外动脉均有神经纤维分布。

侧支循环在缺血性脑血管病的发病中具有重要的临床意义。大动脉如颈内动脉、椎动脉，当一支血管闭塞，Willis 环完整、侧支循环良好时可不引起脑梗死；中动脉如大脑前动脉、大脑中动脉等，其终末支之间仅有部分吻合，血管管腔闭塞可导致梗死，但梗死区小于该血管供应区。小动脉，如豆纹动脉、皮质穿支动脉则少有吻合支，一旦发生闭塞，梗死的范围和血管供应区基本一致。

（一）阻塞性脑血管病的临床类型

1. 血栓性堵塞

血栓性堵塞常发生在动脉粥样硬化的基础上。粥样硬化好发于颈内动脉与大脑前动脉、大脑中动脉分支处及后交通动脉及基底动脉等，这些部位的粥样斑块及复合病变（如斑块内出血、附壁血栓）均可引起血管阻塞。血栓性阻塞所致脑梗死发展较慢，其症状常在数小时或数天内不断发展，表现为偏瘫、神志不清和失语等。

2. 栓塞性堵塞

栓子可来源于脑，也可以来源于心脏，但以心源性栓子最为常见，其易栓塞于大脑中动脉供血区。心源性堵塞的发生往往比较突然，预后也较差。

（二）阻塞性脑血管病的病理变化

脑梗死可分为动脉供血障碍所致缺血性梗死和静脉回流障碍所致的出血性梗死。局部动脉供血中断引起的梗死一般为缺血性，如栓子碎裂并随再通灌注血流运行，使梗死区血供部分恢复，但同时再灌流的血液经损坏的血管壁外溢，使缺血性梗死转变成出血性梗死，甚至转化为脑出血。颅内静脉窦、大脑皮质浅静脉、大脑深静脉等静脉系统血栓形成造成脑血流回流障碍，引起组织严重淤血，继而发展为出血性梗死。

肉眼观，数小时后可见梗死区灰质暗淡，灰白质界限不清；2～3 天后可见局部水肿及散在出血点；1 周后坏死组织软化，直至形成蜂窝状囊腔。镜下所示病变与缺血性脑病基本一致。值得指出的是，由于脑膜和皮质之间有吻合支存在，故梗死灶内皮质浅层结构常保存完好，有别于脑挫伤的形态学改变。

腔隙性梗死（lacunae infarct）是直径小于 1.5 cm 的囊性病灶，常呈多发性，可见于基底核、内囊、丘脑、脑桥基底部与大脑白质。腔隙性梗死的原因可以是在高血压基础上引起的小出血，也可以是深部细动脉堵塞引起的梗死。若发生在某些脑区，腔隙性梗死也可无临床表现。

三、脑出血

脑出血最常见的原因为高血压病，包括脑内出血、蛛网膜下腔出血和混合性出血。绝大多数高血压性脑出血发生在基底节的壳核及内囊区，其次为脑叶、脑干及小脑齿状核出血。受累血管依次为大脑中动脉深穿支豆纹动脉、基底动脉脑桥支、大脑后动脉丘脑支、供应小脑齿状核及深部白质的小脑上动脉分支、顶枕交界区和颞叶白质分支。非高血压性脑出血灶多位于皮质下，多为动脉硬化表现。70岁以上脑出血者约占10%，主要原因是脑血管淀粉样变性（cerebral amyloid angiopathy，CAA）。根据脑出血的病因不同，其出血方式不同。高血压病、CAA、脑动脉瘤、动静脉畸形等，常导致血管破裂后出血，其出血量大，形成大块型脑出血，起病急骤，病情重；而血液病、脑动脉炎及部分梗死后出血常表现为点状、环状出血，其出血量小，症状相对较轻。

（一）脑出血的基本病理变化

脑出血的病理改变分3个阶段，包括动脉破裂、血肿形成及扩大和出血灶周围水肿。

1. 动脉破裂

由于细动脉硬化、细动脉急性坏死性改变、脑血管粥样硬化、淀粉样血管病、粟粒样微动脉瘤、异常血管团等因素，颅内细小血管管壁发生相应的病理性改变，血压急剧波动时，易导致相应血管破裂出血。

2. 早期血肿

高达40%的血肿会在破裂后的数小时内扩大。早期血肿扩大是神经功能恶化的重要原因之一。血肿的扩大与血压增高的程度、凝血功能、出血部位（该部位神经纤维密度）和血肿形态等有关。

3. 出血灶周围水肿

通过对发病不同时期死亡的高血压脑出血患者出血病灶及其周围脑组织病理变化的系统观察发现：脑出血后6 h，出血灶红细胞完整，周围血浆蛋白渗出，可见少量环形出血，水肿较轻，血管周围少量单核细胞及中性粒细胞渗出，神经元肿胀；脑出血后12 h，血管周围炎性细胞渗出增多，出血灶周围水肿略为明显，可见胶质细胞增生；脑出血后24 h，环形出血增多，水肿及血管周围炎性渗出明显，神经元出现轻度缺血性改变；脑出血后2～3天，血肿周围的红细胞开始破坏，水肿及血管周围炎性渗出达高峰，第3天可见软化及少量格子细胞，胶质细胞增生明显，神经元呈明显的缺血性改变；脑出血后4～7天，出血灶边缘红细胞破坏，与周围脑组织界限欠清楚，脑水肿仍很严重，可见吞噬反应，表现为毛细血管增生，格子细胞增多，环形出血增多，病灶逐渐融合成片状，弥漫性胶质细胞增生，出现脱髓鞘改变；脑出血后2～3周，出血灶内红细胞破坏，并逐渐吸收，出血灶缩小，周围水肿减退，毛细血管增生并可见大量格子细胞；脑出血后1～2个月，血肿被吸收，周围组织疏松，仍有吞噬反应，可见大量含铁血黄素的组织细胞，在脑出血2个月时可形成卒中囊；脑出血后6个月，卒中囊形成，囊壁主要由胶质纤维组成，随着时间推移，囊壁由薄变厚，仍可见吞噬含铁血黄素的组织细胞，卒中囊周边脑组织胶质细胞增生明显，髓鞘脱失，神经元不同程度坏死。

（二）脑内出血

出血侧大脑半球肿胀，脑回变宽，脑沟变浅，血液可破入脑室系统或流入蛛网膜下腔。血肿较大时，由于血肿的占位效应，以及血肿周围脑组织水肿，引起颅内压升高，使脑组织和脑室受压移位、变形，重者形成脑疝。幕上半球的出血，血肿向下挤压丘脑下部和脑干，使其变形、移位和继发出血，并常出现小脑幕疝；若下丘脑和脑干等中线结构下移，可形成中心疝；若颅内压升高明显或小脑大量出血，可发生枕骨大孔疝。并发脑室内出血或严重的脑疝是导致患者死亡的直接原因。

（三）蛛网膜下腔出血

蛛网膜下腔出血（subarachnoid hemorrhage）最常见原因为先天性球性动脉瘤破裂。动脉瘤主要位于 Willis 环及其主要分支血管，尤其是动脉的分叉处，80%～90% 位于脑底动脉环前部，破裂最常发生在以下部位：后交通动脉和颈内动脉交界处约为 40%；前交通动脉和大脑前动脉约为 30%；大脑中动脉在外侧裂的第一个主要分支处约为 20%；后循环动脉瘤多发生在基底动脉尖或椎动脉与小脑后下动脉连接处约为 10%。动脉瘤常呈单发性，约 20% 为多发，多位于对侧相同动脉，称为"镜像"动脉瘤。动脉瘤随着年龄的增长，破裂的概率增加，高峰年龄为 35～65 岁。动脉瘤的大小与破裂有关，直径大于 10 mm 者极易破裂；不规则或多囊状，位于穹窿处的动脉瘤也易破裂。蛛网膜下腔出血的另一常见病因为动静脉畸形（arteriorvenous malformation），动静脉畸形是指走向扭曲，管壁结构异常，介于动脉和静脉之间的一类血管，其管腔大小不一，可以成簇成堆出现，常见于大脑中动脉分布区，约 90% 畸形血管分布于大脑半球浅表层，破裂常导致脑内和蛛网膜下腔的混合性出血。其他原因包括高血压、脑动脉粥样硬化、颅内肿瘤、血液病、各种感染引起的动脉炎、肿瘤破坏血管、颅底异常血管网症［如烟雾病（Moyamoya 病）］等。

动脉瘤形状通常不规则，管壁可薄如纸，较大的动脉瘤可有凝血块充填。动脉瘤破裂处多在瘤顶部，破裂后血液流入蛛网膜下腔，颅腔内容物增加，压力增高，并继发脑血管痉挛，后者是因出血后血凝块和围绕血管壁的纤维索牵引所致（机械因素），血管壁平滑肌细胞间形成的神经 - 肌肉接头产生广泛缺血性损害和水肿。蛛网膜下腔积血可见呈紫红色的血液沉积在脑底部各脑池和脊髓池中，如鞍上池、脑桥小脑脚池、环池、小脑延髓池和终池等。大量出血时，血液可形成薄层血凝块覆盖于颅底的脑组织、血管及神经，蛛网膜呈无菌性炎症反应及软膜增厚，导致脑组织与血管或神经粘连，同时血液充填各脑室，可导致脑脊液回流障碍而出现急性梗阻性脑积水；此外，部分凝集的红细胞还可堵塞蛛网膜颗粒间的小沟，使脑脊液的重吸收受阻，因而可发生急性交通性脑积水。脑积水时脑室扩大、脑膜可表现为无菌性炎症反应。脑实质内广泛白质水肿，皮质可见多发斑片状缺血灶。有时血液可进入动脉瘤附近的脑实质而形成脑内血肿，多见于额颞叶。在出血较多处可能发现破裂的动脉瘤。蛛网膜下腔出血常引起颅内血管的严重痉挛，进而导致脑梗死，患者可因此死亡。

蛛网膜下腔出血镜下早期表现为细胞反应及吞噬现象，成纤维细胞逐渐进入血块，最后形成一层闭塞蛛网膜下腔的瘢痕。在镜下进行观察，出血 14 h 可观察到脑膜反应，软脑膜血管周围可见少量中性粒细胞浸润；14～16 h 中性粒细胞反应较强；16～32 h 大量的中性粒细胞及淋巴细胞浸润，并开始出现变性坏死，一部分游离于蛛网膜下腔，一部分在组织细胞的胞质内。出血后 3 天，各型炎细胞都参与反应，中性粒细胞反应达顶峰，淋巴细胞及组织细胞迅速增加，在组织细胞内可见到完整的红细胞、含铁血黄素及变性的中性粒细胞。出血 7 天后，中性粒细胞消失，出现淋巴细胞浸润，组织细胞吞噬活跃，虽然还有一些完整的红细胞，但多为血红蛋白的分解产物。出血 10 天后，不同程度的纤维组织逐渐侵入血块内，形成瘢痕组织。

第三节　变性疾病

神经系统变性疾病是指一组原因不明的以神经元原发性变性为主的慢性进行性中枢神经系统疾病。病变特点在于选择性地累及某 1～2 个功能系统的神经元而引起受累部位特定的临床表现，如累及大脑皮质神经元的病变主要表现为痴呆；累及基底核等锥体外束则引起运动障碍，临床上常表现为帕金森病；累及小脑可导致共济失调。本组疾病的共同病理特点为受累部位神经元的萎缩、坏死和星形胶质细胞增生。不同的疾病还可有各自特殊的病变，如在细胞内形成包涵体或发生神经原纤维缠结等。

一、阿尔茨海默病

阿尔茨海默病（AD），又称为老年性痴呆，是以进行性痴呆为主要临床表现的大脑变性疾病。AD 早期症状是记忆减退，患者难以获得短期记忆甚至几分钟前的新信息，以至于走路或开车时迷失方向而走失。随着病情的发展，患者的认知、理解力、智力减退，语言发生障碍、不能自理，最终神经系统功能严重损坏，导致死亡。高龄人群中 AD 的发病率明显升高，随着社会人口老龄化，AD 的发病率呈逐渐增高的趋势。

（一）病因和发病机制

AD 的确切病因和发病机制尚未完全阐明。目前的研究认为，AD 的发病可能与以下因素有关：①淀粉样物质沉积。AD 患者脑内常见淀粉样蛋白（β-amyloid protein，Aβ）沉积，由 β-APP 异常降解所致，β-APP 是神经元表面具有受体样结构的跨膜糖蛋白；由于该蛋白正常代谢受到干扰，产生了不能溶解的片段 Aβ；Aβ 对神经元有毒性作用，是构成脑内神经毡老年斑（senile plaque，SP）的主要成分。②Tau 蛋白过度磷酸化。Tau 蛋白是神经元内一种细胞骨架蛋白，Tau 蛋白正常磷酸化和去磷酸化过程对于维持细胞骨架的正常结构和功能非常重要；Tau 蛋白的过度磷酸化使神经微丝和微管异常聚集，出现神经元内神经原纤维缠结。③遗传因素。尽管多数病例呈散发性，研究显示约有 10% 患者有明显遗传倾向，与本病有关的基因位于第 21、第 19、第 14 号和第 1 号染色体；大多数早发性家族性 AD 的发病与位于第 14 和第 1 号染色体上两个基因位点有关，这两个基因分别编码早老蛋白 1（presenilin 1，PS1）和早老蛋白 2（presenilin 2，PS2），早老蛋白基因的突变可引起 β 淀粉样蛋白增加。④受教育程度。有研究表明，AD 的发病率与受教育程度有关，受教育程度越高，发病率越低。有研究认为，人的不断学习可促进突触的改建，有利于突触功能的维持。⑤继发性递质改变。其中最主要的改变是乙酰胆碱的减少，主要由于脑内隔区、Meynert 基底核神经元的大量缺失导致其投射到新皮质、海马、杏仁核等区域的乙酰胆碱能纤维减少所致。通常认为 Aβ 沉积、Tau 蛋白异常过度磷酸化是 AD 发病的主要发病机制。

1. Aβ 的毒性机制

Aβ 是由 39～43 个氨基酸组成，并由 β-APP 经 β – 和 γ – 分泌酶连续切割后形成的相对分子质量约为 4×10^3 的多肽。β-APP 的正常生理功能与细胞的生长和黏附有关，调节神经元之间的连接和可塑性。Aβ 是各种细胞 β-APP 正常加工产物，神经系统的多种细胞表达 β-APP 并分解产生 Aβ，正常机体中 Aβ 的产生和降解处于一种平衡，一旦平衡被打乱，大量 Aβ 堆积沉积，形成了淀粉样蛋白斑。Aβ 具有神经毒性，并可诱发炎症反应，损伤神经系统。AD 的发病机制可分为家族型和散发型：家族型 AD 患者的 β-APP 和 γ - 分泌酶基因多个位点的突变可导致 Aβ 的过量产生与沉积，一般发病早；而散发型 AD 是环境和其他疾病等因素造成 Aβ 产生过多或降解减少而引发 Aβ 沉积，一般发病较晚。进一步研究表明，细胞外 Aβ 沉积与 AD 发病程度无关，在大部分情况下不引起转基因鼠的学习记忆功能障碍。因此，当今的研究集中在可溶性 Aβ，尤其是 Aβ 寡聚物的神经毒性。Aβ 寡聚物可导致过氧化损伤，引起神经元凋亡、炎症反应、轴突功能损伤等。

（1）Aβ 诱导的氧化应激：Aβ 可导致神经元的过氧化损伤。AD 患者脑内超氧化物歧化酶（superoxide dismutase，SOD）、葡萄糖 – 6 – 磷酸脱氢酶（glucose-6-phosphate dehydrogenase，G-6-PD）活性增高、谷氨酰胺合成酶（glutamine synthetase，GS）活性下降、脂质过氧化物含量增多，均表明自由基和过氧化损伤与 AD 密切相关。

Aβ 对神经元的过氧化损伤可能与以下机制有关：①Aβ 诱导自由基产生，损伤细胞膜。Aβ 主要通过攻击构成细胞膜双层结构的磷脂多不饱和脂肪酸上的不饱和键，生成有细胞毒性的脂质自由基和脂质过氧化物。②Aβ 干扰细胞内 Ca^{2+} 的稳态，打破细胞内钙离子的平衡。Aβ 可以在细胞膜双层脂质中形成允许 Ca^{2+} 进出的通道，导致细胞内钙离子增加，进一步加剧氧化应激反应。在体外实验观察到，Aβ 诱导产生的氧自由基不仅直接引起神经元的氧化应激损伤，而且能够显著抑制星形胶质细胞对谷氨酸的摄取，使细胞外谷氨酸堆积，导致神经元的兴奋性毒性损伤。③Aβ 氧化蛋白质上的组氨酸、脯氨酸、精氨酸、赖氨酸等氨基酸残基，导致某些关键酶失活如肌酸激酶（creatine kinase，CK）等失活，促进神经元死亡。

（2）Aβ 诱导的细胞凋亡：在体外培养的海马和皮层神经元上，Aβ 干预能够引起神经元形态改变、DNA 断裂、核染色质固缩、细胞膜出芽等典型的细胞凋亡的形态学和生物化学变化。Aβ 引起细胞凋亡具有氨基酸序列和构型的依赖性，反向序列或重编序列的 Aβ 不能诱导细胞凋亡。

（3）Aβ 诱导的炎症反应：Aβ 能够刺激小胶质细胞产生过量的补体 C3；Aβ 能和补体 Clq 结合激活非抗体依赖性经典补体通路。有学者提出，Aβ 对神经元的毒性作用是通过作用于小胶质细胞来实现的，因为在体外培养的海马神经元中，加入 100 μmol/L Aβ（约为生理含量的 1 000 倍）不引起神经元的损伤，然而如果用 100 μmol/L 的 Aβ 处理与小胶质细胞共培养的神经元，可以造成神经元的明显损伤。同样，如果将 Aβ 处理过的外周血单核细胞与海马神经元共培养可以引起神经元的死亡，但是未用 Aβ 处理的对照组无神经元毒性，提示 Aβ 对神经元的毒性作用与炎症或小胶质细胞的激活关系密切。脑外伤、感染等是 AD 发生的潜在危险因素，用非甾体类抗炎药物能够有效延缓或防止 AD 的发生，进一步提示炎症在 AD 的发生和发展过程中发挥着重要作用。

2. Tau 蛋白异常磷酸化的细胞毒性机制

Tau 蛋白是神经元主要的微管相关蛋白（microtubule associated protein，MAP）。Tau 蛋白含有多个磷酸化位点，其磷酸化异常反映了 AD 患者脑内蛋白激酶和蛋白磷酸酶活性异常。AD 患者脑内的 Tau 蛋白总量表达高于正常人，且正常 Tau 蛋白减少，异常过度磷酸化 Tau 蛋白大量增加。异常磷酸化的 Tau 蛋白与微管的结合率仅为正常 Tau 蛋白的 1/10，失去了其促进微管装配形成的生物学功能，可造成 MAP 的稳定性降低。同时，由于异常磷酸化 Tau 蛋白丧失了结合微管的能力，在神经元中的分布改变为从轴突逐步扩散到树突，造成树突棘功能障碍、轴浆运输受阻，导致神经原纤维缠结，对神经系统造成损伤。此外，Tau 蛋白还可被 caspase-3 和 calpain 切割，进一步导致神经元死亡。

异常磷酸化的 Tau 蛋白是 AD 患者脑神经元中形成双螺旋丝 – Tau（paired helical filament Tau，PHF-Tau）的主要成分，AD 脑中非异常修饰的 Tau 蛋白（C-Tau）水平较对照组低，而 Tau 蛋白总量却显著高于对照组，其中主要是异常过度磷酸化的 Tau 蛋白。目前，已经发现 PHF-Tau 的 40 多个位点发生了异常过度磷酸化，其磷酸化水平受蛋白激酶和磷酸酯酶的双重调控，因此蛋白激酶和磷酸酯酶系统调节平衡的失调是导致 Tau 过度磷酸化的直接原因。根据蛋白激酶催化目标底物磷酸化反应的序列特点，将丝氨酸/苏氨酸蛋白激酶分为两大类：第一类脯氨酸指导的蛋白激酶（proline-directed protein kinase，PD-PK），这类酶催化的底物磷酸化反应的序列特点是 X – 丝氨酸/苏氨酸 – 脯氨酸（X 为任意氨基酸）；第二类是非脯氨酸指导的蛋白激酶（non-proline-directed protein kinase，non-PDPK）。在已知的 AD Tau 蛋白异常磷酸化位点中，两类激酶的作用位点各一半，能使 Tau 蛋白发生磷酸化的 PDPK 主要有：细胞外信号相关蛋白激酶（Erk）、细胞分裂周期蛋白激酶 – 2、周期蛋白依赖性激酶 – 2（cdk-2）、周期蛋白依赖性激酶 – 5（cdk-5）和 GSK-3，促进 Tau 蛋白磷酸化的 non-PDPK 包括：环磷酸腺苷依赖性蛋白激酶（PKA）、蛋白激酶 C（PKC）、钙/钙调素 – 依赖性蛋白激酶 Ⅱ（CaMK Ⅱ）和酪蛋白激酶等。因此，在 AD 患者脑内可能有多种蛋白激酶参与了 Tau 蛋白的异常磷酸化过程，最终引起 Tau 蛋白的过度磷酸化和聚集。另外，蛋白磷酸酯酶（protein phosphatases，PP）是催化磷酸化蛋白去磷酸化的酶。根据 PP 的结构、组成和所催化底物的特异性、激活剂与抑制剂的不同，可将哺乳动物体内的蛋白磷酸酯酶分为 5 类，分别是 PP-1、PP-2A、PP-2B、PP-2C 和 PP-5。人脑组织中表达以上 5 种亚类的蛋白磷酸酯酶，并且用 AD 脑中分离的异常磷酸化的 Tau 蛋白作底物，除 PP-2C 外，其余 4 种蛋白磷酸酯酶均可使磷酸化的 Tau 蛋白去磷酸化，且不同程度地恢复其促微管组装的活性。蛋白磷酸酯酶抑制剂可导致 Tau 蛋白异常磷酸化、中间丝结构改变及微管、神经元突触和树突的丢失。

3. 早老蛋白与 AD

PS1 和 PS2 基因突变被认为是大部分显性遗传性早发型 AD（FAD）的原因。PS 突变导致 APP 代谢改变，最终产生更多的 Aβ，如携带 PS 突变体的成纤维细胞产生高浓度 Aβ、过表达 PS1 突变型的转基因动物也产生高浓度 Aβ。尽管 PS 的生化功能尚不清楚，但许多研究已经提示 PS 本身不仅具有 γ – 分泌酶作用，而且还是一种 γ – 分泌酶激活的必需共同因子。研究表明 PS 可与 γ – 分泌酶抑制剂 L – 486 直接结合，提示 PS 是 γ – 分泌酶的主要成分，PS 可作为 γ – 分泌酶直接切割 APP，产生 Aβ，使用 γ – 分泌酶抑制剂可降低细胞内 Aβ 水平。PS 还可通过 Wnt 信号通路影响 Tau 蛋白的磷酸化，从而在 AD 样病理过程中发挥作用。研究表明，PS1 可直接与 Wnt 信号通路中的蛋白激酶 GSK-3β 相结合，而 GSK-3β 是一种重要的 Tau 蛋白激酶，与 AD 相关的 PS1 突变可增加 PS1 与 GSK-3β

的结合，导致 GSK-3β 活性增强。此外，PS1 与 β – 连环素形成复合体可增加 β 连环素的稳定性，而 PS1 突变后则使 β-连环素稳定性和含量降低。由于 β-连环素和 Tau 蛋白都是 GSK-3β 的底物，β – 连环素含量降低则可导致更多的 GSK-3β 磷酸化 Tau 蛋白，从而导致 Tau 蛋白的异常过度磷酸化。PS 突变还可破坏细胞内的 Ca^{2+} 稳态，使氧自由基增加，导致细胞凋亡。

（二）病理变化

肉眼观察，AD 患者的大脑呈弥漫性萎缩，重量常较正常大脑轻 40% 以上或小于 1 000 g。脑回变窄，脑沟变宽，尤以颞、顶、前额叶萎缩更明显，第三脑室和侧脑室异常扩大，海马萎缩明显，而且这种病理改变随着病变严重程度而加重。脑冠状切面示脑室系统对称性扩大、皮层变薄。

镜下观察，AD 的病理特点包括老年斑、神经原纤维缠结、颗粒空泡变性、广泛神经元缺失及轴索和突起的异常、星形胶质细胞反应、小胶质细胞反应和血管淀粉样变，其中以老年斑、神经原纤维缠结和神经元减少为其三大主要特征。

1. 老年斑

老年斑（Bielschowsky stain）是含 β 淀粉样蛋白及 PS1、PS2、αl 抗糜蛋白酶、载脂蛋白 E、α2 巨球蛋白和泛素等的细胞外沉积物。在 β 淀粉样结构形成弥漫的不成熟斑时，可通过银染在显微镜下清楚看到，但这些弥漫的斑并不足以导致痴呆。许多正常老年人也存在弥漫斑的显著沉积，这种情况被称为"病理性老化"。当这些斑成熟为"老年斑"或神经斑时才会出现痴呆。老年斑的核心是 Aβ，周围缠绕着无数的蛋白和细胞碎片，镜下表现为退变的神经轴突围绕中心淀粉样多肽，形成 50 ～ 200 μm 直径的球形结构，HE、Bielschowsky 染色及嗜银染色下形似菊花（图 2 – 8 – 4）。老年斑在大脑皮质广泛分布，通常是从海马和基底前脑后开始，逐渐累积整个大脑皮质和皮层下灰质。老年斑形成的同时，伴随着广泛的进行性大脑突起的丢失，这与最早的临床表现即短时记忆障碍有关。

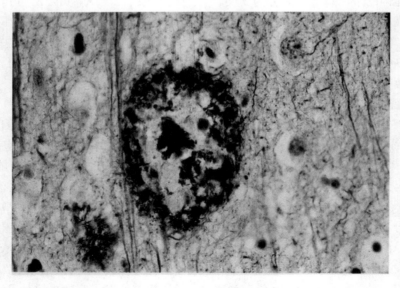

图 2 – 8 – 4　老年斑

2. 神经原纤维缠结

神经原纤维缠结的主要组成部分是 Aβ 和过度磷酸化的 Tau 蛋白。HE 染色（图 2 - 8 - 5）、Bielschowsky 染色、刚果红染色和某些特殊染色均可显示，电镜下呈螺旋样细丝，神经原纤维缠结在细胞内形成，含有一种微管相关蛋白（即 Tau 蛋白），后者在正常情况下对神经元细胞骨架和功能的维持起至关重要的作用。AD 患者的 Tau 蛋白是高度磷酸化的，这使它与细胞骨架分离，并形成双螺旋结构，导致细胞骨架结构分解破坏。虽然神经原纤维缠结也可以见于正常老年人颞叶和神经系统其他变性疾病，但在 AD 患者的脑中数量多，分布范围广，其数目和分布直接影响痴呆的严重程度。

3. 广泛神经元缺失

AD 可见广泛神经元缺失，代之以星形胶质细胞增生和小胶质细胞增生。

4. AD 的其他病理特征

AD 的其他病理特征还包括海马锥体细胞的颗粒空泡变性，轴索、突触异常断裂，以及血管淀粉样变，等等。

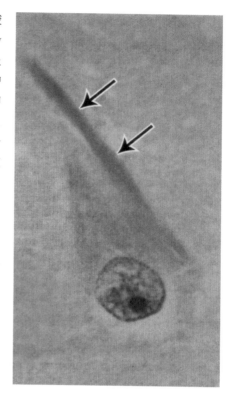

图 2 - 8 - 5 神经原纤维缠结

颗粒空泡变性（granulovacuolar degeneration）是指神经元胞质内含少数小空泡，而空泡中心又含深染颗粒，这种变性用 HE 染色即可发现。也可见有粉红色均质淀粉样小体，位于细胞质内，刚果红染色血管壁的中层呈无结构的均质红染平野小体（Hirano bodies）为神经元树突近端棒状嗜酸性包涵体，生化分析证实大多为肌动蛋白，这两种变化多见于海马锥体细胞。

二、帕金森病

帕金森病（PD）又称为震颤麻痹，是一种以纹状体、黑质损害为主的缓慢进行性疾病，以震颤、肌僵直和运动减少为典型临床表现，多发生在 50 ~ 80 岁。帕金森病主要病理改变为黑质 - 纹状体多巴胺神经元进行性变性、死亡，同时伴随含嗜酸性包涵体（Lewy body，LB）出现，纹状体多巴胺含量降低，引起运动功能紊乱。

（一）病因与发病机制

PD 病因迄今尚不清楚，其发生可能主要是由于大脑基底神经节（basal ganglia）环路中神经元损伤而导致基底神经节传递通路发生障碍；或是多巴胺（dopamine，DA）型神经元的变性，导致 DA 不足，而胆碱能神经功能相对亢进，引起神经功能紊乱，最终导致神经元的死亡。

PD 是一种原发于黑质纹状体通路的神经退行性病变，其病理特征为黑质致密部的 DA 神经元大量退化和丢失，某些残留的 DA 神经元胞质内含有 Lewy 小体的嗜酸性包涵体。

尸体解剖发现脑内黑质区色素减退，免疫组织化学染色发现黑质 DA 能神经元数量减少至正常人的 50% 以下。此外，脑内的一些儿茶酚胺递质神经元的分布脑区也伴有大量的神经元丢失，如腹侧被盖区、红核后区、蓝斑等区域。研究显示，使用磁共振成像技术动态观察活体脑内的 DA 受体，可发现早期 PD 患者 D2 受体密度下降。当黑质多巴胺能神经元减少时，纹状体也伴行相应的 DA 神经元活性下降，而皮质和下丘脑（尤其是弓形区和脑室旁区）DA 能神经元并不减少。这些证据从形态学上证明了黑质多巴胺能神经元对纹状体调节效应的丢失是 PD 发病的重要病理学基础。当黑质多巴胺能神经元退化后，黑质纹状体通路中的 DA 对壳核内 GABA 能神经元的调节作用减弱，尤其是对间接通路中的 D2 受体的兴奋性作用减弱，从而减少了 DA 能神经元对间接通路的抑制作用，使间接通路的兴奋性提高，表现出对运动皮质兴奋性减弱，导致了运动功能减退的临床症状。

PD 的明确病理学改变除了黑质致密带投射至纹状体的 DA 能神经元大量死亡外，中脑其他 DA 能神经元也有死亡，但范围不同，蓝斑的去甲肾上腺素能细胞和基底前脑区的胆碱能神经元亦可见死亡。以神经毒素 6 - 羟基多巴胺（6-OHDA）破坏后的双侧黑质致密带，可引起肌僵直和运动迟缓，但无震颤。PD 的神经元死亡在胞质中伴随有 LB 出现，特别是在黑质致密带。LB 呈球形，直径 5～25 μm，电镜下可见在其周围有放射状排列的疏松的 7～25 nm 直径的纤维丝。用免疫组织化学分析 LB 的主要结构，发现了 3 种主要成分，即 α-突触核蛋白、神经纤维丝蛋白和泛素蛋白。LB 内细胞骨架和非细胞骨架蛋白成分，分别为 LB 纤维丝、与 LB 形成相关的细胞应答蛋白、可调节 LB 纤维丝的酶（如激酶和磷酸酶）、参与包涵体形成的细胞可溶性蛋白。

（二）病理变化

大脑的肉眼观无明显改变，脑重量一般在正常范围内。切面上主要是中脑黑质、脑桥的蓝斑及迷走神经背核等部位脱色，其中尤以黑质最为显著，外观颜色变浅甚至完全无色。镜下的特征性病理改变是黑质 DA 能神经元大量变性脱失，残留的神经元胞质中有 LB 形成。此外，还可见病变区域有胶质细胞增生。黑质神经元变性丢失具有特殊分布区，主要见于致密部的腹外侧部，腹内侧部次之，背侧部较轻。2005 年，德国学者 Braak 提出 PD 病理改变并非始于黑质，而是先发于延髓，只是在中脑黑质多巴胺能丢失严重时（4 期）才出现帕金森典型的临床症状。

LB 主要见于黑质神经元的胞质内，还可见与蓝斑、迷走神经背核、丘脑、下丘脑和无名质等含有色素的神经元的胞体中。HE 染色呈圆形，为一种嗜酸性的蛋白包涵体，直径为 8～30 μm，中央为一玻璃样变的核心，该核心可被 Masson 法染成亮红色，但 Nissl 染色则不着色，在神经元胞质内一般可见一个或数个大小不一的 LB。这种嗜伊红包涵体自 1912 年由德国学者 Lewy 发现并详细描述，但至今有关 LB 内确切的化学成分仍很不清楚，通过免疫组织化学技术仅知道主要含有 α 突触核蛋白、神经丝蛋白、泛素等数种蛋白成分，其中 α 突触核蛋白是 LB 的主要成分。最近，我国学者在有关 LB 的蛋白质组学研究方面发现包涵体内有 6 种新蛋白质存在，其中 2 种蛋白质是国际上从未报道过的，其确切功能有待进一步研究。LB 是 PD 显著病理标志之一，由于它出现在神经变性的过程中，其形成机制和病理意义至关重要，但至今仍不明确。导致蛋白质的错误折叠、聚集、纤维化的结果究竟是毒性作用还是保护机制？目前大多数观点认为，神经元变性的初期 LB 将这些蛋白隔离包裹起来，可能是对细胞的一种保护作用。但是当过量的毒性蛋白堆积时，会对细胞造成一系列病理性损害，最终导致神经元的变性死亡。

第四节　脱髓鞘疾病

脱髓鞘（demyelination）疾病是指已形成的髓鞘脱失而神经元胞体及其轴突相对完好的一类疾病，包括遗传性和获得性两类。中枢性遗传性脱髓鞘疾病主要有脑白质营养不良，其中包括肾上腺脑白质营养不良、异染性脑白质营养不良、球状细胞脑白质营养不良等；获得性脱髓鞘疾病包括多发性硬化、视神经脊髓炎、急性播散性脑脊髓炎、同心圆硬化、脑桥中央髓鞘溶解症、放射性脑病及中毒或缺血缺氧所致的脱髓鞘病等，后者比前者常见。获得性疾病的共同病理特征为：①神经纤维髓鞘破坏，呈多发、小的播散性病灶，或由一个或多个病灶融合而成的较大病灶；②分布于中枢神经系统白质，沿小静脉周围炎症细胞的袖套状浸润；③神经元、轴突及支持组织保持相对完整。

一、多发性硬化

多发性硬化（multiple sclerosis，MS）是一种常见的中枢神经系统脱髓鞘疾病，病因及发病机制迄今尚不明，是可能与病毒感染、自身免疫反应及遗传等多种因素引起的自身免疫功能异常有关的慢性疾病，以中枢神经系统白质炎性脱髓鞘为主要病理特点。发病率与地区的纬度、种族有密切关系，我国属低发病区。离赤道越远，发病率越高；北美与欧洲的高加索人患病率显著高于非洲黑人及亚洲人，但移民会改变本病的危险性，移民者的患病率与其移居地相同。临床特征主要为症状体征的空间多发性和病程的时间多发性。

（一）病理变化

病变分布广泛，可累及大脑、视神经、脊髓、脑干和小脑等处，既往认为病变多累及白质，特别以脑室周围白质的病变最突出。但近期越来越多研究提出灰质也可严重受累，病变可出现在大脑皮质、丘脑、基底节、海马等多处，研究显示大量的皮层受累与疾病进展和临床症状严重性密切相关。

（1）肉眼观：急性期可见软脑膜轻度充血、脑水肿和脊髓节段性肿胀，慢性期可见软脑膜增厚、脑和脊髓萎缩，脑沟增宽，脑室扩大。脑和脊髓的冠状切面可见分散的脱髓鞘病灶，病灶呈圆形或不规则形，大小不等，直径从 0.1 cm 到数厘米不等，新鲜病灶呈粉红色或半透明状，质地较软；陈旧性病灶呈灰白色，质地较硬。脑萎缩可存在于进展性或较严重的多发性硬化中，也可出现在疾病的早期，如临床孤立综合征中。

（2）镜下观：脱髓鞘是本病的主要改变，早期多从静脉周围开始，伴血管周围单核细胞及淋巴细胞浸润。进行性脱髓鞘病灶的边缘常有多量单核细胞浸润，髓鞘变性崩解成颗粒状，并被吞噬细胞吞噬形成泡沫细胞。轴索大多保存完好，但部分也可因变性而发生肿胀、扭曲断裂，甚至消失，更常见的情况是仅少数轴索严重损伤，其余呈正常状态或仅有轻微改变。少突胶质细胞明显减少，大量星形胶质细胞反应性增生。随着病情的好转，充血、水肿消退，髓鞘再生，纤维化胶质细胞增生，病灶颜色变浅，形成晚期硬化斑。

灰质的病理改变与白质病变的炎症性改变不同，主要表现为轴索断裂，神经元、胶质细胞或突触消失，提示通过 MRI 研究大脑萎缩及皮层厚度减小对全面了解多发性硬化具有重要意义。

（二）临床病理联系

多发性硬化多于 20～40 岁起病，男女患病之比约为 1∶2。起病方式以急性或亚急性多见。主要临床症状有视力障碍、肢体无力、感觉异常、共济失调、自主神经功能障碍、精神症状和认知功能障碍等。既往根据临床表现，将多发性硬化分为复发－缓解型、原发进展型、继发进展型、临床孤立综合征。脑脊液检查以免疫球蛋白 G（immunoglobulin，IgG）为主的免疫球蛋白升高，当脑脊液中出现 IgG 寡克隆带而血清中缺如，更提示 IgG 是鞘内合成，支持本病的诊断。电生理检查和 MRI 也检测本病的有效手段。本病预后差异很大，大部分患者预后较好，部分患者可因病情在短时间内迅速恶化而致残或死亡。高龄患者预后不佳，有共济失调或瘫痪的患者预后较差，以复视、视神经炎、眩晕、感觉障碍为主要症状者预后相对较好。

二、急性播散性脑脊髓炎

急性播散性脑脊髓炎（acute disseminated encephalomyelitis，ADEM）可见于病毒（如麻风、风疹、水痘病毒等）感染后或疫苗（如牛瘟疫苗、狂犬病疫苗等）接种后，临床表现为发热、呕吐、嗜睡及昏迷。其病程发展迅速，约 20% 的病例可死亡。

静脉周围脱髓鞘伴炎症反应是本病的特点，可见炎性水肿和以淋巴细胞、巨噬细胞为主的炎细胞浸润。病变进展迅速，轴突一般不受累。病变呈多发性，累及脑和脊髓各处，特别是白质深层和脑桥腹侧。

髓鞘的损伤由病原相关抗原的抗体与髓鞘抗原（如髓鞘碱性蛋白）呈交叉反应所致，故在患者的中枢神经组织中不能检出病毒。

三、急性坏死出血性白质脑炎

急性坏死出血性白质脑炎是一种罕见的发展迅速而凶险的疾病，主要见于年轻人和儿童。常是败血性休克、过敏反应（哮喘等）的一种严重并发症，可能是一种由于免疫复合物沉积和补体激活所致的超级型急性播散性脑脊髓炎。病变多见于大脑半球和脑干，呈灶型分布。病变的特点为脑肿胀伴白质点状出血，与脑脂肪栓塞颇相似。组织学变化特点为小血管局灶性坏死伴周围球形出血；血管周围脱髓鞘伴中性粒细胞、淋巴细胞、巨噬细胞浸润；脑水肿和软脑膜炎。本病坏死较广泛，急性炎细胞浸润及血管坏死较明显，可与ADEM 区别。

第五节　神经系统肿瘤

世界卫生组织（World Health Organization，WHO）中枢神经系统（CNS）肿瘤分类标准目前发布了 4 版，第一、第二版（1979 年、1993 年）仅描述中枢神经肿瘤的组织学；

第三、第四版（2000、2007年）不仅有组织学内容，还增加了肿瘤临床、分子生物学和分子遗传学等内容，并开始使用国际肿瘤性疾病编码和分级标识肿瘤。2014年，在荷兰哈勒姆举行的国际神经病理会议上，来自20个国家的117名学者及10个国家的35名神经病理学和神经肿瘤学专家共同确立了将分子检测纳入脑肿瘤诊断的指南。2016年5月发布的第四版CNS肿瘤分类首次推出了整合组织学变化和基因表型的中枢神经肿瘤分类标准，打破了完全基于显微镜的纯形态学的传统诊断模式。

一、神经系统常见肿瘤与 WHO 分级

（一）神经系统常见肿瘤类型

神经系统肿瘤分为中枢神经系统肿瘤和周围神经系统肿瘤，原发于中枢神经系统的肿瘤常见的有来源于神经上皮组织的胶质瘤和来源于脑膜的脑膜瘤等。来源于周围神经系统肿瘤一般有两大类：一类是来源于神经鞘膜的肿瘤包括神经纤维瘤和神经鞘膜瘤；另一类是神经细胞源性肿瘤，包括节细胞神经瘤和神经母细胞肿瘤。此外，中枢神经系统是转移性肿瘤的好发部位，在此仅列举常见的肿瘤类型（表2-8-2）。

表 2-8-2　神经系统肿瘤 WHO 分类简表

肿瘤分类	常见类型
神经上皮组织肿瘤	弥漫性星形细胞和少突胶质细胞肿瘤
	其他星形细胞肿瘤
	室管膜肿瘤
	脉络丛肿瘤
	神经元及混合性神经元－胶质肿瘤
	松果体区肿瘤
	胚胎性肿瘤
淋巴瘤和造血系统肿瘤	恶性淋巴瘤
	浆细胞瘤
	粒细胞肉瘤
脑神经和脊神经肿瘤	神经鞘瘤（施万细胞瘤）
	神经纤维瘤
	神经束膜瘤
	恶性周围神经鞘膜瘤
生殖细胞肿瘤	生殖细胞瘤
	胚胎性癌
	卵黄囊瘤
	绒毛膜上皮癌
	畸胎瘤

（续上表）

肿瘤分类	常见类型
生殖细胞肿瘤	混合性生殖细胞肿瘤
脑膜肿瘤	脑膜上皮细胞瘤
	脑膜间叶细胞瘤
	脑膜原发性黑色素细胞病变
鞍区肿瘤	颅咽管瘤
	颗粒细胞肿瘤
	垂体细胞瘤
	腺垂体梭形细胞嗜酸细胞瘤
转移性肿瘤	—

（二）2016 年 WHO 中枢神经肿瘤命名原则

2016 年中枢神经肿瘤整合性命名将组织病理学和分子特征相结合，格式如下："组织病理名称，基因特征（相当于形容词）"。如果分子特征为多个，均需列出，如"少突胶质细胞瘤，IDH 突变型和 1p/19q 共缺失"。无特征性基因突变的肿瘤，野生型可正式命名为"野生型"，如"胶质母细胞瘤，IDH 野生型"。其他特征性分子标识有或无时，则用"阳性"代表存在，如"室管膜瘤，RELA 融合阳性"。不能根据分子特征狭义归类诊断的肿瘤，暂时标注"非特指型（NOS）"。整合性诊断有以下原则：①组织学和分子特征不一致时，根据基因表型分类。例如，组织形态虽似星形细胞瘤，但具有 IDH 突变和 1p/19q 共缺失，则诊断为"少突胶质细胞瘤，IDH 突变型和 1p/19q 共缺失"；而光镜下类似少突胶质细胞瘤，但具有 IDH 突变，ATRX 突变，TP53 突变而 1p/19q 完整，则诊断为"弥漫性星形细胞瘤，IDH 突变型"。②仍以组织形态学为基础，必须靠形态学排除其他类型的肿瘤，分类诊断不能单独依靠基因型。

（三）WHO 肿瘤分级

现行的 WHO 分类标准为：

Ⅰ级：肿瘤具有较低的增殖潜能，通过手术切除就可能治愈。

Ⅱ级：肿瘤一般浸润性生长，尽管增殖活性较低，但常常复发，有些肿瘤可以进展到高级别，存活期长于 5 年。

Ⅲ级：组织学上有恶性的证据，包括核异型性、核分裂，这个级别的肿瘤一般要进行术后的辅助放化疗，存活期 2～3 年。

Ⅳ级：具有明确的细胞学上的恶性表现，包括显著增加的核分裂象、坏死，周围组织的广泛浸润和脊髓播散，常常进展迅速，并导致死亡。

二、中枢神经系统常见肿瘤

中枢神经系统肿瘤包括起源于脑、脊髓或脑脊膜的原发性和转移性肿瘤，其中原发性肿瘤占半数以上。转移性肿瘤则以转移性肺癌多见。儿童中枢神经系统恶性肿瘤的发病率仅次于发病率第一的白血病，常见的有弥漫性胶质细胞瘤和髓母细胞瘤。中枢神经系统原发性肿瘤有一些共同的生物学特性和临床表现：①肿瘤没有类似癌前病变和原位癌的阶段。②无论级别高低，肿瘤都可在脑内广泛浸润，引起严重临床后果，故肿瘤的良恶性具有相对性。③任何组织学类型肿瘤，患者预后都受其解剖学部位的影响。④脑脊液转移是恶性胶质瘤常见的转移方式。⑤不同类型颅内肿瘤可引起共同临床表现。一是压迫或破坏周围脑组织而引起局部神经症状；二是引起颅内压升高，表现为头痛、呕吐和视神经盘水肿等。

（一）常见的弥漫性胶质细胞瘤

1. 弥漫性星形细胞瘤和少突胶质细胞瘤及其他星形细胞肿瘤

新版分类中将弥漫性星形细胞肿瘤和少突胶质细胞肿瘤归为一类，不仅因为它们具有类似的弥漫浸润性生长方式和生物学行为，还因为它们都存在 IDH1 和 IDH2 基因的驱动性突变。弥漫性星形及少突胶质细胞肿瘤的分类及 WHO 分级见表 2 - 8 - 3。

表 2 - 8 - 3　弥漫性星形及少突胶质细胞肿瘤的 WHO 分类及分级（2016 年）

弥漫性星形及少突胶质细胞肿瘤	WHO 分级
弥漫性星形细胞瘤，IDH - 突变型	II
弥漫性星形细胞瘤，IDH - 野生型	II
弥漫性星形细胞瘤，非特指型	II
间变性星形细胞瘤，IDH - 突变型	III
间变性星形细胞瘤，IDH - 野生型	III
间变性星形细胞瘤，非特指型	III
胶质母细胞瘤，IDH - 野生型	IV
胶质母细胞瘤，IDH - 突变型	IV
胶质母细胞瘤，IDH - 非特指型	IV
弥漫性中线胶质瘤，H3 K27M - 突变型	IV
少突胶质细胞瘤，IDH - 突变型和 1p/19q - 共同缺失	II
少突胶质细胞瘤，未定型	II
间变性少突胶质细胞瘤，IDH - 突变型和 1p/19q - 共同缺失	III
间变性少突胶质细胞瘤，未定型	III
少突星形细胞瘤，未定型	II
间变性星形少突星形细胞瘤，未定型	III

其他星形细胞肿瘤 WHO 分类及分级见表 2 - 8 - 4。

表 2 - 8 - 4　其他星形细胞肿瘤 WHO 分类及分级（2016 年）

其他星形细胞肿瘤	WHO 分级
毛细胞性星形细胞瘤	I

（续上表）

其他星形细胞肿瘤	WHO 分级
毛黏液样星形细胞瘤	Ⅱ
室管膜下巨细胞星形细胞瘤	Ⅰ
多形性黄色星形细胞瘤	Ⅱ
间变性多形性黄色星形细胞瘤	Ⅲ

2. 弥漫性星形及少突胶质细胞肿瘤的病理特点

这类细胞肿瘤占成人胶质瘤绝大多数，常见于 30 ～ 60 岁。通常发生于大脑半球。临床上主要表现为癫痫、头痛和受累区域的神经损害表现。

肉眼观，肿瘤呈浸润性生长，灰红色、质软、胶冻状，常伴出血、囊性变和钙化。瘤灰白色。质地因瘤内胶质纤维多少而异，可呈实性或胺冻状外观，伴出血、坏死和囊性变，形成大小不等的囊腔（图 2 - 8 - 6A）。

镜下，边界不清，肿瘤细胞形态多种多样，不同类型肿瘤细胞核的多形性，核分裂象，瘤细胞密度，血管内皮增生程度及瘤组织坏死情况不一，可伴有不同程度的钙化和砂粒体形成，这也是其组织学分级的依据。少突胶质细胞肿瘤核圆形居中，核周胞质透亮，形成核周空晕，往往形成蜂窝状结构特点。瘤细胞弥散排列，也有环绕神经元呈卫星状排列的倾向。若瘤细胞分化差，异型性明显，核分裂象增多，血管内皮细胞增生明显，则为间变性胶质细胞瘤，在此基础上若伴有出血、坏死，则为胶质母细胞瘤（图 2 - 8 - 6B）。

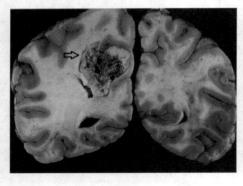
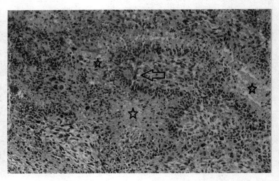

A   B

A：肉眼左顶叶可见灰白灰褐色的病灶（⇨）伴明显出血、坏死和囊性变，与周围组织界限尚清；

B：镜下可见肿瘤细胞围绕坏死组织（☆）呈栅栏状（⇨）。

图 2 - 8 - 6　胶质母细胞瘤

（图片来源：*Principles of Rubin's Pathology*, 7th ed, LWW）

3. 弥漫性星形及少突胶质细胞肿瘤的分子改变及其意义

（1）IDH 基因突变：是脑胶质瘤早期发生的现象，目前被认为是低级别胶质瘤和继发性胶质母细胞瘤最重要的分子生物学标记，最常见的突变是 IDH1132 位点精氨酸取代组氨酸和 IDH2172 位点精氨酸取代组氨酸，其中 IDH1R132H 突变特异性抗体几乎在 90% 以上 IDH 突变型胶质瘤中检测到，因此可以作为胶质瘤分型诊断的重要依据。这是因为脑胶质瘤细胞主要采取无氧糖酵解代谢方式，肿瘤细胞直接将葡萄糖合成糖酵解中间产物。在 IDH 突变型胶质瘤中，突变的 IDH 催化产生过量原癌代谢产物 2 - 羟戊二酸（2-hydroxyglutarate，2-HG），而非正常时的 α-酮戊二酸（α-ketoglutaric acid，α-KG），导致胶质瘤超甲基化表型。IDH 突变促使多数基因启动子 CPG 岛超甲基化（CIMP）是肿瘤细胞表观遗传不稳定的主要原因。IDH 基因突变是 WHO Ⅰ级胶质瘤最早发生的基因改变，早于 P53 突变和 1p/19q 共缺失。在 IDH 突变后，如发生 1p/19q 共缺失，肿瘤就向少突胶质细胞瘤方向发展，如发生 P53 和 ATRX 基因突变，肿瘤则向弥漫性星形细胞瘤方向发展。IDH 突变型胶质母细胞瘤约占全部胶质母细胞瘤的 10%，多为低级别弥漫性星形细胞瘤和间变性星形细胞瘤恶变而来，故又有"继发性胶质母细胞瘤，IDH 突变型"之称。该型胶质母细胞瘤一般发生于较年轻的患者（平均年龄 45 岁），多位于额叶，除了 P53 和 ATRX 基因突变及 1p/19q 缺失外还与 IDH 野生型胶质母细胞瘤有明显不同的基因表型。此外，IDH 突变型胶质母细胞瘤和弥漫性胶质瘤患者预后较好，具有更长的总生存期和无进展生存期。

（2）α - 地中海贫血/智力缺陷综合征 X 染色体连锁基因（α-thalassemia/mental retardation syndrome X-lined，ATRX）：ATRX 基因通过编码重要的染色质结合蛋白调控细胞的表观遗传特性和端粒功能。由 ATRX 突变导致的端粒延长和细胞分裂增殖称为"替代性端粒延长（alternative lengthening of telomeres，ALT）"，这一过程不依赖于端粒酶的改变，因而不同于人端粒逆转录酶（human telomerase reverse transcriptase，TERT）启动子突变，通过增强端粒酶的表达水平及端粒酶活性以维持细胞增殖状态的途径。在胶质瘤中，ATRX 突变主要发生在 WHO Ⅱ、Ⅲ级弥漫性星形细胞瘤和 WHO Ⅳ级的继发型胶质母细胞瘤中，表现为 ATRX 免疫组化表达缺失，而在原发型胶质母细胞瘤、少突胶质细胞瘤和儿童型胶质母细胞瘤中少见突变，与之相反，TERT 启动子突变在绝大多数原发性胶质母细胞瘤和少突胶质细胞瘤中出现。由于 ATRX 突变的胶质瘤几乎同时存在 IDH 突变，多见于弥漫性星形细胞瘤且同时具有 P53 基因突变，尽管 ATRX 和 P53 突变并不作为必要诊断条件，同时存在 IDH 和 ATRX、P53 基因突变仍是弥漫性星形细胞瘤经典的基因表型，可作为病理分型的特征性分子标记。

（3）染色体 1p/19q 共缺失：发生于 1 号染色体短臂（1p）上和 19 号染色体长臂（19q）。最初将 1p/19q 共缺失作为低级别胶质瘤预后良好和对化疗敏感的重要指标，存在 1p/19q 共缺失的患者其中位生存期较无共缺失的患者要高且对替莫唑胺（temozolomide，TMZ）的化疗反应较好。但随后发现 1p/19q 共缺与 WHO Ⅱ、Ⅲ级少突胶质细胞瘤高度相关，而少见于星形细胞瘤和胶质母细胞瘤，故目前将 1p/19q 共缺失作为诊断少突胶质细胞瘤的必要条件，即少突胶质细胞瘤是一种弥漫浸润、缓慢生长伴 IDH1 或 IDH2 突变和 1p/19q 染色体臂共缺失的胶质瘤。这一定义明确规定了少突胶质细胞瘤的诊断条件，组织学上表现为星形细胞瘤特点而基因表型为 IDH 突变、1p/19q 共缺失者须诊断为"少突胶质细胞瘤，IDH 突变和 1p/19q 共同缺失"；而形态学表现类似经典少突胶质细胞瘤，但基因表型为 IDH 突变、ATRX 和 P53 基因突变且 1p/19q 完整者则须诊断为"弥漫性星形细胞瘤，IDH 突变型"。

（二）室管膜肿瘤

包括室管膜瘤和间变性室管膜瘤（anaplastic ependymoma）分别为 WHO Ⅱ级和Ⅲ级，可发生于脑室系统任何部位，以第四脑室最为常见，也可见于脊髓中央管（好发于腰背部及马尾部）。室管膜瘤占神经上皮肿瘤的 2%～9%，患者以儿童和青少年居多。肉眼观，瘤体边界清楚，球形或分叶状，切面灰白色，有时可见出血、钙化和囊性变。镜下观，肿瘤细胞大小形态较一致，多呈梭形或胡萝卜形，胞质丰富，核圆形或椭圆形。瘤细胞排列较密集，常可见瘤细胞围绕空腔呈腺管状排列（菊形团形成），或围绕血管排列（假菊形团），并以细胞突与血管壁相连，有时可形成乳头状结构。当瘤组织中瘤细胞密集，出现病理性核分裂象并有假栅栏状坏死时，即可诊断为间变性室管膜瘤。室管膜瘤生长缓慢，可存活 8～10 年，易致脑积水和颅内压升高。

（三）髓母细胞瘤

髓母细胞瘤（medulloblastoma）神经系统中是儿童最常见的胚胎性肿瘤（embryonal tumor），成年人罕见，相当于 WHO Ⅳ级。本瘤易发生脑脊液播散，恶性程度高，预后差。新版分类中除包含原有的 4 个组织学类型外（促结缔组织增生型/结节型、广泛结节型、大细胞型、间变型），根据基因改变增加了 4 个亚型：WNT 激活型、SHH 激活型、非 WNT/SHH 的 group3 型、非 WNT/SHH 的 group 4 型。WNT 亚型预后最好；group 3 亚型预后最差；SHH 亚型（命名是源于 Sonic Hedgehog 信号通路）预后和 group4 亚型的髓母相似（在最好的 WNT 亚型和最差的 group3 亚型之间）。同一组织学类型可以有不同的分子特征，具有同一分子特征的肿瘤亦可有不同的形态特点，两者结合才能做出客观、正确的诊断，指导临床治疗和判断预后。

该肿瘤多数起源于小脑的胚胎性外颗粒层细胞，或室管膜下基质细胞，并突入第四脑室。肉眼观，肿瘤组织呈鱼肉状，灰红色。光镜下，瘤细胞极其丰富，呈圆形、卵圆形，胞质少，胞核深染，可见数量不等的病理性核分裂象。典型的结构是瘤细胞环绕嗜银性神经纤维中心呈放射状排列形成 Homer-Wright 菊形团，提示局灶性神经元分化，具有一定的诊断意义。间质中有纤细的纤维，血管不多。电镜证实可呈现神经元和神经胶质细胞双向分化。免疫组化 GAFP 阳性，并表达神经元分化标记物，如突触素（synapsin，Syn）、神经乙酰化酶（NSE）等。组织学分型包括促结缔组织增生型/结节型、广泛结节型、大细胞和间变型。

（四）神经元和混合性神经元胶质肿瘤

1. 神经节细胞瘤和神经节细胞胶质瘤

神经节细胞瘤（gangliocytoma）和神经节细胞胶质瘤（ganglioglioma）为分化好、生长缓慢的神经上皮肿瘤，相当于 WHO Ⅰ级（神经节细胞瘤）或Ⅰ～Ⅱ级（神经节细胞胶质瘤）肿瘤，间变型神经节细胞胶质瘤相当于 WHO Ⅲ级肿瘤。该类肿瘤颅内好发于幕上，尤其是颞叶（大于 70%）。肉眼观察，其体积小，界限清楚，质稍硬，切面灰红色。光镜下，其由不规则簇状、大多极神经元和突起构成，瘤细胞分布不规则，单核、双核或多核，可见有核仁和胞质内尼氏小体，瘤组织内混杂有髓和无髓的神经纤维。免疫组化瘤组织内胶质细胞 GFAP 阳性，神经节细胞 NeuN、NF 和 Syn 阳性。多数神经节细胞胶质瘤的肿瘤性神经元恒定表达 CD34，其肿瘤胶质性成分表达 GFAP。电镜观察，特征性表现为肿瘤性神经元内见致密核心的颗粒。

2. 中枢神经细胞瘤

中枢神经细胞瘤（central neurocytoma）是一种伴有神经元分化的肿瘤，是生长于侧脑室和第三脑室的小细胞神经元肿瘤，相当于 WHO Ⅱ级肿瘤。其好发于青年人，肿瘤多位于透明隔近室间孔处，预后较好，偶可复发和恶性变。光镜下，肿瘤组织是由成片的形态一致的瘤细胞组成，细胞小，核圆形，胞质透明，血管周可见原纤维性细胞带，可见 Homer-Wright 假菊形团，瘤细胞有神经元分化的特点。Syn 是最有用和最可靠的免疫组化标记，几乎所有病例细胞核表达 NeuN。

（五）脑膜瘤

脑膜瘤（meningioma）是最常见的脑膜原发性肿瘤，也是颅内和椎管内最常见的肿瘤之一，本瘤好发中老年人，平均发病年龄 65 岁。多数脑膜瘤相当于 WHO Ⅰ级肿瘤，预后较好。

脑膜瘤起源于蛛网膜帽状细胞（脑膜皮细胞），其好发部位与蛛网膜颗粒在脑膜上的分布情况一致。颅内脑膜瘤大部分发生于大脑凸面，常与大脑镰相关。脑膜瘤常为单发。肉眼观，肿瘤大小差异很大，与肿瘤发生部位有关；肿瘤常与硬膜广泛附着，呈膨胀性生长，球形或分叶状，压迫脑组织，界限清楚，包膜完整。切面多为灰白色，质韧，很少见坏死，有时切面有砂粒感（图 2-8-7）。镜下，脑膜瘤的组织学类型很多，最常见的为脑膜皮细胞型、纤维型和混合型。其特征性图像是肿瘤细胞呈大小不等同心圆状或旋涡状排列，其中央的血管壁常有透明变性，以至于钙化形成砂粒体，此为脑膜皮细胞型或合体细胞型；瘤细胞也可为纤维（成纤维细胞）型，表现为长梭形细胞，交织排列呈致密束状结构，其间可见网状纤维或胶原纤维；还可呈现以上两种图像均出现，为过渡型或混合型。满足肿瘤侵犯脑组织及镜下大于 4 个核分裂象/10HPF 这两个标准即可诊断为 WHO Ⅱ级非典型性脑膜瘤。

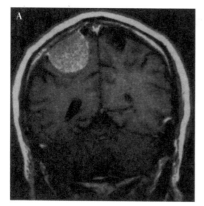 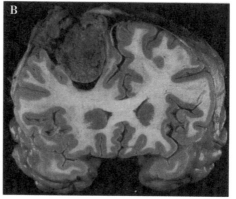

图 2-8-7 脑膜瘤 MRI（A）和肉眼观（B）

（图 A 来源：*Principles of Rubin's Pathology*，7th ed，LWW；图 B 来源：
《斯滕伯格诊断外科病理学》第 6 版，北京大学出版社）

二、周围神经肿瘤

最常见的周围神经肿瘤为神经鞘瘤和神经纤维瘤。

(一) 神经鞘瘤

神经鞘瘤 (neurinoma) 又称为施万细胞瘤 (schwannoma),是起源于胚胎期神经嵴的神经膜细胞或施万细胞的良性肿瘤,相当于 WHO I 级肿瘤。该类肿瘤可单发或多发于身体任何部位的神经干或神经根。脑神经鞘瘤主要发生在听神经的前庭 (又称为听神经瘤)、小脑脑桥角和三叉神经等。发生于周围神经的神经鞘瘤多见于四肢屈侧较大的神经干。神经鞘瘤也是椎管内最常见的肿瘤。其临床症状与肿瘤大小和部位有关,大多能手术完整切除,极少数与脑干或脊髓等紧密粘连未能完全切除者可复发,复发肿瘤仍属良性。

肉眼观:肿瘤多呈圆形或分叶状,界限清楚,包膜完整,常与其所发生的神经粘连在一起。切面灰白或灰黄,有时可见出血、囊性变。

镜下可见 2 种典型的组织构象:①束状型 (Antoni A 型),细胞呈梭形,境界不清,核呈梭形或卵圆形,相互紧密平行排列呈栅栏状或不完全的漩涡状,后者称为 Verocay 小体;②网状型 (Antoni B 型),细胞稀少,排列呈稀疏的网状结构,细胞间有较多的液体,常有小囊形成。颅内的神经鞘瘤较多出现 Antoni B 型结构,椎管内的神经鞘瘤多以 Antoni A 型结构为主,且更易见小囊腔形成。免疫组化显示瘤细胞一致性表达 S-100 蛋白。

(二) 神经纤维瘤

神经纤维瘤 (neurofibroma) 相当于 WHO I 级肿瘤,多发生在皮下,可单发或多发。多发性神经纤维瘤又称神经纤维瘤病 1 型 (neurofibromatosis 1, Von Recklinghausen's disease),并发皮肤牛奶咖啡色斑和腋窝斑点。

肉眼观:皮肤及皮下单发性神经纤维瘤境界清楚,无包膜,切面灰白、质实,可见漩涡状结构,很少发生出血、囊性变。

镜下可见:肿瘤组织由增生的神经膜细胞和成纤维细胞构成,交织排列成小束并分散在神经纤维之间,伴大量网状纤维和胶原纤维及疏松的黏液样基质。若细胞密度增大、核异型并见核分裂象,提示恶性变可能。

三、转移性肿瘤

脑内的转移性肿瘤占全部临床脑肿瘤的 20% 左右。在成人,最容易发生脑转移的恶性肿瘤是肺癌 (约占 50%),其次是乳腺癌、恶性黑色素瘤,以及胃癌、结肠癌、肾癌和绒毛膜上皮癌等。儿童或年青常见的是白血病或肉瘤的转移。

颅内转移瘤的转移途径绝大部分是远隔部位的原发肿瘤经血道转移至颅内,但有时也可由邻近部位的肿瘤直接侵犯而来,如鼻咽癌眶内肿瘤等,因为它们与原发瘤相连,所以不属于转移瘤。转移瘤多发生于脑组织表面,尤其是皮髓质交界处,组织形态与原发性肿瘤相似,常伴有出血、坏死。多发、圆形,以及与周围脑组织界限清楚是脑转移瘤的特点。

第六节 中枢神经系统常见的并发症

各种中枢神经系统疾病最常见而又危重的并发症为颅内压增高、脑水肿和脑积水，三种病症常常同时发生，互为因果，后果不容乐观，甚至死亡。

一、颅内压增高及脑疝形成

（一）颅内压增高

由于颅腔容积相对固定，而颅内容物中主要为脑组织、脑脊液和血管中的血液，其中脑组织容积不易改变，而脑脊液和血管中的血液的体积容易改变，在颅腔容积代偿中起重要的缓冲作用。但是这种代偿能力是有限的。当各种原因的颅脑损伤，如炎症、肿瘤、外伤、缺血、缺氧和中毒等发生时，往往容易产生颅内压增高。这是由于颅腔内容物的容积增加，超过了颅腔所能代偿极限所致。颅内压增高的主要原因在于颅内占位性病变和脑脊液循环障碍所致的脑积水。常见的占位性病变有脑出血、颅内血肿、脑梗死、脑肿瘤和脑脓肿及脑膜脑炎等，其后果与病变的大小、程度及其增大的速度有关。有时将其分为弥漫性颅内压增高和局限性颅内压增高。脑水肿可加重病变的占位性。

颅内压增高可分为以下 3 个时期。

1. 代偿期

通过反应性血管收缩致脑脊液吸收增加和（或）形成减少，使颅内血容量和脑脊液容量相应减少，颅内空间相对增加，以代偿占位性病变引起的脑容积增加。

2. 失代偿期

占位性病变和脑水肿使颅内容物继续增大，超过颅腔所能容纳的程度，可引起头痛、呕吐、眼底视神经盘水肿、意识障碍、血压升高及反应性脉搏变慢和脑疝形成。

3. 血管运动麻痹期

颅内压严重持续升高使脑组织灌流量减少，引起脑缺氧导致脑组织损害和血管扩张，继而引起血管运动麻痹，加重脑水肿，引起意识障碍甚至死亡。

（二）脑疝形成

颅内压持续增高可引起脑移位，脑室变形，使部分脑组织嵌入颅脑内的分隔（如大脑镰、小脑幕）和颅骨孔道（如枕骨大孔等）导致脑疝形成（herniation）。常见的脑疝有以下 3 种类型。

1. 扣带回疝

扣带回疝又称为大脑镰下疝（subfalcial hernia），是因一侧大脑半球特别是额、顶、叶的占位性病变，引起中线向对侧移位，致同侧脑扣带回从大脑镰的游离缘向对侧膨出，形成扣带回疝。疝出的扣带回背侧受大脑镰边缘压迫，受压处的脑组织可发生出血、坏死。大脑前动脉的胼胝体也可因受压而引起相应脑组织梗死。

2. 海马沟回疝

海马沟回疝又称为小脑幕疝（transtentorial herniation），是因小脑幕以上的脑组织内肿瘤、血肿、梗死等病变引起脑组织体积肿大，致颞叶的海马沟回经小脑幕孔向下膨出，形成小脑幕疝。其不良后果主要有：①同侧动眼神经在穿过小脑幕孔处受压引起同侧瞳孔一过性缩小，继之散大固定及同侧眼视和内视障碍。②中脑及脑干受压后移，可致意识丧失；导水管变窄，脑脊液循环受阻加剧颅内压增高；血管牵引过度，引起中脑和脑桥上部出血梗死，可致昏迷和死亡。③中脑侧移，使对侧中脑的大脑脚底压于该侧小脑幕锐利的游离缘上形成压迫性 Kernohan 切迹。④压迫大脑后动脉引起同侧枕叶距状裂脑组织出血性梗死。

3. 枕骨大孔疝

枕骨大孔疝又称为小脑扁桃体疝（tonsillar hernia）（图 2-8-8）。由于颅内高压或后颅窝占位病变将小脑和延髓推向枕骨大孔并向下移位而形成。疝入枕骨大孔的小脑扁桃体和延髓形成圆锥形，其腹侧出现枕骨大孔压迹。由于延髓受压，生命中枢受损，严重时可致呼吸、循环衰竭而猝死。在颅内压升高的情况下，若腰椎穿刺放出脑脊液过多、过快，可诱发或加重小脑扁桃体疝的形成，对此临床医师应予特别注意。各种原因引起的颅内压增高最常见的临床症状是头痛、呕吐和视神经盘水肿，称颅内压增高三联症。

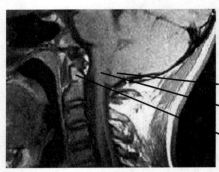

小脑扁桃体
延髓
齿突

图 2-8-8　枕骨大孔疝 MRI（矢状切面）

二、脑水肿

脑水肿（brain edema）是指脑组织内液体含量过多贮积而引起脑体积增大的一种病理状态，也是颅内压升高的重要原因之一。缺氧、创伤、梗死、炎症、肿瘤和中毒等，均可伴发脑水肿。脑水肿的原因也与颅内解剖生理特点有关：①血脑屏障的存在限制了血浆蛋白通过脑毛细血管的通透性；②脑组织无淋巴管难以运输过多的液体。常见的脑水肿类型有：

（1）血管源性脑水肿（vasogenic cerebral edema）：此型最为常见，是血管通透性增加的结果，特别多见于脑肿瘤、脑出血、脑外伤及炎症（如脑膜炎、脑膜脑炎）等。此时颅内血管壁的通透性增加，富含蛋白质的液体自血管内通过血管壁进入脑组织间隙，引起脑水肿。

（2）细胞毒性脑水肿（cytotoxic edema）：多由缺血、缺氧、中毒引起细胞损伤，以及 Na^+-K^+-ATP 酶功能失常，引起细胞内水、钠潴留。

在疾病过程中，上述两种类型的脑水肿常合并存在，在缺血性脑病时尤为显著。肉眼观，脑组织体积和重量增加，脑回宽而扁平，脑沟浅而窄，脑室缩小，白质水肿明显，严重的脑水肿常并发脑疝形成。光镜下血管源性脑水肿时，脑组织疏松，血管和细胞周围间隙增大，有大量液体积聚；细胞毒性脑水肿时，由于神经元、神经胶质细胞及血管内皮细胞内均有过多水分积聚，故见细胞体积增大，胞质淡染，而细胞外间隙和血管间隙扩大不明显。电镜下血管源性脑水肿时，细胞外间隙增宽，星形胶质细胞足突肿胀，而细胞毒性水肿时仅有细胞肿胀。

三、脑积水

脑室系统内脑脊液含量异常增多伴脑室持续性扩张状态称为脑积水（hydrocephalus）。脑积水发生的主要原因：①脑脊液循环通路阻塞，如脑囊虫、脑肿瘤、先天性畸形、炎症、外伤、蛛网膜下腔出血等，脑室内通路阻塞引起的脑积水称阻塞性脑积水或非交通性脑积水；②脑脊液产生过多或吸收障碍，常见于脉络丛乳头状瘤、慢性蛛网膜炎等，此类脑积水称为非阻塞性脑积水或交通性脑积水。

根据病变部位和程度不同，脑积水的病变也不完全相同。轻度脑积水时，脑室呈轻度扩张，脑组织呈轻度萎缩。严重脑积水时，脑室高度扩张，脑组织受压、变薄，脑实质萎缩（图2-8-9），甚至消失。颅骨未闭合前的婴幼儿如有脑积水则头颅渐进性增大，脑室扩张，颅骨缝分开，前囟扩张；因大脑皮质萎缩，患儿智力减退，肢体瘫痪。成人颅骨闭合后产生脑积水可导致颅内压进行性升高，脑积水严重者可致脑疝形成。

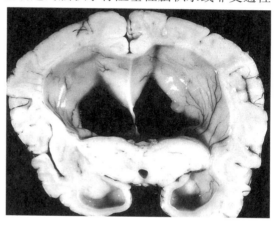

丘脑中部冠状切面示：侧脑室明显扩张，脑实质萎缩。

图2-8-9 脑积水

小结

（1）神经系统感染性疾病最常见的是流行性脑脊髓膜炎和流行性乙型脑炎，前者是脑膜炎双球菌等细菌引起的化脓性炎，主要累及脑膜，临床以脑膜刺激症状和颅内高压为主；后者是病毒引起的变质性炎，主要损伤脑实质，引起神经元的变性坏死，产生筛状软化灶和袖套现象，临床主要是脑神经损伤的相应症状。

（2）脑血管病是日常生活和工作中最常见的疾病，包括缺血缺氧性脑病和阻塞性脑血管病。前者往往是全身性的原因造成的全脑缺血缺氧；后者主要是某支脑供血的血管发生血栓形成或者栓塞性的改变，导致局部脑组织梗死。脑出血是脑血管病中致死率最高的疾病，其病理改变主要分为3个阶段：动脉破裂、早期血肿形成和出血灶。脑出血预后与出血部位和出血量密切相关。

（3）神经系统常见的变性性疾病阿尔茨海默病和帕金森病，两者的发病机制尚不完全清楚，目前认为前者和Aβ沉积、Tau蛋白过度磷酸化和遗传因素有关，主要的病理变化有老年斑和神经原纤维缠结；后者是原发于黑质纹状体通路的神经退行性病变，黑质致密部的DA神经元大量退化和丢失，残留的神经元内可见LB。

（4）脱髓鞘疾病是指已形成的髓鞘脱失而神经元胞体及其轴突相对完好的一类疾病，常见的有发生于中枢神经系统的多发性硬化、急性播散性脑脊髓膜炎、急性坏死出血性白质脑炎。

（5）WHO第四版神经系统肿瘤分类标准是WHO在上一版的基础上修订后发布的整合了组织学表型和基因表型的分类。最常见的中枢神经系统肿瘤为胶质瘤和脑膜瘤，最常见的周围神经系统肿瘤为神经鞘瘤和神经纤维瘤。此外，脑和脊髓是转移性肿瘤的好发部位。

（6）中枢神经系统常见的并发症为颅内压增高、脑水肿和脑积水。颅内压增高易诱发脑疝形成，常见的脑疝有扣带回疝、海马沟回疝和枕骨大孔疝。

测 试 题

单项选择题

1. 脑水肿的主要病理改变不包括下列哪一项？（　　　）

　A. 脑回变宽而扁平　　　　B. 脑沟变窄　　　　　　C. 脑室扩张

　D. 脑室变小　　　　　　　E. 可有脑疝形成

2. 中枢神经系统最常见的原发肿瘤是下列哪一种？（　　　）

　A. 脑膜瘤　　　　　　　　B. 胶质瘤　　　　　　　C. 神经鞘瘤

　D. 髓母细胞瘤　　　　　　E. 神母细胞瘤

3. 下列哪种类型的脑疝形成后容易压迫生命中枢出现呼吸、循环衰竭？（　　　）

　A. 扣带回疝　　　　　　　B. 小脑幕疝　　　　　　C. 小脑扁桃体疝

　D. 大脑镰下疝　　　　　　E. 海马沟回疝

4. 关于爆发型脑膜炎双球菌败血症，下列哪一项的描述是错误的？（　　　）

　A. 皮肤黏膜广泛瘀点、瘀斑

　B. 双侧肾上腺广泛出血

　C. 蛛网膜下腔大量脓性分泌物

　D. 高热、头痛、呕吐

　E. 可发生周围循环衰竭

5. 关于流行性乙型脑炎，下列哪一项的描述是错误的？（　　　）

　A. 乙脑是一种虫媒传染病

　B. 脑实质发生变质性炎

　C. 多发生于儿童

　D. 蛛网膜下腔有大量中性粒细胞浸润

　E. 临床以高热、意识障碍、抽搐等为特征

6. 阿尔茨海默病是以进行性痴呆为主要临床表现的大脑性疾病，下列哪一项不是其主要的病理变化？（　　　）

　A. 老年斑　　　　　　　　B. 神经原纤维缠结　　　C. Lewy 小体

　D. 颗粒空泡变性　　　　　E. hirano 小体

7. 下列哪种疾病是以黑质和蓝斑脱色为主要肉眼可见的改变的？（　　　）

　A. Alzherimer 病　　　　　B. 缺血性脑病　　　　　C. Parkinson 病

D. 脱髓鞘疾病　　　　　　　　E. 脑出血

8. 什么是神经元的卫星现象？（　　　）

A. 单核细胞增生并围绕坏死神经元

B. 淋巴细胞增生并围绕肿胀的神经元

C. 神经元周围有中性粒细胞浸润

D. 神经元围绕的少突胶质细胞增生

E. 神经元周围的星形胶质细胞增生

9. 流行性乙型脑炎病变最严重的是什么部位？（　　　）

A. 大脑皮质　　　　　　　B. 脑桥　　　　　　　C. 中脑

D. 延脑　　　　　　　　　E. 脊髓

10. 对诊断狂犬病帮助最大的是以下哪一项？（　　　）

A. 有狗咬伤史

B. 病变在神经根，脑干下端，下丘脑最为显著

C. 神经元胞质中有 Negri 小体

D. 脑脊液检查

E. 用电镜观察寻找病毒颗粒

11. 沃 – 弗综合征（Waterhouse-Friderchsen syndrome）最常见于什么疾病？（　　　）

A. 中毒性细菌性痢疾　　　　B. 脊髓灰质炎　　　　C. 大叶性肺炎

D. 暴发性流行性脑脊髓膜炎　　　　　　　　E. 硅肺晚期

12. Rosenthal 纤维常见于下列哪种病变？（　　　）

A. 阿尔茨海默病　　　　　B. 帕金森病　　　　　C. 多发性硬化症

D. 急性播散性脑脊髓膜炎　　　　　　　　E. 毛细胞性星形胶质细胞瘤

13. 下列哪一项不是发生缺血性脑病的原因？（　　　）

A. 脑血管阻塞　　　　　B. 低血压　　　　　C. 大失血

D. 低血糖　　　　　　　E. 窒息

14. 关于多发性硬化症，下列哪一项的描述是正确的？（　　　）

A. 男性多发

B. 属于自身免疫性疾病

C. 病变主要累及灰质

D. 病灶往往单发，边界清楚

E. 临床表现单一

15. 发生流行性脑脊髓膜炎时，产生的脓液主要聚集于什么部位？（　　　）

A. 软脑膜与脑皮质之间的腔隙

B. 蛛网膜与软脑膜之间的腔隙

C. 蛛网膜与硬脑膜之间的腔隙

D. 蛛网膜本身的疏松纤维组织间

E. 软脑膜本身的疏松纤维组织间

16. 下列关于流行性乙型脑炎的说法，哪一个是错误的？（　　　）

A. 大脑内有筛状软化灶形成

B. 神经元有变性坏死

C. 临床上以脑膜刺激征为主要表现

D. 小胶质细胞增生，形成胶质小结

E. 是通过呼吸道传播的疾病

17. 目前临床上诊断胶质瘤，下列哪一个是与诊断最相关的基因改变？（　　）

A. IDH　　　　　　　B. ATRX　　　　　　C. 1p/19q

D. b-raf　　　　　　E. EGFR

18. 流行性脑脊髓膜炎属于什么类型的炎症？（　　）

A. 浆液性炎　　　　　B. 化脓性炎　　　　　C. 变质性炎

D. 出血性炎　　　　　E. 肉芽肿性炎

19. 下列哪种疾病和朊蛋白基因突变相关？（　　）

A. 阿尔茨海默病　　　B. 缺血性脑病　　　　C. 帕金森病

D. 脱髓鞘疾病　　　　E. 海绵状脑病

20. 女性，25岁。其在夏季旅游途中突然发热、头痛、昏迷，1天后死于呼吸循环衰竭。经尸体解剖发现脑充血水肿明显，小脑扁桃体疝形成。该患者的疾病诊断最可能为以下哪一项？（　　）

A. 脑以外其他器官的感染性疾病，导致神经系统受损

B. 流行性乙型脑炎

C. 脊髓灰质炎

D. 流行性脑脊髓膜炎

E. 脑出血

21. 在中枢神经系统病毒性感染疾病引起的脑组织病变中，形成卫星现象的是什么细胞？（　　）

A. 小胶质细胞　　　　B. 少突胶质细胞　　　C. 星形细胞

D. 室管膜细胞　　　　E. 以上都不是

22. 一患儿因高热伴喷射性呕吐就诊。体查：其身体呈角弓反张，克氏征阳性。脑脊液检查：压力增高，混浊；涂片中可见较多中性粒细胞。该患儿最可能的诊断为以下哪一项？（　　）

A. 中毒性细菌性痢疾　　B. 脊髓灰质炎　　　　C. 脑肿瘤

D. 流行性脑脊髓膜炎　　E. 乙型脑炎

23. 患者为女婴，3个月。患儿2天前出现低烧和轻微咳嗽，9 h前因高烧、尖叫，同时四肢出现小幅度的抽搐而入院。体查：全身皮肤多数瘀点、瘀斑，神志不清，眼神呆滞，脉搏细速，110～160次/分，呼吸38次/分。实验室检查：WBC 12.1×10^9 L^{-1}，N 56%，L 42%，E 2%；于皮肤瘀点处取血培养出革兰氏阴性双球菌。该患儿最可能患的是什么疾病？（　　）

A. 脑肿瘤　　　　　　B. 小叶性肺炎　　　　C. 流行性脑脊髓膜炎

D. 流行性乙型脑炎　　E. 小儿麻痹

24. 70 岁老年男性，头晕头痛 2 周，CT 检查：大脑双侧额颞叶散在多发圆形异常密度影。该患者最可能患的是什么疾病？（　　）

A. 乙型脑炎　　　　　　　B. 流行性脑膜脑炎　　　C. 胶质瘤

D. 转移性肿瘤　　　　　　E. 脑膜瘤

25. 患者，55 岁，男性，近 1 年来出现进行性头晕头痛、抽搐和失语。CT 检查：大脑右侧额叶占位，边界不清。术中占位组织冰冻切片活检结果：肿瘤细胞异型性明显，细胞密度较大，小血管增生，可见栅栏状坏死。该患者最可能患的是什么疾病？（　　）

A. 乙型脑炎　　　　　　　B. 流行性脑膜脑炎　　　C. 胶质瘤

D. 转移性肿瘤　　　　　　E. 脑膜瘤

26. 男性，13 岁，在 2 年前的冬季因高热、头痛及呕吐起病。CT 检查：脑室扩张，脑实质萎缩，视力低下。患者的疾病诊断最可能为以下哪一项？（　　）

A. 结核性脑膜炎　　　　　B. 流行性脑膜炎　　　　C. 流行性乙型脑炎

D. 脑膜肿瘤　　　　　　　E. 以上都不是

27. 女性，40 岁，因间歇性头痛入院。CT 检查：额叶可见一单发异常密度影。该患者最可能的疾病诊断是以下哪一项？（　　）

A. 脑膜瘤　　　　　　　　B. 胶质瘤　　　　　　　C. 听神经瘤

D. 室管膜瘤　　　　　　　E. 髓母细胞瘤

（牛海艳）

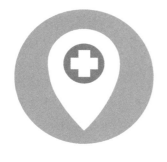

第三编 │ 周围神经系统

第一章　脊神经和脑神经

　　周围神经系统（peripheral nervous system）是指除中枢神经之外的神经成分，其一端连于中枢神经系统的脑或脊髓，另一端借各种末梢装置连于身体各系统、器官。与脑相连的部分称为脑神经，共12对；与脊髓相连的部分称为脊神经，共31对。根据分布对象不同，周围神经可分为躯体神经和内脏神经。躯体神经分布于体表、骨、关节和骨骼肌；内脏神经分布于内脏、心血管、平滑肌和腺体。躯体神经和内脏神经中都有感觉纤维和运动纤维。感觉纤维将神经冲动自感受器传入中枢神经系统，又称为传入纤维；运动纤维则是将神经冲动由中枢神经系统传至周围效应器，又称为传出纤维。内脏运动神经专门支配不受主观意志控制的平滑肌、心肌的运动和腺体分泌，故又称为自主神经系统或植物神经系统；根据其形态、功能和神经药理学特点的不同，又分为交感神经和副交感神经两部分（图3-1-1）。

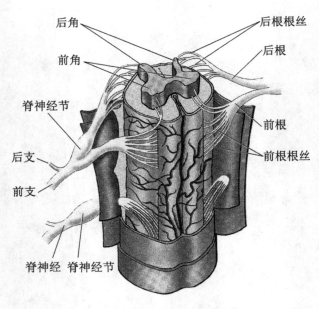

图3-1-1　脊神经与脊髓的连接

第一节　脊神经

一、概述

（一）脊神经的构成、分部和纤维成分

脊神经（spinal nerves）共 31 对，左右对称，包括 8 对颈神经（cervical nerves）、12 对胸神经（thoracic nerves）、5 对腰神经（lumbar nerves）、5 对骶神经（sacral nerves）及 1 对尾神经（coccygeal nerve）。每对脊神经借前根和后根分别与脊髓前外侧沟和后外侧沟相连，运动性的前根和感觉性的后根在椎间孔处合并成一条脊神经，故脊神经是混合性神经，即每条脊神经既含感觉纤维，又含运动纤维。后根在近椎间孔处有一椭圆形膨大，称为脊神经节，是由假单极神经元胞体聚集而成的感觉神经节。

31 对脊神经均经椎间孔穿出椎管。其中，第 1 至第 7 颈神经由同序数颈椎的上方穿出，第 8 颈神经从第 7 颈椎和第 1 胸椎之间的椎间孔穿出。12 对胸神经和 5 对腰神经都经同序数椎骨下方的椎间孔穿出。第 1 至第 4 骶神经都经同序数骶前、后孔穿出，第 5 骶神经和尾神经则经骶管裂孔穿出。

脊神经在椎间孔的前内侧邻椎间盘和椎体，后方是关节突关节及黄韧带，上、下方分别为相邻椎骨的椎弓根。脊柱的病变，如椎间盘突出、骨质增生和椎骨骨折等，常可累及脊神经，出现感觉和运动功能障碍。

脊神经都是混合性神经，均含有以下 4 种纤维成分（图 3 - 1 - 2）。

（1）躯体感觉纤维：是脊神经节内的假单极神经元的突起，其中枢突组成后根入脊髓。周围突组成脊神经，分布于皮肤、骨骼肌、肌腱和关节，将皮肤的浅感觉（痛、温觉等）及肌、肌腱和关节的深感觉冲动传入中枢。

（2）内脏感觉纤维：是脊神经节内的假单极神经元的突起，其中枢突组成后根入脊髓。周围突组成脊神经，分布于内脏、心血管和腺体，将来自这些结构的感觉冲动传入中枢。

（3）躯体运动纤维：来自脊髓前角的躯体运动神经元，分布于骨骼肌，支配其运动。

（4）内脏运动纤维：来自脊髓侧角的内脏运动性神经元的轴突，分布于内脏、心血管和腺体，支配平滑肌和心肌运动，控制腺体的分泌活动。

因脊神经均含 4 种纤维成分，故脊神经损伤后一般出现以下症状：①运动障碍。该神经支配的一切肌肉功能丧失，瘫痪范围因损伤部位而定。②反射障碍。脊神经发生损伤时，它所产生的反射即消失或减弱，如肌皮神经发生损伤时肱二头肌反射消失。③感觉障碍。该神经分布区的感觉丧失。④自主神经障碍。其主要表现是该神经支配区的皮肤发绀，偶有充血、发凉，无汗或多汗，肌萎缩和皮肤萎缩。

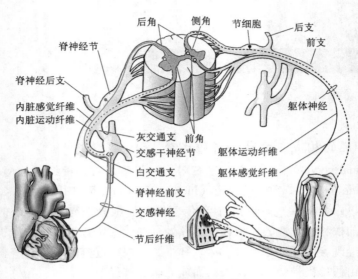

图 3 - 1 - 2　脊神经的分支

（二）脊神经的分支

脊神经干很短，出椎间孔后立即分为脊膜支、交通支、前支和后支（图 3 - 1 - 2、表 3 - 1 - 1）。

（1）脊膜支：细小，经椎间孔返回椎管，分布于脊髓的被膜和脊柱的韧带。

（2）交通支：亦细小，连于交感干神经节和脊神经之间。其有 2 种类型：①发自脊髓侧角，经脊神经进入交感干的是白交通支；②发自交感干神经节，连于脊神经的是灰交通支。

（3）后支：细而短，分布于项、背、腰、骶部的深层肌肉和相应部位浅层的皮肤。

（4）前支：粗大，分布于躯干前、外侧及四肢的皮肤、肌肉、关节和骨骼，其中胸神经在胸腹部保持明显的节段性分布，其余脊神经前支先相互交织形成神经丛，再由神经丛组成神经干分布到头颈、上肢和下肢。脊神经前支形成的神经丛包括颈丛、臂丛、腰丛和骶丛等。

表 3 - 1 - 1　脊神经的分支比较

分支	纤维成分	去向
前支	混合	构成神经丛或胸前神经
后支	混合	项、背、腰、骶部的深层肌肉和皮肤
脊膜支	感觉、内脏运动节后纤维	脊髓的被膜和脊柱的韧带
白交通支	交感节前纤维	交感神经节
灰交通支	交感节后纤维	椎旁节返回至前、后支

（三）脊神经走行和分布的一般形态学特点

（1）大的神经干多与分布到相同区域的血管伴行，行于同一个结缔组织鞘内，组成血管神经束。因此，其与血管的走行和分布规律（如有主干及分支、多行于关节的屈侧和隐蔽部，由"门"进入器官，为对称性、节段性，有浅部分支和深部分支）基本相同。

（2）由于在胚胎发育过程中，某些大神经的伴行血管已退化而不显著，因此，成人的坐骨神经、正中神经及某些脑神经没有伴行血管。

（3）较大的神经的分支多分为肌支、皮支、关节支 3 种。其中，肌支最重要，多在靠近所支配肌肉近端（起点附近）发出并伴血管一起进入肌，主要含躯体运动纤维和躯体感觉纤维，其发生损伤后会造成肌肉瘫痪。皮支自深部发出后，突出深筋膜达皮下，可与浅静脉伴行分布，主要含躯体感觉纤维和内脏运动纤维，支配皮肤血管、汗腺、竖毛肌。关节支多在关节附近发出，一条较长的神经多分支分布于若干个关节，一个关节也可接受数条神经的关节支，关节支主要含有躯体感觉纤维。

二、颈丛

（一）颈丛的组成和位置

颈丛（cervical plexus）由第 1 至第 4 颈神经前支组成，位于颈侧部胸锁乳突肌上部的深面，中斜角肌和肩胛提肌的前面（图 3 - 1 - 3）。

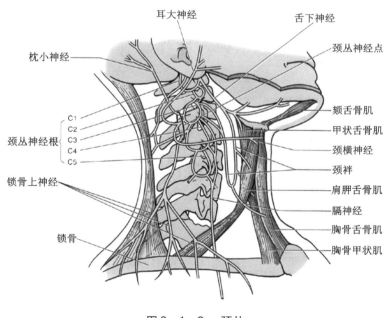

图 3 - 1 - 3　颈丛

（二）颈丛分支

颈丛的分支有皮支和肌支。

皮支由胸锁乳突肌后缘中点附近穿出至浅筋膜，呈放射状分布于枕部、耳郭、颈部、胸壁上部及肩部等相应部位皮肤（图 3 – 1 – 4），故临床上常选取胸锁乳突肌后缘中点作颈部浅层结构浸润麻醉的重要阻滞点，也称为神经点。颈丛皮支主要有以下分支。

（1）枕小神经：沿胸锁乳突肌后缘行向后上，分布于枕部及耳郭背面上部的皮肤。

（2）耳大神经：沿胸锁乳突肌表面行向前上，分布于耳郭及附近皮肤。

（3）颈横神经：横过胸锁乳突肌浅面向前，分布于颈前部皮肤。该支与面神经颈支间常有交通支存在。

（4）锁骨上神经：辐射状行向下外，分为内侧、中间、外侧三支，分布于颈前区、第二肋以上胸壁、锁骨上窝和肩峰的皮肤。

（5）膈神经（phrenic nerve）：为混合性神经，是颈丛最重要的分支。自颈丛发出后经前斜角肌前面下行至该肌内侧，穿锁骨下动、静脉之间入胸腔。伴心包膈血管经肺根前方，在内纵隔胸膜与心包之间下行至膈，于中心腱附近入膈。其运动纤维支配膈肌，感觉纤维分布于心包、纵隔胸膜、膈胸膜和部分腹膜。一般认为，右膈神经的感觉纤维还分布至肝、胆囊表面和肝外胆道的浆膜等（图 3 – 1 – 5）。

膈神经损伤后的表现为：同侧膈肌瘫痪，导致呼吸困难（腹式呼吸减弱或消失），严重者可有窒息感、咳嗽无力等，X 射线透视检查可见膈肌上抬。膈神经受刺激时，膈肌出现痉挛性收缩，产生呃逆，并有肩部、颈部及胸廓部的松散性痛。

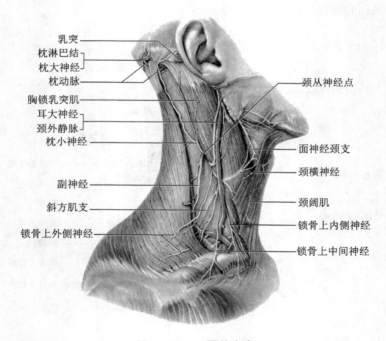

图 3 – 1 – 4 颈丛皮支

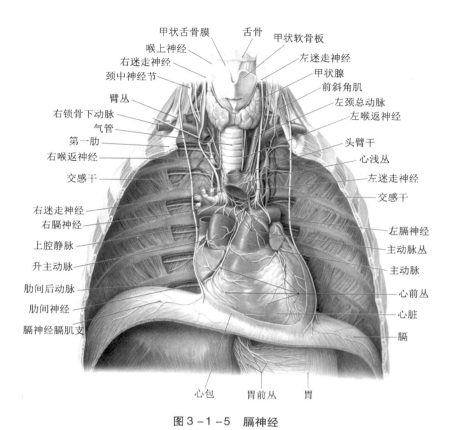

甲状舌骨膜　舌骨　甲状软骨板
喉上神经　　　　　左迷走神经
右迷走神经　　　　甲状腺
颈中神经节　　　　前斜角肌
臂丛　　　　　　　左颈总动脉
右锁骨下动脉　　　左喉返神经
气管　　　　　　　头臂干
第一肋　　　　　　心浅丛
右喉返神经　　　　左迷走神经
交感干　　　　　　交感干
右迷走神经　　　　左膈神经
右膈神经　　　　　主动脉丛
上腔静脉　　　　　主动脉
升主动脉　　　　　心前丛
肋间后动脉　　　　心脏
肋间神经　　　　　膈
膈神经膈肌支
心包　　胃前丛　　胃

图 3 - 1 - 5　膈神经

颈丛肌支分布于颈深肌群、肩胛提肌、舌骨下肌群和膈肌。

三、臂丛

（一）臂丛的组成和位置

臂丛（brachial plexus）由第 5 至第 8 颈神经前支和第 1 胸神经前支大部分组成。臂丛自斜角肌间隙穿出，行于锁骨下动脉后上方，经锁骨后方进入腋窝。行程中臂丛的 5 条神经根反复分支组合，最后形成的内侧束、外侧束及后束分别从内、外、后三面包绕腋动脉，由此再分出若干长、短神经（图 3 - 1 - 6）。臂丛在锁骨中点后方处比较集中且位置表浅，此点为进行臂丛阻滞麻醉的部位。

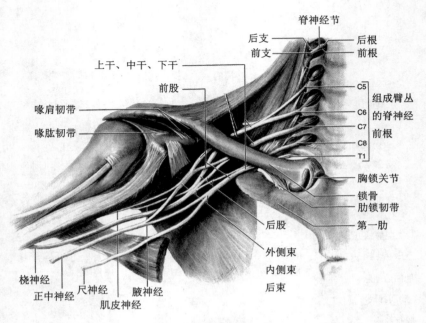

图 3 - 1 - 6　臂丛组成

（二）臂丛的分支

臂丛在锁骨上下均发出许多分支，锁骨上分支较短，分布于颈深肌、背浅层肌（斜方肌除外）、胸上肢肌。锁骨下分支较长，分布于胸部和上肢。其主要分支如下。

1. 胸长神经（C5—C7）

胸长神经（long thoracic nerve）自锁骨上方发自臂丛神经根，沿前锯肌表面伴胸外侧动脉下行并支配此肌。此神经损伤可导致前锯肌瘫痪，肩胛骨内侧缘翘起出现"翼状肩"（图3－1－7）。

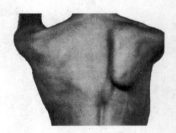

图 3 - 1 - 7　翼状肩

2. 胸背神经（C6—C8）

胸背神经（thoracodorsal nerve）经后束发出后，沿肩胛骨外侧缘伴肩胛下动脉和胸背动脉下降，分布于背阔肌。在乳腺癌根治手术中，清除腋窝淋巴结时，应注意避免损伤此神经。

3. 肩胛上神经（C5—C6）

肩胛上神经（suprascapular nerve）起自臂丛上干，向后经肩胛上切迹入冈上窝，伴肩胛上动脉转至肩峰前方入冈下窝，支配冈上、下肌。

4. 肩胛下神经（C5—C7）

肩胛下神经（subscapular nerve）为锁骨下分支，起自臂丛后束，支配肩胛下肌和大圆肌。

5. 胸内侧神经（C8—T1）

胸内侧神经（medial pectoral nerve）起自臂丛内侧束，自锁骨后方分支向前，进入并支配胸小肌，穿胸小肌或在其下缘浅出入胸大肌并支配该肌。

6. 胸外侧神经（C5—C7）

胸外侧神经（lateral pectoral nerve）起自臂丛外侧束，穿锁胸筋膜，前行于胸大肌深面支配该肌。

7. 肌皮神经（C5—C7）

肌皮神经（musculocutaneous nerve）自外侧束发出后，向外下斜穿喙肱肌，经肱二头肌与肱肌之间下行，其肌支支配上述3肌。终支在肘关节稍上方的外侧穿出臂部深筋膜，分布于前臂外侧的皮肤，称为前臂外侧皮神经（图3-1-8）。肱骨中上段骨折易损伤肌皮神经，屈肘力明显减弱，前臂外侧皮肤感觉障碍。

8. 正中神经（C6—T1）

正中神经（median nerve）由来自内侧束和外侧束的内、外侧根夹持腋动脉向下汇合成正中神经干，沿肱二头肌内侧沟伴肱动脉下行到肘窝（图3-1-8），从肘窝向下穿旋前圆肌在前臂指浅、深屈肌之间沿前臂正中线下行至腕上方，于桡侧腕屈肌和掌长肌深面之间经腕管至手掌的掌腱膜深面。正中神经是前臂前群肌和大鱼际肌的主要运动神经，也是手掌面的主要感觉神经。

正中神经在臂部一般无分支。在肘部和前臂发出许多肌支及沿前臂骨间膜前面下行的骨间前神经，支配除肱桡肌、尺侧腕屈肌和指深屈肌尺侧半以外全部前臂前群肌及附近关节。至手部，于腕横韧带（屈肌支持带）下缘发出一条粗短的正中神经返支，在桡动脉掌浅支的外侧进入鱼际，支配除拇收肌以外的鱼际肌。然后在掌腱膜的深面发出3条指掌侧总神经，每条指掌侧总神经下行至掌骨头附近又分为2支指掌侧固有神经至1～4指相对缘。正中神经在手部的肌支支配鱼际肌和第1、第2蚓状肌，皮支布于手掌桡侧2/3的皮肤和桡侧3个半指的掌面皮肤，以及中节和远节指背面的皮肤（图3-1-8至图3-1-12）。

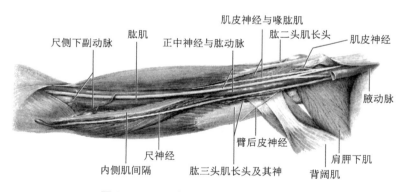

图3-1-8　臂前面的骨、神经和血管

正中神经损伤的表现：

（1）运动障碍：①前臂不能旋前；②屈腕力减弱；③拇指、食指及中指不能屈曲；④拇指不能做对掌动作，不能捏东西。

（2）感觉障碍：手掌桡侧半及拇指、食指和中指感觉障碍，尤以拇、食、中指远节最为明显。

（3）畸形：鱼际肌萎缩，手掌变平坦，称为"猿手"（图3-1-13）。

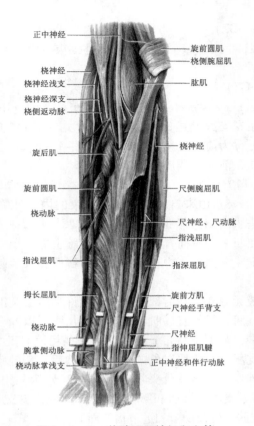

正中神经
桡神经
桡神经浅支
桡神经深支
桡侧返动脉
旋后肌
旋前圆肌
桡动脉
指浅屈肌
拇长屈肌
桡动脉
腕掌侧动脉
桡动脉掌浅支

旋前圆肌
桡侧腕屈肌
肱肌
桡神经
尺侧腕屈肌
尺神经、尺动脉
指浅屈肌
指深屈肌
旋前方肌
尺神经手背支
尺神经
指伸屈肌腱
正中神经和伴行动脉

图 3 - 1 - 9　前臂深层神经和血管

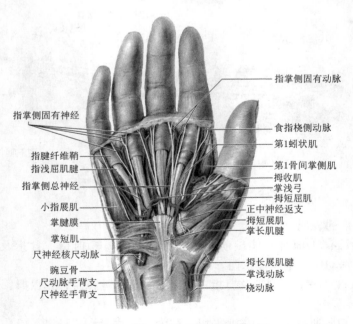

指掌侧固有神经
指腱纤维鞘
指浅屈肌腱
指掌侧总神经
小指展肌
掌腱膜
掌短肌
尺神经核尺动脉
豌豆骨
尺动脉手背支
尺神经手背支

指掌侧固有动脉
食指桡侧动脉
第1蚓状肌
第1骨间掌侧肌
拇收肌
掌浅弓
拇短屈肌
正中神经返支
拇短展肌
掌长肌腱
拇长展肌腱
掌浅动脉
桡动脉

图 3 - 1 - 10　手掌深层神经和血管

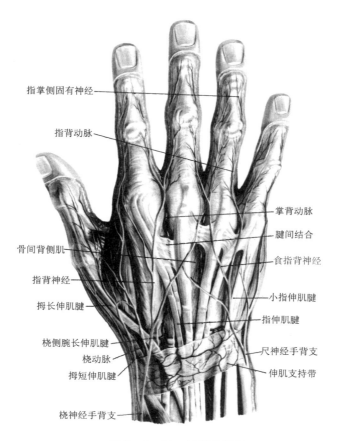

指掌侧固有神经
指背动脉
骨间背侧肌
指背神经
拇长伸肌腱
桡侧腕长伸肌腱
桡动脉
拇短伸肌腱
桡神经手背支

掌背动脉
腱间结合
食指背神经
小指伸肌腱
指伸肌腱
尺神经手背支
伸肌支持带

图 3 - 1 - 11　手背的神经

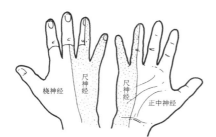

图 3 - 1 - 12　手掌、手背皮肤的
神经配布规律

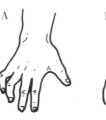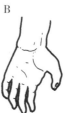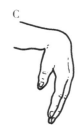

A：爪形手；B：猿手；C：垂腕。

图 3 - 1 - 13　神经损伤后几种手的畸形

知识拓展

旋前圆肌综合征（pronator teres syndrome，PTS）是正中神经在前臂近端受到附近结构的卡压而引起的一组运动及感觉障碍的症候群。主要是穿旋前圆肌时受到压迫，另肱二头肌腱膜或指浅屈肌弓增厚、起自尺骨的桡侧腕屈肌的副腱或旋前圆肌至指浅屈肌弓的异常纤维束均可能压迫正中神经而产生相应的临床症状。临床表现为：前臂旋前运动受限，表现为前臂的旋转活动、提或抬放重物可以引起疼痛，屈腕力弱，屈腕时手内收；鱼际肌萎缩，手掌平坦，第2、第3指伸直，手指运动不灵活，呈"猿手"状；臂部远端、前臂前面及腕部麻木或疼痛，但无夜间麻醒史。手掌部及桡侧三指半麻木或感觉异常。

腕管综合征又称为腕管狭窄症或迟发性正中神经麻痹，是指正中神经在腕管内受到压迫与刺激而引起的以手指麻木无力为主的一种病症。8块腕骨借腕骨间连结构成向腕背面突出、腕掌面凹陷的腕沟，腕横韧带（屈肌支持带）横跨腕沟前方，构成骨纤维性的腕管。拇长屈肌腱及其滑膜鞘，指浅、指深肌腱及其滑膜鞘，以及正中神经穿过腕管进入手掌。

9. 尺神经（C8—T1）

尺神经（ulnar nerve）起自臂丛内侧束，沿肱二头肌内侧沟在肱动脉的内侧下行，于臂中部离开肱动脉穿内侧肌间隔转向后下至肱骨内上髁后方的尺神经沟，在沟中神经位置表浅，隔皮肤可触摸到。其再向下穿尺侧腕屈肌至前臂前面内侧，在指浅屈肌和尺侧腕屈肌之间伴尺动脉下行，至桡腕关节上方约5 cm处，发出尺神经手背支，该神经分支继续下行的部分，称为尺神经掌支，经豌豆骨桡侧分为浅、深两支进入手掌。

尺神经在前臂上部发出肌支，支配尺侧腕屈肌和指深屈肌尺侧半。在桡腕关节上方，尺神经发出手背支转向手背侧，布于手背尺侧半及尺侧2个半手指背面的皮肤。浅支布于小鱼际和尺侧1个半指（小指、环指）的掌面皮肤。深支支配小鱼际肌、拇收肌、全部骨间肌及第3、第4蚓状肌（图3-1-11、图3-1-12）。

尺神经在尺神经沟中位置表浅，又紧贴骨面，肱骨下端（髁上）骨折时易损伤该神经。尺神经损伤的表现如下。

（1）运动障碍：①屈腕力减弱；②环指、小指远节指间关节不能屈曲，不能屈掌指关节；③拇指不能内收，其他指不能内收与外展。

（2）感觉障碍：手掌、手背和小指皮肤感觉迟钝，而小鱼际及小指感觉丧失。

（3）畸形：小鱼际肌及骨间肌萎缩，掌间隙出现深沟，各掌指关节过伸，第4、第5指的指间关节屈曲，表现为"爪形手"（图3-1-13）。

10. 桡神经（C5—T1）

桡神经（radial nerve）起自臂丛后束的粗大神经，在腋窝内居腋动脉后方，继而伴随肱深动脉向后，在肱三头肌长头与内侧头之间进入肱骨肌管（肱三头肌与肱骨桡神经组成肱骨肌管），在管内紧贴肱骨体的桡神经沟向下外行，到肱骨外上髁上方穿外侧肌间隔至肱肌与肱桡肌之间，在肱骨外上髁前方分为浅支与深支（图 3 - 1 - 14）。

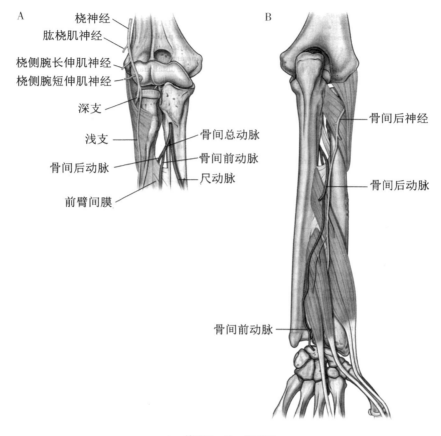

A：前面观；B：后面观。

图 3 - 1 - 14 桡神经在前臂的走行

桡神经在臂部发出 3 条皮支和肌支。

（1）皮支：臂后皮神经，分布于臂后区皮肤；臂外侧下皮神经，于三角肌止点远侧浅出，分布于臂下外侧部皮肤；前臂后皮神经，自桡神经沟发出后，分布于前臂后面皮肤。肌支：支配肱三头肌、肘肌、肱桡肌和桡侧腕长伸肌。

（2）桡神经浅支：为皮支，在肱桡肌深面与桡动脉伴行，至前臂中、下 1/3 交界处，经肱桡肌深面转至背面下行至手背，分布于臂、前臂和手背桡侧半及桡侧 2 个半手指近节背面的皮肤。

（3）桡神经深支：较粗，主要为肌支，经桡骨颈外侧穿旋后肌至前臂背面，在前臂后群浅、深层肌之间下行，继之沿前臂骨间膜后面下行达腕关节后面，因此深支也称为骨间背神经，分数支、其长支可达腕部。该神经支配前臂后群诸后肌（图 3 - 1 - 15）。

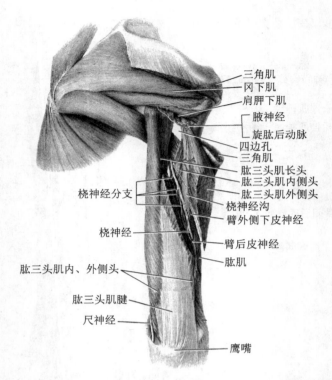

图3-1-15 腋神经和桡神经穿经四边孔和三边孔（肩关节后面观）

桡神经在肱骨中段紧贴桡神经沟行走，肱骨中段或中、下1/3交界处骨折容易损伤桡神经。桡神经损伤后的表现如下。

（1）运动障手碍：①不能伸腕和伸指；②拇指不能外展；③前臂旋后功能减弱。

（2）感觉障碍：前臂背侧皮肤及手背桡侧半感觉迟钝，"虎口"区皮肤感觉丧失。

（3）畸形：抬前臂时，由于伸肌瘫痪及重力作用，出现"垂腕"征（图3-1-13）。

手部皮肤由正中神经、尺神经和桡神经的分支分布。一般来说，在掌面正中神经分布于手掌桡侧2/3及桡侧3个半指，尺神经则支配手掌尺侧1/3及尺侧1个半指；在背面，正中神经和尺神经各支配手背、指背各1/2。

11. 腋神经（C5—C6）

腋神经（axillary nerve）起自臂丛后束，伴旋肱后动脉向后穿四边孔，绕肱骨外科颈至三角肌深面。肌支支配三角肌和小圆肌。皮支绕三角肌后缘浅出分布于臂部上1/3外侧及肩部皮肤，称为臂外则上皮神经。

肱骨外科颈骨折、肩关节脱位和使用腋杖不当，可致腋神经损伤。腋神经损伤后的表现如下。

（1）运动障碍：肩关节外展幅度减小，不能做梳头、戴帽动作。

（2）感觉障碍：三角肌皮肤感觉障碍。

（3）畸形：三角肌萎缩，肩部失去圆隆的外形，肩峰突出，形成"方肩"（图3-1-16）。

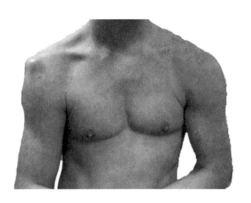

图 3 - 1 - 16　方肩畸形

臂丛几条主要神经的比较见表 3 - 1 - 2。

表 3 - 1 - 2　臂丛几条主要神经的比较

名称	肌支	皮支	常见损伤位	畸形
肌皮神经	喙肱肌、肱二头肌、肱肌	前臂外侧	肱骨中上段骨折	屈肘无力
尺神经	尺侧腕屈肌和指深屈肌尺侧半，小鱼际肌、拇收肌、骨间肌及第 3、第 4 蚓状肌	手背尺侧半及尺侧两个半手指背面	尺神经沟	爪形手
正中神经	除肱桡肌、尺侧腕屈肌和指深屈肌尺侧半以外的前臂前群肌、鱼际肌及第 1、第 2 蚓状肌	掌桡侧 2/3、桡侧 3 个半指的掌面及中节和远节指背面	腕外伤、脱位、扭伤或劳损、桡骨下段骨折	猿手
桡神经	肱三头肌、肘肌、肱桡肌和桡侧腕长伸肌，前臂后群诸肌	臂、前臂和手背桡侧半及桡侧 2 个半手指近节背面	肱骨中段或中、下 1/3 交界处骨折	垂腕（不能伸腕和伸指），拇指不能外展，前臂旋后功能减弱
腋神经	三角肌和小圆肌	臂部上 1/3 外侧及肩部	外科颈骨折、肩关节脱位、使用腋杖不当	三角肌萎缩（方肩）

四、胸神经前支

胸神经前支共 12 对，除第 1 对大部分参加臂丛，第 12 对小部分参加腰丛外，第 1 至第 11 对各自位于相应肋间隙中，称为肋间神经（intercostal nerves），第 12 对位于第 12 肋下方，称为肋下神经（subcostal nerve）。肋间神经穿肋间内肌，在肋间血管下方沿肋沟前行，至腋前线附近发出外侧皮支后继续向前内侧走行。上 6 对肋间神经达胸骨侧缘附近穿出至皮下，称为前皮支。下 5 对肋间神经及肋下神经离开肋弓后走行于腹横肌和腹内斜肌之间，向前内进入腹直肌鞘，然后向前至腹白线附近浅出，称为前皮支。肋间神经和肋下神经的皮支分布于胸、腹壁皮肤，还发出分支分布于胸膜和腹膜的壁层，其中第 4 至第 6 肋间神经外侧皮支向内，第 2 至第 4 肋间神经前皮支向外走行分布于乳房；肌支分布于肋间肌和腹肌的前外侧群（图 3 - 1 - 17）。

胸神经前支的皮支在胸、腹壁皮肤呈明显的节段性分布，由上向下按神经序数依次排列。例如：T2 分布于胸骨角平面；T4 相当于乳头平面；T6 相当于剑突平面；T8 相当于肋弓最低平面；T10 相当于脐平面；T12 相当于脐和耻骨联合连线中点平面。临床上，常根据皮肤感觉障碍平面来分析和推断脊髓损伤的节段。同时在施行硬脊膜外麻醉时，也常以上述神经分布区来测定麻醉平面。

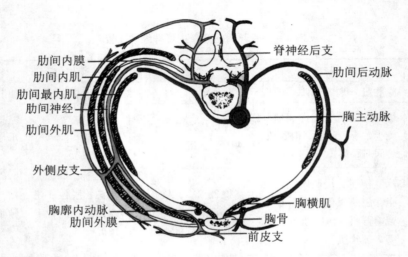

图 3 - 1 - 17　肋间神经走行与分支

五、腰丛

（一）腰丛的组成和位置

腰丛（lumbar plexus）由第 12 胸神经前支的一部分、第 1 至第 3 腰神经前支和第 4 腰神经前支的一部分组成，位于腹后壁腰大肌深面（图 3 - 1 - 18）。

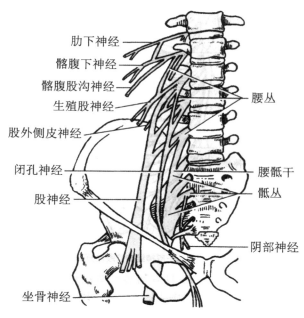

肋下神经

髂腹下神经

髂腹股沟神经

生殖股神经

股外侧皮神经

闭孔神经

股神经

腰丛

腰骶干

骶丛

阴部神经

坐骨神经

图 3 - 1 - 18 腰丛和骶丛

（二）腰丛分支

腰丛除发出短的肌支支配腰方肌和髂腰肌外，还发出许多分支分布于腹股沟区、股前区和股内侧区（图 3 - 1 - 19）。

1. 髂腹下神经（T12—L1）

髂腹下神经（iliohypogastric nerve）出腰大肌外缘，在肋下神经下方并与其平行，经腰方肌前面行向外下至髂嵴上方进入腹横肌与腹内斜肌之间行向前内，于髂前上棘内侧穿腹内斜肌走行于腹外斜肌腱膜深面，达腹股沟浅环上方，穿出腹外斜肌腱膜至皮下。沿途发出肌支支配腹壁肌，皮支分布于臀外侧、腹股沟区及下腹部皮肤。

2. 髂腹股沟神经（L1）

髂腹股沟神经（ilioinguinal nerve）在髂腹下神经下方，走行方向同该神经，在腹壁肌间前行，于腹股沟韧带中点附近进入腹股沟管，并随精索或子宫圆韧带出浅环，皮支分布于腹股沟部、阴茎根部及阴囊或大阴唇皮肤，肌支支配腹壁肌。

上述神经是行经腹股沟区的重要神经，在腹股沟疝修补术时，要注意保护，以避免造成其分布区的功能障碍。

3. 生殖股神经（L1—L2）

生殖股神经（genitofemoral nerve）穿出腰大肌，沿此肌前面下降，分为两支：生殖支进入腹股沟管，随精索走行支配提睾肌；股支分布于阴囊（或大阴唇）、股三角部皮肤。

4. 股外侧皮神经（L2—L3）

股外侧皮神经（lateral femoral cutaneous nerve）自腰大肌外缘向外下，斜越髂肌表面，达髂前上棘内侧，经腹股沟韧带深面至大腿外侧面的皮肤。

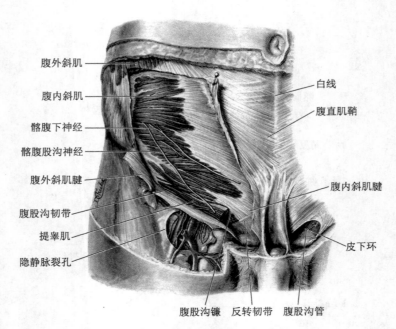

图 3 - 1 - 19　髂腹下和髂腹股沟神经走行

5. 股神经（L2—L4）

股神经（femoral nerve）为腰丛中最大的分支（图 3 - 1 - 20），在腰大肌外侧缘发出后，在腰大肌和髂肌之间下行，在腹股沟韧带深面、股动脉外侧进入股三角内，随即分为 2 支：①肌支。其支配髂肌、耻骨肌、股四头肌和缝匠肌。②皮支。较短的股中间皮神经和股内侧皮神经分布于大腿和膝关节前面的皮肤；最长的一支为隐神经，伴随股动脉入收肌管下行，在膝关节内侧浅出皮下后，与大隐静脉伴行，沿小腿内侧面下行达足内侧缘，分布于膝关节、髌下、小腿内侧面及足内侧缘的皮肤。

股神经损伤的主要表现如下。

（1）运动障碍：股前肌群瘫痪，行走时抬腿困难，不能伸小腿；膝跳反射消失。

（2）感觉障碍：股前面及小腿内侧面皮肤感觉障碍。

（3）股四头肌萎缩，髌骨突出。

6. 闭孔神经（L2—L4）

闭孔神经（obturator nerve）从腰大肌内侧缘穿出，沿小骨盆侧壁伴闭孔血管向前下行，通过闭膜管至大腿内侧分前、后两支，分别经短收肌前、后面进入大腿内收肌群，肌支支配大腿内侧群肌和闭孔外肌，皮支分布于大腿内侧区的

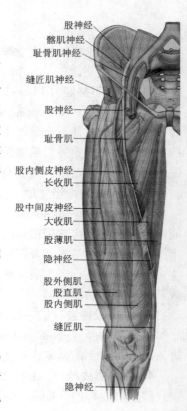

图 3 - 1 - 20　股神经走行

皮肤。亦有细小分支分布于髋关节和膝关节。

闭孔神经前支先进入长收肌，约在股中部发出支配股薄肌的分支。

六、骶丛

（一）骶丛的组成和位置

骶丛（sacral plexus）由腰骶干（L4—L5）和全部骶神经（S1—S5）、尾神经（coccygeal nerve，Co）前支组成（图3-1-18）。骶丛位于盆腔后壁，骶骨和梨状肌前面，髂血管后方，是全身最大的神经丛，呈三角形，尖端朝向坐骨大孔。分支分布于会阴、臀部、股后部、小腿和足。

（二）骶丛的分支

骶丛的分支有两类：一类为短小分支，分布于梨状肌、闭孔内肌、肛提肌、股方肌等；另一类为较长的分支，布于盆壁、会阴、臀部、大腿后面、小腿和足的肌群和皮肤。后一类骶丛分支的主要神经支如下。

1. 臀上神经（L4—S1）

臀上神经（superior gluteal nerve）伴臀上动、静脉经梨状肌上孔出盆腔，行于臀中、小肌间，支配臀中、小肌及阔筋膜张肌。

2. 臀下神经（L5—S2）

臀下神经（inferior gluteal nerve）伴臀下动、静脉经梨状肌下孔出盆腔，至臀大肌深面，支配臀大肌。

3. 阴部神经（S2—S4）

阴部神经（pudendal nerve）伴阴部内血管经梨状肌下孔出盆腔，绕坐骨棘经坐骨小孔入坐骨肛门窝，沿此窝外侧壁行向前，由后向前穿过肛门三角和尿生殖三角，沿途分支分布于会阴部和外生殖器。其主要分支有：①肛神经（直肠下神经），分布于肛门外括约肌和肛门部皮肤；②会阴神经，与阴部血管伴行分布于会阴诸肌和阴囊或大阴唇的皮肤；③阴茎（阴蒂）神经，行于阴茎或阴蒂背侧，分布于阴茎或阴蒂的海绵体和皮肤。

4. 股后皮神经（S1—S3）

股后皮神经（posterior femoral cutaneous nerve）与臀下神经相伴出梨状肌下孔至臀大肌深面，下行达下缘后浅出，沿股后正中线下行至腘窝，沿途分支分布于臀下部、股后部及腘窝的皮肤。

5. 坐骨神经（L4—S3）

坐骨神经（sciatic nerve）为全身最粗大的神经，经梨状肌下孔出盆腔至臀大肌深面，经大转子与坐骨结节连线的中点深面下行到股后区，继而于股二头肌深面下降至腘窝上方分为胫神经和腓总神经。坐骨神经在股后区发出肌支支配大腿后群肌（图3-1-21）。

坐骨神经的变异较常见，主要有以下两个方面。

（1）分支平面变异较大，有的分支平面较高，甚至在盆腔内已分为两支。

（2）与梨状肌的毗邻关系多变：①单干穿梨状肌下孔出盆腔；②神经干分两支，一支穿梨状肌下孔，另一支穿梨状肌出盆腔；③神经干分两支，一支穿梨状肌上孔，另一支

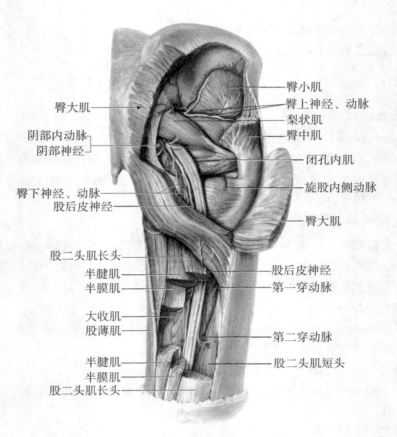

臀大肌
阴部内动脉
阴部神经
臀下神经、动脉
股后皮神经
股二头肌长头
半腱肌
半膜肌
大收肌
股薄肌
半腱肌
半膜肌
股二头肌长头

臀小肌
臀上神经、动脉
梨状肌
臀中肌
闭孔内肌
旋股内侧动脉
臀大肌
股后皮神经
第一穿动脉
第二穿动脉
股二头肌短头

图 3 - 1 - 21　坐骨神经主干走行

穿梨状肌出盆腔。上述变异中，以单干穿梨状肌出盆腔者最易受梨状肌的影响。梨状肌收缩的长期压迫使坐骨神经长期血供不足，或梨状肌的损伤导致局部组织充血、水肿、粘连，肌挛缩，瘢痕形成等病理改变，可牵拉或压迫坐骨神经，出现疼痛，导致功能障碍，临床称为梨状肌综合征。

坐骨神经痛：原发性坐骨神经痛的原因未明，可能由感染病灶经血流而侵犯周围神经引起间质性神经炎所致。继发性坐骨神经痛是由坐骨神经在其通路上受周围组织和病变压迫所致。坐骨神经痛的病变多为单侧性，疼痛位于下背部、臀部，并向股后部、小腿后外侧、足外侧放射，呈持续性钝痛，并有阵发性加剧，为切割样或烧灼样痛，夜间会加重，行走、牵拉活动，可诱发或加重，坐骨神经走行处，压痛点压痛明显，直腿抬高试验阳性（拉塞格征）。

6. 胫神经（L4—S3）

胫神经（tibial nerve）为坐骨神经主干的直接延续，在腘窝与其深面的腘血管伴行沿中线下降，在小腿比目鱼肌深面伴胫后动脉下行，至内踝后方屈肌支持带深面分为足底内侧神经和足底外侧神经两终支，进入足底。胫神经沿途分支分布于膝关节、小腿后群肌及小腿后面的皮肤。足底神经分布于足底肌和皮肤（图 3 - 1 - 22）。

　　胫神经的分支：①腓肠内侧皮神经，在腘窝胫神经发出腓肠内侧皮神经伴小隐静脉下行于小腿后面皮下，沿途分支分布于小腿后面的皮肤，并在小腿后面下部与腓总神经发出的腓肠外侧皮神经合成腓肠神经，分布于足背及小趾外侧缘皮肤；②胫神经肌支，发自小腿后面，支配小腿后群肌；③足底内侧神经，其肌支支配足底内侧群肌，皮支分布于足底内侧半和内侧 3 个半趾跖面的皮肤；④足底外侧神经，其肌支支配足底中间群和外侧群肌，皮支分布于足底外侧半和外侧一个半趾跖面的皮肤（图 3 - 1 - 23）。

　　胫神经损伤后的表现：①运动障碍。足不能跖屈，不能屈趾和足内翻。②感觉障碍。小腿后面及足底感觉迟钝或丧失。③足畸形。因小腿前、外侧肌群的牵拉，足呈背屈外翻状态，为"钩状足"畸形。

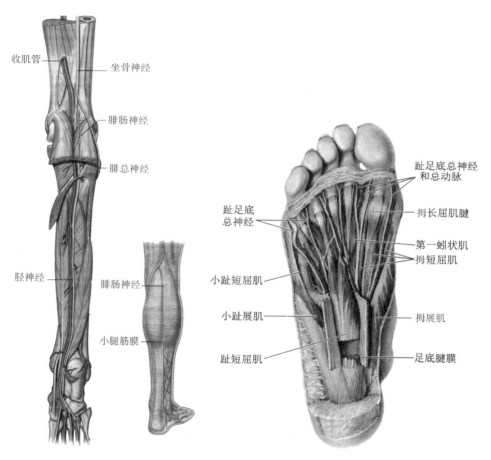

图 3 - 1 - 22　胫神经走行及分支　　　　图 3 - 1 - 23　足底的神经分布

7. 腓总神经（L4—S2）

　　腓总神经（common peroneal nerve）于腘窝上角自坐骨神经发出后，沿股二头肌内侧缘下行，绕腓骨颈外侧向前穿腓骨长肌，分为腓浅神经和腓深神经。腓总神经分布于小腿前、外侧群肌、足背肌，小腿外侧、足背和趾背的皮肤（图 3 - 1 - 24）。

（1）腓浅神经：分出后于腓骨长、短肌与趾长伸肌之间下行，发支支配腓骨长、短肌。终末支于小腿中、下 1/3 交界处浅出为皮支，分布于小腿前外侧面、足背及第 2 至第 5 趾背皮肤。

（2）腓深神经：与胫前动脉伴行，先在胫骨前肌与足长伸肌之间，继而在胫骨前肌与趾长伸肌之间下行，最后经踝关节前方至足背。沿途发出肌支支配小腿肌前群及足背肌。皮支分布于第 1、第 2 趾面相对缘皮肤。

腓总神经在腓骨颈处的位置非常表浅，且与骨膜紧贴，故腓骨颈骨折或使用固定器材不当时，易受损伤，受损后表现为：①运动障碍。足不能背屈，不能伸趾，足下垂，略有内翻，行走时呈"跨阈步态"（患者用力使髋、膝关节高度屈曲以提高下肢抬起足尖，才能行走）。②感觉障碍。小腿外侧、足背及趾背皮肤感觉迟钝或消失。③足畸形。由于重力及小腿后群肌的过度牵拉，足的外形呈"马蹄内翻足"畸形（图 3 - 1 - 25）。

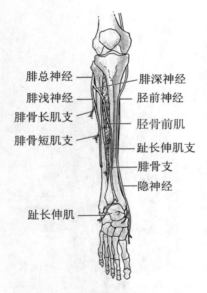

图 3 - 1 - 24 腓总神经分支

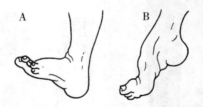

A：钩头足；B：马蹄内翻足。

图 3 - 1 - 25 钩状足和马蹄内翻足

下肢各神经的比较见表 3 - 1 - 3。

表 3 - 1 - 3 下肢各神经的比较

名称	肌支	皮支	常见损伤	运动障碍或畸形
闭孔神经	大腿内侧群	股内侧区	骨盆骨折	髋不能收
股神经	大腿前群	肌前区一部分	—	膝不能伸
坐骨神经主干	大腿后群	膝关节	梨状肌孔	伸髋困难、屈膝无力
胫神经	小腿后群、足底	膝关节、小腿背侧、足底	踝管	钩状足

（续上表）

名称	肌支	皮支	常见损伤	运动障碍或畸形
腓总神经	小腿前外侧群、足背	小腿外侧、足背和趾背	腓骨颈骨折	足下垂、跨阈步态、马蹄内翻足

七、脊神经后支

较前支细小，经相邻椎骨的横突之间向后走行（骶神经后支出骶后孔），分为内、外侧支，再分别发出肌支和皮支，肌支支配项、背、腰、骶部的深层肌肉；皮支支配枕、项、背、腰、骶、臀部的皮肤，其分布具有明显的节段性。其中，第 1 颈神经的后支较粗大，称为枕下神经（suboccipital nerve），由寰椎后弓上穿出，分支支配椎枕肌和头半棘肌；第 2 颈神经后支的皮支较粗大，称为枕大神经，穿斜方肌腱，布于枕部皮肤。第 1 至第 3 腰神经后支的外侧支较粗大，分布于臀上区皮肤，称为臀上皮神经。第 1 至第 3 骶神经后支的皮支分布于臀中区的皮肤，称为臀中皮神经。

各脊神经后支及其分支行经横突、关节、韧带组成的骨纤维孔，以及腰椎乳突与副突间的骨纤维管，且皆穿行于背部深肌的肌纤维或胸腰筋膜裂隙之间。生理状态下，这些孔、管、裂隙对穿行其间的血管、神经有保护作用，但若横突或关节突骨质增生，背部深肌劳损、撕裂，肌纤维、腱纤维或韧带的出血、肿胀、硬化等使后支受压，张力增加，可导致腰背腿痛。

八、皮神经分布的节段性和重叠性特点

在人体胚胎发育过程中，每个脊髓节段所属的脊神经都分布于相应体节，包括肌节和皮节。

此后随着发育过程的不断进行，体节中的肌节和皮节的形态和位置有了改变和转移，但与原来所属的脊神经及相应脊髓节段的关系没有改变。因而每对脊神经分布范围是恒定的，都有一定的规律。特别是脊神经皮支的分布具有节段性和重叠性。

（一）皮神经分布的节段性

皮神经分布的节段性以胸神经在胸、腹壁皮肤的节段性分布最典型，其分布自上而下按神经顺序依次排列：第 2 胸神经皮支分布于胸骨角平面，第 4 胸神经皮支分布于乳头平面，第 6 胸神经皮支分布于剑突平面，第 10 胸神经皮支分布于剑突平面，第 12 胸神经皮支分布于脐与耻骨联合连线中点平面（图 3−1−26）。

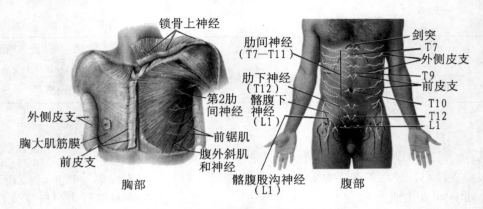

图 3 - 1 - 26　胸腹壁的皮肤神经分布

（二）皮神经分布的重叠性

每一条脊神经皮支的分布区与相邻脊神经皮支的分布并不是绝对分开的，相反，相邻的两条皮神经的分布区有互相重叠的现象，故当仅一条脊神经皮支损伤时，一般不会出现该皮神经分布区的感觉丧失，只表现为感觉迟钝，而当两条相邻的脊神经皮支同时损伤时，才会出现损伤神经分布区的感觉完全消失的体征（图 3 - 1 - 27）。

了解脊神经在皮肤分布的节段性和重叠性规律，对神经系统疾病的定位诊断有重要的参考意义。如临床上行硬膜外麻醉时，常根据上述皮神经分布区来确定麻醉平面。脊髓损伤时，常根据感觉障碍平面来推断脊髓损伤平面，也可在知道脊髓损伤节段后推断出现感觉障碍的平面。

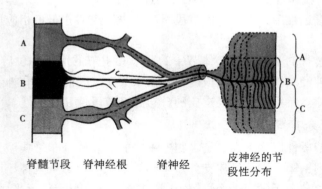

脊髓节段　脊神经根　脊神经　皮神经的节
　　　　　　　　　　　　　　　段性分布

图 3 - 1 - 27　皮神经分布的重叠性

第二节　脑神经

脑神经（cranial nerves）是连于脑的周围神经，共 12 对，按照脑神经连于脑的排列顺序，通常用罗马数字表示（图 3 - 1 - 28、表 3 - 1 - 4）。

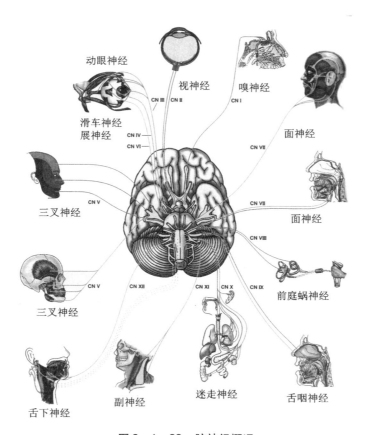

图 3 - 1 - 28　脑神经概况

表 3 - 1 - 4　脑神经名称、性质、连脑部位和进出颅部位

顺序及名称	性质	连脑部位	进出颅腔部位
Ⅰ　嗅神经	感觉性	端脑	筛孔
Ⅱ　视神经	感觉性	间脑	视神经管
Ⅲ　动眼神经	运动性	中脑	眶上裂
Ⅳ　滑车神经	运动性	中脑	眶上裂
Ⅴ　三叉神经	混合性	脑桥	眼神经→眶上裂
			上颌神经→圆孔
			下颌神经→卵圆孔
Ⅵ　展神经	运动性	脑桥	眶上裂
Ⅶ　面神经	混合性	脑桥	内耳门→茎乳孔
Ⅷ　前庭蜗神经	感觉性	脑桥	内耳门
Ⅸ　舌咽神经	混合性	延髓	颈静脉孔
Ⅹ　迷走神经	混合性	延髓	颈静脉孔

（续上表）

顺序及名称	性质	连脑部位	进出颅腔部位
XI　副神经	运动性	延髓	颈静脉孔
XII　舌下神经	运动性	延髓	舌下神经管

按分布和功能进行分类，脑神经含有 7 种类型的纤维。

（1）一般躯体感觉纤维：将来自头面部皮肤、黏膜、角膜、牙、骨、关节、肌肉浅部和深部的感觉及视觉传入脑。

（2）特殊躯体感觉纤维：为听觉的蜗神经，平衡觉的前庭神经。

（3）内脏感觉纤维：将来自头、颈、胸、腹部脏器及感觉冲动，传入脑内的内脏感觉核。

（4）特殊内脏感觉：来自味蕾和嗅器的传入纤维。

（5）躯体运动纤维：为脑干内的躯体运动核发出的轴突，支配眼球外肌、舌肌的纤维。

（6）特殊躯体运动纤维：为脑干内的躯体运动核，发出支配咀嚼肌、面肌、咽喉肌、胸锁乳突肌和斜方肌等的纤维。

（7）内脏运动纤维：为脑干内的内脏运动核发出的轴突，又称为副交感神经纤维，属节前神经纤维，分布于头、颈、胸、腹部的内脏及心血管，在所支配器官附近或器官壁的神经节内换神经元。节内神经元发出的轴突称为节后纤维，支配这些器官的平滑肌、心肌运动和腺体分泌。

根据脑神经所含纤维成分的不同，将脑神经分为 3 类：①感觉性脑神经 3 对，包括第 I 、II 、VIII 对脑神经；②运动性脑神经 5 对，包括第 III 、IV 、VI 、XI 、XII 对脑神经；③混合性脑神经 4 对，包括第 V 、VII 、IX 、X 对脑神经。

一、嗅神经

嗅神经（olfactory nerve）为特殊内脏感觉性脑神经，传导嗅觉，起自鼻腔嗅区黏膜内的嗅细胞。嗅细胞为双极神经元，其周围突分布于嗅黏膜上皮，中枢突集成 20 多条嗅丝，穿筛孔入颅腔，止于嗅球，将嗅觉冲动传入大脑（图 3－1－29）。颅前窝骨折累及筛板时，可损伤嗅神经和脑膜，造成嗅觉障碍，脑脊液可沿嗅丝周围间隙流入鼻腔，形成脑脊液鼻漏。

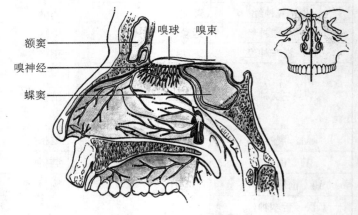

图 3－1－29　嗅神经和嗅球

二、视神经

视神经（optic nerve）为感觉性脑神经，传导视觉冲动。由视网膜内的节细胞轴突，在视网膜后部集中形成视神经盘，然后穿出巩膜构成视神经。视神经离开眼球后，在眶内行向后内，穿视神经管入颅中窝，续于视交叉（图3-1-30、图3-1-31），形成视束后止于外侧膝状体。视神经外面包有3层由脑膜延续而来的被膜，因此颅内的蛛网膜下隙也延至视神经周围，故颅内压增高时，常出现视神经盘水肿。

三、动眼神经

动眼神经（oculomotor nerve）为运动性脑神经（图3-1-30、图3-1-31）。含有躯体运动纤维和内脏运动纤维（副交感），躯体运动纤维起自中脑的动眼神经核，内脏运动纤维（副交感）起自中脑的动眼神经副核。两种纤维组成动眼神经，自中脑脚间窝出脑，穿经海绵窦外侧壁向前行，经眶上裂入眶后分为上、下两支。上支细小，支配提上睑肌、上直肌；下支粗大，支配内直肌、下直肌和下斜肌，为躯体运动纤维。内脏运动纤维进入睫状神经节内交换神经元后，其节后纤维进入眼球，分布于瞳孔括约肌及睫状肌，参与瞳孔对光反射和调节反射。

睫状神经节为副交感神经节，位于视神经与外直肌之间（图3-1-30），有3种神经根：①副交感根即睫状神经节短根，在此节交换神经元，自节内神经元发出节后纤维加入睫状短神经进入眼球；②交感根，来自颈内动脉丛，穿过神经节加入睫状短神经，进入眼球，支配瞳孔开大肌和眼球血管；③感觉根，来自三叉神经第一支眼神经的鼻睫神经，穿过神经节随睫状短神经进入眼球，传导眼球的一般感觉。

一侧动眼神经损伤的表现为：①患侧眼睑下垂，眼外斜视，不能向内、上、下方运动；②患眼瞳孔散大，对光反射消失，调节反射也消失。

四、滑车神经

滑车神经（trochlear nerve）为运动性脑神经，是脑神经中最细者，由中脑对侧的滑车神经核发出躯体运动纤维组成，于中脑背侧的下丘下方出脑，绕过大脑脚外侧向前，穿海绵窦外侧壁经眶上裂入眶，越过上直肌和上睑提肌上方行向前内，支配上斜肌（图3-1-30、图3-1-31）。

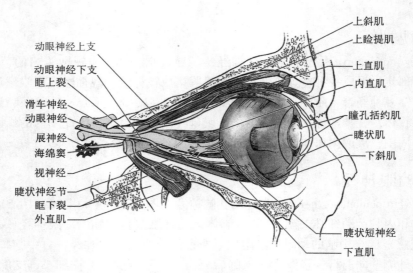

图 3-1-30 眶内神经（外侧面观）

图中标注（外侧面观）：
动眼神经上支、动眼神经下支、眶上裂、滑车神经、动眼神经、展神经、海绵窦、视神经、睫状神经节、眶下裂、外直肌

上斜肌、上睑提肌、上直肌、内直肌、瞳孔括约肌、睫状肌、下斜肌、睫状短神经、下直肌

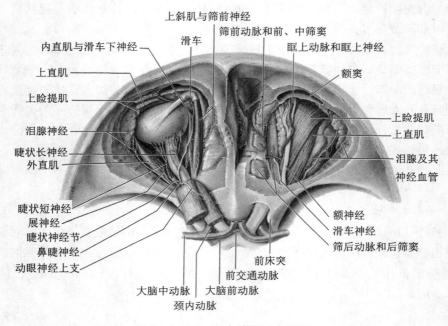

图 3-1-31 眶内神经（上面观）

图中标注（上面观）：
内直肌与滑车下神经、上直肌、上睑提肌、泪腺神经、睫状长神经、外直肌、睫状短神经、展神经、睫状神经节、鼻睫神经、动眼神经上支

上斜肌与筛前神经、滑车、筛前动脉和前、中筛窦、眶上动脉和眶上神经、额窦、上睑提肌、上直肌、泪腺及其神经血管、额神经、滑车神经、筛后动脉和后筛窦

大脑中动脉、大脑前动脉、颈内动脉、前交通动脉、前床突

五、三叉神经

三叉神经（trigeminal nerve）为最粗大的混合性脑神经，由躯体运动纤维和躯体感觉纤维组成，两根在脑桥基底部与小脑中脚交界处出入脑。躯体运动纤维起自脑桥的三叉神经运动核，其纤维组成细小的三叉神经运动根，居感觉根下内侧，出脑后并入下颌神经，经卵圆孔出颅后分布于咀嚼肌等。躯体感觉纤维的细胞体位于三叉神经节，其中枢突聚集

成粗大的三叉神经感觉根，由脑桥和小脑中脚交界处入脑，止于三叉神经感觉核。周围突组成眼神经、上颌神经和下颌神经（图3-1-32）。三叉神经分支分布于面部皮肤（图3-1-33）、眼及眶内、口腔、鼻腔、鼻旁窦的黏膜、牙齿、脑膜等，传导痛、温、触等感觉。

（一）眼神经

眼神经（ophthalmic nerve）为感觉性神经，自三叉神经节发出后，向前沿海绵窦外侧壁，于动眼神经、滑车神经下方前行，经眶上裂入眶内，分布于眼球、泪腺、结膜、部分鼻黏膜、硬脑膜、上睑、鼻背和额顶部皮肤。其主要分支有：

（1）额神经：较粗，经上睑提肌上方向前，分为滑车上神经和眶上神经，后者较大，经眶上切迹（孔）出眶，滑车上神经在其内侧出眶，共同分布于鼻背、上睑及额顶部皮肤。

（2）鼻睫神经：经上直肌和视神经之间向前斜行达眶内侧壁，分支分布于鼻背、鼻黏膜、筛窦、上睑、泪囊、眼球壁和硬脑膜等。

（3）泪腺神经：细小，沿眶外侧壁、外直肌上缘行向前外，分布于泪腺、结膜及上睑外侧皮肤。泪腺神经含有来自面神经的内脏运动纤维，司泪腺分泌。

（二）上颌神经

上颌神经（maxillary nerve）为感觉性神经，自三叉神经节发出后，进入海绵窦，向前经圆孔出颅至翼腭窝，继续前行经眶下裂入眶延续为眶下神经。上颌神经主要分布于上颌窦、鼻腔和口腔黏膜、上颌牙和牙龈、硬脑膜、眼裂与口裂之间的皮肤。其主要分支有：

（1）眶下神经：为上颌神经的终支，它向前由眶下裂入眶，经眶下沟通过眶下管出眶下孔，分布于下睑、外鼻及上唇的皮肤。眶下神经在眶下沟和眶下管内还发出上牙槽中支和上牙槽前支。上颌部手术时常在眶下孔处进行麻醉。

（2）翼腭神经：也称为神经节支，为2～3小支，在翼腭窝内自上颌神经发出后，向下穿翼腭神经节，分布于鼻、腭、咽部的黏膜及腭扁桃体。

（3）颧神经：在翼腭窝内发出，经眶下裂入眶，穿眶外侧壁至面部，分布于颧、颞部皮肤。颧神经还借交通支将面神经来源的内脏运动纤维导入泪腺神经。

（4）上牙槽神经：有前、中、后3支，前、中支在眶下裂和眶下管内发自眶下神经，后支在翼腭窝内发自上颌神经本干。3支在上颌骨内互相吻合成上牙槽神经丛，由丛发支分布于上颌牙齿、牙龈和上颌窦黏膜。

（三）下颌神经

下颌神经（mandibular nerve）为混合性神经，是三叉神经三大分支中最粗大的一支，含躯体感觉纤维和特殊内脏运动纤维。其自三叉神经节发出后，经卵圆孔出颅至颞下窝，在翼外肌深面分为前、后两干，前干细小，发出肌支支配咀嚼肌、鼓膜张肌和腭帆张肌，还发出颊神经。其后干粗大，分支分布于硬脑膜、下颌牙及牙龈、舌前2/3及口腔底黏膜、耳颞区和口裂以下皮肤，还发肌支支配下颌舌骨肌和二腹肌前腹。其重要分支如下。

（1）耳颞神经：为感觉性神经，以两根起于下颌神经后干，两根夹持脑膜中动脉向后合成一干，与颞浅动脉伴行，经下颌内侧折转向上，穿腮腺上行，分支布于腮腺、耳屏、外耳道及颞区的皮肤。来自舌咽神经的内脏运动纤维经耳颞神经入腮腺，司腺体分泌。

（2）颊神经：为感觉性神经，沿颊肌外面向前下行，分布于颊部皮肤和口腔侧壁黏膜。

（3）舌神经：为感觉性神经，在下颌支内侧，下牙槽神经前方下降，至下颌下腺上方呈弓形弯曲向前，于舌骨舌肌外侧进入舌内，分布于口腔底及舌前2/3黏膜，司一般感觉。舌神经在行程中，于颞下窝内有来自面神经的鼓索（详见面神经）自后方加入。

（4）下牙槽神经：为混合性神经，经下颌孔入下颌管，在管内发出许多小支组成下牙丛，分支至下颌牙齿和牙龈。其终支由颏孔浅出，称为颏神经，分布于颏部及下唇的皮肤和黏膜（图3-1-32）。下牙槽神经中的躯体运动纤维支配下颌舌骨肌和二腹肌前腹。

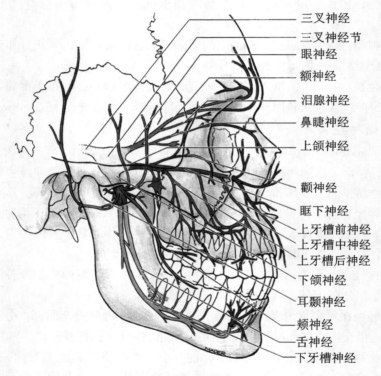

图3-1-32 三叉神经

（5）咀嚼肌神经：为运动神经，分布于各咀嚼肌。

当一侧三叉神经发生完全损伤时，可出现患侧头面部皮肤及眼、口、舌、鼻腔黏膜的一般感觉丧失；角膜反射消失；患侧咀嚼肌瘫痪，张口时下颌偏向患侧。临床上三叉神经痛可发生在三叉神经任何一支，疼痛范围与该支在面部分布区相一致，当压迫眶上孔、眶下孔或颏孔时，可加剧和诱发疼痛。

头面部皮神经分布如图3-1-33所示。

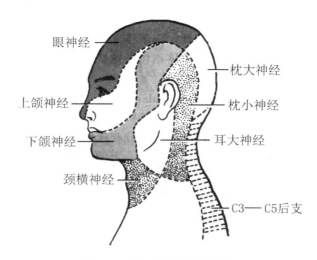

图 3 - 1 - 33　头面部皮神经分布

六、展神经

展神经（abducent nerve）为运动性脑神经。由脑桥的展神经核发出的躯体运动纤维组成，自延髓脑桥沟中线两侧出脑，向前穿海绵窦，于窦内伴颈内动脉前行，经眶上裂入眶，支配外直肌（图 3 - 1 - 30、图 3 - 1 - 31）。展神经损伤后可致外直肌瘫痪，患侧眼球不能转向外侧。

在海绵窦和眶上裂两部位，动眼神经、滑车神经、展神经和三叉神经的眼神经相互毗邻，因此，发生于海绵窦和眶上裂部位的病变常可累及上述各神经，导致出现相应的临床症状，称为海绵窦综合征或眶上裂综合征。

七、面神经

面神经（facial nerve）为混合性脑神经，有 3 种纤维成分，由 2 个神经根组成。特殊内脏运动纤维起于面神经核，内脏运动纤维起于上泌涎核，内脏感觉纤维终于孤束核。运动纤维构成粗大的运动根，内脏运动纤维和内脏感觉纤维构成细小的中间神经（混合根）。特殊内脏运动纤维支配表情肌；内脏运动纤维在翼腭神经节和下颌下神经节交换神经元，节后神经纤维支配泪腺、下颌下腺和舌下腺；内脏感觉纤维胞体在颞骨岩部内，面神经管起始部弯曲处的膝神经节，周围突布于舌前 2/3 区域的味蕾，传导味觉冲动。

面神经在展神经外侧出延髓脑桥沟，进入内耳道，穿内耳道底入面神经管，由茎乳孔出颅，向前穿腮腺至面部。面神经的主要分支如下。

（一）面神经管内的分支

（1）鼓索：在出茎乳孔前发出，经鼓室穿岩鼓裂至颞下窝，从后方进入舌神经并随其分布。内脏感觉纤维是膝神经节的周围突，分布于舌前 2/3 的味蕾，司味觉。内脏运动纤维在下颌下神经节内换神经元，其节后纤维分布于下颌下腺和舌下腺。

（2）岩大神经：含内脏运动纤维。于膝神经节处分出，前行至颞骨岩部前面，经破裂孔出颅，向前至翼腭窝入翼腭神经节，在节内换神经元，节后纤维分布于泪腺及鼻、腭部的黏膜腺。

（3）镫骨肌神经：支配鼓室内的镫骨肌（图3－1－34）。

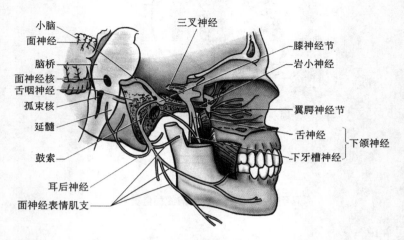

图3－1－34　面神经行程和分支

（二）颅外分支

面神经出茎乳孔后即发出数小支，支配枕肌、耳周围肌、二腹肌后腹和茎突舌骨肌。面神经主干进入腮腺后，于腮腺内分为数支并交织成丛，丛发出分支至腮腺边缘呈放射状出腮腺，即颞支、颧支、颊支、下颌缘支及颈支，分布于面部表情肌及颈阔肌（图3－1－35）。

（三）神经节

与面神经相联系的内脏运动（副交感）神经节有2对。

（1）翼腭神经节（pterygopalatine ganglion）（蝶腭神经节）：位于翼腭窝内，上颌神经下方，为一不规则的扁平小结。

（2）下颌下神经节（submandibular ganglion）：呈椭圆形，位于下颌下腺和舌神经之间。

面神经行程长，损害多发生在面神经管、中耳和腮腺区等处。因损害部位不同，可出现不同的临床表现：①面神经管外损伤。其主要表现是患侧表情肌瘫痪，额纹消失，不能闭眼，角膜反射消失，不能皱眉，鼻唇沟变平，不能鼓腮，口角歪向健侧，说话或咀嚼时唾液或食物残渣从患侧口角流出。②面神经管内损害。③其他临床表现。除上述表现外，还可出现听觉过敏，患侧舌前2/3味觉障碍，泪腺、舌下腺及下颌下腺分泌障碍，以及结合膜、鼻腔、口腔黏膜干燥等。

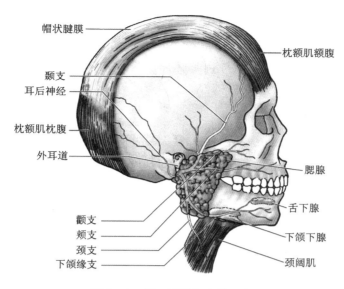

图 3 - 1 - 35　面神经表情肌支

八、前庭蜗神经

前庭蜗神经（vestibulocochlear nerve）又称为位听神经，为特殊躯体感觉性脑神经，由传导平衡觉的前庭神经和传导听觉的蜗神经组成（图 3 - 1 - 36）。

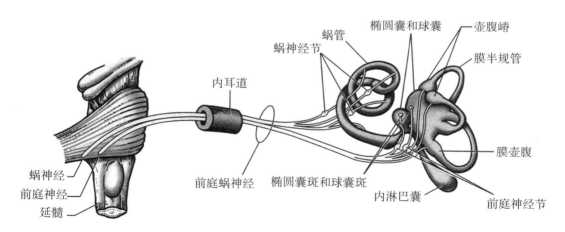

图 3 - 1 - 36　前庭蜗神经行程

（一）前庭神经

前庭神经（vestibular nerve）传导平衡觉。其双极神经元胞体在内耳道底附近，聚成前庭神经节。周围突穿内耳道底，分布于壶腹嵴、球囊斑和椭圆囊斑。中枢突组成前庭神经与蜗神经伴行，经内耳门入脑，在脑桥小脑三角处，经延髓脑桥沟外侧部入脑，终于前庭神经核和小脑。

（二）蜗神经

蜗神经（cochlear nerve）传导听觉冲动，其双极神经元胞体在内耳的蜗轴内聚成蜗神经节（螺旋神经节），其周围突分布于内耳的螺旋器；中枢突在内耳道聚成蜗神经，经内耳门在脑桥小脑三角处，经延髓脑桥沟外侧部伴前庭神经入脑，终于蜗神经核。

前庭蜗神经损伤后，表现为患侧耳聋和平衡功能障碍，并伴有恶心、呕吐。

九、舌咽神经

舌咽神经（glossopharyngeal nerve）为混合性脑神经，含有以下 4 种纤维成分：①特殊内脏运动纤维，起于疑核，支配茎突咽肌；②躯体感觉纤维，终于三叉神经脊束核，传导耳后皮肤一般感觉；③内脏运动纤维，起于下泌涎核，在耳神经节内交换神经元后到腮腺，司腺体分泌；④特殊内脏感觉纤维，终于孤束核，分布于舌后 1/3 的味蕾、咽、舌后 1/3、咽鼓管、鼓室等处的黏膜、颈动脉窦和颈动脉小球，传导一般内脏感觉和味觉。

舌咽神经自延髓橄榄后沟上部出脑，与迷走神经和副神经一起，经颈静脉孔出颅。在孔内神经干上有 2 个神经节，即上神经节和下神经节，分别由躯体感觉和内脏感觉神经元组成，两者均为假单极神经元（图 3 - 1 - 37）。舌咽神经出颅后，先在颈内动、静脉之间下行，然后弓形向前，经舌骨舌肌内侧达舌根，其分支如下：

（1）鼓室神经：发自下神经节，进入鼓室后与交感神经纤维共同形成鼓室丛。此丛发出分支分布于鼓室、乳突小房和咽鼓管的黏膜。鼓室神经的终支称为岩小神经，含内脏运动纤维，出鼓室终于耳神经节，在节内换神经元，节后纤维经耳颞神经分布于腮腺，司其分泌（图 3 - 1 - 37）。

（2）舌支：为舌咽神经终支，分为数支，布于舌后部 1/3 的黏膜和味蕾，司黏膜一般感觉和味觉。

（3）咽支：有 3～4 支，在咽侧壁上与迷走神经和交感神经的咽支共同构成咽丛，由丛分支布于咽肌和咽黏膜，传导咽部感觉，与咽反射直接有关。

（4）颈动脉窦支：有 1～2 支，在颈静脉孔下方发出，沿颈内动脉下降，分布于颈动脉窦和颈动脉小球，分别感受到血压和血中二氧化碳浓度的变化，反射性的调节血压和呼吸。舌咽神经还发出扁桃体支和茎突咽肌支等。

耳神经节（otic ganglion）位于卵圆孔下方，贴附于下颌神经内侧，有以下 4 个神经根：①副交感根，来自舌咽神经的岩小神经，在节内交换神经元；②交感根，来自脑膜中动脉交感丛；③运动根，分布于鼓膜张肌和腭帆张肌；④感觉根，来自耳颞神经，分布于腮腺，传导腮腺的一般感觉。

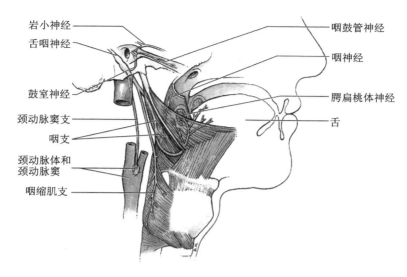

岩小神经

舌咽神经

鼓室神经

颈动脉窦支

咽支

颈动脉体和
颈动脉窦

咽缩肌支

咽鼓管神经

咽神经

腭扁桃体神经

舌

图 3 - 1 - 37　舌咽神经

十、迷走神经

迷走神经（vagus nerve）为混合性脑神经，是行程最长，分布最广的脑神经。迷走神经含有以下 4 种纤维成分：①内脏运动纤维，起自迷走神经背核，分布于颈、胸、腹部多个器官，在这些器官附近或壁内的副交感神经节内交换神经元，节后纤维调节心肌、平滑肌和腺体的活动；②内脏感觉纤维，起于下神经节，终于孤束核，传导颈、胸、腹腔脏器的内脏感觉；③特殊内脏运动纤维，起于疑核，支配咽肌、喉肌；④躯体感觉纤维，起于上神经节，终于三叉神经脊束核，传导硬脑膜、外耳道和耳郭皮肤一般感觉（图 3 - 1 - 38）。

迷走神经于延髓橄榄后沟中部出脑，经颈静脉孔出颅。在颈部，迷走神经位于颈动脉鞘内，在颈内静脉和颈内动脉、颈总动脉之间的后方下行，经胸廓上口入胸腔。在胸部，左迷走神经在左颈总动脉与左锁骨下动脉之间下降，至主动脉弓前方，继而在左肺根部后方下行至食管前面分出许多小支，形成左肺丛和食管前丛，至食管下端汇合成迷走神经前干。右迷走神经在右锁骨下动、静脉之间，沿气管右侧下降，经肺根后方至食管后面，分出数支构成右肺丛和食管后丛，至食管下端汇合成迷走神经后干。迷走神经前、后干随食管经膈的食管裂孔进入腹腔，分布于胃前、后壁，其终支参加腹腔神经丛。迷走神经包括以下分支。

（一）颈部的分支

1．喉上神经

喉上神经起自下神经节，沿颈内动脉内侧下行，于舌骨大角处分为内、外两支：内支伴甲状腺上动脉穿过甲状舌骨膜入喉，分布于咽、会厌、舌根及声门裂以上的喉黏膜，传导内脏感觉；外支支配环甲肌。

2．颈心支

颈心支有上、下两支，下行入胸腔与交感神经一起构成心丛，调节心脏活动。颈心支上支有一分支，称为主动脉神经或减压神经，分布于主动脉壁内，感受血压和化学刺激。

它与舌咽神经的颈动脉窦支都是血压调节反射的重要环路。

3. 耳支

耳支起自上神经节，分布于外耳道和耳郭后面的皮肤。

4. 咽支

咽支起自下神经节，常为两支，与舌咽神经和交感神经咽支共同构成咽丛，由咽丛分支分布于咽肌及咽部黏膜。

5. 脑膜支

脑膜支起自上神经节，经颈静脉孔返回颅腔，分布于颅后窝硬脑膜。

（二）胸部的分支

1. 喉返神经

左喉返神经在左迷走神经经过主动脉弓前方时发出，并勾绕主动脉弓返回颈部；右喉返神经在右迷走神经经过右锁下动脉前方处发出，并勾绕此动脉返回颈部。左、右喉返神经返回颈部均沿气管与食管沟上行，在甲状腺侧叶深面，环甲关节后方入喉，称为喉下神经。其感觉纤维分布于声门裂以下的黏膜，运动纤维支配除环甲肌以外的所有喉肌。喉返神经一侧损害可使声音嘶哑或发音困难。若两侧损害可引起喉肌麻痹，甚至窒息。

2. 支气管支、食管支、胸心支

支气管支、食管支、胸心支是迷走神经在胸部的细小分支，分别加入肺丛、食管丛和心丛。

（三）腹部的分支

1. 胃前支

胃前支为迷走神经前干的终支，沿胃小弯向右行，沿途发 4～6 支分布于胃前壁，其末支在胃小弯角切迹处以"鸦爪"形分布于幽门及十二指肠上部和胰头。

2. 肝支

肝支于贲门处发自前干，随肝固有动脉分支走行，参与构成肝丛，分布于肝、胆囊和胆道。

3. 胃后支

胃后支为迷走神经后干的终支，沿胃小弯后面右行，沿途分出多支，分布于胃后壁，其末支也以"鸦爪"形分布于幽门窦及幽门管的后壁；

4. 腹腔支

腹腔支为迷走神经后干的另一终支，向右行至腹腔干附近，与交感神经纤维构成腹腔丛，随腹腔干、肾动脉和肠系膜上动脉分支分布于肝、胆、胰、脾、肾及结肠左曲以上的消化道。

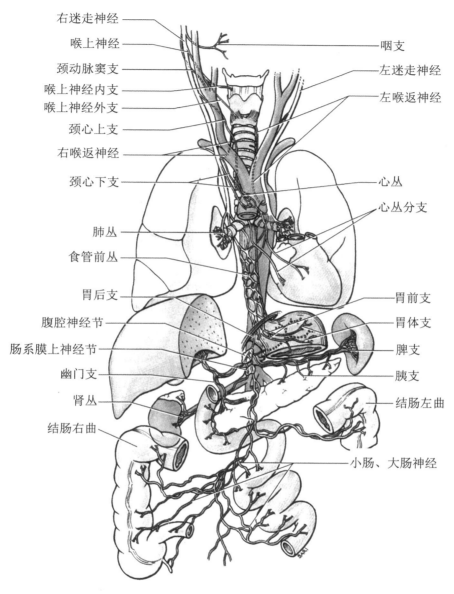

右迷走神经

喉上神经

颈动脉窦支

喉上神经内支

喉上神经外支

颈心上支

右喉返神经

颈心下支

肺丛

食管前丛

胃后支

腹腔神经节

肠系膜上神经节

幽门支

肾丛

结肠右曲

咽支

左迷走神经

左喉返神经

心丛

心丛分支

胃前支

胃体支

脾支

胰支

结肠左曲

小肠、大肠神经

图 3 - 1 - 38　迷走神经分支和分布

十一、副神经

副神经（accessory nerve）为特殊内脏运动性脑神经，由起于延髓疑核的脑根和起于副神经脊髓核的脊髓根组成，含躯体运动纤维。两根合成一干从延髓橄榄后沟下部迷走神经根的下方出脑，与舌咽、迷走神经一起经颈静脉孔出颅，分为两支：①内支为脑根的延续，加入迷走神经，支配咽喉肌。②外支为脊髓根的延续，出颅向后外斜穿胸锁乳突肌，自胸锁乳突肌后缘上、中 1/3 交点附近浅出，越过颈后穿入斜方肌，支配此两肌（图 3 - 1 - 39）。

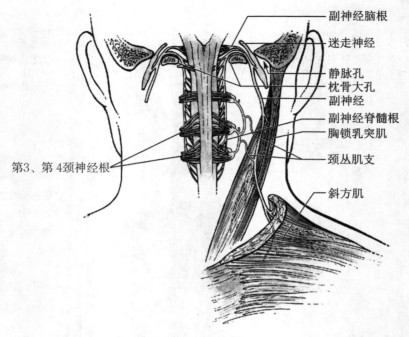

图3-1-39　副神经

　　一侧副神经损伤可出现同侧胸锁乳突肌和斜方肌瘫痪，头歪向健侧，面部不能转向对侧，患侧肩胛骨下垂。

　　因为舌咽、迷走和副神经同时经颈静脉孔出颅，所以颈静脉孔处的病变常累及这3对神经，若同时出现这3对神经损伤的症状，则称为颈静脉孔综合征。

十二、舌下神经

　　舌下神经（hypoglossal nerve）为运动性脑神经，含躯体运动纤维。起自舌下神经核。于延髓锥体与橄榄体之间出脑，经舌下神经管出颅。出颅后在颈内动、静脉之间下降到舌骨上方，在舌神经下方入舌，支配全部舌内肌和大部分舌外肌（图3-1-40）。

　　一侧舌下神经完全损伤时，患侧舌肌瘫痪，继而舌肌萎缩，伸舌时舌尖偏向患侧。

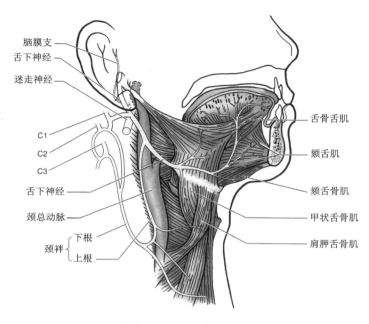

图 3 – 1 – 40 舌下神经

小结

（1）周围神经之躯体运动神经，神经元胞体位于脊髓前角和脑干躯体运动核、特殊内脏运动核。躯体感觉神经初级神经元位于脊神经节和相关脑神经节（嗅区黏膜内的嗅细胞、视网膜双极细胞、三叉神经节、膝神经节、蜗神经节、上神经节等）。

（2）少数脑神经除外，大多数脑神经、所有的脊神经均为混合神经，有躯体运动、躯体感觉、内脏运动、内脏感觉纤维。

（3）多数脊神经损伤均是软组织损伤或骨折损伤的一部分，而脑神经损伤可能是颅脑其他疾患的并发症。

测 试 题

单项选择题

1. 动眼神经不支配什么肌肉？（ ）

A. 内直肌   B. 上斜肌   C. 下斜肌

D. 上睑提肌   E. 上直肌

2. 传导头面部痛、温觉冲动的是什么神经？（ ）

A. 第Ⅲ对脑神经   B. 第Ⅴ对脑神经   C. 第Ⅳ对脑神经

D. 第Ⅵ对脑神经   E. 第Ⅸ对脑神经

3. 臂丛由哪些脊神经前支组成？（ ）

A. 第 3 至第 8 颈髓、第 1 胸髓

B. 第 4 至第 8 颈髓、第 1 胸髓

C. 第 5 至第 8 颈髓、第 1 胸髓

D. 第 5 至第 8 颈髓、第 1 至第 2 胸髓

E. 第 6 至第 8 颈髓、第 1 至第 3 胸髓

4. 以下哪个选项是腋神经损伤的表现？（　　　）

A. 锁骨下窝区域感觉丧失　　　　　　　　　B. 臂不能外展

C. 出现"翼状肩"畸形　　　　　　　　　　D. 腋窝皮肤感觉丧失

E. 以上都不对

5. 从延髓脑桥沟出入脑的神经，自内向外分别为哪些？（　　　）

A. 展神经、面神经

B. 展神经、面神经、前庭蜗神经

C. 展神经、面神经、前庭神经

D. 面神经、前庭蜗神经

E. 前庭蜗神经、面神经、展神经

6. 管理舌的味觉纤维走行在什么部位？（　　　）

A. 面神经和舌下神经　　　　　　　　　　　B. 舌下神经和迷走神经

C. 面神经和舌咽神经　　　　　　　　　　　D. 舌咽神经和舌下神经

E. 舌咽神经和迷走神经

7. 眼睑下垂是因为损伤下述哪条神经？（　　　）

A. 眼神经　　　　　　　B. 动眼神经　　　　　　C. 面神经

D. 展神经　　　　　　　E. 滑车神经

8. 足跖屈并内翻是因为损伤了下述哪条神经？（　　　）

A. 股神经　　　　　　　B. 胫神经　　　　　　　C. 坐骨神经

D. 腓总神经　　　　　　E. 隐神经

9. 支配手肌外侧群的是下述哪条神经？（　　　）

A. 尺神经　　　　　　　B. 桡神经　　　　　　　C. 正中神经

D. 骨间后神经　　　　　E. 正中神经和尺神经

10. 关于正中神经，以下哪个说法是正确的？（　　　）

A. 来自臂丛外侧束和后束　　　　　　　　　B. 在臂部无分支

C. 支配骨间肌和鱼际肌　　　　　　　　　　D. 经腕管浅面到达手掌

E. 在臂部损伤后前臂不能旋前，拇指不能内收

11. 若手掌被刀损伤后拇指不能对掌，可能损伤的是下述哪条神经？（　　　）

A. 正中神经返支　　　　B. 尺神经浅支　　　　　C. 桡神经深支

D. 尺神经深支　　　　　E. 桡神经深支

12. 支配肱三头肌的是下述哪条神经？（　　　）

A. 正中神经　　　　　　B. 肌皮神经　　　　　　C. 尺神经

D. 桡神经　　　　　　　E. 腋神经

13. 关于指背皮肤的神经支配，以下哪个说法是正确的？（　　　）

A. 桡侧 1 个半指受桡神经支配　　　　　　　B. 尺侧 3 个半手指受尺神经支配

C. 桡侧 2 个半指受桡神经支配　　　　　　D. 尺侧 2 个半指受尺神经支配

E. 食指、中指、中远节和环指桡侧中、远节受正中神经支配

14. 患者角膜反射消失，可能是因为损伤了什么神经？（　　　）

A. 视神经或三叉神经　　　　　　　　　　B. 视神经或动眼神经

C. 动眼神经或面神经　　　　　　　　　　D. 面神经或三叉神经

E. 动眼神经或三叉神经

15. 关于尺神经，以下哪个说法是正确的？（　　　）

A. 穿旋前圆肌进入前臂　　　　　　　　　B. 行经肱骨外侧髁旁

C. 支配骨间肌　　　　　　　　　　　　　D. 支配旋前方肌

E. 行于屈肌支持带的深面

16. 关于舌的神经支配，以下哪个说法是正确的？（　　　）

A. 舌肌由舌神经支配

B. 舌前 2/3 的温度觉由面神经管理

C. 舌前 2/3 的味觉由上颌神经管理

D. 舌后 1/3 的黏膜感觉由迷走神经管理

E. 舌后 1/3 的味觉由舌咽神经管理

17. 滑车神经支配什么肌肉？（　　　）

A. 上直肌　　　　　　　B. 下直肌　　　　　　　C. 上斜肌

D. 下斜肌　　　　　　　E. 上睑提肌

18. 管理眼球角膜的是什么神经？（　　　）

A. 展神经　　　　　　　B. 视神经　　　　　　　C. 眼神经

D. 滑车神经　　　　　　E. 动眼神经

19. 眼向外斜视是因为损伤了下列哪条神经？（　　　）

A. 眼神经　　　　　　　B. 动眼神经　　　　　　C. 面神经

D. 展神经　　　　　　　E. 滑车神经

20. 腰丛的分支是什么神经？（　　　）

A. 腓总神经　　　　　　B. 坐骨神经　　　　　　C. 肌皮神经

D. 股神经　　　　　　　E. 胫神经

21. 嘴巴歪斜是由于损伤了什么神经？（　　　）

A. 三叉神经　　　　　　B. 面神经　　　　　　　C. 展神经

D. 舌下神经　　　　　　E. 副神经

22. 桡神经损伤的典型表现是以下哪一项？（　　　）

A. 爪形手　　　　　　　B. 猿掌　　　　　　　　C. 垂腕症

D. 方肩　　　　　　　　E. 网球肘

23. 支配股四头肌的是什么神经？（　　　）

A. 坐骨神经　　　　　　B. 闭孔神经　　　　　　C. 股神经

D. 腓总神经　　　　　　E. 胫神经

26. 关于通过颈静脉孔的神经，以下哪一项是正确的？（　　）

A. 舌神经、舌下神经

B. 迷走神经、舌咽神经、副神经

C. 迷走神经、舌咽神经、舌下神经

D. 迷走神经、舌下神经、副神经

E. 舌下神经、舌咽神经、副神经

（易西南）

第二章　内脏神经系统

　　内脏神经系统（visceral nervous system）主要分布于内脏、心血管、平滑肌和腺体，分为中枢部和周围部。周围部神经和躯体神经一样，有内脏感觉和内脏运动神经两类。

　　内脏运动神经调节内脏、心血管的运动和腺体的分泌，通常不受人的意志控制，是不随意的，故称为自主神经（autonomic nerve）；又因为它主要是控制和调节动植物共有的物质代谢活动，所以也称为植物神经（vegetative nerve）。

　　内脏感觉神经的初级感觉神经元也位于脑神经节和脊神经节内，周围突则分布于内脏和心血管等处的感受器，将感受到的刺激传递到各级中枢，也可到达大脑皮质。内脏感觉神经传来的信息经中枢整合后，通过内脏运动神经调节这些器官的活动，从而在维持机体内、外环境的动态平衡及机体正常活动中发挥重要作用。内脏神经系统组成的概括如图3-2-1所示。

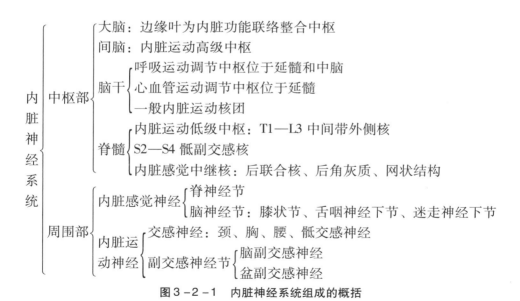

图3-2-1　内脏神经系统组成的概括

第一节　内脏运动神经

一、与躯体运动神经的差异

内脏运动神经（visceral motor nerve）与躯体运动神经在结构和功能上有较大差别，其差异见表3-2-1。

（一）效应器不同

躯体运动神经高级中枢位于大脑皮质，支配骨骼肌，受意志的控制；内脏运动神经高级中枢位于间脑，支配平滑肌、心肌和腺体，不受意志的控制。

（二）周围部神经元数目不同

躯体运动神经自低级中枢至骨骼肌只有一个神经元（α-细胞）。内脏运动神经自低级中枢发出后在周围部的内脏运动神经节（植物性神经节）交换神经元，由节内神经元再发出纤维到达效应器。因此，内脏运动神经从低级中枢到达所支配的器官须经过两个神经元（肾上腺髓质例外，只需一个神经元）。第一个神经元称为节前神经元（preganglionic neuron），胞体位于脑干和脊髓内，其轴突称为节前纤维（preganglionic fiber）。第二个神经元称为节后神经元（postganglionic neuron），胞体位于周围部的植物性神经节内，其轴突称为节后纤维（postganglionic fiber）。节后神经元的数目较多，一个节前神经元可以和多个节后神经元构成突触。

（三）纤维成分不同

躯体运动神经只有一种纤维成分，而内脏运动神经则有交感和副交感两种纤维成分，多数内脏器官同时接受交感神经和副交感神经的双重支配。

（四）纤维粗细不同

躯体运动神经纤维一般是比较粗的有髓纤维，而内脏运动神经纤维则是薄髓（节前纤维）和无髓（节后纤维）的细纤维。

（五）节后纤维分布形式不同

躯体运动神经以神经干的形式分布，而内脏运动神经节后纤维常攀附脏器或血管形成神经丛（网），由丛再分支至效应器。

内脏运动神经的效应器为平滑肌、心肌和外分泌腺。内分泌腺，如肾上腺髓质、甲状腺和松果体等，也受内脏运动神经支配。内脏运动神经节后纤维的终末与效应器的连接，缺少像躯体运动神经运动终板装置，而是常以纤细神经丛的形式分布于肌纤维和腺细胞的周围，所以从末梢释放出来的递质可能是以扩散方式作用于邻近的多个肌纤维和腺细胞。

内脏运动神经和躯体运动神经差异见表3-2-1。

表 3 - 2 - 1　内脏运动神经和躯体运动神经差异

	效应器	神元数目	纤维成分及递质	纤维特点	纤维分布形式	低级中枢
内脏运动	平滑肌、心肌、腺体	节前、节后神经元	节前纤维（乙酰胆碱）、节后纤维（乙酰胆碱或去甲肾上腺素）	节前薄髓，节后无髓	丛	脑干一般内脏运动核、脊髓 T1—L3 侧角、S2—S4 副交感核
躯体运动	骨骼肌	1 个低级中枢	1 种乙酰胆碱	粗，有髓	干	脑干一般躯体和特殊内脏运动核、脊髓前角

　　根据形态、功能和药理学的特点，内脏运动神经分为交感神经和副交感神经两部分，分别介绍如下。

二、交感神经

（一）概述

交感神经概述如图 3 - 2 - 2、图 3 - 2 - 3 所示。

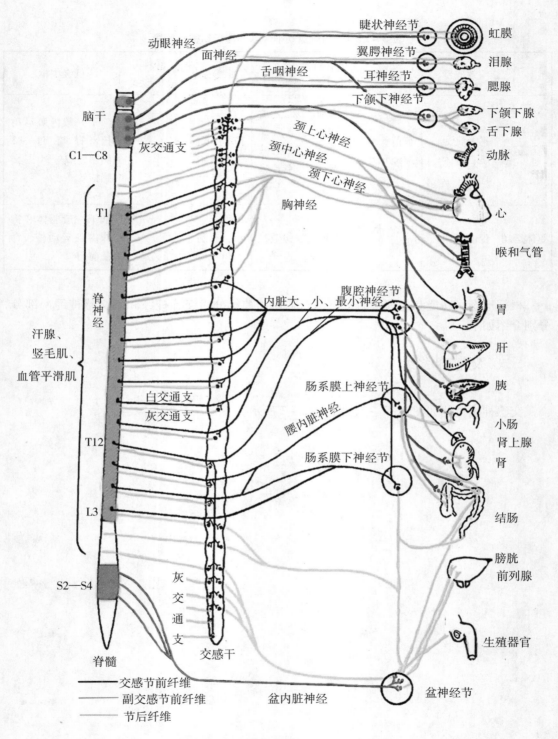

睫状神经节　虹膜

动眼神经　　翼腭神经节　泪腺

面神经　　　耳神经节　　腮腺

舌咽神经　　下颌下神经节　下颌下腺

脑干　　　　　　　　　　　　　　舌下腺

C1—C8　灰交通支　颈上心神经　动脉

颈中心神经

颈下心神经　心

胸神经

喉和气管

内脏大、小、最小神经　腹腔神经节　胃

脊神经

肝

汗腺、竖毛肌、血管平滑肌

肠系膜上神经节　胰

白交通支　灰交通支　腰内脏神经　小肠

肾上腺

T12　肠系膜下神经节　肾

L3　结肠

膀胱前列腺

S2—S4

灰交通支

生殖器官

脊髓　　交感干　盆神经节

交感节前纤维

副交感节前纤维　盆内脏神经

节后纤维

图3-2-2　内脏运动神经构成与分布

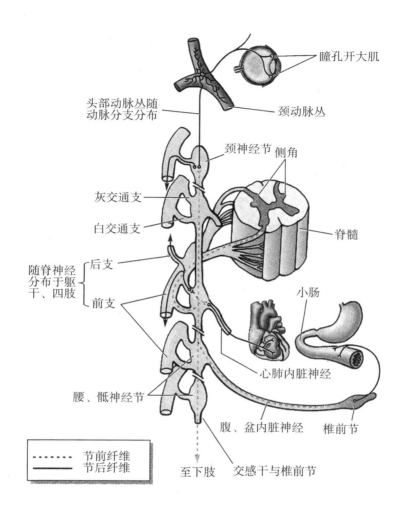

瞳孔开大肌

头部动脉丛随
动脉分支分布

颈动脉丛

颈神经节　侧角

灰交通支

白交通支

脊髓

随脊神经
分布于躯
干、四肢

后支

前支

小肠

心肺内脏神经

腰、骶神经节

腹、盆内脏神经　椎前节

------- 节前纤维
——— 节后纤维

至下肢　交感干与椎前节

图 3 - 2 - 3　交感神经纤维走行模式

1. 低级中枢

交感神经（sympathetic nerve）低级中枢位于脊髓 T1—L3 节段的中间外侧核。交感神经节前纤维起自此核的细胞。

交感神经的周围部包括交感干、交感神经节，以及由节发出的分支和交感神经丛等。

2. 交感神经节

根据交感神经节所在位置不同，又可将其分为椎旁神经节和椎前神经节。

（1）椎旁神经节（paravertebral ganglia）：即交感干神经节（ganglia of sympathetic trunk），位于脊柱两旁（图 3 - 2 - 4），借节间支（interganglionic branches）连成左右两条交感干（sympathetic trunk）。两侧交感干沿脊柱两侧走行，上自颅底下至尾骨，于尾骨的前面两干合并。交感干全长可分颈、胸、腰、骶、尾 5 部。每侧有 19 ～ 24 个交感干神经节，其中颈部有 3 ～ 4 个、胸部 10 ～ 12 个、腰部 4 个、骶部 2 ～ 3 个、尾部两侧合成 1 个奇神经节。交感干神经节由多极神经元组成，大小不等，部分交感神经节后纤维即起自这些细胞，余部则起自椎前神经节。

（2）椎前神经节（prevertebral ganglia）：呈不规则的节状团块，位于脊柱前方，腹主动脉脏支的根部，故称为椎前神经节。椎前神经节包括腹腔神经节（celiac ganglia）、肠系膜上神经节（superior mesenteric ganglia）、肠系膜下神经节（inferior mesenteric ganglia）及主动脉肾神经节（aorticorenal ganglia）等，分别位于相应动脉的起始处。

3. 交通支（图 3 - 2 - 3）

交通支（communicating branches）为从脊神经前根来的节前纤维，从相应节段脊神经前支到达交感干，因节前纤维为薄髓纤维，又称为白交通支。又因节前神经元的细胞体仅存在于脊髓 T1—L3 节段的侧角，故白交通支也只存在于 T1—L3 各前支与椎旁节之间，共有 15 对。由交感干神经节细胞发出的节后纤维为无髓纤维，色灰暗，称为灰交通支，共有 31 对，连于交感干与 31 对脊神经前支之间。

4. 交感神经节前纤维的行程与去向

交感神经节前纤维由脊髓中间外侧核发出，经脊神经前根、脊神经前支、白交通支进入交感干内，有 3 种去向（图 3 - 2 - 3）：①终止于相应的椎旁神经节，并交换神经元。②在交感干内上行或下行后，于上方或下方的椎旁神经节交换神经元。一般认为，来自上胸段（T1—T6）节前纤维，在交感干内上升至颈部，在颈交感干神经节换元；中胸段（T6—T10）在交感干内上升或下降，至其他胸部交感干神经节换元；下胸段和腰段者（T11—L3）在交感干内下降，在腰、骶部交感干神经节换元。③穿过椎旁节后，至椎前节交换神经元。

5. 交感神经节后纤维的行程与去向

交感神经节后纤维也有 3 种去向（图 3 - 2 - 3）：①发自椎旁节的节后纤维经灰交通支返回脊神经，随脊神经分布至头颈部、躯干和四肢的血管、汗腺和竖毛肌等；31 对脊神经与交感干之间都有灰交通支联系，脊神经的分支一般都含有交感神经节后纤维。②攀附动脉走行，在动脉外膜形成相应的神经丛（如颈内、颈外动脉丛，腹腔丛，肠系膜上丛，等等），并随动脉分布到所支配的器官。③由交感神经节直接分布到所支配的脏器。

有研究表明，在交感神经节内有中间神经元，介于节前神经元和节后神经元之间，并与两者形成突触联系。这些小细胞的轴突末梢释放多巴胺，可使节后神经元产生抑制性突触后电位，对节前至节后神经元之间的胆碱能突触传递具有抑制性调节作用。交感神经节后神经元的经典神经递质为去甲肾上腺素（noradrenalin，NA），已被人们所熟知；同时也含神经肽 Y（neuropeptide Y，NPY）等神经肽类物质，而且在大部分交感神经节后神经元中 NPY 与 NA 是共存的，NPY 比 NA 对血管有更强的收缩作用。NA 还与脑啡肽（enkephalin，ENK）共存于鼠颈上神经节的神经元，据报道，ENK 对胆碱能神经的传递有抑制作用。在豚鼠的肠系膜下神经节神经元中，则生长抑素（somatostatin，SST）与 NA 是共存的。

（二）交感神经的分布

1. 颈部

颈交感干位于颈血管鞘后方，颈椎横突的前方。一般每侧有 3～4 个交感神经节，多者达 6 个，分别称为颈上、中、下神经节（图 3 - 2 - 2、图 3 - 2 - 4、图 3 - 2 - 5、图 3 -

2 - 7）。颈上神经节最大，呈梭形。颈中神经节最小，有时缺如，多者达 3 个，位于第 6 颈椎横突处。颈下神经节位于第 7 颈椎横突根部的前方，在椎动脉的始部后方，常与第 1 胸神经节合并成颈胸神经节，亦称为星状神经节。

颈交感干神经节发出的节后纤维的分布：①经灰交通支连于 8 对颈神经，并随颈神经分支分布至头颈和上肢的血管、汗腺、竖毛肌等；②直接至邻近的动脉，形成颈内动脉丛、颈外动脉丛、锁骨下动脉丛和椎动脉丛等，伴随动脉的分支至头颈部的腺体（泪腺、唾液腺、口腔和鼻腔内腺体、甲状腺等）、竖毛肌、血管、瞳孔开大肌；③发出的咽支，直接进入咽壁，与迷走神经、舌咽神经的咽支共同组成咽丛（pharyngeal plexus）；④ 3 对颈交感干神经节分别发出颈上、中、下心神经，下行加入心丛（cardiac plexus）（图 3 - 2 - 3）。

2. 胸部

胸交感干位于肋骨小头前方，每侧有 10 ～ 12 个胸神经节（thoracic ganglia）。交感干胸段发出：①灰交通支连接 12 对胸神经，并随其分布于胸腹壁血管、汗腺、竖毛肌；②从上 5 对胸椎旁节发出节后纤维参加胸主动脉丛、食管丛、肺丛及心丛等，到达相应器官；③T6—T9 胸神经节穿出的节前纤维，组成内脏大神经，斜穿膈脚至腹腔神经节换元；④T10—T12 胸椎旁节穿出的节前纤维组成内脏小神经，穿过膈脚至主动脉肾节换元。内脏大、小神经的节后纤维分布于腹腔实质性脏器和结肠左曲以上的消化管。少数人有内脏最小神经存在（图 3 - 2 - 5）。

3. 腰部

4 对腰神经节（lumbar ganglia）位于腰椎体与腰大肌内侧缘之间。发出的分支有：①5对灰交通支至腰神经，随其分布至腹壁和大腿前区血管、汗腺、竖毛肌；②腰内脏神经穿过神经节至腹主动脉丛和肠系膜下丛内的椎前节换元，节后纤维分布于结肠左曲以下的消化管和盆腔脏器（图 3 - 2 - 5、图 3 - 2 - 6）。

4. 盆部

盆交感干位于骶骨前面，骶前孔内侧，有 2 ～ 3 对骶神经节（sacral ganglia）和一个奇神经节（ganglion impar）（图 3 - 2 - 4）。节后纤维的分支有：①灰交通支，连接骶、尾神经，分布于下肢及会阴部的血管、汗腺和竖毛肌；②一些小支加入盆丛（pelvic plexus），分布于盆腔器官（图 3 - 2 - 5）。

交感神经纤维分布规律

来自脊髓 T1—T5 节段中间外侧核的节前纤维，更换神经元后，其节后纤维支配头、颈、胸腔脏器和上肢；来自脊髓 T5—T12 节段中间外侧核的节前纤维，更换神经元后，其节后纤维支配肝、脾、肾等腹腔实质性器官和结肠左曲以上的消化管；来自脊髓上腰段中间外侧核的节前纤维，更换神经元后，其节后纤维支配结肠左曲以下的消化管、盆腔脏器和下肢。

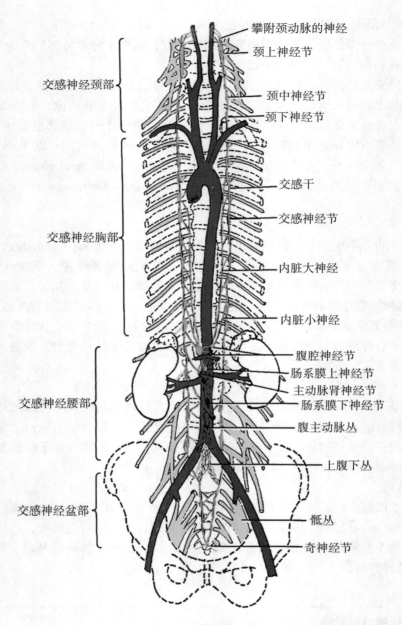

图3-2-4 交感神经干和交感神经节

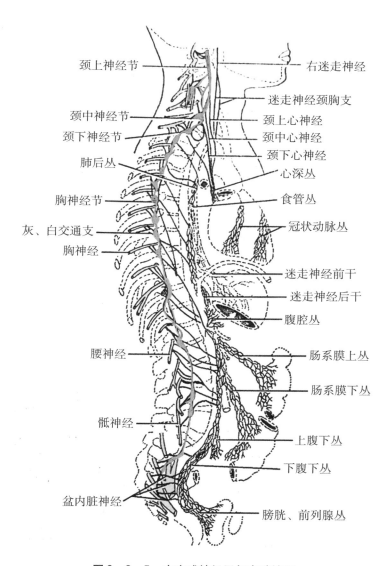

颈上神经节

颈中神经节

颈下神经节

肺后丛

胸神经节

灰、白交通支

胸神经

腰神经

骶神经

盆内脏神经

右迷走神经

迷走神经颈胸支

颈上心神经

颈中心神经

颈下心神经

心深丛

食管丛

冠状动脉丛

迷走神经前干

迷走神经后干

腹腔丛

肠系膜上丛

肠系膜下丛

上腹下丛

下腹下丛

膀胱、前列腺丛

图 3 - 2 - 5　右交感神经干与内脏神经

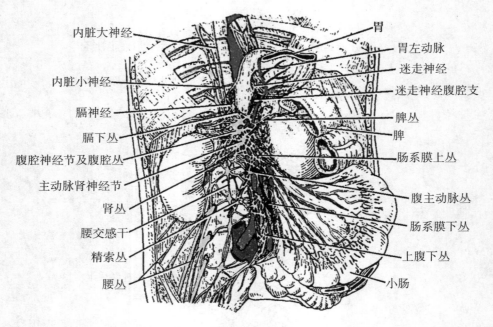

内脏大神经
内脏小神经
膈神经
膈下丛
腹腔神经节及腹腔丛
主动脉肾神经节
肾丛
腰交感干
精索丛
腰丛

胃
胃左动脉
迷走神经
迷走神经腹腔支
脾丛
脾
肠系膜上丛
腹主动脉丛
肠系膜下丛
上腹下丛
小肠

图3-2-6　腹腔内脏神经丛

三、副交感神经

副交感神经（parasympathetic nerve）的低级中枢位于脑干的一般内脏运动核和脊髓S2—S4节段灰质的骶副交感核，它们发出节前纤维。节后神经元位于副交感神经节，副交感神经节位于器官周围或器官的壁内，称为器官旁节和器官内节。

颅部副交感神经节前纤维即在这些神经节内交换神经元，然后发出节后纤维随相应脑神经到达所支配的器官。颅部的副交感神经节较大，肉眼可见，有睫状神经节、下颌下神经节、翼腭神经节和耳神经节等。节内有交感神经及感觉神经纤维通过（不交换神经元），分别称为交感根及感觉根。此外，还有位于身体其他部位的很小的副交感神经节，只有在显微镜下才能看到。例如，位于心丛、肺丛、膀胱丛和子宫阴道丛内的神经节，以及位于支气管和消化管壁内的神经节等。

副交感神经元属于胆碱能神经元，其中多数尚含有血管活性肠肽（vasoactive intestinal peptide，VIP）和降钙素基因相关肽（calcitonin gene related peptide，CGRP）等神经肽类物质。

（一）颅部副交感神经

节前纤维行于第Ⅲ、Ⅶ、Ⅸ、Ⅹ脑神经内（图3-2-7）。

（1）动眼神经副核：中脑的动眼神经副核发出动眼神经的副交感神经节前纤维入眶，在睫状神经节内换元，节后纤维进入眼球壁，分布于瞳孔括约肌和睫状肌。

（2）上泌涎核：脑桥的上泌涎核发出的副交感神经节前纤维随面神经行走出颅，一部分节前纤维经岩大神经至翼腭神经节换元，节后纤维分布于泪腺及鼻腔、口腔和腭黏膜的腺体；另一部分节前纤维经鼓索，加入舌神经，至下颌下神经节换元，节后纤维分布于下颌下腺和舌下腺。

（3）下泌涎核：延髓的下泌涎核发出的副交感节前纤维随舌咽神经走行，经鼓室神经至鼓室丛，由此丛发出岩小神经至卵圆孔下方的耳神经节换元，节后纤维经耳颞神经分布于腮腺。

（4）迷走神经背核：延髓的迷走神经背核发出的副交感节前纤维随迷走神经走行，分支到达胸、腹腔脏器附近或壁内的副交感神经节换元，节后纤维分布于胸、腹腔脏器和结肠左曲以上消化道。

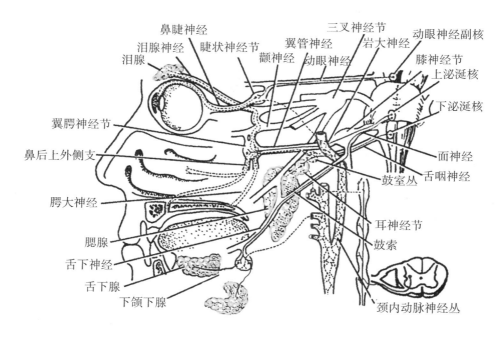

图 3 - 2 - 7　头部内脏神经分布

（二）骶副交感神经

节前纤维由脊髓 S2—S4 节段的骶副交感核发出，随骶神经出骶前孔，而后从骶神经分出组成盆内脏神经（pelvic splanchnic nerves）加入盆丛，随盆丛分支分布到盆腔脏器，在脏器附近或脏器壁内的副交感神经节换元，节后纤维支配结肠左曲以下的消化管和盆腔脏器（图 3 - 2 - 8）。

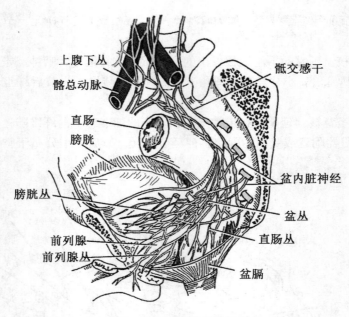

图 3 - 2 - 8　盆内脏神经丛

（三）交感神经与副交感神经的主要区别

交感神经和副交感神经常双重支配一个器官。但在神经来源、形态结构、分布范围和功能上，交感神经与副交感神经又有明显的区别：①低级中枢的部位不同。②周围部神经节的位置不同。③节前神经元与节后神经元的比例不同。④分布范围不同。交感神经在周围的分布范围较广，除至头颈部及胸、腹腔脏器外，还遍及全身血管、腺体、竖毛肌等。副交感神经的分布则不如交感神经广泛，一般认为大部分血管、汗腺、竖毛肌、肾上腺髓质均无副交感神经支配。⑤对同一器官所起的作用不同。两者对同一器官的作用既互相拮抗，又是互相统一。例如，当机体运动时，交感神经兴奋性增强，而副交感神经相对抑制，于是出现心跳加快、血压升高、支气管扩张、瞳孔开大、消化活动受抑制等现象，此时机体的代谢加强，能量消耗加快，以适应运动的需要。而当机体处于安静或睡眠状态时，副交感神经兴奋加强，交感神经相对抑制，因而出现心跳减慢、血压下降、支气管收缩、瞳孔缩小、消化活动增强等现象，这有利于体力的恢复和能量的产生与储存。交感和副交感神经的活动，是在脑的较高级中枢，特别是在下丘脑和大脑边缘叶的调控下进行的（表 3 - 2 - 2）。

表3-2-2 交感神经和副交感神经差异

		中枢	神经节	节前纤维	节后纤维	分布	功能
交感		T1—L3侧角中间带外侧核	椎旁节、椎前节	短	长	瞳孔开大肌、腺体、血管、汗腺、竖毛肌、肾上腺髓质、几乎所有内脏	释放和消耗能量，瞳孔扩大、血管扩张、心跳加快、消化力减弱
副交感	颅	4对脑副交感核	4对脑副交感神经节	长	短	瞳孔括约肌、睫状肌、唾液腺、泪腺、胸、结肠左曲以上胸腹腔器官	瞳孔缩小、晶状体变凸、腺体分泌增多、心跳减慢、消化力加强，以积聚能量
	骶	S2—S4骶副交感核	器官旁或器官内节	长	短	结肠左曲以下消化道、盆腔脏器	

四、内脏运动神经传导通路

内脏运动神经传导通路（visceral motor pathway）有一般内脏运动神经传导通路和特殊内脏运动神经传导通路之分（图3-2-9）。特殊内脏运动传导通路属于锥体系。

一般内脏运动神经传导通路由多级神经元组成的调控心、血管、内脏平滑肌和腺体等活动的神经传导通路构成。目前认为，该通路由额叶皮质经室周系统纤维至下丘脑；由边缘系统皮质下行纤维经隔核中继后，再经前脑内侧束至下丘脑；由下丘脑发出的纤维经前脑内侧束、乳头被盖束、室周系统和背侧纵束下行至脑干内脏运动神经核（动眼神经副核、迷走神经背核）和脑干网状结构；脑干网状结构再通过网状脊髓束至脊髓的内脏运动核（T1—L3侧角的中间外侧核和S2—S4节段的骶副交感核）。

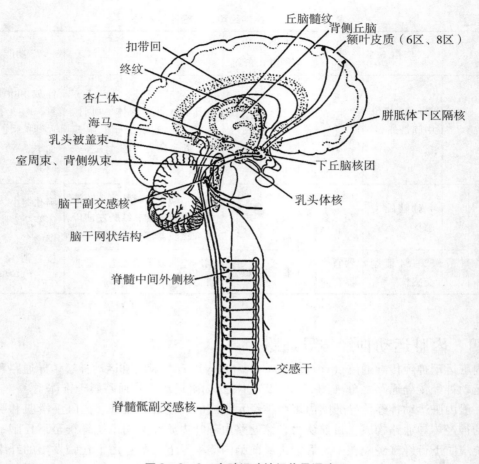

丘脑髓纹
背侧丘脑
额叶皮质（6区、8区）
扣带回
终纹
杏仁体
海马
乳头被盖束
室周束、背侧纵束
脑干副交感核
脑干网状结构
脊髓中间外侧核
胼胝体下区隔核
下丘脑核团
乳头体核
交感干
脊髓骶副交感核

图3-2-9　内脏运动神经传导通路

第二节　内脏感觉神经

一、内脏感觉神经分布的特点

内脏感受器接受来自内脏的刺激并将其变成神经冲动，内脏感觉神经（visceral senso-ry nerve）将内脏感觉冲动传到中枢，中枢根据感觉信息，可直接通过内脏运动神经或间接通过体液调节各内脏器官的活动。

如同躯体感觉神经，第一级内脏感觉神经元的细胞体亦位于脑神经节和脊神经节内，也是假单极神经元，其周围突是粗细不等的有髓或无髓纤维。

传导内脏感觉的脑神经节包括膝神经节、舌咽神经下节、迷走神经下节，神经节细胞的周围突起随同面、舌咽、迷走神经分布于内脏器官，中枢突随同面、舌咽、迷走神经进入脑干，终止于孤束核上部。

　　脊神经节细胞的周围突起随同交感神经和骶部副交感神经分布于内脏器官，中枢突随同交感神经和盆内脏神经进入脊髓，终于灰质后角。在中枢内，内脏感觉纤维一方面直接或间接经中间神经元与内脏运动神经元相联系，以完成内脏－内脏反射；或与躯体运动神经元联系，形成内脏－躯体反射；另一方面则可经过较复杂的传导途径，将冲动传至大脑皮层，形成内脏感觉。

　　最新研究表明，内脏感觉神经除传导内脏感觉和痛觉外，尚具有传出功能。现已证明初级内脏感觉神经节细胞体合成 P 物质（substance P，SP）、神经激肽 A（neurokinin A，NKA）等速激肽（tachykinin，TK）和降钙素基因相关肽（CGRP）等神经肽类物质（图 3 - 2 - 10）。

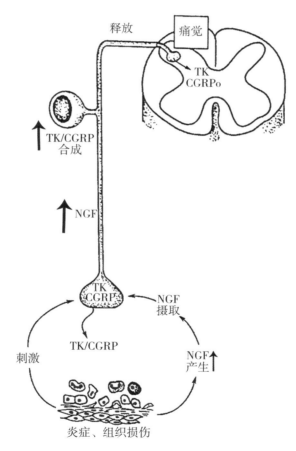

注：NGF，nerve growth factor，神经生长因子。

图 3 - 2 - 10　内脏感觉神经肽的作用

二、内脏痛觉神经与躯体痛觉的差异

（一）内脏痛痛阈较高

内脏感觉纤维的数目较少，且多为细纤维，故痛阈较高，一般强度的刺激不引起主观感觉。

（二）对刺激的反应敏感性不同

内脏感觉神经末梢对牵拉、扭转、压力等刺激很敏感，但对切割、针刺、烧灼等锐化刺激不敏感。例如，在外科手术切割或烧灼内脏时，患者并不感觉疼痛。但脏器活动较强烈时，可产生内脏感觉，如外科手术时牵拉脏器、胃的饥饿收缩、直肠和膀胱的充盈等均可引起剧烈的感觉。这些感觉的传入纤维，一般认为多与副交感神经伴行进入脊髓或脑干。此外，在病理条件下或极强烈刺激下，可产生痛觉。例如，内脏器官过度膨胀受到牵张，平滑肌痉挛，以及缺血和代谢产物积聚等，皆可刺激神经末梢产生内脏痛。一般认为，传导内脏痛觉的纤维多与交感神经伴行进入脊髓。

（三）内脏痛的范围弥散

内脏感觉的传入途径比较分散，即一个脏器的感觉纤维经过多个节段的脊神经进入中枢，而一条脊神经又包含来自几个脏器的感觉纤维。因此，内脏痛往往是弥散的，定位亦不准确。例如，心脏的痛觉纤维伴随交感神经，主要是颈中心神经和颈下心神经，经第T3—T5神经进入脊髓。内脏痛觉纤维除和交感神经伴行外，尚有盆腔部分脏器的痛觉冲动通过盆内脏神经（副交感神经）到达脊髓。气管和食管的痛觉纤维可能经迷走神经传入脑干，也可能伴交感神经走行，最后经脊神经进入脊髓。

三、内脏感觉传导通路

（一）一般内脏感觉传导通路

一般内脏感觉是指嗅觉和味觉以外的全部心、血管、腺体和内脏的感觉，一般内脏感觉传入路径十分复杂，至今尚未完全清楚（图3－2－11）。

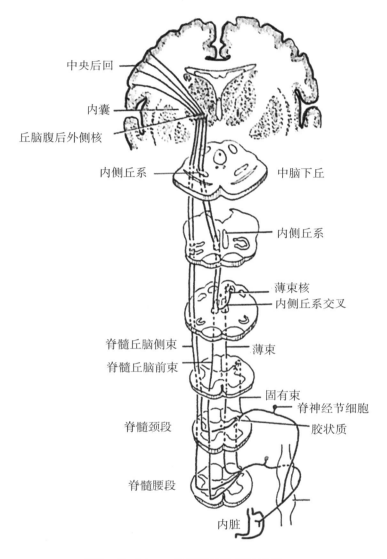

中央后回

内囊

丘脑腹后外侧核

内侧丘系

中脑下丘

内侧丘系

薄束核
内侧丘系交叉

脊髓丘脑侧束

薄束

脊髓丘脑前束

固有束
脊神经节细胞
胶状质

脊髓颈段

脊髓腰段

内脏

图3-2-11　一般内脏感觉传导通路

（二）特殊内脏感觉传导通路

特殊内脏感觉传导通路是指传导嗅觉和味觉的通路。

（1）嗅觉：嗅细胞→中枢突形成嗅丝→嗅球换元→嗅束、嗅三角和外侧嗅纹→梨状前区、杏仁周区、杏仁体皮质内侧核（图3-2-12）。

（2）味觉：膝神经节、舌咽和迷走神经下神经节→孤束核上段→丘脑腹后内侧核→额叶岛盖、岛叶（图3-2-13）。

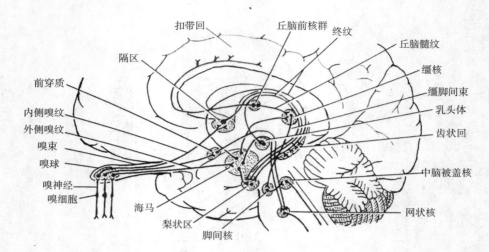

图 3 – 2 – 12　嗅觉传导通路

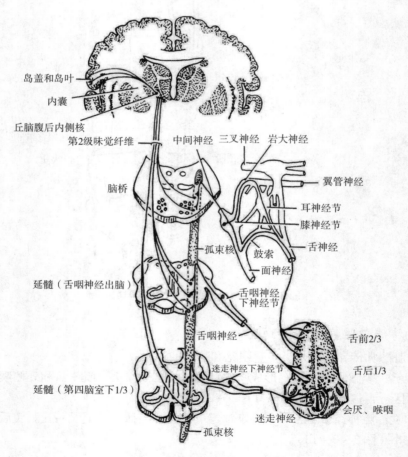

图 3 – 2 – 13　味觉传导通路

四、牵涉性痛

当某一内脏器官发生病变时，常在体表某一特定区域产生痛觉或感觉过敏，这种现象称为牵涉性痛（referred pain）。临床上将内脏患病时体表发生感觉过敏及骨骼肌反射性僵硬和血管运动、汗腺分泌等障碍的部位称为海德带（Head zones，图 3 – 2 – 14），该部位有助于内脏疾病的定位诊断。牵涉性痛有时发生在患病内脏邻近的皮肤区，有时发生在距患病内脏较远的皮肤区。例如：心绞痛时，常在胸前区及左臂内侧皮肤感到疼痛（图 3 – 2 – 15）；有肝胆疾患时，常在右肩部感到疼痛。

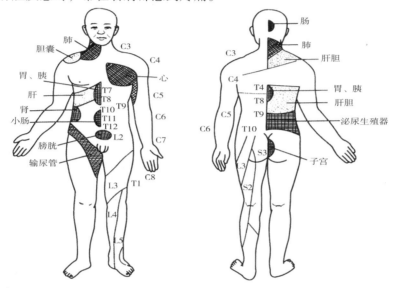

图 3 – 2 – 14　海德带

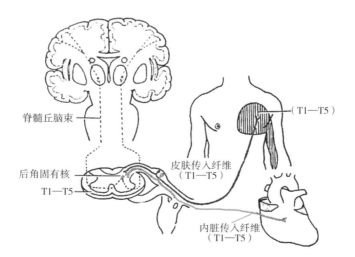

图 3 – 2 – 15　心牵涉痛解剖学基础

关于牵涉性痛的发生机制，有以下多种研究和猜测：①发生牵涉性痛的体表部位与病变器官往往受同一节段脊神经的支配，体表部位和病变器官的感觉神经进入同一脊髓节段，并在后角内密切联系。因此，从患病内脏传来的冲动可以扩散或影响到邻近的躯体感觉神经元，从而产生牵涉性痛。②一个脊神经节神经元的周围突分叉至躯体部和内脏器官，并认为这是牵涉痛机制的形态学基础（表3-2-3）。

表3-2-3　内脏器官感觉传入与脊髓节段关系及牵涉痛部位

器官	涉及脊髓节段	牵涉部位	器官	涉及脊髓节段	牵涉部位
膈	C4	锁骨上窝	肾、输尿管	T11—L2	腰区、腹股沟、大腿内侧
心	C8—T5	胸前壁、左上臂内侧	膀胱	T11—L2 S1—S4	腹下区、大腿后区、臀区
胃	T6—T10	腹上区、右肩胛下	子宫体、子宫颈	T10—T1 S1—S4	腹中区，骶、尾骨表面
小肠	T7—T10	腹中区	卵巢及输卵管	L1—L3	腰区、腹股沟区、大腿前区
肝、胆囊	T2—T10（右）、C3、C4	右季肋区、右肩背部、右背部	睾丸、附睾	T12—L3	腰区
胰	T8（左）	左肩胛下	直肠	S1—S4	骶、尾骨表面
阑尾	T8—L1（右）	右腹股沟、大腿内侧	—	—	—

 第三节　内脏神经丛和器官的神经支配

一、内脏神经丛

内脏运动神经和内脏感觉神经在到达其所支配脏器的行程中，常互相交织共同构成内脏神经丛（plexus of visceral nerve），又称为自主神经丛或植物神经丛（图3-2-6、图3-8-8）。这些神经丛攀附于动脉的周围，或分布于脏器附近和器官之内。除颈内动脉丛、颈外动脉丛、锁骨下动脉丛和椎动脉丛等没有副交感神经参加外，其余的内脏神经丛均有交感和副交感神经参与。另外，在这些丛内也有内脏感觉纤维。由这些神经丛发出分支，分布于胸、腹及盆腔的内脏器官。

（一）心丛

心丛（cardiac plexus）由两侧交感干的颈上、中、下神经节和T1—T4或T5神经节发出的心支，以及迷走神经的心支共同组成。心丛又可分为心浅丛和心深丛，浅丛位于主动脉弓下方右肺动脉前方，深丛位于主动脉弓和气管杈之间。心丛内有心神经节（副交感节），来自迷走神经的副交感节前纤维在此交换神经元。心丛的分支组成心房丛和左、右冠状动脉丛，随动脉分支分布于心肌（图3-2-16）。

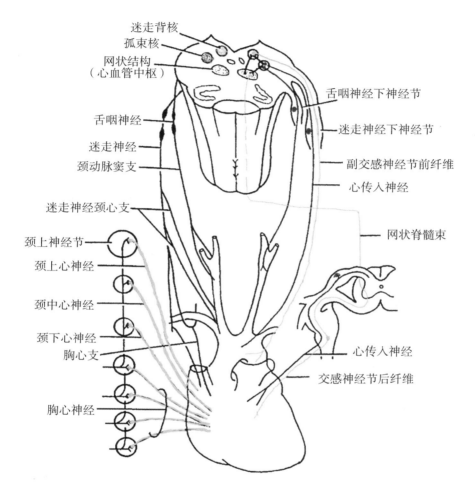

迷走背核
孤束核
网状结构（心血管中枢）
舌咽神经
迷走神经
颈动脉窦支
迷走神经颈心支
颈上神经节
颈上心神经
颈中心神经
颈下心神经
胸心支
胸心神经
舌咽神经下神经节
迷走神经下神经节
副交感神经节前纤维
心传入神经
网状脊髓束
心传入神经
交感神经节后纤维

图3-2-16　心的神经支配与血压调节

（二）肺丛

肺丛（pulmonary plexus）位于肺根的前、后方，与心丛互相连续，丛内亦有小的神经节为迷走神经节后神经元。肺丛由迷走神经的支气管支和交感干的 T2—T5 胸神经节的分支组成，也有心丛的分支加入，其分支随支气管和肺血管的分支入肺。

（三）腹腔丛

腹腔丛（celiac plexus）位于腹腔干和肠系膜上动脉根部周围。丛内主要含有腹腔神经节、肠系膜上神经节、主动脉肾神经节等。此丛由来自两侧的胸交感干的内脏大、小神经和迷走神经后干的腹腔支，以及腰上部交感神经节的分支共同构成。来自内脏大、小神经的交感节前纤维在丛内神经节交换神经元，来自迷走神经的副交感节前纤维则到所分布的器官附近或肠管壁内交换神经元。腹腔丛及丛内神经节发出的分支伴动脉的分支分布，可分为许多副丛，如肝丛、胃丛、脾丛、肾丛及肠系膜上丛等，各副丛则分别沿同名血管分支到达各脏器（图3-2-6）。

（四）腹主动脉丛

腹主动脉丛（abdominal aortic plexus）位于腹主动脉前面及两侧，是腹腔丛在腹主动脉表面向下延续部分，接受 L1—L2 神经节的分支。此丛分出肠系膜下丛，沿同名动脉分支分布于结肠左曲至直肠上段的肠管。腹主动脉丛的一部分纤维下行入盆腔，参加腹下丛的组成；另一部分纤维沿髂总动脉和髂外动脉组成与动脉同名的神经丛，随动脉分布于下肢血管、汗腺、竖毛肌（图3-2-6）。

（五）腹下丛

腹下丛（hypogastric plexus）可分为上腹下丛和下腹下丛。

（1）上腹下丛：位于第5腰椎体前面，腹主动脉末端及两髂总动脉之间，是腹主动脉丛向下的延续部分，两侧接受下位两腰神经节发出的腰内脏神经，在肠系膜下神经节交换神经元。

（2）下腹下丛：即盆丛（pelvic plexus），由上腹下丛延续到直肠两侧，并接受腰部交感干的节后纤维和 S2—S4 的副交感节前纤维。此丛伴随髂内动脉的分支组成直肠丛、精索丛、输尿管丛、膀胱丛、前列腺丛、子宫阴道丛等，并随动脉分支分布于盆腔各脏器（图3-2-8）。

二、一些重要器官的神经支配

因器官结构的复杂性和功能的多样性程度不一样，其神经支配的复杂程度也不一。以眼球和心的神经支配为例加以阐述，其余器官的神经支配见表3-2-4。

（一）眼球神经支配

（1）感觉神经：眼球的一般感觉冲动沿睫状长神经、鼻睫神经、眼神经、三叉神经进入脑干，终于三叉神经感觉核。

（2）运动神经：①交感神经节前纤维起自脊髓 T1—T2 侧角中间外侧核，经胸及颈交感干上升至颈上神经节交换神经元，节后纤维经颈内动脉丛、海绵丛，再穿经睫状神经节分布到瞳孔开大肌和血管，另有部分交感神经节后纤维经睫状长神经到达瞳孔开大肌。支配眼球的交感神经兴奋，引起瞳孔开大、虹膜血管收缩，切断这些纤维出现瞳孔缩小。损伤脊髓颈段和延髓及脑桥的外侧部亦可产生同样结果。有研究表明，这是因为交感神经的中枢下行束经过上述部位。临床上所见病例除有瞳孔缩小外，还可出现上睑下垂及同侧头面部汗腺分泌障碍等症状（又称为 Horner 综合征），因为交感神经除管理瞳孔外，也管理眼睑平滑肌，即上睑板肌［米勒肌（Müller muscle）］和头面部汗腺分泌。②副交感神经节前纤维起自中脑动眼神经副核，随动眼神经走行，在睫状神经节换元后，节后纤维经睫状短神经分布于瞳孔括约肌和睫状肌。副交感神经兴奋，瞳孔缩小，睫状肌收缩。切断这些纤维，瞳孔散大及调节视力功能障碍。临床上损伤动眼神经，除有副交感神经损伤症状外，还出现大部分眼球外肌瘫痪症状。

（二）心的神经支配

（1）感觉神经：传导心的痛觉纤维伴随交感神经行走（颈上心神经除外），至脊髓T1—T5节段，与心脏反射有关的感觉纤维，沿迷走神经行走，进入脑干（图3-2-16）。

（2）交感神经：节前纤维起自脊髓T1—T5节段的侧角中间外侧核，至交感干颈上、中、下神经节和上部胸神经节换元，自节发出颈上、中、下心神经及胸心支，到主动脉弓后方和下方，与来自迷走神经的副交感纤维一起构成心丛，心丛再分支分布于心。

（3）副交感神经：节前纤维由迷走神经背核发出；沿迷走神经心支走行，在心神经节换元后，分布于心。

刺激支配心脏的交感神经，引起心动过速，冠状血管舒张。刺激迷走神经，引起心动过缓，冠状血管收缩。

（三）其他器官

膀胱的神经支配与排尿反射如图3-2-17所示。

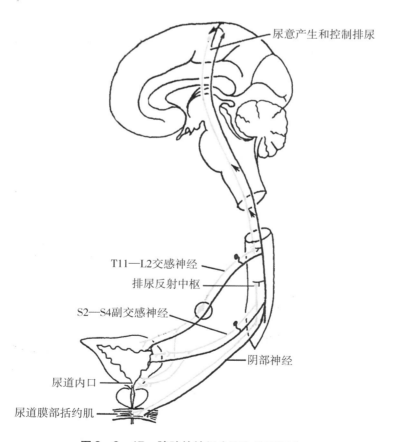

图3-2-17　膀胱的神经支配和排尿调节

表 3-2-4　内脏器官的神经支配

器官名	感觉神经		交感神经			副交感神经		
	传入神经及节段	躯体感觉神经（三叉神经、视神经）	节前纤维	节后纤维	功能	节前纤维	节后纤维	功能
眼球			T1—T2 脊髓侧角	沿动脉分支进入眼球	瞳孔开大、血管收缩	动眼神经副核	睫状短神经	瞳孔缩小、睫状肌有收缩
心	主体脉小体、主动脉窦经迷走神经至孤束核；颈中、颈下心神经，T1—T5 脊髓后角		T1—T6 脊髓侧角	颈上、中、下神经，加入心丛	心率加快、心缩力增强、冠脉扩张	迷走背核、迷走神经、心丛	心肌内	心率减慢、缩力减弱
支气管和肺	迷走神经至延髓孤束核；T2—T5 脊髓后角		T2—T5 脊髓侧角	颈下节、T1—T5 椎旁节发出、肺支、肺丛	支气管扩张、腺体分泌抑制、血管收缩	迷走背核、迷走神经、支气管和肺丛	肺内支	支气管收缩、腺体分泌
胃、结肠左曲以上肠管	内脏大、小神经，T6—T12 入脊髓后角；迷走神经至孤束核		T1—T12 脊髓侧角，经内脏大、小神经，腰内脏神经	椎前神经各节、节后纤维沿血管分布，肺支、肺丛	减少肠管蠕动、抑制分泌、抑制括约肌、血管收缩	迷走背核至迷走神经，食管丛、胃丛、腹腔丛、肠系膜上丛	胃肠壁内	促进蠕动、增强分泌
结肠左曲以下肠管	盆丛、盆内脏神经至 S2—S4 脊髓后角；腰内脏神经和交感干骶部的分支，L1—L3 入脊髓后角		T12—L3 脊髓侧角，经腰骶部内脏神经至肠系膜下丛、下腹下丛	随血管分布	抑制肠蠕动和肛门括约肌收缩	S2—S4 副交感核，经盆内脏神经至盆丛	随血管至器官	促进肠管蠕动、增强分泌和肛门括约肌松弛

（续上表）

器官名	感觉神经		交感神经			副交感神经		
	传入神经及节段	传入脑干	节前纤维	节后纤维	功能	节前纤维	节后纤维	功能
肝、胆、胰	内脏大、小神经，T4—T10脊髓后角	迷走神经至孤束核	T4—T10脊髓侧角，经内脏大、小神经腹腔丛	沿脏器血管周围形成丛	抑制腺体分泌	迷走背核，经迷走神经，腹腔丛，肾丛	沿血管进入脏器	促进腺体分泌
肾	内脏大、小神经，T6—T12入脊髓后角	迷走神经至延髓孤束核	T6—T12侧角，经内脏大、小神经，腹腔丛，主动脉肾丛	沿肾血管成丛分布	血管收缩	迷走背核，经迷走神经，腹腔丛，主动脉肾丛	沿血管分布	血管舒张，肾盂收缩
输尿管	T12—L2脊髓后角	盆内脏神经丛，经S2—S4后角	T12—L2脊髓侧角，经内脏大、小神经，肠系膜丛，肾丛	输尿管丛	抑制输尿管	S2—S4副交感核，经盆内脏神经，输尿管丛	输尿管壁内	增强输尿管蠕动
膀胱	腰内脏神经，L1—L2脊髓后角（膀胱张力）	盆内脏神经，经S2—S4后角（膀胱张力）	L1—L2脊髓侧角，经腰内脏神经，腹主动脉部下丛，盆丛	膀胱丛	血管收缩，尿道口闭（闭尿）	S2—S4副交感核，经盆内脏神经，盆丛，膀胱丛	膀胱壁内支	逼尿肌收缩，排尿
男性生殖器官	盆丛、交感干，T11—T12脊髓后角	—	T11—T12交感干	腹腔丛、腹下丛、盆丛，沿前列腺丛至睾丸精索至睾丸	关闭尿道，配合射精	S2—S4副交感核，经盆内脏神经，盆丛，前列腺丛	前列腺，尿道，海绵体血管	促进海绵体血管舒张，阴茎勃起
子宫	腰内脏神经和内脏最小神经，经T12—L2入脊髓后角	盆内脏神经丛，经S2—S4后角（宫颈痛觉）	T12—L2脊髓侧角，经腰、骶内脏神经	腹下丛、下腹下丛，经盆丛、子宫阴道丛至子宫壁	血管收缩，妊娠子宫收缩，正常子宫舒张	S2—S4骶副交感核，经盆内脏神经，盆丛阴道丛，子宫阴道丛	子宫壁内	舒张血管，对子宫肌的舒张作用不强

小结

（1）内脏运动神经和躯体运动神经最大的差异就是中枢和效应器不同。内脏运动神经不受意识支配，因此称为自主神经或植物神经。

（2）自主神经有交感神经和副交感神经之分，许多器官受双重神经支配，两者的功能是拮抗的，但总是保持一种平衡，这种平衡是维持内脏正常活动的关键，一旦平衡打破，将导致内脏功能失调。

（3）交感神经和副交感神经最主要的差别在于低级中枢不同和节后纤维释放的神经递质不同。因此，其功能不同。

（4）大多数内脏感觉是非意识性的，其中枢在延髓孤束核的下部，但内脏感觉也有痛觉，其传入纤维也从脊神经后根进入，因此就有牵涉痛的现象。

（5）迷走神经是混合性神经，但更重要的是副交感神经。

思 考 题

（1）上、下肢交感神经通过什么途径到达？

（2）简述 Homer 综合征的临床表现及其产生机制。

（3）简述交感神经与副交感神经在形态结构和功能上区别。

测 试 题

单项选择题

1. 以下哪一项是特异性深感觉传导路的交叉部位？（　　　）

A. 脊髓白质前联合 　　　　　　　　　　　B. 脊髓白质后联合

C. 内侧丘系交叉 　　　　　　　　　　　　D. 中脑被盖腹侧交叉

E. 斜方体

2. 脊髓小脑前束、后束传导什么感觉？（　　　）

A. 意识性痛温觉 　　　　　　　　　　　　B. 非意识性本体感觉

C. 意识性本体感觉 　　　　　　　　　　　D. 浅感觉

E. 深感觉

3. 在 T8 脊髓节段以下，没有下列哪一神经束？（　　　）

A. 薄束 　　　　　　　　B. 楔束 　　　　　　　　C. 脊髓小脑后束

D. 皮质脊髓侧束 　　　　E. 皮质脊髓前束

4. 脊柱胸下段椎管后部左侧有一肿瘤，最可能造成什么伤害？（　　　）

A. 左侧痛温觉损害 　　　　　　　　　　　B. 右侧痛觉损害

C. 左侧脐以下下半身深感觉损害 　　　　　D. 左侧下肢瘫痪

E. 右侧脐以下下半身深感觉损害

4. 以下哪一项是胸核接受的纤维？（　　　）

A. 对侧内脏感纤维 　　　　　　　　　B. 同侧脊髓小脑后束纤维

C. 对侧脊髓小脑后束纤维　　　　　　　D. 对侧脊髓小脑前束纤维

E. 同侧脊髓小脑前束纤维

5. 颈膨大和腰骶膨大前角内侧部接受的是什么纤维？（　　　）

A. 双侧皮质脊髓侧束纤维　　　　　　　B. 对侧皮质脊髓侧束纤维

C. 对侧脊髓前束纤维　　　　　　　　　D. 双侧皮质脊髓前束纤维

E. 同侧皮质脊髓前束纤维

6. 以下哪一项是只接受对侧皮质核束，不接受同侧皮质核束的运动核？（　　　）

A. 动眼神经核　　　　　B. 外展神经核　　　　C. 舌下神经核

D. 副神经核　　　　　　E. 疑核

7. 一侧视束含有什么纤维？（　　　）

A. 同侧视网膜纤维　　　　　　　　　　B. 同侧视神经纤维

C. 对侧视神经纤维　　　　　　　　　　D. 双眼同侧半视网膜纤维

E. 双眼对侧半视网膜纤维

8. 下列对应关系，哪一项正确的？（　　　）

A. 视束—外膝体　　　　　　　　　　　B. 外侧丘系—上丘臂

C. 脊丘系—丘脑腹后内侧核　　　　　　D. 三叉丘系—丘脑腹后外侧核

E. 脊髓小脑后束—小脑上脚

9. 关于三叉神经脊束，下列哪一项选项是正确的？（　　　）

A. 三叉神经节进入脑桥和延髓的纤维

B. 三叉神经交叉纤维

C. 三叉神经交叉后的纤维

D. 三叉神经投射至大脑皮层的纤维

E. 三叉神经核发出参与角膜反射的纤维

10. 以下选项中，除外哪一项，均对脊髓运动神经元既有兴奋作用，又有抑制作用？
（　　　）

A. 红核脊髓束　　　　　B. 网状脊髓束　　　　C. 顶盖脊髓束

D. 前庭脊髓束　　　　　E. 皮质脊髓束

11. 下列哪一类神经元不是躯体感觉初级感觉神经元？（　　　）

A. 蜗神经节双极神经元

B. 视网膜节细胞

C. 视网膜双极细胞

D. 三叉神经节内假单极感觉神经元

E. 脊神经节内假单极感觉神经元

12. 下列哪个通路为多巴胺能通路？（　　　）

A. 脑干网状结构非特异性上行激动系统　　　B. 蓝斑核→孤束核、脊髓

C. 脑干中缝核群→脑桥蓝斑　　　　　　　　D. 纹状体→黑质

E. 黑质→纹状体

（易西南）

第三章　神经系统对内脏活动、本能行为和情绪的调控

机体的内脏活动不同于躯体运动，它主要受自主神经系统的调控。本能行为受下丘脑和边缘系统等其他神经中枢的调控。情绪则由脑内奖赏系统和惩罚系统调控，并引起自主神经系统活动的改变。

 第一节　神经系统对内脏活动的调节

中枢神经系统的各级水平都存在调节内脏活动的区域，调节主要通过反射完成，其传出神经为自主神经系统，它们共同完成对内脏活动的调节。

一、脊髓对内脏活动的调节

脊髓休克的动物在恢复后，一些内脏反射（如发汗反射、排尿反射、排便反射、阴茎勃起反射和血管张力反射）可逐渐恢复，表明脊髓是多种内脏反射的基本中枢。但脊髓水平的内脏反射功能是初级的，由于失去了高位中枢的调控作用，不能很好地适应和满足正常生理功能的需要。例如，脊髓离断患者在脊髓休克恢复后，患者的血压虽可恢复到一定水平，但体位性血压反射的调节能力变差，故患者由平卧位转为直立位时常感头晕。此外，患者的排尿能力有一定程度的恢复，但排尿反射不受意识控制，从而出现尿失禁，且排尿不完全。

二、脑干对内脏活动的调节

许多基本生命现象，如循环、呼吸等的反射调节在延髓水平已初步完成，因此延髓有"生命中枢"之称。由延髓发出的副交感传出纤维支配头面部的腺体、心、支气管、喉、食管、胃、胰腺、肝和小肠等。脑干网状结构中存在许多与内脏活动调节有关的神经元，其下行纤维支配并调控脊髓水平的自主神经功能。此外，中脑是瞳孔对光反射的中枢，中脑和脑桥对循环、呼吸、排尿等内脏活动也有调节作用。

三、下丘脑对内脏活动的调节

下丘脑是调节内脏活动的较高级中枢。它通过调节自主神经系统活动，整合和调控体温、水平衡、内分泌、情绪活动及生物节律等多种复杂的生理功能而影响内脏活动。

（一）自主神经系统活动调节

下丘脑通过传出纤维到达脑干和脊髓，影响自主神经系统节前神经元的紧张性，从而

调控循环、呼吸、消化和泌尿等多种内脏活动。在动物实验中，刺激下丘脑视前区可引起血压下降和心率减慢，而刺激后部和外侧部，则引起血压升高和心率加快；刺激下丘脑灰结节内侧部，可引起心率减慢和胃肠蠕动增强，而刺激外侧部可引起血压升高、呼吸加快、胃肠道蠕动减慢和瞳孔扩大等；刺激漏斗后部显著增强交感神经系统兴奋性，表现为呼吸、心率加快、血压升高、胃肠道蠕动减慢、瞳孔扩大和基础代谢率升高等。

（二）体温调节

体温调节的基本中枢在视前区 - 下丘脑前部（preoptic-anterior hypothalamus area，PO/AH）。该处存在温度敏感神经元，既可感受所在部位的温度变化，也能对外周传入的温度信息进行整合，并能发出指令调控机体的产热和散热活动，维持体温相对恒定。在哺乳动物实验中，若在间脑以上切除大脑皮质，动物体温可保持相对稳定；若在下丘脑以下部位切断脑干，动物不能维持体温。

（三）水平衡调节

下丘脑可以调节水的摄入和排出，维持机体的水平衡。下丘脑前部存在渗透压感受器，可通过渴觉引起饮水行为；还可感受血液中渗透压的变化，调节下丘脑视上核和室旁核抗利尿激素的合成与释放，从而调节肾脏的排泄功能。毁损动物下丘脑可导致饮水量增加与多尿，说明下丘脑在渴觉形成和调控水代谢中发挥重要作用。

（四）对垂体激素分泌的调节

下丘脑通过垂体门脉系统（hypophyseal portal system）和神经垂体束调节腺垂体与神经垂体的内分泌功能，影响激素的合成、贮存和分泌，间接调节内脏功能。

（五）生物节律控制

机体内许多活动能按一定的时间顺序发生周期性变化的现象称为生物节律（biorhythm）。按发生的频率高低，生物节律可分为高频节律（周期小于 1 日，如心动周期、呼吸周期等）、中频节律（日周期，如体温、睡眠、生长激素的分泌等）和低频节律（周期大于 1 日，如月经周期等）。其中，日周期节律也称为昼夜节律（circadian rhythm），是许多生理活动都具有的，也是人体最重要的生物节律。视交叉上核（suprachiasmatic nucleus，SCN）是哺乳动物控制日节律的关键部位，主要作用是使内源性日节律适应外界环境的昼夜节律，并使机体组织器官不同的节律与视交叉上核的节律同步，其机制与调控松果体分泌褪黑激素有关。

四、大脑皮质对内脏活动的调节

（一）边缘系统

大脑半球内侧面与脑干连接部和胼胝体旁的环周结构称为边缘叶。边缘叶和大脑皮质的岛叶、颞极、眶回及皮质下的杏仁核、隔区、下丘脑、丘脑前核等结构，统称为边缘系统（limbic system）。边缘系统对内脏活动的调节较为复杂，如刺激扣带回前部的不同区域，可分别出现呼吸抑制或加速、心率减慢或加快、血压下降或上升、瞳孔扩大或缩小；刺激杏仁核中央部可引发咀嚼，引起唾液和胃液分泌增加、胃肠蠕动增强、心率减慢、瞳孔扩大；刺激隔区不同区域可出现阴茎勃起、血压下降或上升、呼吸暂停或加强等变化。

（二）新皮层

新皮层指大脑皮质中除边缘系统以外进化程度最高的大脑半球外侧面结构，约占皮层的96%，是调控内脏活动的高级中枢。动物实验中，电刺激新皮层 Brodmann 分区的第4区内侧面，可引起直肠与膀胱运动的变化；刺激其外侧面，可引起肺、血管运动的变化；刺激其底部，可引起消化道运动及唾液分泌的变化。刺激 Brodmann 分区的第6区可引起竖毛、出汗及上、下肢血管的舒缩反应；刺激第8区和第19区除能引起眼外肌运动外，还可引起瞳孔的反应。若切除新皮层，动物除感觉和躯体运动功能丧失外，许多内脏功能（如调节血压、排尿、体温等）均发生异常。

五、自主神经系统对内脏活动的调节

自主神经系统（autonomic nervous system）包括交感神经系统（sympathetic nervous system）和副交感神经系统（parasympathetic nervous system），它们均受中枢神经系统的控制（图3-3-1）。其主要功能是调节心肌、平滑肌和腺体（消化腺、汗腺、部分内分泌腺）的活动，以维持内环境的稳态。

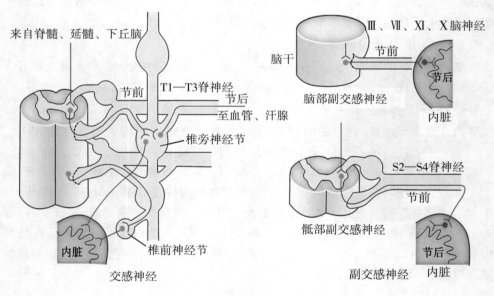

图3-3-1　自主神经结构模式

自主神经系统通过两级神经元发挥作用，节前神经元胞体位于脊髓和低位脑干内，发出的神经纤维称为节前纤维，在神经节处换元后，发出节后纤维支配效应器官。交感神经节前纤维起自脊髓的胸、腰段（T1—T3），而副交感的节前纤维起自脑干和脊髓骶段（S2—S4）。交感神经节位于椎旁节和椎前节内，远离效应器，因此节前纤维短而节后纤维长。副交感神经节通常位于效应器壁内，故节前纤维长而节后纤维短。交感和副交感的节前神经元都释放乙酰胆碱，大部分交感节后神经元释放去甲肾上腺素，副交感节后神经元释放乙酰胆碱。交感神经作用广泛，几乎支配所有内脏器官。副交感神经作用较局限，有些器官（如皮肤和骨骼肌的血管、肾上腺髓质和肾脏等）没有副交感神经支配。

多数组织器官受交感神经和副交感神经双重支配，但两者的作用常相互拮抗。如心交感神经加强心脏的活动，心迷走神经则抑制心脏活动；交感神经抑制胃肠的运动和分泌，迷走神经则起增强作用。这种相互拮抗的双重作用，可使组织器官的活动状态快速调整以适应机体的需要，在维持机体稳态中起到重要作用。

 ## 第二节　神经系统对本能行为和情绪的调控

本能行为（instinctual behavior）是指动物在进化过程中形成，经遗传固定下来的对个体生存和种属延续具有重要意义的行为，如摄食、饮水和性行为等。情绪（emotion）是指人类和动物对环境刺激所表达的一种特殊的心理体验，可分为积极情绪和消极情绪两类，包括有恐惧、焦虑、悲哀、痛苦、发怒、平静、愉快和惊讶等多种表现形式。在本能行为和情绪活动进行过程中，常伴有自主神经功能、内分泌功能的变化，并辅助于某种固定形式的躯体运动改变。本能行为和情绪主要受下丘脑和边缘系统的调控，新皮层和意识起调节作用，后天学习和社会因素也对其有一定影响。

一、本能行为的调控

（一）摄食行为

摄食行为是动物维持个体生存的基本活动。下丘脑存在摄食中枢（feeding center）和饱中枢（satiety center），两者相互制约，共同调节摄食行为。动物实验中，刺激下丘脑外侧核可引起动物多食，毁损该部位则引起拒食，提示该区为摄食中枢。刺激下丘脑腹内侧核引起动物拒食，破坏该区则导致食量和体重增加，提示该区为饱中枢。此外，用微电极分别记录下丘脑外侧核和腹内侧核的神经元放电，观察到在饥饿情况下，前者放电频率较高而后者放电频率较低，静脉注射葡萄糖后，则发生相反的变化，说明下丘脑的摄食中枢和饱中枢之间存在交互抑制的关系。

杏仁核（amygdala）也参与摄食行为的调节。杏仁中央核有类似摄食中枢的作用，而杏仁基底外侧核群神经元的活动可易化饱中枢，抑制摄食中枢的活动。损毁杏仁中央核可引起摄食抑制，损毁杏仁基底外侧核则动物因摄食过多而肥胖。同时记录杏仁核基底外侧核群和下丘脑摄食中枢神经元放电，当一个核内神经元放电增多时另一个核内神经元放电减少，反之亦然，可见两者自发放电相互制约。此外，隔区对摄食行为也具有调控作用。

研究表明，脑内多巴胺系统在激发摄食中发挥重要作用，而5-羟色胺系统与抑制摄食相关。研究发现脂肪细胞释放的瘦素分子，与第三脑室附近的下丘脑弓状核的瘦素受体结合后，能明显抑制摄食。

（二）饮水行为

饮水行为是通过渴觉引起的。边缘系统和下丘脑在渴觉的形成和饮水行为的调控中起重要作用，大脑皮质可主动控制饮水行为。在人类，习惯、文化和精神因素也会影响饮水行为。

渴觉的产生主要与血浆晶体渗透压升高和细胞外液量明显减少有关。前者通过刺激下丘脑前部的渗透压感受器，引起下丘脑相关神经元分泌抗利尿激素起作用，故在临床上，下丘脑视旁核损伤会引起抗利尿激素分泌障碍而导致尿崩症。后者则主要由肾素－血管紧张素系统介导，低血容量能刺激肾素分泌增加，此时血液中的血管紧张素Ⅱ含量增高，血管紧张素Ⅱ能作用于间脑的特殊感受区穹窿下器（subfornical organ，SFO）和终板血管器（organum vasculosum of the lamina terminalis，OVLT），引起渴觉，产生饮水行为。

（三）性行为

性行为（sexual behavior）是动物维持种系繁衍的基本活动。中枢神经系统不同水平均可对性行为进行调控。性交由一系列的反射在脊髓和低位脑干进行整合，但伴随它的行为和情绪成分（如性交的欲望）则很大程度上受到下丘脑、边缘系统和大脑皮质的调控。在动物实验，刺激大鼠、猫、猴等动物的下丘脑内侧视前区，动物均可出现性行为，损毁该部位，则出现对异性的冷漠和性行为的丧失。此外，杏仁核的活动也与性行为有密切关系。实验表明，杏仁外侧核及基底外侧区有抑制性行为的作用，而杏仁内侧区则可兴奋性行为。在人类，大脑皮质对性行为的控制起主导作用。

二、情绪的调控

（一）恐惧和发怒

动物在恐惧（fear）时表现为出汗、瞳孔扩大、蜷缩、左右探头企图寻机逃跑等；而在发怒（rage）时则表现出攻击行为，如竖毛、张牙舞爪、发出咆哮声等。引发恐惧和发怒的环境刺激具有相似之处，一般都是对动物的机体或生命可能或已经造成威胁和伤害的信号。当危险信号出现时，动物通过快速判断后作出抉择，或者逃避，或者进行格斗。因此，恐惧和发怒是一种本能的防御反应（defense reaction），也称为格斗－逃避反应（fight-flight reaction）。

下丘脑近中线两旁的腹内侧区被称为防御反应区（defense area）。电刺激该区，动物在清醒状态下可诱发防御反应，在麻醉状态下，则引起交感神经系统兴奋效应。电刺激下丘脑外侧区，动物出现攻击、格斗行为；刺激下丘脑背侧区，动物出现逃避行为。在人类，下丘脑疾患时也往往伴有不正常的情绪反应。平时下丘脑的防御活动受到大脑皮质的抑制而不易表现出来，一旦抑制解除，就会出现防御反应的易化。在间脑水平以上切除大脑的猫，给予微弱的刺激，就能激发强烈的防御反应，表现为张牙舞爪的模样，好像正常猫在进行搏斗时的表现，这一现象称为假怒（sham rage）。

边缘系统和中脑等部位也参与情绪调节。如电刺激中脑中央灰质背侧部也能引起防御反应；电刺激杏仁核外侧部，动物出现恐惧和逃避反应，而刺激杏仁核内侧部和尾部，则出现攻击行为。

（二）愉快和痛苦

愉快（pleasure）是一种积极的情绪，通常由能够满足机体需要的刺激引起，如在饥饿时得到食物；痛苦（agony）则是一种消极的情绪，一般由伤害躯体和精神的刺激或因机体的需求得不到满足而引起，如创伤、饥渴和寒冷等。

在动物实验中，预先在脑内埋藏一个刺激电极，并安置一个可自我控制的开关，一旦开启系统，刺激电极对特定脑区施加刺激，这种实验方法称为自我刺激（self-stimulation）。如果将电极置于大鼠脑内从中脑被盖腹侧区延伸到额叶皮层的近中线部分，包括中脑被盖腹侧区、内侧前脑束、杏仁、伏隔核和额叶皮层等结构，动物只要在无意中有过一次自我刺激的体验后，就会反复进行自我刺激，很快发展到长时间连续自我刺激。表明刺激这些脑区能引起动物的自我满足和愉快，这些脑区被称为奖赏系统（reward system）。奖赏效应可能与从中脑被盖腹侧区到伏隔核的多巴胺能通路有关。如果置电极于大鼠下丘脑后部的外侧部分、中脑的背侧和内嗅皮层等部位，无意的一次自我刺激将使动物出现退缩、回避等表现，以后则不再进行自我刺激。表明刺激这些脑区可使动物感到畏惧和痛苦，这些脑区被称为惩罚系统（punishment system）。在一些患有精神分裂症、癫痫或肿瘤伴有顽痛的患者中进行自我刺激试验，其结果也极为相似。

（三）焦虑和抑郁

焦虑（anxiety）是人类对潜在或真实存在的挑战和威胁所产生的一种复杂的情绪反应，其反应强度与现实的威胁程度相一致，因而具有适应性意义。病理性焦虑是指不适当的焦虑表现，没有明确的致焦虑环境因素，且环境因素和反应不相称，表现为严重的或持续的焦虑反应。抑郁（depression）是一种以情绪低落为主的精神状态，偶然的抑郁是正常的情绪反应，可经适度的自我调适而恢复情绪稳定。病理性抑郁表现为显著而持久的心境低落，且心境与其处境不相称，主要表现为悲观、绝望、意志活动减退，严重时可有自杀念头和行为。抑郁症的发生可能与大脑突触间隙神经递质 5 - 羟色胺和去甲肾上腺素的浓度下降有关。

三、情绪生理反应

情绪生理反应（emotional physiological reaction）指在情绪活动过程中伴随发生的一系列生理变化，主要包括自主神经系统和内分泌系统功能活动的改变。

（一）自主神经系统功能活动的改变

多数情况下，情绪生理反应表现为交感神经系统活动的相对亢进。例如，动物在发动防御反应时，可出现瞳孔扩大、出汗、心率加快、血压升高、骨骼肌血管舒张、皮肤和内脏血管收缩等交感活动的增强。其意义在于重新分配各器官的血流量，使骨骼肌在格斗或逃跑时获得充足的血供。在某些情况下也可表现为副交感神经系统活动的相对亢进，如食物性刺激可增强消化道运动和消化液分泌，性兴奋时生殖器官血管舒张，焦虑引起排尿、排便次数增加，悲伤时表现为流泪等。

（二）内分泌系统功能活动的改变

情绪生理反应常引起多种激素分泌改变。例如，在创伤、疼痛等原因引起应激反应而出现痛苦、恐惧和焦虑等情绪反应中，血中促肾上腺皮质激素和肾上腺糖皮质激素浓度明显升高，肾上腺素、去甲肾上腺素、生长激素、血管升压素和催乳素等浓度也升高。情绪波动时往往出现性激素分泌紊乱，并引起育龄期女性月经失调和性周期紊乱。

小结

（1）脊髓、脑干、下丘脑、大脑皮质及自主神经系统均参与对内脏活动的调控。下丘脑是内脏调控的较高级中枢。解剖学显示下丘脑体积很小，神经细胞不多，但它却可调控体温、水平衡、内分泌、糖代谢、脂代谢、情绪活动及生物节律等多种复杂的生理功能，那么下丘脑的神经元是否与其他中枢的神经元不同？不同在哪里？需要进一步的研究。

（2）自主神经系统包括交感神经系统和副交感神经系统，它们均受中枢神经系统的控制。其主要功能是调节心肌、平滑肌和腺体的活动，以维持内环境的稳态。临床发现，上腹部突然受压迫可引起心率减慢和血压下降，甚至出现心脏停搏，这称为腹心反射；压迫眼球也可引起心率减慢，称为眼心反射。你能否根据学过的知识，绘制一幅腹心反射或眼心反射的反射环路图？

（3）本能行为控制主要是对摄食、饮水及性行为的神经调节，情绪的控制主要是恐惧和发怒、愉快和痛苦、焦虑和抑郁等方面的神经调节。抑郁症是以显著而持久的心境低落、思维迟缓、认知功能损害、意志活动减退和躯体症状为主要临床特征的疾病。有关抑郁症的病因、发病机制尚不明确。科学家们提出了一些假说，如5-羟色胺及其受体学说、多巴胺及其受体学说、去甲肾上腺素及其受体学说、乙酰胆碱能学说等，如何评价这些学说？抑郁症发生的秘密到底在哪里？

（4）情绪刺激可以引起身体的生理反应，主要包括自主神经系统和内分泌系统功能活动的改变。情绪刺激引起的生理反应因人而异，如有的人焦虑时可抑制胃肠道的蠕动和消化液的分泌，引起食欲减退而消瘦。有的人则出现相反的表现，引起食欲大大增强而肥胖。它们的反应机制有何不同，需要进一步研究探讨。

思 考 题

（1）下丘脑调节内脏活动主要在哪些方面？

（2）简述神经系统对摄食行为调节的可能机制。

（3）神经系统如何对生物进行节律控制？

（4）根据所学知识，结合查阅的相关资料，请简述抑郁症发生的可能机制。

（5）在情绪活动过程中，会伴随发生怎样的生理变化？

测 试 题

单项选择题

1. 下列哪一项被称为"生命中枢"？（　　　）

A. 脊髓 　　　　　　　　B. 延髓 　　　　　　　　C. 脑桥

D. 中脑 　　　　　　　　E. 基底神经节

2. 下列哪一项是人体控制日节律的关键部位？（　　　）

A. 红核 　　　　　　　　B. 杏仁核 　　　　　　　C. 隔区

D. 下丘脑视交叉上核

E. 中脑上下丘之间

3. 副交感神经兴奋时，可引起下列哪一项活动？（　　　）

A. 心率加快　　　　　　B. 血压升高　　　　　　C. 消化液分泌增多

D. 消化道运动减弱　　　E. 血管收缩

4. 下列哪一项是体温调节的基本中枢？（　　　）

A. 视前区 – 下丘脑前部　　　　　　　　　B. 下丘脑腹外侧核

C. 杏仁核　　　　　　　　　　　　　　　D. 下丘脑视旁核

E. 壳核

5. 动物的下丘脑摄食中枢毁损后，会出现下列哪一情况？（　　　）

A. 肥胖　　　　　　　　B. 拒绝摄食　　　　　　C. 大量饮水

D. 消化道运动增强　　　E. 多尿

多项选择题

1. 关于渴觉，下列哪些描述是正确的？（　　　）

A. 与血浆晶体渗透压升高有关

B. 可由细胞外液量明显减少引起

C. 渴觉产生时，抗利尿激素分泌减少

D. 引发饮水行为

E. 与基底神经节关系密切

2. 关于交感神经，下列哪些叙述是正确的？（　　　）

A. 节前纤维起自脊髓的胸、腰段

B. 节前神经元释放乙酰胆碱

C. 神经节位于效应器壁内

D. 作用局限

E. 节后神经元释放去甲肾上腺素

（樊守艳）

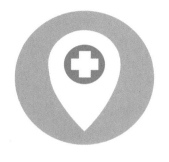

第四编 │ 感觉器官

第一章　概　述

　　人和动物可以通过感受器或感觉器官感受机体内、外环境的变化，然后通过神经的传递和整合产生相应的感觉，进而引起机体的反应，以使机体更好地适应内、外环境的变化。有些感受器始发的信息并不到达中枢神经系统的高级部位而引起主观感觉，只引起调节性反应。例如，压力感受器通过感受血管牵张引起压力感受性反射，并不引起特定感觉。人体主要的感觉有躯体感觉（包括浅感觉和深感觉）、内脏感觉及特殊感觉（如视觉、听觉、平衡觉、嗅觉、味觉）。

第一节　感受器的定义及分类

一、感受器的定义

　　感受器（sensory receptor）是指分布在体表或组织内部的专门感受机体内、外环境变化的结构或装置，其作用是将不同形式的刺激能量转换成生物电信号。感受器的结构具有多样性，外周感觉神经末梢是最简单的感受器，如与痛觉感受有关的游离神经末梢；有些感受器是由结缔组织构成的被膜样结构，包绕在裸露的神经末梢周围，如触觉小体和环层小体等；还有些感受器是由在结构和功能上都高度分化的细胞包绕在神经末梢周围而构成，如耳蜗中的毛细胞、视网膜中的视杆细胞和视锥细胞等。这些感受细胞连同它们的附属结构，构成复杂的感觉器官（sense organ）。高等动物最重要的感觉器官有眼（视觉）、耳（听觉）、前庭（平衡感觉）、嗅上皮（嗅觉）、味蕾（味觉）等，被称为特殊感觉器官（special sense organ）。

二、感受器的分类

（一）按存在位置分类

　　依据感受器所在部位、刺激来源等可将感受器分为 3 类：①外感受器（exteroceptor），分布于皮肤、黏膜、视器和听器等处，感受外界环境的刺激，如声、光、触、压、切割、温度等物理和化学刺激；②内感受器（interoceptor），分布于心血管和内脏等处，感受来自机体内部的物理和化学刺激，如温度、压力、渗透压、离子和化合物浓度等；③本体感受器（proprioceptor），分布于肌腱、关节、肌和内耳等处，感受机体运动和平衡变化时所产生的刺激。

（二）按刺激性质分类

依据感受器所接受刺激的性质，可将其分为 5 类：①温度感受器（thermoreceptor），可感知温度的变化；②机械感受器（mechanoreceptor），可检测感受器或邻近组织的机械变形；③伤害性感受器（nociceptor），可检测组织的损伤；④光感受器（photoreceptor），可感知视网膜上的光刺激；⑤化学感受器（chemoreceptor），可感受味道、气味、氧含量、渗透压，以及二氧化碳的浓度变化等。此外，依据感觉类型和刺激能量形式的分类方法，可将感受器分为痛觉感受器、视觉感受器、触压觉感受器等。

第二节 感受器的一般生理特性

一、感受器的适宜刺激

一种感受器通常只对某种特定形式的刺激最敏感，对其他形式的刺激则不敏感或根本不感受，这一敏感的刺激形式即为该感受器的适宜刺激（adequate stimulus）。例如，一定频率的机械振动疏密波是耳蜗毛细胞的适宜刺激，一定波长的电磁波则是视网膜感光细胞的适宜刺激。适宜刺激必须达到一定的强度和一定的作用时间才能引起特定的感觉。引起某种感觉的最小刺激称为感觉阈值（sensory threshold），包括强度阈值和时间阈值。对于一些特殊的感受器，还需要达到一定的作用面积，称为面积阈值。

感受器并非只对适宜刺激有反应，对某些非适宜刺激也可产生一定的反应，但所需的刺激强度要大得多。正因为如此，机体内、外环境的各种形式的变化，总是先作用于适宜它们的感受器，这有利于机体对一些有意义的变化产生敏锐的感受和准确的分析。

二、感受器的换能作用

感受器能将作用于它们的特定形式的刺激能量转换为传入神经的动作电位，发挥生物转换器的作用，这种能量转换称为感受器的换能作用（transducer function）。在换能过程中，一般不是直接将刺激能量转变为神经冲动，而是先在感受器细胞或传入神经末梢引起一种过渡性的局部膜电位变化，称为感受器电位（receptor potential）。感受器电位通常是由带电离子跨膜流动引起的去极化电位，但在视网膜感光细胞为超极化电位。感受器电位的产生机制不尽相同，有 G⁻ 蛋白偶联受体介导的信号转导，如视觉、嗅觉和味觉；有机械门控通道介导的信号转导，如听觉、触觉等，热、冷觉和某些化学因素（H^+、辣椒素等）由不同的瞬时受体电位（transient receptor potential，TRP）通道介导，而痛觉则可由多种信号分子介导。

感受器换能和动作电位的发生通常不在同一部位。在某些感受细胞和感觉神经纤维末端产生的感受器电位，当其到达感觉神经的第一个郎飞结或轴突始段时，只要去极化达到阈电位水平就可产生动作电位并沿感觉神经向远处传播（图 4 - 1 - 1）；在另一些感受细胞产生的感受器电位，则需要沿传入神经纤维传递至突触输出处，通过突触释放递质引发膜电位的改变。

感受器电位具有局部电位的性质，即非"全或无"式的，可以发生时间与空间的总和，并以电紧张的形式沿其细胞膜作衰减式的短距离扩布。因此，感受器电位可通过其幅度、持续时间和波动方向的变化反应外界刺激信号所携带的信息。感受器电位的产生并不意味着感受器功能的完成，只有当这些过渡性电变化使该感受器的传入神经纤维发生去极化并产生动作电位时，才标志着这一感受器换能作用的完成。

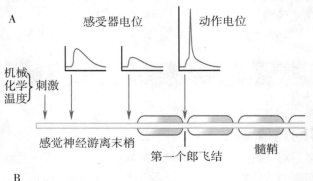

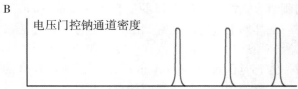

A：感觉神经游离末梢接受刺激时，产生感受器电位，随着该电位的衰减式传播，在传入纤维的第一个郎飞结处产生动作电位；B：电压门控钠通道的分布密度。

图 4 – 1 – 1　感受器电位转变为神经纤维上动作电位

三、感受器的编码功能

感受器在发生换能作用时，不仅发生了能量形式的转换，而且把刺激所包含的环境变化信息也转移到了动作电位的序列中，这就是感受器的编码（coding）功能。目前认为，感受器的编码作用涉及感觉系统的其他结构。感觉系统将刺激信号转变为可识别的感觉信号，主要包括刺激的类型、部位、强度和持续时间四种基本属性。

由于每种感受器都有其适宜刺激，可以感受不同形式的刺激，这就决定了感受器对刺激类型的识别，从而允许机体感知多种刺激，如机械、温度、化学和电磁刺激等。感受器对刺激部位的编码决定于传入冲动所到达高级中枢的部位。所以，当刺激发生在一个特定感觉的神经通路时，不管该通路的活动是何种方式引起的，引起的感觉总和其相联系的感受器受刺激引起的感觉相同。因此，肿瘤或炎症等病变刺激听神经时，患者会产生耳鸣的症状；电刺激视神经或枕叶皮质，也会产生光感。

刺激强度的编码与感受器电位的大小有关。较小强度的刺激可产生较小幅度的感受器电位，因达不到阈电位而不能产生动作电位。当刺激强度增大，可使感受器电位去极化至阈电位水平时，即可爆发动作电位。若继续增大刺激强度，使感受器电位持续维持在阈电位水平以上，动作电位可重复发生，使动作电位频率增加（图 4 - 1 - 2）；反之，动作电位频率下降。刺激时间的编码则是由脉冲序列的动态变化来反映的，与感受器电位的时程和被激活的感受器受体数目及属性关系密切。

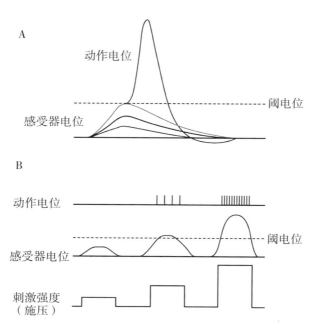

A：感受器电位和在此基础上产生的动作电位；B：感受器对不同刺激的反应。

图 4 - 1 - 2　感受器对刺激强度的编码示意

四、感受器的适应现象

当某一恒定强度的刺激作用于某一感受器时，刺激仍在继续，但其传入纤维上的动作电位的频率逐渐降低，这一现象称为感受器的适应（adaptation）。适应可因感受器的类型不同而有很大的差别。根据感受器产生适应的快慢，可将其分为快适应感受器和慢适应感受器两类（图 4 - 1 - 3）。皮肤触觉感受器，如环层小体、触觉小体、嗅觉感受器等，属于快适应感受器，它们受到持续刺激时，仅在刺激开始作用的短时间内发放传入冲动，此后冲动频率迅速下降，甚至消失。这类感受器对刺激的变化十分敏感，故适于传递快速变化的信息，有助于机体探索新异的物体或障碍物，接受新的信息。梅克尔触盘（Merkel's tactile disk）、鲁菲尼小体（Ruffini corpuscle）、肌梭、颈动脉窦压力感受器、关节囊感受器等属于慢反应感受器，它们在持续刺激的作用下，一般只在刺激开始后不久冲动频率略有下降，此后可在较长时间维持这一水平。这种感受器有利于机体对某些功能状态（如姿势、血压等）进行长期的监测与调节，或向中枢持续发放有害刺激的信号，以达到保护机体的目的。适应并非疲劳，感受器对某一强度的刺激产生适应后，若进一步加大刺激强度，则可引起其传入冲动的增加。

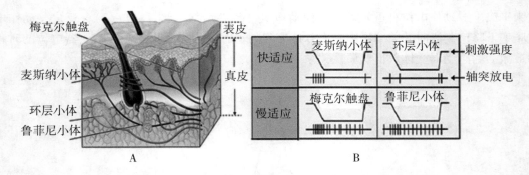

A：皮肤感受器的结构；B：感受器的快、慢适应性。

图 4 – 1 – 3　皮肤感受器的结构和适应性示意

感受器适应现象产生的机制比较复杂，它可发生在感觉信息转换的不同阶段。感受器的换能过程、离子通道的功能状态，以及感受器细胞与感觉神经纤维之间的突触传递特性等，均可影响感受器的适应。此外，不同类型的感受器产生适应的机制也不尽相同。

第三节　信息在感觉通路中的编码和处理

信息从感受器传向中枢的感觉通路由一系列以突触相连接的神经元组成，因此，编码过程不仅发生在感受器，还发生在每一级突触，从而使信息获得不断的处理和整合。

（一）特异神经能量定律

不同感觉的引起，除了刺激类型和所作用的感受器不同外，还与传入冲动所经过的专用通路及最终到达的大脑皮质的特定部位有关。因此，刺激某一种特定感觉的传入通路的任何部位，不管该通路的活动是何种方式引起的，所产生的感觉总与该通路的感受器在生理情况下受刺激引发的感觉相同。如用物体按压眼球，或电刺激视神经或枕叶皮质，都会产生光感。这一现象遵循德国生理学家 Müller 提出的特异神经能量定律（law of specific nerve energy）。

（二）感觉通路中神经元的感受野

感受野（receptive field）指一个感觉突触及其所有的分支末梢所分布的空间范围。感觉通路中的感受野指能影响某中枢感觉神经元活动的所有感受器组成的空间范围。凡是落在这个空间范围的刺激达到阈值，就能引起该神经通路的兴奋。不同的感觉神经元，其感受野的大小也不相同。例如，视网膜中央凹和手指尖皮肤的分辨率很高，感受器在此处分布密集，因而其相应感觉神经元的感受野就很小；而视网膜周边区域和躯干皮肤的分辨率较低，其感受器的分布较稀疏，所以相应感觉神经元的感受野就很大。此外，感受野之间并非截然分开，其常常相互交错，甚或部分重叠。

（三）感觉通路中的侧向抑制

侧向抑制（lateral inhibition）是指在某个神经元受到刺激而产生兴奋时，再刺激其相邻的神经元，后者所发生的兴奋对前者产生抑制的作用。20 世纪 40 年代，Hartline 和 Ratliff 在研究鲎的复眼时发现，当光照一个小眼（A）引起兴奋时，再光照邻近的小眼（B），A 的兴奋性下降，这就是存在于感觉系统中的侧向抑制。在感觉通路中，由于存在辐散式联系，一个局部刺激常可激活多个神经元，处于刺激中心区的投射纤维直接兴奋下一个神经元，而处于刺激周边区的投射纤维则通过抑制性中间神经元抑制其后续的神经元。这样，与来自中心区感觉神经元的信息相比，来自周边区的刺激是抑制的。可见，侧向抑制能加大刺激中心区和周边区神经元兴奋程度的差距，从而增强感觉系统的分辨能力。

第四节　一般躯体感觉和内脏感觉

一、痛觉

（一）定义和特征

痛觉（pain sensation）是一种与组织损伤有关的不愉快感觉和情感性体验，而引起痛觉的组织损伤可为实际存在的或潜在的。痛觉感受器不存在适宜刺激，任何形式（机械、温度、化学）的刺激只要达到对机体伤害的程度均可使痛觉感受器兴奋，因而痛觉感受器又称为伤害性感受器（nociceptor）。痛觉感受器不易发生适应，属于慢适应感受器，因而痛觉可成为机体遭遇危险的警报信号，对机体具有保护意义。

（二）致痛物质

体内外能引起疼痛的化学物质称为致痛物质。机体组织损伤或发生炎症时，由受损细胞释出的内源性致痛物质有 K^+、H^+、5 - 羟色胺、缓激肽、前列腺素、降钙素基因相关肽和 P 物质（substance P，SP）等。这些物质的细胞来源虽不完全相同，但都能激活伤害性感受器，或使其阈值降低。例如，从损伤细胞直接释出的 K^+ 可直接激活伤害性感受器；缓激肽是一种很强的致痛物质，由损伤和炎症部位的一种激肽释放酶降解血浆激肽原而生成，通过与缓激肽受体结合起作用；组胺由肥大细胞释放，低浓度时可引起痒觉，高浓度时则引起痛觉。这些致痛物质不仅参与疼痛的发生，也参与疼痛的发展，导致痛觉过敏。

（三）快痛与慢痛及其信息的处理与整合

痛觉感受器是游离神经末梢，主要有机械伤害性感受器（mechanical nociceptor）、温度伤害性感受器（thermal nociceptor）和多觉型伤害性感受器（polymodal nociceptor）。痛觉神经纤维有 A 类有髓纤维和 C 类无髓纤维两类，由于它们的传导速度不等，因而产生两种不同性质的痛觉，即快痛（fast pain）和慢痛（slow pain）。快痛是一种尖锐和定位明确的"刺痛"，发生快，消失也快，一般不伴有明显的情绪改变；慢痛则表现为一种定位不明确的"烧灼痛"，发生慢，消退也慢，常伴有明显的不愉快情绪。近年来发现，在这两类传入纤维末梢上存在瞬时受体电位（transit receptor potential，TRP）V_1（$TRPV_1$）、V_2（$TRPV_2$）和 M_8（$TRPM_8$）通道，前两种 TRP 通道介导伤害性热刺激，后一种 TRP 通道则介导伤害性冷刺激。快痛主要经特异投射系统到达大脑皮质的第一和第二感觉区；慢痛则主要投射到扣带回。此外，许多痛觉纤维经非特异投射系统投射到大脑皮质的广泛区域。

（四）躯体痛和内脏痛

疼痛是常见的临床症状。躯体痛包括体表痛和深部痛；内脏痛具有许多不同于躯体痛的特点，且存在一些特殊的疼痛，如体腔壁痛和牵涉痛。

1. 躯体痛

躯体痛发生在体表某处的疼痛称为体表痛。当伤害性刺激作用于皮肤时，可先后出现两种性质不同的痛觉，即快痛和慢痛。发生在躯体深部，如骨、关节、骨膜、肌腱、韧带和肌肉等处的痛感称为深部痛。深部痛一般表现为慢痛，其特点是定位不明确，可伴有恶心、出汗和血压改变等自主神经反应。出现深部痛时，可反射性引起邻近骨骼肌收缩而导致局部组织缺血，而缺血又使疼痛进一步加剧。缺血性疼痛的可能机制是肌肉收缩时局部组织释放某种致痛物质（properdin，P 因子）。当肌肉持续收缩而发生痉挛时，血流受阻而该物质在局部堆积，持续刺激痛觉感受器，使痉挛进一步加重；当血供恢复后，该致痛物质被带走或被降解，因而疼痛也得到缓解。

2. 内脏痛

内脏痛通常是由机械性牵拉、痉挛、缺血和炎症等刺激所致。内脏痛具有以下几个明显的特点：

（1）定位不准确。这是内脏痛最主要的特点，如腹痛时患者常不能说出所发生疼痛的明确位置，是因为内脏感觉的传入途径比较分散，即一个脏器的感觉纤维经过多个节段的脊髓进入中枢，而一条脊神经又包含来自几个脏器的感觉纤维。

（2）适宜刺激与躯体有明显差别。中空性内脏器官壁上的感受器对扩张性刺激和牵拉性刺激敏感，而对切割、烧灼等通常易引起躯体痛的刺激却不敏感。

（3）发生缓慢，持续时间长。内脏痛主要表现为慢痛，常呈渐进性增强，但有时也可迅速转为剧烈疼痛。

（4）伴有情绪和内脏活动。内脏痛能引起不愉快的情绪活动，常伴有恶心、呕吐，心血管和呼吸活动改变，这可能是因为内脏痛的传入通路和引起这些自主神经反应的通路之间存在密切的联系。

体腔壁痛和牵涉痛是较为特殊的内脏痛，对临床某些疾病的诊断具有一定意义。

体腔壁痛（parietal pain）是指内脏疾病所引起的骨骼肌痉挛或体腔壁浆膜受刺激而产生的疼痛。例如，胸膜或腹膜炎症时可发生体腔壁痛，这种疼痛也由躯体神经传入，如经膈神经、肋间神经传入，因此，体腔壁痛与躯体痛相似。

牵涉痛（referred pain）是指由内脏疾病引起的在体表某些特定部位发生疼痛或痛觉过敏的现象。例如心肌缺血时，常感到心前区、左肩和左上臂疼痛；肾结石时可引起腹股沟区疼痛；胆囊炎、胆石症发作时，可感觉右肩区疼痛；发生阑尾炎时，发病开始时常觉上腹部或脐周疼痛；患胃溃疡和胰腺炎时，可出现左上腹和肩胛间疼痛；输尿管结石则可引起睾丸疼痛等。由于牵涉痛的体表放射部位比较固定，因而在临床上有助于某些疾病的诊断。

牵涉痛的产生可用会聚－投射理论（convergence-projection theory）加以解释。体表和内脏的痛觉纤维在脊髓后角感觉传入的第二级神经元发生会聚（图4-1-4）。通常情况下，体表痛的传入冲动并不激活脊髓后角的第二级神经元，但当来自内脏的伤害性刺激冲动持续存在时，将会对体表传入冲动产生易化作用，此时脊髓后角第二级神经元被激活。这时中枢无法准确判断刺激来自体表还是来自内脏，由于中枢更善于识别体表信息，因此，常将内脏痛判为体表痛。

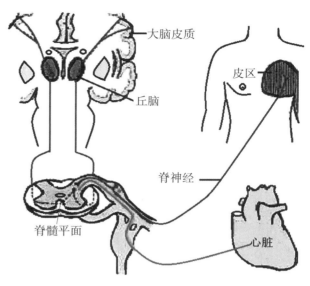

图4-1-4　牵涉痛产生机制示意

二、温度觉

温度觉（temperature sensation）分为各自独立的冷觉（cold sensation）和热觉（warmth sensation）。冷感受器则位于A类和C类传入纤维的末梢上，而热感受器位于C类传入纤维的末梢上。温度感受器在皮肤内呈点状分布。在人的皮肤上，冷感受器明显多于热感受器，前者为后者的5～11倍。冷感受器和热感受器的感受野都很小。实验表明，引起冷感受器放电的皮肤温度在10～40℃，当皮肤温度降到30℃以下时，冷感受器放电增加，冷觉随之增强。当皮肤温度升至30～46℃时，热感受器被激活而放电，放电频率随皮肤温度的升高而增高，所产生的热觉也随之增强。当皮肤温度超过46℃时，热觉突然消失，代之出现痛觉。

近年的研究发现，在温度感受器所在的C类纤维末梢上存在3种特殊的受体，它们的活化与温度感受器的兴奋有关，它们是2种介导产生热觉的香草素样受体（vanilloid receptors，VR）VR_1和VRL_1，以及介导产生冷觉的冷和薄荷醇敏感受体-1（cold and menthol sensitive receptors，CMR_1）。VR_1、VRL_1和CMR_1都是TRP兴奋性离子通道家族的成员。

三、触-压觉

触-压觉（touch-pressure sensation）是触觉（touch sensation）和压觉（pressure sensation）的统称，由皮肤受到机械性刺激而引起，后者实际上是持续性的触觉。人的皮肤内存在多种触-压觉感受器，它们在皮肤上呈点状分布，如触觉小体、环层小体等（图4-1-5）。只有当某些特殊的点被触及时，才能引起触觉，这些点称为触点（touch point）。相邻两个触点的最小距离称为两点辨别阈（threshold of two-point discrimination）。引起触-压觉的最小压陷深度称为触觉阈（tactile sensation threshold）。触觉阈的高低与感受器的感受野大小和皮肤上感受器的分布密度有关。在人的鼻、口唇和指尖等处，触觉感受器的感受野很小，而感受器分布密度却很高；相反，腕和足等处的感受野较大，而感受器密度却很低。因此，触觉阈在鼻、口唇和指尖处很低，而在腕和足等处很高。

触-压觉是中枢损伤中最不易缺损的感觉，除非损伤范围十分广泛，因为其传入冲动在内侧丘系和前外侧系两条通路中上行；经内侧丘系传导的精细触-压觉与刺激的具体定位、空间和时间的形式等有关，而经脊髓丘脑束传导的粗略触-压觉仅有粗略定位的功能。两条通路损伤时都有触觉阈升高和感受野面积减小的表现，但前者有震动觉（一种节律性压觉）和肌肉本体感觉功能减退的表现，触-压觉定位也受损；而后者的触-压觉缺损较轻微，触-压觉定位仍正常。

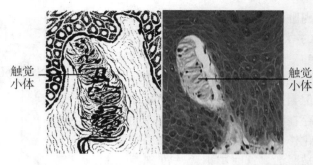

图4-1-5　触觉小体模式（左）和光镜下观（右）

四、本体感觉

本体感觉（proprioceptive sensation）是指来自躯体深部的肌肉、肌腱和关节等组织，主要对躯体的空间位置、姿势、运动状态和运动方向的感觉。感受器主要有腱器官、关节感受器和肌梭等。腱器官（tendon organ）感受骨骼肌的张力变化，对过度的肌牵张反射有保护意义，信息传入中枢后也产生相应的本体感觉。本体感觉的传入对躯体平衡感觉的形成具有一定作用。肌梭（muscle spindle）能感受骨骼肌的长度变化、运动方向、运动速度及其变化率，这些信息传入中枢后一方面产生相应的本体感觉，同时可反射性引起腱反射和维持肌紧张，并参与对随意运动的精细调节（图4-1-6）。经脊髓后索上行的本体感觉传入冲动中，有相当一部分进入小脑，故后索疾患时会导致本体感觉至小脑的传导受阻生而产生运动共济失调。

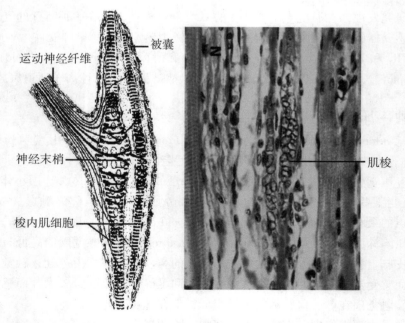

图4-1-6　肌梭模式（左）和光镜下观（右）

测 试 题

单项选择题

1. 当刺激感受器时，刺激虽在持续，但传入冲动频率已开始下降，这是什么现象？（ ）

A. 疲劳　　　　　　　　B. 抑制　　　　　　　　C. 适应

D. 传导阻滞　　　　　　E. 衰减传导

2. 下列关于感受器适应性的叙述，哪一个是错误的？（ ）

A. 刺激未变但传入冲动减少或消失

B. 适应是所有感受器的功能特点之一

C. 有快适应和慢适应感受器

D. 感受器适应与感觉适应相关

E. 感受器适应是因为感受器疲劳造成的

3. 下列对感受器电位的描述，哪一个是错误的？（ ）

A. 以电紧张方式扩布

B. 为感觉神经末梢或感受细胞上的局部电位

C. 为"全或无"式

D. 可以总和

E. 也称为发生器电位

4. 以下哪一个选项是感受器的刺激强度与传入神经发放冲动的频率之间的关系？（ ）

A. 成正比　　　　　　　B. 成反比　　　　　　　C. 呈正变

D. 呈反变　　　　　　　E. 无关系

5. 下列关于内脏痛的叙述，哪一个是错误的？（ ）

A. 对切割、烧灼刺激不敏感　　　　　　B. 对缺血、痉挛和炎症较敏感

C. 发生缓慢，持续期较长，定位不精确　　D. 常伴有牵涉痛

E. 对刺激的分辨能力较强

6. 传导慢痛和内脏痛的主要纤维是（ ）

A. B 类　　　　　　　　B. A_β　　　　　　　C. A_γ

D. A_δ　　　　　　　E. C 类

7. 以下哪一个选项是牵涉痛的定义？（ ）

A. 内脏痛引起体表特定部位的疼痛或痛觉过敏

B. 伤害性刺激作用于皮肤痛觉感受器引起的痛觉

C. 伤害性刺激作用于内脏痛觉感受器引起的痛觉

D. 肌肉和肌腱受牵拉时所产生的痛觉

E. 内脏及腹膜受牵拉时产生的感觉

8. 脊髓何处损伤可导致痛、温觉与触觉障碍分离的现象？（ ）

A. 完全横断　　　　　　B. 脊髓空洞症　　　　　C. 半离断

D. 前根受损　　　　　　E. 后角病变

（陶俊良　樊守艳）

第二章　视　器

　　人脑所获得的外界信息中，至少有70%以上来自于视觉（vision）。人们通过视觉系统能感知外界物体的形状、大小、颜色、动静、明暗、远近等。人类正是借助视觉系统才得以认识世界，进而改造世界。

　　眼是引起视觉的外周感觉器官，即视器（visual organ），视器包括眼球和眼副器。眼球主要功能是接受光波刺激并将刺激转化为神经冲动，神经冲动经视觉传导通路传至大脑视觉中枢，产生视觉。眼副器位于眼球周围，对眼球起支持、保护和运动作用。

第一节　眼球

　　眼球（eyeball）位于眶内，是视器的主要部分，近似球形。两眼眶各呈四棱锥形，内侧壁几乎平行，外侧壁向后相交成90°夹角。眼眶内侧壁与外侧壁的夹角为45°（图4－2－1、图4－2－2）。眼球通过筋膜与眶壁相连，后极借视神经连于视交叉。

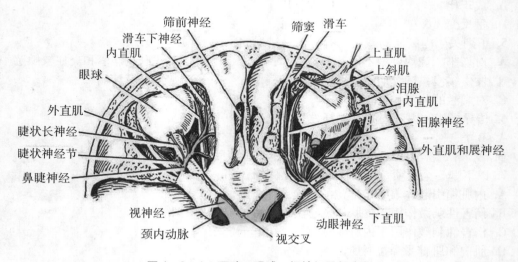

图4－2－1　眶壁、眼球、视神经及视交叉

　　当眼平视前方时，眼球前面正中点和后面正中点分别称为前极、后极，前、后极的连线称为眼轴。经瞳孔的中央至视网膜黄斑中央凹的连线称为视轴，眼轴与视轴的交叉呈锐角。在眼球的表面，把距前、后极等距离的各点连接起来的环形连线称为赤道。

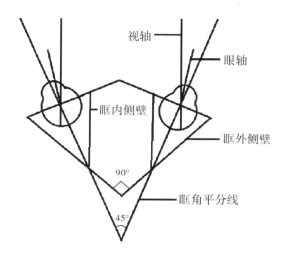

图 4 - 2 - 2　眶壁、眼轴和视轴

眼球包括眼球壁和眼球内容物（图 4 - 2 - 3、图 4 - 2 - 4）。

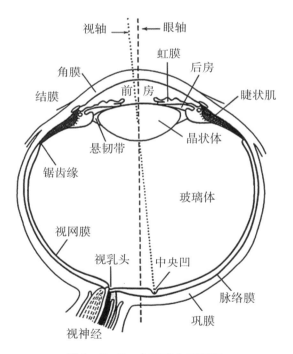

图 4 - 2 - 3　右眼球水平切面

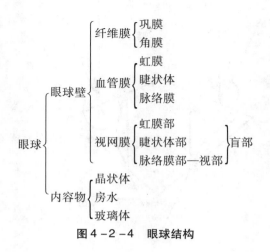

图 4 - 2 - 4　眼球结构

一、眼球壁

眼球壁从外向内分为 3 层，依次是眼球纤维膜、血管膜和视网膜（图 4 - 2 - 3）。

（一）眼球纤维膜

眼球纤维膜由前向后可分为角膜和巩膜两部分。由致密结缔组织构成，对眼球起着支持和保护作用。

（1）角膜（cornea）。角膜占眼球纤维膜的前 1/6，无色透明，富有弹性，无血管但含有丰富的感觉神经末梢。从前至后可将角膜分为以下 5 层（图 4 - 2 - 5）：①角膜上皮（corneal epithelium），由 5～6 层排列整齐的细胞构成，为未角质化的复层扁平上皮。其表面 1～2 层为扁平细胞，故角膜表面平整光滑，中间 3 层为多边形细胞，基部平坦，基底层为 1 层矮柱状细胞，具有一定的增殖能力。上皮更新较快，平均 7 天左右即可更新 1 次。上皮内含丰富的游离神经末梢，因此角膜感觉敏锐。②前界层（anterior limiting lamina），由胶原原纤维和基质构成，为不含细胞的薄层结构。③角膜基质（corneal stroma），也称为固有层，约占角膜全层厚度的 90%，主要成分为胶原板层。胶原板层由大量胶原原纤维平行排列，相邻板层的纤维排列方向互相垂直。胶原板层之间分布有散在的成纤维细胞，该细胞能产生基质和纤维，参与角膜损伤的修复。此外，角膜基质富含水分。④后界层（posterior limiting lamina），较前界层更薄，但结构与前界层相似。⑤角膜内皮（corneal endothelium），参与后界层的构成，为单层扁平或立方上皮。角膜的曲度较大，外凸内凹，具有屈光作用。角膜炎或角膜溃疡可致角膜混浊、失去透明性，影响视觉。角膜主要靠周围的毛细血管、泪液和房水滋养。

（2）巩膜（sclera）。巩膜占眼球纤维膜的后 5/6，乳白色不透明，厚而坚韧，有维持眼球形态和保护眼球内容物的作用。巩膜前

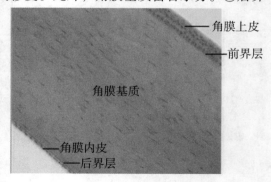

图 4 - 2 - 5　角膜光镜下观

缘与角膜缘相接，后方与视神经的硬膜相延续。在近角膜缘处的巩膜内，有一环形的小管称巩膜静脉窦（sinus venosus sclerae）（图4-2-6），是房水循环的通道。在巩膜与角膜交界处的外面稍内陷，称为巩膜沟。巩膜在视神经穿出的部位最厚，在眼球的赤道附近最薄，巩膜的前部露于眼裂，活体可以观察到，黄疸时可造成巩膜黄染，老年人的巩膜因脂肪沉积略呈黄色，先天性薄巩膜可呈蔚蓝色。

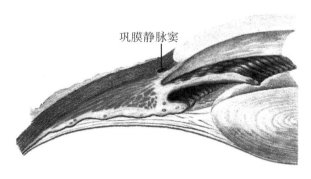

图4-2-6 巩膜静脉窦

（3）角膜缘（corneal limbus）。角膜缘指角膜与巩膜的环形带状移行区域。临床眼球前部手术通常经此处入路。角膜缘环绕角膜周边，宽1～2 mm。角膜缘上皮较厚，细胞通常超过10层，细胞较小，核深染。上皮内有黑素细胞，无杯状细胞。基底层细胞为矮柱状，排列成栅栏样。角膜缘基底层的细胞具有干细胞特征，称为角膜缘干细胞（limbal stem cell），可通过增殖不断向角膜中央方向迁移，补充角膜基底层细胞。因此，临床上可通过角膜缘移植，来治疗某些严重的眼球表面疾病。

巩膜静脉窦内侧是网格状的小梁网（trabecular meshwork），由小梁和小梁间隙构成。小梁内部为胶原纤维，表面覆以内皮。房水经小梁间隙流入巩膜静脉窦（图4-2-7）。

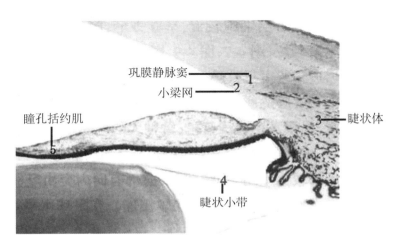

图4-2-7 眼球前部光镜下观

（二）眼球血管膜

眼球血管膜呈棕黑色，富含血管和色素细胞，具有营养眼球内部组织及遮光的作用。由前向后分为虹膜、睫状体和脉络膜3部分。

（1）虹膜（iris）。虹膜是血管膜最前部的薄膜，于冠状位呈圆盘状（图4-2-3、图4-2-8），中央有圆形的瞳孔（pupil），是光线进入眼球内部的通路。角膜与晶状体之间的空隙称为眼房（chambers of eyeball）。眼房被虹膜分为较大的前房和较小的后房，两者借瞳孔相交通。在前房的周边，虹膜与角膜交界处的环形区域，称为虹膜角膜角，又称为前房角。虹膜直径为12 mm，厚度约为0.5 mm，近瞳孔缘处较厚，周边较薄。虹膜由前向后分为3层，即前缘层（anterior border layer）、虹膜基质（iris stroma）和虹膜上皮（iris epithelium）。前缘层是一层不连续的黑素细胞和成纤维细胞。虹膜基质是富含黑素细胞和血管的疏松结缔组织。黑素细胞（melanocyte）呈有突起的不规则形，胞质内充满黑素颗粒。在近瞳孔缘的虹膜基质中有围绕瞳孔环行的宽带状平滑肌，收缩时使瞳孔缩小，称为瞳孔括约肌（sphincter pupillae muscle），受副交感神经支配，看近物时或在强光下，瞳孔缩小。虹膜上皮由两层细胞组成。前层为肌上皮细胞，以瞳孔为中心呈放射状分布，称为瞳孔开大肌（dilator pupillae muscle），收缩时使瞳孔开大，受交感神经支配，看远物时或在弱光下，瞳孔开大；后层细胞呈较大的立方形，胞质内充满黑素颗粒（图4-2-8、图4-2-9）。透过角膜可见虹膜及瞳孔。

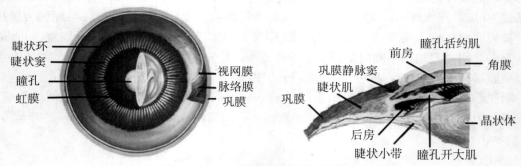

图4-2-8　眼球前半部后面观及眼房

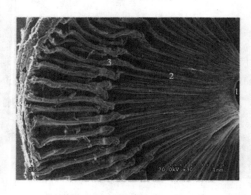

图4-2-9　虹膜后面电镜扫描

虹膜的颜色取决于色素的多少，可呈现出黑、棕、蓝和灰色等。有种族差异，黄种人的虹膜多呈棕黑色；白色人种，因色素缺乏，呈浅黄色或浅蓝色。

（2）睫状体（ciliary body）。睫状体是血管膜中最肥厚的部分，位于巩膜与角膜移行部的内面。在眼球水平切面上，睫状体呈三角形。其后部较为平坦，称为睫状环，前部有向内突出呈放射状排列的皱襞，称为睫状突（ciliary processes），后者发出睫状小带与晶状体相连。睫状体由睫状肌、基质和上皮组成。

睫状肌（ciliary muscle）为平滑肌，是睫状体的主要组成部分，受副交感神经支配。肌纤维走行有放射状、环行和纵行3种方向。睫状体基质为富含黑素细胞和血管的结缔组织。上皮由两层细胞组成，外层是呈立方形的色素上皮细胞，内层为矮柱状非色素上皮细胞，具有分泌房水，产生构成睫状小带和玻璃体生化成分的功能。

睫状体的前内侧伸出约70个呈放射状排列的睫状突（ciliary process），睫状突与晶状体之间有睫状小带相连。睫状小带（ciliary zonule）呈纤维状，睫状小带一端插入晶状体囊内，一端连于睫状体，具有悬挂固定晶状体的作用。睫状肌收缩时，睫状体突向前方内侧，睫状小带松弛；反之则拉紧，借此改变晶状体的位置和曲度，从而调节焦距（图4-2-10）。

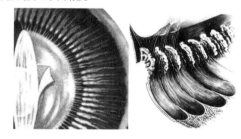

图4-2-10　睫状小带

（3）脉络膜（choroid）。脉络膜富含血管及色素，占血管膜的后2/3。脉络膜可营养眼球内组织并吸收分散光线。其外面与巩膜相连较疏松，内面紧贴视网膜的色素层，最内层与视网膜相贴的是一均质透明的薄膜，由纤维和基质组成，称为玻璃膜。其后方有视神经穿过。

（三）视网膜

视网膜（retina）位于眼球血管膜的内面，由前向后分为视网膜虹膜部、睫状体部和脉络膜部3部分。虹膜部和睫状体部分别贴附于虹膜和睫状体的内面，薄而无感光作用，故称为视网膜盲部。脉络膜部附于脉络膜内面，有感光作用，又称为视网膜视部。视部的后部最厚，愈向前愈薄，在视神经的起始处有一边界清楚略呈椭圆形的盘状结构，称为视神经盘（optic disc）或视神经乳头（papilla nervi optici）。视神经盘中央凹陷，称为视盘陷凹，有视网膜中央动、静脉穿过，无感光细胞，为视野中的一个盲区，故又称为生理性盲点。在视神经盘的颞侧稍偏下方约3.5mm处有一黄色小区，直径为1.8～2mm，由密集的视锥细胞构成，称为黄斑（macula lutea），其中央凹陷称为中央凹（fovea centralis），该区无血管，为感光最敏锐的部位（图4-2-11、图4-2-12）。

视网膜的视部分为两层：外层由大量的单层色素上皮细胞构成，称为色素上皮层；内层是视网膜的固有结构，称为神经层。这两层之间有一潜在性的间隙，是造成视网膜脱落的解剖学基础。

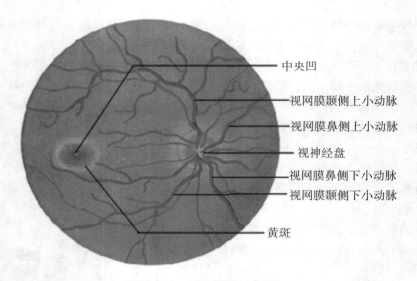

图 4 – 2 – 11　眼底（右侧）

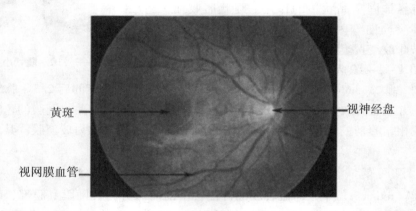

图 4 – 2 – 12　正常眼底活体照片

1）色素上皮层：是由色素上皮细胞（pigment epithelial cell）构成的单层立方上皮（图 4 – 2 – 13、图 4 – 2 – 14），细胞顶部有大量突起伸入视细胞的外节之间。基底面紧贴玻璃膜。细胞侧面有紧密连接。胞质内含吞噬体和大量粗大的黑素颗粒。吞噬体内通常为视杆细胞脱落的膜盘，表明色素上皮细胞能参与视细胞外节的更新，黑素颗粒能防止强光对视细胞的损害。视网膜色素上皮有多方面的功能，如保护视细胞、贮存维生素 A、稳定视网膜的内环境，以及营养神经层和吞噬视细胞脱落物。

2）视网膜视部的神经层：主要由 3 层神经细胞组成（图 4 – 2 – 13、图 4 – 2 – 14）。外层是具有感光功能的视锥和视杆细胞，紧邻色素上皮层。中层是双极细胞，能将来自感光细胞的神经冲动传至内层的节细胞。节细胞的轴突汇集至视神经盘处，穿脉络膜和巩膜后构成视神经。

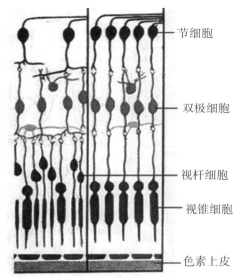

图 4-2-13 视网膜的神经细胞

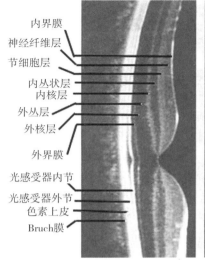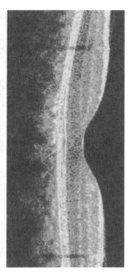

内界膜
神经纤维层
节细胞层
内丛状层
内核层
外丛层
外核层
外界膜
光感受器内节
光感受器外节
色素上皮
Bruch膜

图 4-2-14 超高分辨率 OCT 成像

（1）感光细胞（photoreceptor cell）：又称为视细胞（visual cell），由胞体、外突（树突）和内突（轴突）三部分构成。细胞核位于胞体部，略微膨大。在外突中段被一缩窄分为内节和外节，缩窄处的内部为纤毛样构造，称为连接纤毛（connecting cilium）。内节（inner segment）紧邻胞体，含丰富的粗面内质网和高尔基复合体、线粒体，是合成感光蛋白的部位，感光物质经缩窄处转移到外节。外节（outer segment）为感光部位，含有大量平行层叠的扁平状膜盘（membranous disc）。它们是一些具有一般细胞膜脂质双分子层结构的扁平囊状物（图 4-2-15），膜中有能感光的镶嵌蛋白。内突末端主要与双极细胞形成突触联系。根据外突形状和感光性质不同，视细胞分为视杆细胞和视锥细胞两种。

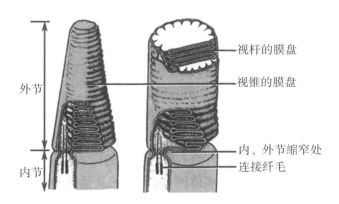

视杆的膜盘
视锥的膜盘
内、外节缩窄处
连接纤毛

外节
内节

图 4-2-15 视锥和视杆外节超微结构

A. 视杆细胞（rod cell）：较细长，核较小、染色较深，外突呈杆状（视杆），内突末端膨大呈小球状。主要分布在视网膜的周边区，能感受弱光，其数量远远多于视锥细胞。

每个视杆细胞可有数百乃至上千个膜盘。膜盘上的感光蛋白称为视紫红质，由视蛋白和11-顺式视黄醛组成。维生素 A 是合成 11-顺式视黄醛的原料。当人体维生素 A 缺乏时，视紫红质合成不足，导致弱光视力减退，即夜盲症。

B. 视锥细胞（cone cell）：外形较视杆细胞粗大，核较大，染色较浅，外突呈圆锥形（视锥），内突末端膨大呈足状。主要分布在视网膜中部，感受强光和颜色。其感光物质称为视色素（visual pigment），也由视蛋白和 11-顺式视黄醛组成，但视蛋白的结构与视紫红质的不同。视锥细胞有 3 种功能类型，分别含有红敏色素、绿敏色素和蓝敏色素。若缺少感红光（或绿光）的视锥细胞，则不能分辨红（或绿）色，为红（或绿）色盲。

（2）双极细胞（bipolar cell）：是连接视细胞和节细胞的纵向中间神经元。其轴突与节细胞形成突触，树突与视细胞的内突形成突触。大多数双极细胞可与多个视细胞和节细胞形成突触联系；但在视网膜中央凹的边缘，也有少数细胞只与一个视锥细胞和一个节细胞联系，称为侏儒双极细胞（midget bipolar cell）。

（3）节细胞（ganglion cell）：是具有长轴突的多极神经元。大多为单层排列，轴突向眼球后极汇聚，构成视神经并穿出眼球壁。大多数节细胞胞体较大，与多个双极细胞形成突触联系；也有少数位于中央凹边缘胞体较小的侏儒节细胞（midget ganglion cell），只和一个侏儒双极细胞联系。

视网膜中也有各种神经胶质细胞，如星形胶质细胞、小胶质细胞和少突胶质细胞。此外，还有一种特有的放射状胶质细胞（radial neuroglia cell），又称为米勒细胞（Müller cell）。几乎贯穿神经层，细胞狭长。细胞核位于双极细胞层，宽大的叶片状突起伸展于神经元之间。细胞内外两侧的突起末端常膨大分叉，内侧端于视网膜内表面相互连接形成胶质界膜。外侧端于视细胞内节处相互连接构成保护性的膜。放射状胶质细胞具有营养、保护、绝缘和支持等作用。

二、眼球内容物

眼球内容物包括房水、晶状体和玻璃体。这些结构无色透明，具有屈光作用。它们与角膜合称为眼的屈光装置。

（一）房水

房水（aqueous humor）由睫状体产生，为无色透明的液体，充填于眼房内。先进入眼后房，再经瞳孔至眼前房，后又经虹膜角膜角进入巩膜静脉窦，借睫前静脉汇入眼上、下静脉。房水具有为角膜和晶状体提供营养，并维持正常眼内压的生理功能。

（二）晶状体

晶状体（lens）无色透明、富有弹性，呈双凸透镜状，无血管和神经。位于虹膜和玻璃体之间，借睫状小带与睫状体相连。晶状体本身由大量平行排列的晶状体纤维组成，中央为较硬的晶状体核，周围为较软的晶状体皮质，外包具有弹性的晶状体囊。晶状体若因疾病或创伤而变混浊，称为白内障。临床上，糖尿病患者常并发白内障及视网膜病变。晶状体是眼屈光系统的主要装置，与睫状体联合作用于眼的调节。

（三）玻璃体

玻璃体（vitreous body）位于晶状体与视网膜之间，约占眼球内腔的后 4/5，是无色透明的胶状物质，外覆玻璃体膜。玻璃体的前面以晶状体及睫状小带为界，呈凹面状，称为玻璃体凹；玻璃体的其他部分与睫状体和视网膜相邻，对视网膜起支撑作用，使视网膜与色素上皮紧贴。若支撑作用减弱，易导致视网膜脱落。玻璃体变性混浊时，可影响视力。

 第二节 眼副器

眼副器（accessory organs of eye）包括眼睑、结膜、泪器、眼外肌、眶脂体和眶筋膜等结构。

（一）眼睑

眼睑（palpebrae）位于眼球的前方（图4-2-16），是眼球的保护屏障。分上睑和下睑，两者之间的裂隙称为睑裂。睑裂的内、外侧端分别称为内眦和外眦。睑的游离缘称为睑缘，又分为睑前缘和睑后缘。

睑缘有2～3行睫毛，上、下睑睫毛均弯曲向前，上睑睫毛硬而长，下睑睫毛短而少，睫毛有防止灰尘进入眼内和减弱强光照射的作用。睫毛的根部有睫毛腺［莫尔腺（Moll gland）］，近睑缘处有睑缘腺［蔡斯腺（Zeis gland）］。睫毛毛囊、睫毛腺或睑缘腺的急性炎症，称为睑腺炎，又称为麦粒肿。如果睫毛长向角膜，称为倒睫，可引起角膜炎、溃疡等。

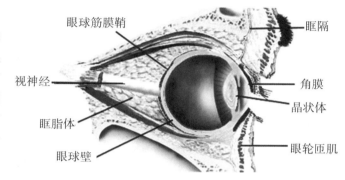

图4-2-16 右眼眶（矢状切面）

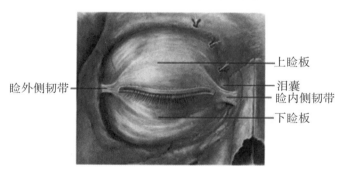

图4-2-17 睑板（右侧）

眼睑由浅至深分5层：皮肤、皮下组织、肌层、睑板和睑结膜。眼睑的皮肤细薄，皮下组织疏松，可因出血或积水发生肿胀。肾炎、睑部感染等疾病常伴有眼睑水肿。肌层主要是眼轮匝肌，该肌收缩可闭合睑裂。另有上睑提肌，其腱膜止于上睑的上部，收缩时可上提眼睑。

睑板（tarsus）为上、下各一的半月形致密结缔组织板。睑板的内、外两端借横位的睑内、外侧韧带与眶缘相连接。睑内侧韧带较强韧，其表面有内眦动静脉越过，深面有泪囊，是手术时寻找泪囊的标志（图4-2-17）。睑板内有呈麦穗状的睑板腺（tarsal glands），开口于睑缘，与睑缘垂直排列。睑板腺分泌油样液体，可润滑眼睑，防止泪液外流。若睑板腺导管阻塞，形成睑板腺囊肿，亦称为霰粒肿。

眼睑的血供丰富（图4－2－18），主要来源有：①眼动脉发出的眶上动脉、泪腺动脉和滑车上动脉等分支；②颈外动脉发出的面动脉、颞浅动脉、眶下动脉等分支。这些动脉在眼睑的浅部形成动脉网，在深部吻合成动脉弓。静脉血回流至眼静脉和内眦静脉。眼睑的手术需注意血管的位置及吻合。

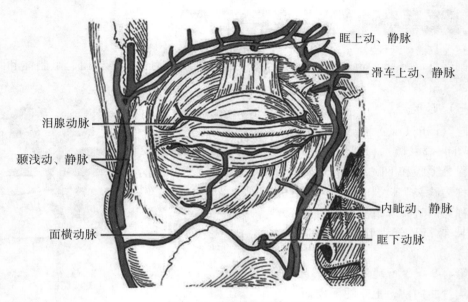

眶上动、静脉

滑车上动、静脉

泪腺动脉

颞浅动、静脉

面横动脉

内眦动、静脉

眶下动脉

图4－2－18　眼睑的血管

（二）结膜

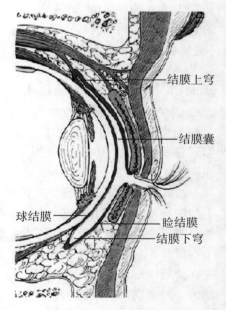

结膜（conjunctiva）是一层薄而透明、富含血管的黏膜，覆盖在眼球前面及眼睑内面（图4－19）。结膜按所在部位可分为3个部分：①球结膜（bulbar conjunctiva）覆盖在眼球前面，在角膜缘处移行为角膜上皮，该处与巩膜结合紧密，其余部分连结疏松易移动；②睑结膜（palpebral conjunctiva）覆于上、下睑的内面，与睑板结合紧密，在睑结膜的内表面，可透视深层的小血管和睑板腺；③穹窿结膜（conjunctival fornix）为球结膜与睑结膜的移行处，分为结膜上穹和结膜下穹，通常结膜上穹较深。闭眼时，整个结膜形成囊状腔隙称为结膜囊（conjunctival sac），通过睑裂与外界相通（图4－2－19）。

结膜病变常局限于某一部位。如沙眼易发于睑结膜和穹窿结膜；疱疹则多见于角膜缘的结膜和球结膜。炎症常引起结膜充血肿胀，俗称"红眼病"。

结膜上穹

结膜囊

球结膜

睑结膜

结膜下穹

图4－2－19　结膜

（三）泪器

泪器（lacrimal apparatus）由泪腺和泪道组成（图4-2-20）。

1. 泪腺

泪腺（lacrimal gland）位于眼眶外上方的泪腺窝内，长约2 cm，有10～20条排泄管开口于结膜上穹的外侧部。泪液具防止角膜干燥和冲洗灰尘的作用。泪液还含有溶菌酶，具有一定的灭菌作用。多余的泪液流向内眦处的泪湖（lacrimal lake），流经泪道至鼻腔。

2. 泪道

泪道（lacrimal passage）包括泪点、泪小管、泪囊和鼻泪管。

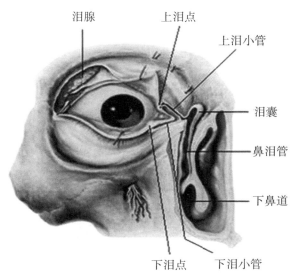

图4-2-20　泪器

（1）泪点（lacrimal punctum）：在内眦处上、下睑缘各有一隆起，称为泪乳头（lacrimal papilla），其顶部有泪小管的开口，称为泪点。沙眼等疾病可导致泪点变位而引起泪溢症。

（2）泪小管（lacrimal ductule）：为两条连接泪点与泪囊的小管，分别垂直向上、下行，继而接近成直角转向内侧汇合一起，开口于泪囊上部。

（3）泪囊（lacrimal sac）：为位于眶内侧壁泪囊窝中的一膜性囊。上端为盲端，下部移行为鼻泪管。眼轮匝肌收缩时牵引睑内侧韧带可扩大泪囊产生负压，促使泪液流入泪囊。

（4）鼻泪管（nasolacrimal duct）：为一膜性管道，上段包埋在骨性鼻泪管中，下段在鼻腔外侧壁黏膜的深面，开口于下鼻道。感冒时，鼻黏膜充血和肿胀，可导致鼻泪管下口闭塞，泪液流向鼻腔受阻，故常有流泪现象。

（四）眼外肌

眼外肌（extraocular muscles）共有7块，包括运动眼球的4块直肌、2块斜肌和1块上睑提肌，均为骨骼肌（图4-2-21、表4-2-1）。

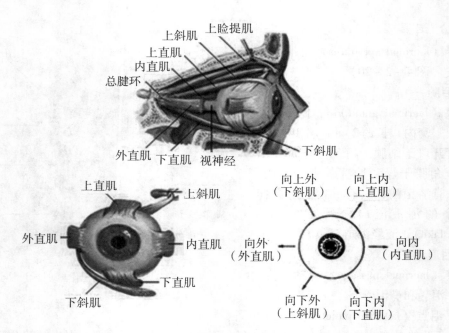

图 4 - 2 - 21　眼外肌

表 4 - 2 - 1　眼外肌的起止、功能及神经支配

名称	起点	止点	功能	神经支配
上直肌	总腱环	眼球赤道前方巩膜	瞳孔转向上内侧	Ⅲ
下直肌	总腱环	眼球赤道前方巩膜	瞳孔转向下内侧	Ⅲ
内直肌	总腱环	眼球赤道前方巩膜	瞳孔转向内侧	Ⅲ
外直肌	总腱环	眼球赤道前方巩膜	瞳孔转向外侧	Ⅵ
上睑提肌	视神经管前上方眶壁	上睑皮肤和睑板	提上睑	Ⅲ
上斜肌	蝶骨体	眼球赤道后方外侧巩膜	瞳孔转向下外侧	Ⅳ
下斜肌	眶下壁内侧	眼球赤道后方下部巩膜	瞳孔转向上外侧	Ⅲ

1. 直肌

运动眼球的 4 块直肌为上直肌（rectus superior）、下直肌（rectus inferior）、内直肌（rectus medialis）和外直肌（rectus lateralis），分别位于眼球的上方、下方、内侧和外侧。各直肌共同起自总腱环，在赤道的前方，分别止于巩膜的上方、下方、内侧和外侧。收缩时分别使瞳孔相应地转向上内、下内、内侧和外侧。

2. 上睑提肌（略）

3. 上斜肌和下斜肌

（1）上斜肌（obliquus superior）：位于上直肌与内直肌之间，起于蝶骨体，以细腱通过眶内侧壁前上方的滑车，经上直肌的下方转向后外，止于赤道后方眼球后外侧的巩膜。该肌收缩使瞳孔向下外方转动。

（2）下斜肌（obliquus inferior）：位于眶下壁与下直肌之间，起自眶下壁的前内侧，斜向后外，止于赤道后方眼球下面的巩膜。该肌收缩使瞳孔向上外方转动。

眼球的正常运动，是两眼数条肌肉协同作用的结果。仰视时，两眼上直肌和下斜肌同时收缩；侧视时，一侧眼的内直肌和另一侧眼的外直肌共同作用；聚视中线时，两眼内直肌共同作用。当某一眼肌麻痹时，可出现斜视和复视现象。

（五）眶脂体与眶筋膜

1. 眶脂体

眶脂体（adipose body of orbit）为眼眶内的脂肪组织，充填于眼球、眼球外肌与眶骨膜之间，起支持和保护作用（图4-2-16）。

2. 眶筋膜

眶筋膜（orbital fasciae）包括眶骨膜、眼球筋膜鞘、眼肌筋膜和眶隔（图4-2-16）。

（1）眶骨膜（periorbita）：疏松地衬于眶壁的内面，在面前部与周围骨膜相续连。在眶的后部，眶骨膜增厚形成总腱环，为眼球外肌提供附着处。

（2）眼球筋膜鞘（sheath of eyeball）：是眶脂体与眼球之间薄而致密的纤维膜，又称为Tenon囊。该鞘包绕眼球的大部，向前在角膜缘稍后方与巩膜融合在一起，向后与视神经硬膜鞘结合，眼球在鞘内可进行较灵活的运动。

（3）眼肌筋膜（fascia of ocular muscles）：呈鞘状包绕各眼球外肌。

（4）眶隔（orbital septum）：在上、下睑板的边缘的一薄层结缔组织，分别连于眶的上、下缘，与眶骨膜相连续。

第三节　眼的血管和神经

一、眼的动脉

（一）眼动脉

眼动脉（ophthalmic artery）起自颈内动脉，在视神经的下方经视神经管入眶，先居视神经的下外侧，然后在上直肌的下方越至眶内侧前行，在上斜肌和内直肌之间走行，终支为滑车上动脉。在行程中眼动脉发出分支供应眼球、眼球外肌、泪腺和眼睑（图4-2-22）。主要分支如下：

（1）视网膜中央动脉（central artery of retina）：是供应视网膜内层的唯一动脉。起自眼动脉，行于视神经的下方，然后穿入视神经鞘内，行于视神经中央，在视神经盘处穿出分为上、下2支，每支再分为视网膜鼻侧上、下小动脉和视网膜颞侧上、下小动脉（图4-2-11），对应分布至视网膜鼻侧上、鼻侧下、颞侧上和颞侧下4个扇形区。临床上，用检眼镜可直接观察这些血管。

视网膜中央动脉是终动脉，视网膜中央动脉阻塞时可导致眼全盲。视网膜中央动脉及其分支均有同名静脉伴行。

（2）睫前动脉：共有 7 支，由眼动脉的各肌支发出，在距角膜缘 5 ～ 8 mm 处穿入巩膜，在巩膜静脉窦的后面入睫状肌，其分支与虹膜动脉大环吻合，营养虹膜、睫状体及巩膜的前部（图 4 - 2 - 23）。

（3）睫后长动脉：有 2 支，又称为虹膜动脉（图 4 - 2 - 23），在视神经的内、外侧穿入巩膜，在巩膜与脉络膜间前行至睫状体，发出回归动脉支、睫状肌支和虹膜动脉大环支。

（4）睫后短动脉：又称为脉络膜动脉（图 4 - 2 - 23），数量较多，分布于脉络膜。

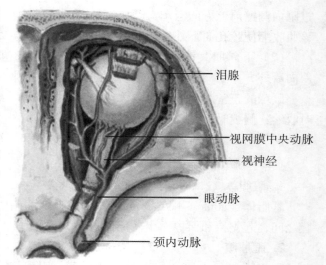

图 4 - 2 - 22　眼的动脉

二、眼静脉

眼球内的静脉包括：①视网膜中央静脉，收纳视网膜的静脉血，与同名动脉伴行；②睫前静脉，收集眼球前部虹膜等处的静脉血；③涡静脉，多数为 4 条，即 2 条上涡静脉和 2 条下涡静脉，是眼球血管膜的主要静脉，收集虹膜、睫状体和脉络膜的静脉血，经眼上、下静脉汇入海绵窦（图 4 - 2 - 23），不与动脉伴行。这些静脉及眶内的其他静脉，最后均汇入眼上、下静脉。

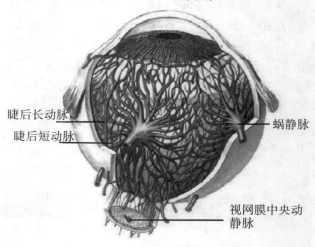

图 4 - 2 - 23　虹膜的动脉和涡静脉

眼球外的静脉包括：①眼上静脉，起自眶内上角，向后经眶上裂注入海绵窦；②眼下静脉，起自眶下壁和内侧壁的静脉网，向后分为 2 支，一支注入眼上静脉，另一支汇入翼静脉丛。

眼静脉内无瓣膜，在内眦处向前与面静脉吻合，向后注入海绵窦。因此，面部感染可经眼静脉侵入海绵窦引起颅内感染。

三、眼神经

眼部的神经分布丰富（表 4 - 2 - 2），与眼相关的脑神经共有 6 对。第 Ⅱ 对脑神经——视神经；第 Ⅲ 对脑神经——动眼神经，支配所有眼内肌和除外直肌、上斜肌以外的

5 块眼外肌；第Ⅳ对脑神经——滑车神经，支配上斜肌；第Ⅴ对脑神经——三叉神经，司眼部感觉；第Ⅵ对脑神经——展神经，支配外直肌；第Ⅶ对脑神经——面神经，支配眼轮匝肌。

（一）睫状神经节

睫状神经节（ciliary ganglion）位于视神经外侧，总腱环前 10 mm 处。节前纤维由 3 个根组成：①短根为运动根，含副交感神经纤维，由第Ⅲ对脑神经发出；②长根为感觉根，由鼻睫状神经发出；③交感根，发自颈内动脉丛，调节眼血管的舒缩。节后纤维即睫状短神经。眼内手术时阻断睫状神经节施行球后麻醉。

（二）鼻睫状神经

鼻睫状神经（nasociliary nerve）司眼部感觉，发自第Ⅴ对脑神经。其在眶内又分出睫状节长根、睫状长神经和滑车下神经等。

睫状长神经（long ciliary nerve）在眼球后方分为 2 支，经视神经两侧穿巩膜进入眼内，行走于脉络膜上腔，司角膜感觉。其中，交感神经纤维分布于睫状肌和瞳孔开大肌。

睫状短神经（short ciliary nerve）为混合纤维，有 6 ～ 10 支，在视神经周围及眼球后极部入巩膜，前行到睫状体，构成神经丛。其由此发出分支，司虹膜睫状体、角膜和巩膜的感觉。其交感神经纤维行至眼球内血管，司血管舒缩；副交感纤维分布于瞳孔括约肌及睫状肌。

表 4-2-2　眼的神经分布

名称	性质	出入部位	功能	损伤后表现
第Ⅱ脑神经	感觉性	视神经管	传导视觉	失明
第Ⅲ脑神经	运动性	眶上裂	支配上、下直肌，内直肌，下斜肌，上睑提肌	睑下垂，瞳孔斜向外下及瞳孔扩大，对光反射消失
第Ⅳ脑神经	运动性	眶上裂	支配上斜肌	瞳孔转向外上
第Ⅴ脑神经（眼神经支）	混合性	眶上裂	司泪腺分泌，司眼球、结膜、硬脑膜、上睑等处感觉	眼球干涩，所司区域感觉障碍
第Ⅵ脑神经	运动性	眶上裂	外直肌	内斜视
第Ⅶ脑神经（颞支、颧支）	混合性	茎乳孔	眼轮匝肌	闭眼困难、角膜反射消失

问题讨论

角膜移植是指将患病的眼角膜组织切除，换上清澈透明、具有正常功能的眼角膜的手术。角膜无血管和淋巴管，可以阻止组相容性抗原到达移植组织，从而隔绝了与免疫系统的接触。角膜被称为人体的"免疫赦免区"，因此，角膜移植不需要配型，而且移植成功的概率高。

试问：盲人的角膜可以用捐献吗？引起盲人失的病因是多方面的，盲人的角膜只要是健康、完整的就可以捐献。生活中很多患者是因为内眼疾病（如视网膜疾病）导致的失明。临床上为什么没有开展眼球移植来解决这类疾病引起失明？你有什么好的解决方案吗？目前没有开展眼球移植的主要原因是，视神经及分布在眼球中的丰富神经难以移植成功。仿生眼球是应对这一难题的具有前景的研究方向。

第四节　眼的发生

一、眼球的发生

胚胎第 4 周，当神经管前端闭合成前脑时，向外膨出左、右各一对囊泡，称为视泡（optic vesicle）（图 4 - 2 - 24、图 4 - 2 - 25）。视泡近端变细，称为视柄（optic stalk），与间脑相连。视泡腔与脑室相通，视泡远端膨大，贴近表面外胚层，进而内陷形成双层杯状结构，称为视杯（optic cup）。与此同时，在视泡的诱导下表面外胚层增厚，形成晶状体板（lens placode）。晶状体板随后内陷入视杯内，并且逐渐与表面外胚层脱离，形成晶状体泡（lens vesicle）。眼的各组成部分就是由视柄、视杯、晶状体泡和它们周围的间充质进一步分化而形成的。

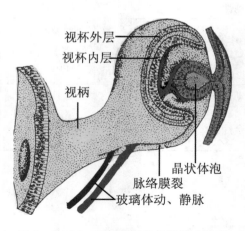

图 4 - 2 - 24　视杯与晶状体的发生模式

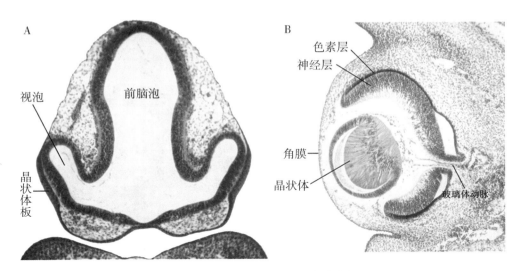

A：羊胚头部冠状切面；B：猪胚眼部矢状切面。

图 4 - 2 - 25　眼的发生光镜下观

（一）视网膜的发生

视网膜由视杯内、外两层共同分化而成。视杯内层增厚，自第 5 周起，先后分化出节细胞、视锥细胞、无长突细胞、水平细胞、视杆细胞和双极细胞。色素上皮层由视杯外层分化而成。视杯两层之间的视泡腔变窄直至消失，于是两层紧贴就构成视网膜视部。在视杯口边缘部，内层上皮并不增厚，与外层色素上皮相贴，即睫状体与虹膜的上皮，形成视网膜盲部。

（二）视神经的发生

胚胎发育第 5 周，视杯及视柄下方向内凹陷，形成一条纵沟，称为脉络膜裂（choroid fissure）。脉络膜裂内含玻璃体动、静脉，还有间充质。玻璃体动脉还发出分支营养视网膜。脉络膜裂于胚胎发育第 7 周封闭，玻璃体动、静脉穿经玻璃体的一段退化，并遗留一残迹，称为玻璃体管（图 4 - 2 - 26、图 4 - 2 - 27）。玻璃体动、静脉的近侧段发育为视网膜中央动、静脉。随着视网膜的发育分化，逐渐增多的节细胞轴突向视柄内层聚集。视柄内、外层细胞演变为胶质细胞，围绕在节细胞轴突周围，视柄演变为视神经。

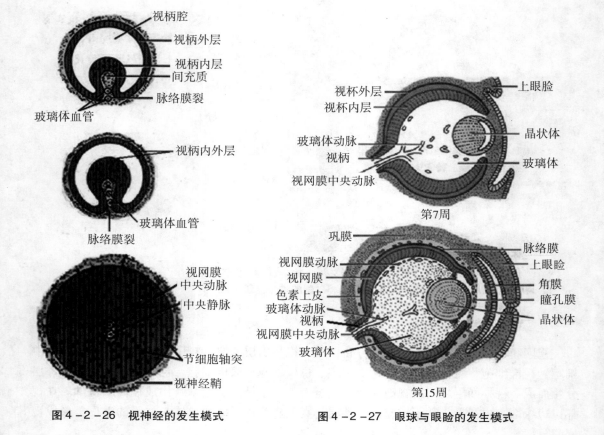

图4-2-26 视神经的发生模式

图4-2-27 眼球与眼睑的发生模式

（三）晶状体的发生

晶状体由晶状体泡演变而成。晶状体泡的前壁细胞分化为晶状体上皮；后壁细胞形成初级晶状体纤维。泡腔逐渐缩小至消失，晶状体变为实体结构（图4-2-28）。此后，初级晶状体纤维及胞核逐渐退化形成晶状体核，晶状体赤道区的上皮细胞不断增生、变长，形成次级晶状体纤维。新的晶状体纤维逐层添加到晶状体核的周围，晶状体核及晶状体逐渐增大。

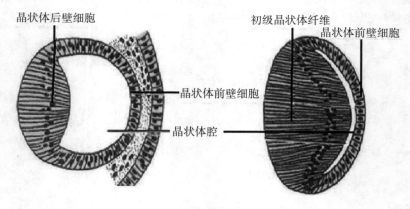

图4-2-28 晶状体纤维的发育模式

（四）角膜、虹膜和眼房的发生

在晶状体泡的诱导下，其前方的表面外胚层分化为角膜上皮，角膜上皮后面的间充质分化为角膜其余各层。位于晶状体前面的视杯口边缘部的间充质形成虹膜基质，其周边部厚，中央部薄，封闭视杯口，称为瞳孔膜（pupillary membrane）。视杯两层上皮的前缘部分形成虹膜上皮层，与虹膜基质共同发育成虹膜。在虹膜形成以前，虹膜与睫状体形成后，虹膜、睫状体与晶状体之间形成后房。晶状体泡与角膜之间的间充质内出现一个腔隙，即前房。出生前瞳孔膜被吸收，前、后房经瞳孔相连通。

（五）血管膜和巩膜的发生

第6～7周时，视杯周围的间充质分为2层。外层较致密，分化为巩膜。内层富含血管和色素细胞，分化成眼球壁的血管膜。贴在视网膜外面的大部分血管膜，即为脉络膜；虹膜基质和睫状体则由贴在视杯口边缘部的间充质分化而成。

二、眼副器的发生

胚胎第4周时，视杯周围间隙内的神经嵴细胞分化成眼眶的骨、软骨、脂肪和结缔组织。胚胎第4～5周时眼睑开始发育，表层外胚叶形成睑皮肤和结膜，睑板和肌肉由中胚叶形成，至第5个月时，上、下睑逐渐分开。胚胎第5周时中胚叶开始分化成眼外肌。胚胎第3个月时眼外肌肌腱与巩膜融合。在胚胎第6～7周时泪腺开始发育，在胚胎第3个月左右时泪腺导管形成。在胚胎第3～6个月时，眼睑附属物，如皮脂腺和毛囊等，由上皮细胞陷入间充质内发育而成。眼眶发育较眼球缓慢，在胚胎第6个月时眶缘仅在眼球的赤道部，眼眶发育持续到青春期。

三、眼的先天畸形

常见的眼的先天畸形有以下几种。

（一）先天性青光眼

患儿因房水排出受阻导致眼内压增高，角膜突出，眼球胀大，故先天性青光眼（congenital glaucoma）又称为"牛眼"。先天性青光眼属常染色体隐性遗传性疾病，其发病机制尚不明确。

（二）先天性无虹膜

患儿因无虹膜，所以瞳孔特别大。先天性无虹膜属常染色体显性遗传性异常，多为双侧性，其发病机制尚不明确。

（三）先天性白内障

先天性白内障（congenital cataract）是由晶状体的透明度发生异常所致。其多为遗传性，也可因母体甲状腺功能低下，在妊娠早期感染风疹病毒，或营养不良和维生素缺乏等引起。

（四）永存瞳孔膜

永存瞳孔膜又称为瞳孔残膜，是由瞳孔膜未能全部退化所致，在瞳孔处有蛛网状细丝或薄膜遮盖在晶状体前面，轻度残留通常不影响视力和瞳孔活动（图4-2-29）。

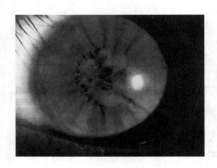

图4-2-29　永存瞳孔膜

 ## 第五节　眼的功能——视觉

眼内与产生视觉直接有关的结构是眼的折光系统和视网膜。折光系统由角膜、房水、晶状体和玻璃体组成。光线投射到视网膜的感光细胞并刺激它们。视网膜上与感光细胞相联系的为双极细胞和视神经节细胞，共同构成眼的感光系统。节细胞的轴突汇聚起来构成视神经，将编码信号传递到脑。人眼的适宜刺激是波长为380～760 nm的可见光，外界物体的光线透过眼的折光系统成像在视网膜上。视网膜含有对光刺激高度敏感的视杆细胞和视锥细胞，能将光刺激的视觉信息转变成电信号，并在视网膜内进行编码、加工，由视神经传向视觉中枢进行进一步分析，最后形成视觉。因此，视觉功能包括眼的折光系统的光学特性、视网膜物像换能与编码两个主要生理过程。

一、眼的折光系统及其调节

物体在视网膜上的成像与在照相机底片上成像原理无本质上区别。但眼的折光系统构造比相机的构造要复杂很多。

（一）折光系统的光学特性

光线遇到两种透明介质的界面时，若两种介质的折射率不同，则发生折射，其折射特性由界面的曲率半径和介质的折射率所决定。射入眼内的光线，通过角膜、房水、晶状体和玻璃体四种折射率不同的介质，并通过四个屈光度（diopter）不同的折射面，即角膜的前、后表面和晶状体的前、后表面，才能在视网膜上形成物像。入射光线的折射主要发生在角膜的前表面。按几何光学原理计算表明，正常成人眼在不进行调节时，它的折光系统后主焦点的位置，恰好是视网膜所在的位置。由于对人眼来说，来自6 m以外物体的各发光点的光线，可认为是平行光线，这些光线可在视网膜上形成清晰的图像。

（二）眼内光的折射与简化眼

眼的折光系统要用一般几何光学的原理画出光线在眼内的行进途径和成像情况时，显得十分复杂。根据眼的实际光学特性，有人设计了与正常眼在折光效果上相同，但更为简单的等效光学模型，称为简化眼（reduced eye）。简化眼的光学参数和其他特征与正常眼等值，可用来研究折光系统的成像特性。简化眼模型由一个前后径为 20 mm 的单球面折光体构成，折射率为 1.333，与水的折射率相同；入射光线只在由空气进入球形界面时折射一次，此球面的曲率半径为 5 mm，即节点（nodal point）在球形界面后方 5 mm 位置，第二焦点正相当于视网膜的位置。这个模型和正常安静时的人眼一样，正好能使平行光线聚焦在视网膜上（图 4 - 2 - 30）。

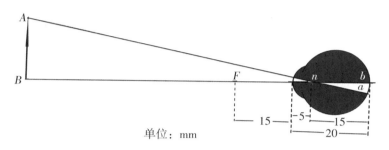

F 为前焦点。N 为节点，△AnB 和 △anb 是两个相似直角三角形；若物距（近似于 Bn）和
物体大小（AB）为已知，则可根据相似三角形对应边的比例关系计算出视网膜上物象的大小（ab），
也可计算出两三角形对顶角（即视角）的大小。

图 4 - 2 - 30　简化眼及其成像示意

利用简化眼可方便地计算出不同远近的物体在视网膜上成像的大小。如图 4 - 2 - 30 所示，由于 △AnB 和 △anb 是具有对顶角的两个相似三角形，因此符合以下公式：

$$AB（物体的大小）/Bn（物体至节点的距离）= ab（物像的大小）/nb（节点至视网膜的距离）$$

式中 nb 固定不变，为 15 mm，那么，根据物体的大小和它与眼睛之间的距离，就可算出视网膜上物像的大小。

此外，可算出正常人眼能看清的物体在视网膜上成像大小的限度。实际上，正常人眼在光照良好的情况下，如果物体在视网膜上的成像小于 5 μm，一般不能产生清晰的视觉，这表明正常人的视力有一个限度。因此，视力只能用人所能看清楚的最小视网膜像的大小来表示，不能用所能看清楚的物体的大小来表示。因为物像的大小不仅与物体的大小有关，也与物体与眼之间的距离有关。眼所能看清楚的最小视网膜像的大小，大致相当于视网膜中央凹处一个视锥细胞的平均直径。

（三）眼的调节

6 m 以外的物体（远物）发出的光线可被认为是平行光线，对正常人眼来说，不需做任何调节即可在视网膜上形成清晰的像。人眼不做任何调节时所能看清楚的最远物体所在之处称为远点（far point）。远点在理论上可在无限远处（如我们可以看到星星和太阳）。离人眼太远的物体发出的光线过弱，它们在到达视网膜时不足以兴奋感光细胞，或由于物体太远又太小，它们在视网膜上形成的物像过小，超出感光细胞分辨能力的下限，人眼将看不到或看不清这些物体。

6 m 以内的物体进入眼内的光线呈不同程度的辐射状，光线通过眼的折光系统将成像在视网膜之后，由于光线到达视网膜时尚未聚焦，因而产生一个模糊的视觉形象。然而，正常眼在看近物时也非常清楚，因为眼在看近物时能进行调节。

1. 眼的近反射

眼在注视 6m 以内的近物或物体由远移近时，眼的晶状体变凸、瞳孔缩小和视轴会聚，这一系列的调节称为眼的近反射（near reflex）。

（1）晶状体调节：当眼看远物时，睫状肌处于松弛状态，此时悬韧带保持一定的紧张度，晶状体受悬韧带的牵引，使其形状相对较扁平；当眼视近物时，可反射性地引起睫状肌收缩，导致连接于晶状体囊的悬韧带松弛，晶状体因其自身的弹性而向前和向后凸出，尤以前凸更显著，使其前表面曲率增加，折光能力增强，从而使物像前移而成像于视网膜上（图 4 - 2 - 31）。

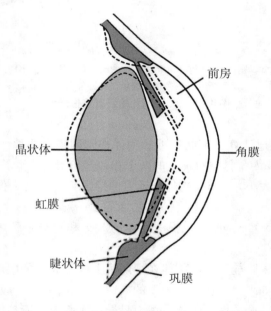

前房

晶状体

角膜

虹膜

睫状体

巩膜

实线表示眼未进行调节时的情况；虚线表示眼在近反射的改变。

图 4 - 2 - 31　睫状体位置和晶状体形态在眼调节中发生改变的示意

晶状体调节是通过反射实现的。反射过程有视皮层和动眼神经副核参与，经动眼神经支配睫状肌，兴奋时，该肌收缩，悬韧带松弛，因而晶状体变凸。被视物体离眼越近，人眼光线的辐散程度越大，需要晶状体变凸的程度越大，物像才能成像于视网膜上。长时间看近物，睫状肌持续处于收缩状态而易疲劳，久之如不能完全复原，导致眼的远距离视力减退，称为假性近视眼（仅由调节引起、没有眼轴变长的为假性近视；如进而通过系列反射引起眼轴变长，则称为真性近视）。对睫状肌过度收缩不能放松引起的假性近视，通过治疗可使睫状肌放松（如阿托品滴眼液等）。临床上进行眼科检查时，医生会先将常用扩瞳药（阿托品等）滴入眼中。由于睫状肌与瞳孔括约肌都受副交感神经支配，在抑制瞳孔括约肌的同时也抑制了睫状肌收缩，因此可引起晶状体变凸从而使物像变模糊。

晶状体的调节能力是有限的，最大调节能力可用近点（near point）表示。近点是指眼做了充分调节时所能看清楚的眼前最近物体的距离。因此，近点越小，说明晶状体的弹性越好，即眼的调节能力越强。随年龄的增长，睫状肌逐渐萎缩，晶状体弹性减退，晶状体的调节能力会逐渐减弱，近点将逐渐移远，发生视近物困难，出现老视（presbyopia），俗称"老花眼"。如10岁儿童的近点平均约为9 cm，20岁左右青年人的近点约为11 cm，而60岁老年人的近点可增至83 cm左右。老视眼视远物与正视眼无明显差异，但视近物时调节能力下降，可用适度的凸透镜加以矫正。

（2）瞳孔调节：其相关眼肌包括交感神经支配的瞳孔开大肌和副交感神经支配的瞳孔括约肌。正常人眼的瞳孔直径可在 1.5～8.0 mm 之间变化。当视近物时，可反射性地引起双眼瞳孔缩小，称为瞳孔近反射（near reflex of the pupil）或瞳孔调节反射（pupillary accommodation reflex）。在上述晶状体变凸的反射中，由动眼神经副核发出的副交感纤维也到达瞳孔括约肌，使之收缩，引起瞳孔缩小。瞳孔缩小的意义是减少折光系统的球面像差（像的边缘模糊）和色像差（像的边缘色彩模糊），使视网膜成像更为清晰。

（3）视轴会聚：当双眼注视某一近物或被视物由远移近时，两眼视轴向鼻侧会聚的现象，称为视轴会聚，也称为辐辏反射（convergence reflex）。视近物时冲动到达动眼神经核后，经动眼神经的活动能使两眼内直肌收缩，引起视轴会聚，其意义在于使物像始终落在两眼视网膜的对称点（corresponding points）上，以避免出现复视。

2. 瞳孔对光反射

瞳孔对光反射（pupillary light reflex）是指瞳孔在强光照射时缩小，其意义在于调节进入眼内的光量，使视网膜不至于因光量过强而受到损害，也不会因光线过弱而影响视觉。与视近物无关。

瞳孔对光反射的效应是双侧性的，光照一侧眼的视网膜时，双侧眼的瞳孔均缩小，故又称为互感性对光反射（consensual light reflex）。

（四）眼的折光能力异常

正常人眼称为正视眼（emmetropia）（图 4-2-32A），在安静、未进行调节的情况下，能看清远处的物体，经过调节的眼，只要物距不小于近点，也能看清 6 m 以内的物体。若眼的折光能力异常，或眼球的形态异常，使平行光线不能聚焦于安静未调节眼的视网膜上，则称这种眼为非正视眼（ametropia），也称为屈光不正（error of refraction），包括近视眼、远视眼和散光眼。

1. 近视

近视（myopia）是指由于眼球前后径过长（轴性近视）或折光系统的折光能力过强（屈光性近视），远处物体发出的平行光线被聚焦在视网膜的前方，因而只能在视网膜上形成模糊的图像（图 4-2-32B）。近视眼看近物时，由于近物发出的是辐散光线，故不需调节或只需做较小程度的调节，就能使光线聚焦在视网膜上。因此，近视眼的近点和远点都移近。近视眼可用凹透镜加以矫正。

2. 远视

远视（hyperopia）是指由于眼球的前后径过短（轴性远视）或折光系统的折光能力过

弱（屈光性远视），来自远物的平行光线聚焦在视网膜的后方，因而不能清晰地成像于视网膜上（图4-2-32C）。新生儿的眼轴往往过短，多呈远视，在发育过程中眼轴逐渐变长，一般至6岁时成为正视眼。远视眼的特点是在视远物时就需要调节，视近物时则需要进行更大程度的调节才能看清楚物体，因此远视眼的近点比正视眼远。由于远视眼无论看近物还是看远物都需要调节，故易发生调节疲劳，尤其是进行近距离作业或长时间阅读时可因调节疲劳而产生头痛，长时间的视轴会聚还将导致斜视。远视眼可用凸透镜矫正。

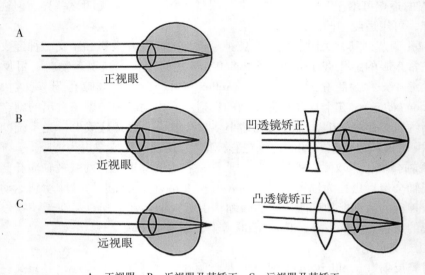

A：正视眼；B：近视眼及其矫正；C：远视眼及其矫正。

图4-2-32　正视眼以及近视眼和远视眼及其矫正的示意

3. 散光

散光（astigmatism）主要是由角膜表面不同径线上的曲率不等所致，入射光线中，部分经曲率较大的角膜表面折射而聚焦于视网膜之前；部分经曲率正常的角膜表面折射而聚焦于视网膜上；还有部分经曲率较小的角膜表面折射而聚焦于视网膜之后。因此，平行光线经过角膜表面的不同径线入眼后不能聚焦于同一平面上（图4-2-33），造成视物不清或物像变形。此外，散光也可因晶状体表面各径线的曲率不等，或在外力作用下晶状体被挤出其正常位置而产生，眼外伤造成的角膜表面畸形可产生不规则散光。规则散光通常可用柱面镜加以矫正，但不规则散光则很难矫正。

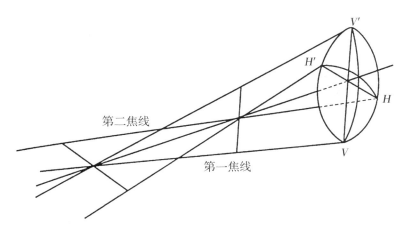

HH' 和 VV' 分别为散光眼的水平和垂直径线，沿 HH' 的光线聚焦于第一焦线处，
沿 VV' 的光线聚焦于第二焦线处。

图 4 – 2 – 33　规则散光眼的示意

（五）房水和眼内压

眼压（ocular tension）是房水对眼球内各结构表面造成的压力。房水生成与回流保持动态平衡，以维持一定的眼内压。眼内压的相对稳定对保持眼球特别是角膜的正常形状与折光能力具有重要意义。人眼的总折光能力与眼内各折光体都有关系，但最主要的折射发生在空气与角膜接触的界面上，约占总折光能力的80%。因此，角膜的形状和曲度的改变将明显影响眼的折光能力。若眼球被刺破，将导致房水流失、眼内压下降、眼球变形，引起角膜曲率改变。病理情况下房水代谢紊乱或房水循环障碍（如房水排出受阻）可使眼内压增高，眼内压的病理性增高称为青光眼（glaucoma）。青光眼除引起眼的折光异常外，还能引起头痛、恶心等全身症状，严重时可导致角膜混浊、视力丧失。

二、眼的感光换能系统

虽然视觉最终在视觉中枢内形成，但视觉信息首先在视网膜中形成，并在此进行初步的加工处理。视网膜的基本功能是把外界光刺激能量转换成神经纤维上的电信号编码。

（一）视网膜感光细胞及其特征

人和哺乳动物视网膜中有视杆细胞（rod cell）和视锥细胞（cone cell）两种感光细胞（图4 – 2 – 13）。视色素是接受光刺激而产生视觉的物质基础，外段是视色素集中的部位，在感光换能中起重要作用。人的每个视杆细胞外段中约有 10^3 个膜盘，每个膜盘约含 10^6 个视紫红质分子（图4 – 2 – 34）。因此，单个视杆细胞就可对入射光线起反应，此外，视杆细胞对光的反应较慢，有利于更多的光反应得以总和，这在一定程度上可提高单个视杆细胞对光的敏感度，使视网膜能察觉出单个光量子的强度。视锥细胞外段的膜盘膜中含有3种不同的视色素，分别存于3种不同的视锥细胞中。正因为所含视色素的不同，两种感光细胞在功能上存在明显的差异。

在视神经盘处，无感光细胞分布，落在此处的光线不能被感受而成为视野中的一个盲区，即为生理盲点（blind spot）。但人们平时都用双眼视物，一侧眼视野中的盲点可被对侧眼的视野所补偿，因此人们并不感觉到自己的视野中存在盲点。

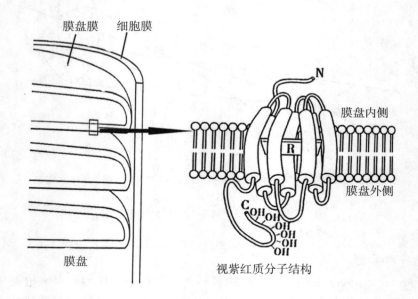

视杆细胞外段有许多膜盘，膜盘上镶嵌着大量视紫红质，视紫红质是结合有视黄醇分子的跨膜蛋白质，为 7 次跨膜的蛋白质分子，它所结合的视黄醇分子位于膜盘膜的中心附近，其长轴与膜平面平行；

C 和 N：分别表示视紫红质蛋白分子的羧基末端和氨基末端；R：表示视黄醇分子。

图 4 - 2 - 34　视杆细胞外段的超微结构示意

（二）视网膜的两种感光换能系统

在大多数脊椎动物的视网膜中存在两种感光换能系统，即视杆系统和视锥系统。

1. 视杆系统

视杆系统又称为暗视觉（scotopic vision）系统，由视杆细胞和与它们相联系的双极细胞及节细胞等组成。它们对光的敏感度较高，能在昏暗环境中感受弱光刺激引起暗视觉，但无色觉，对细节的分辨力较差。视杆细胞主要分布于视网膜的周边区，其数量在中央凹外 $10°\sim 20°$ 处最多。人眼一侧视网膜中有 1.2×10^{8} 个视杆细胞，在视网膜的周边区出现多达 250 个视杆细胞经少数几个双极细胞会聚于一个神经节细胞的现象，会聚程度远高于视锥系统，会聚程度越高，其感觉分辨能力越低。

2. 视锥系统

视锥系统又称为明视觉（photopic vision）系统，由视锥细胞和与它们相联系的双极细胞及节细胞等组成。它们只有在强光条件下才能被激活，视物时可辨别颜色，对细节具有较高的分辨力。视锥细胞高度集中于视网膜中央凹处，且此处仅有视锥细胞分布，向视网膜周边区即明显减少（图 4 - 2 - 35）。其分辨力以中央凹处最强。人眼一侧视网膜中有 6×10^{6} 个视锥细胞。在中央凹处常见一个视锥细胞与一个双极细胞相连，双极细胞又只与一个节细胞相连接的现象，这种单线联系，提高了视觉分辨力。

不同种系动物的不同习性：某些只在白昼活动的动物，如鸡、鸽、松鼠等，其光感受器以视锥细胞为主；而在夜间活动的动物，如猫头鹰等，其视网膜中只有视杆细胞。

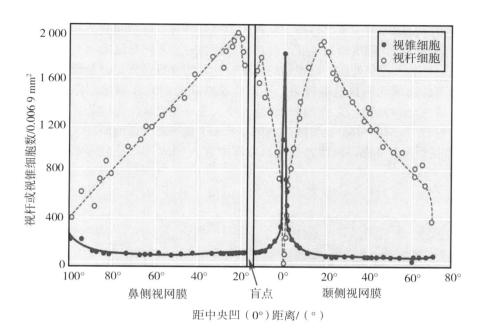

图 4 - 2 - 35　视杆细胞和视锥细胞在视网膜上的分布情况

（三）视杆细胞的感光换能机制

1. 视紫红质

视紫红质由一分子视蛋白（opsin）和一分子视黄醛（retinene）的生色基团组成。视蛋白是由 348 个疏水性氨基酸残基组成的单链，有 7 个螺旋区（类似于 α - 螺旋）7 次穿越视杆细胞内膜盘的膜结构，11 - 顺式视黄醛分子连接在第 7 个螺旋区的赖氨酸残基上。视黄醛由维生素 A 转变而来，后者是一种不饱和醇，在体内可氧化成视黄醛。

2. 视紫红质的光化学反应

光照时视紫红质迅速分解为视蛋白和视黄醛。视黄醛分子在光照作用下由 11 - 顺式视黄醛转变为全反式视黄醛。视黄醛分子的光异构改变导致它与视蛋白分离，视蛋白分子的变构可经过较复杂的信号转导系统的活动，诱发视杆细胞出现感受器电位。在这一过程中，视色素失去颜色，称为漂白。

视紫红质的光化学反应是可逆的，在暗处又可重新合成，其反应的平衡点取决于光照的强度。视紫红质再合成是由全反式视黄醛变为 11 - 顺式视黄醛，这一过程需要一种异构酶，这种异构酶存在于视网膜色素上皮中。全反式视黄醛必须从视杆细胞中释放出来，被色素上皮摄取，再由异构酶将它异构化为 11 - 顺式视黄醛，并返回到视杆细胞与视蛋白结合，形成视紫红质（图 4 - 2 - 36）。

全反式视黄醛也可先转变为全反式视黄醇（维生素 A 的一种形式），然后在异构酶的作用下转变为 11 - 顺式视黄醇，最后再转变为 11 - 顺式视黄醛，并与视蛋白结合，形成视紫红质。储存在色素上皮中的维生素 A，同样可以转变为 11 - 顺式视黄醛。因此，在正常情况下维生素 A 可被用于视紫红质的合成与补充，但这个过程进行的速度较慢，不是促进视紫红质再合成的即时因素。另外，视网膜中过多的视黄醇也可逆转成为维生素 A，这对视网膜适应不同的光强度特别重要。人在暗处视物时，实际是既有视紫红质的分解，又有它的合成，这是人在暗处能不断视物的基础；此时的合成过程超过分解过程，视网膜中处于合成状态的视紫红质数量就较多，从而使视网膜对弱光较敏感。相反，人在亮光处时，视紫红质的分解大于合成，使视杆细胞几乎失去感受光刺激的能力。在视紫红质分解和再合成的过程中，有一部分视黄醛被消耗，依赖于食物进入血液循环（相当部分储存于肝）中的维生素 A 来补充。因此，如果长期维生素 A 摄入不足，会影响人的暗视觉，引起夜盲症（nyctalopia）。

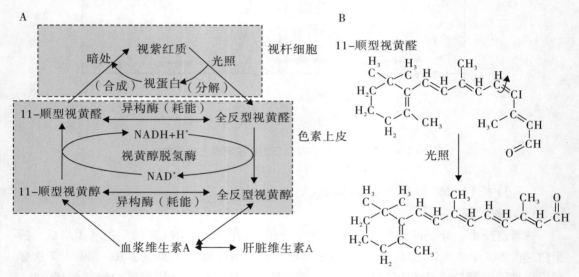

A：视紫红质的分解与合成反应；B：11 - 顺型视黄醛在光照下异构为全反型视黄醛的分子式转变示意。

图 4 - 2 - 36　视紫红质的光化学反应

3. 视杆细胞的感受器电位

（1）视杆细胞的静息电位低。在暗处的静息电位为 - 40 ～ - 30 mV，明显小于大多数神经元的静息电位。视杆细胞在暗环境中主要存在两种电流：一是由 Na^+ 经过外段膜中的 cGMP 门控通道内流而产生，可使膜发生去极化；二是由 K^+ 通过内段膜中的非门控钾敏感通道外流所引起，可使膜发生超极化。视杆细胞依靠其内段膜中高密度钠泵的活动，使细胞内 Na^+、K^+ 浓度保持相对稳定。在暗处，胞质内的 cGMP 浓度较高，能维持 cGMP 门控通道处于开放状态，因而可产生稳定的内向流，这个电流称为暗电流（dark current）（图 4 - 2 - 37）。这就是视杆细胞静息电位较低的原因。

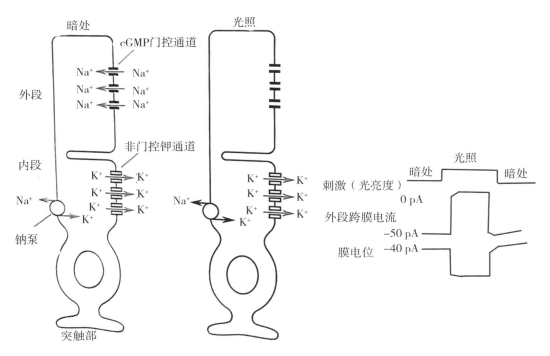

在暗处，视杆细胞胞质内 cGMP 浓度较高，能维持 cGMP 门控通道处于开放状态，因而可产生稳定的内向电流，即暗电流；光照时，胞质内 cGMP 浓度降低，cGMP 门控通道关闭，暗电流终止，膜电位将发生相应改变，即发生超极化。

图 4 - 2 - 37 暗电流形成示意

（2）视杆细胞的感受器电位的产生：光照→外段膜盘膜中视紫红质分解为视黄醛、视蛋白→激活膜盘膜中转导蛋白（transducin，G_1）→磷酸二酯酶激活→外段胞质内的 cGMP 分解为 5′-GMP →cGMP 门控通道关闭→暗电流减小或消失。内段膜中允许 K^+ 外流，于是膜电位就向着 K^+ 平衡电位（约 -70 mV）方向变化，即内段膜超极化。这个超极化就是感受器电位（图 4 - 2 - 38）。1 个视紫红质分子被激活时，至少能激活 500 个转导蛋白，而 1 个活化的磷酸二酯酶每秒可使 2 000 个 cGMP 分子分解。正是由于这种生物放大效应，1 个光量子足以引起外段膜中大量的 cGMP 门控通道关闭，从而产生超极化型电变化。视杆细胞不能产生动作电位，但在外段膜产生的超极化型感受器电位能以电紧张的形式扩布至细胞的终足部，影响此处的谷氨酸递质释放。

视杆细胞外段膜中的 cGMP 门控通道除允许 Na^+ 通透外，也允许 Ca^{2+} 通透，进入细胞内的 Ca^{2+} 能抑制鸟苷酸环化酶的活性。光照可使胞质内 cGMP 减少，cGMP 门控通道关闭而使 Na^+ 内流减少，但光照也能使 Ca^{2+} 内流减少。由于胞质内 Ca^{2+} 浓度降低，使之对鸟苷酸环化酶活性的抑制减弱，结果使 cGMP 合成增加，从而对稳定胞质内 cGMP 浓度，保持 cGMP 门控通道的开放具有一定的调节作用。

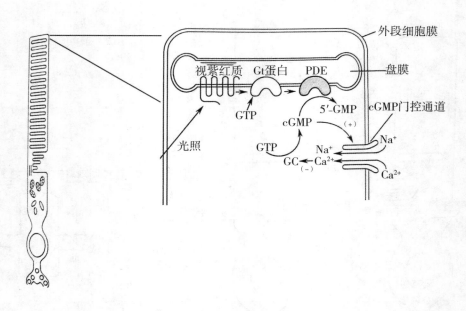

PDE 指磷酸二酯酶；GC 指鸟苷酸环化酶。

图 4 - 2 - 38　视杆细胞感受器电位产生机制示意

（四）视锥细胞的换能与颜色视觉

视锥细胞的视色素也是视紫红质，只是视蛋白的分子结构略有不同。正是由于视蛋白分子结构中的这种微小差异，决定了与它结合在一起的视黄醛分子对某种波长的光线最为敏感，因而才可区分出 3 种不同的视锥色素。当光线作用于视锥细胞外段时，在其外段膜的两侧也发生同视杆细胞类似的超极化型感受器电位。

1. 色觉

对不同颜色的识别，是不同波长的光线作用于视网膜后在人脑引起不同的主观印象。因此，颜色视觉（color vision）是一种复杂的物理心理现象。正常人眼可分辨波长为380～760 nm 的约150 种不同的颜色，每种颜色都与一定波长的光线相对应。在可见光谱的范围内，波长长度只要有 3～5 nm 的增减，就可被人视觉系统分辨为不同的颜色。

2. 三色学说

正常人眼虽能分辨百余种颜色，但视网膜中并不存在百余种对不同波长可见光发生反应的视锥细胞或视色素。19 世纪初，Young 和 Helmholtz 提出视觉的三色学说（trichromatic theory）：设想在视网膜中存在 3 种不同的视锥细胞，分别含有对红、绿、蓝 3 种光敏感的视色素。当某一波长的光线作用于视网膜时，可以一定的比例使 3 种不同的视锥细胞发生兴奋，这样的信息传至中枢，就产生某一种颜色的感受。如果红、绿、蓝 3 种色光按各种不同的比例做适当的混合，就会产生任何颜色的感觉。

三色学说在 20 世纪 70 年代得到许多实验证实。有人用不超过单个视锥细胞直径的细小单色光束，逐个检查并绘制在体视锥细胞的光谱吸收曲线，发现视网膜中确实存在三类吸收光谱，其峰值分别在 564 nm、534 nm 和 420 nm 处，相当于红、绿、蓝三色光的波长

（图4－2－39）。用微电极记录单个视锥细胞感受器电位的方法，也观察到不同单色光引起的超极化型感受器电位的幅度在不同的视锥细胞是不同的，峰值出现的情况也符合三色学说。

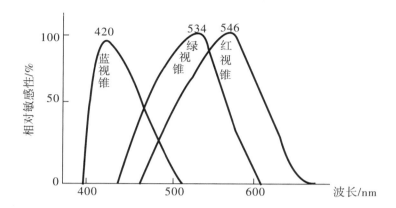

三种不同的视锥细胞的光谱吸收峰值与蓝、绿、红三色光的波长相近。

图4－2－39　人视网膜中三种不同视锥细胞对不同波长光的相对敏感性

3. 色盲和色弱

用三色学说也大体上可解释色盲与色弱的发生。色盲（color blindness）是一种对全部颜色或某些颜色缺乏分辨能力的色觉障碍。全色盲表现为只能分辨光线的明暗，呈单色视觉，但全色盲极少见。部分色盲可分为红色盲、绿色盲和蓝色盲，其中以红色盲和绿色盲为多见。有些色觉异常的产生并非由于缺乏某种视锥细胞，而是由于某种视锥细胞的反应能力较弱，这就使患者对某种颜色的识别能力较正常人稍差（辨色功能不足），这种色觉异常称为色弱（color weakness）。色弱常由后天因素引起。

色盲属遗传缺陷疾病，男性居多，女性少见。近年来，已成功克隆出3种不同光谱吸收特性的视锥色素。现已明确，红敏色素和绿敏色素的基因均位于X染色体上，而蓝敏色素的基因则位于第7对染色体上。大多数绿色盲患者是由于绿敏色素基因缺失，或是该基因被一杂合基因所取代，即其起始区为绿敏色素的基因，而其余部分则为红敏色素的基因。大多数红色盲患者，其红敏色素基因为相应的杂合基因所取代。

4. 对比色学说

于1876年，Hering提出了对比色学说（opponent color theory）。他认为，在红、绿、蓝、黄4种颜色中，红色与绿色，蓝色与黄色分别形成对比色。由于任何颜色都由红、绿、蓝、黄4种颜色按不同比例混合而成，故对比色学说也称为四色学说。三色学说虽能合理解释许多色觉现象，但无法解释颜色对比现象。如将蓝色块置于黄色背景上，人们将感觉此蓝色块特别蓝，而黄色背景也特别黄，这种现象称为颜色对比，而黄色和蓝色则互为对比色或互补色。对比色学说也得到一些实验的支持。例如，在用微电极记录金鱼视网膜水平细胞的跨膜电位时发现，有些水平细胞在用黄光刺激时出现最大的去极化反应，而在用蓝光刺激时则出现最大的超极化反应；另有一些水平细胞在分别用红光和绿光刺激时也出现类似的不同反应。可见，色觉的形成十分复杂，三色学说所描述的是颜色信息在感光细胞水平的编码机制，而对比色学说却阐述了颜色信息在光感受器之后神经通路中的编码机制。

（五）视网膜的信息处理

感光细胞产生感受器电位需要进一步处理，最后编码成视神经上的冲动传向中枢。

（1）视网膜局部电位的传递方式主要是电紧张扩布。局部反应具有模拟量特性，能方便地用于生物运算，如总和。仅节细胞和少数无长突细胞具有产生动作电位的能力，即具有可兴奋性。

（2）视网膜内的主要递质是氨基酸类，如感光细胞和双极细胞之间是谷氨酸，另一个重要递质是 γ－氨基丁酸。由于受体类型的多样性，突触传递过程可以方便地实现局部反应的"非"运算，如将超极化局部反应变为去极化性的。

（3）节细胞感受野与视神经编码相联系。小感受野主要分辨细节，而大感受野与定位、复杂感受野与运动信息有关。

（4）节细胞的编码有中心给光反应和中心撤光反应。神经节细胞的给光中心细胞（on-center cell）和撤光中心细胞（off-center cell）分别接受同类双极细胞的传入信息。研究表明，在给光中心细胞，光照中心区将引起给光反应，光照周边区则引起撤光反应，用弥散光同时照射其中心区和周边区，它们的反应趋于彼此抵消，但以给光反应为主；而撤光中心细胞的对光反应恰与给光中心细胞相反，用弥散光同时照射其中心区和周边区，它们的反应也趋于彼此抵消，但以撤光反应为主（图4-2-40）。图4-2-41所示为用周边和中央明暗不同的图案刺激节细胞感受野时，记录到的节细胞输出冲动的变化；其结构基础是感光细胞之间的或通过中间神经元实现的侧抑制。可以推测上述这类反应在对图案边缘的检测中有重要意义，即视神经冲动中已编码了视网膜对图像初步分析的信息。

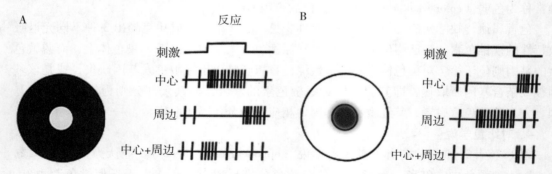

图中所示分别为给光中心细胞和撤光中心细胞的感受野组构（A）和放电特征（B）。感受野中的明区表示光照该区时神经节细胞放电频率增加，即兴奋；暗区表示光照该区时神经节细胞放电频率降低，即抑制。放电特征部分显示了分别用弥散光光照射中心区、周边区或同时照射中心区和周边区时神经节细胞的放电频率改变。

图4-2-40 视网膜神经节细胞的感受野组构和接受光照刺激时的放电特征示意

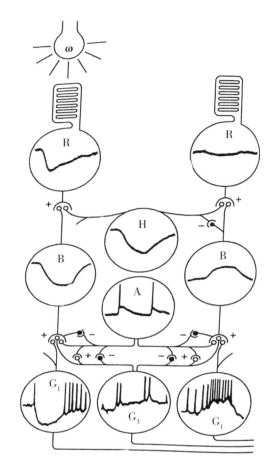

R 指视杆细胞；H 指水平细胞；B 指双极细胞；A 指无长突细胞；
G_1 和 G_3 指两种不同类型的神经节细胞。突触旁的"＋"和空心圆圈表示兴奋效应，
"－"和实心圆点表示抑制效应。

图 4－2－41　视网膜神经元对视觉信息传导和处理的简要总结

（六）视觉传入通路和视皮层的视觉分析功能

1. 传入通路与皮层代表区

视神经入颅后，来自两眼鼻侧视网膜的视神经纤维交叉而形成视交叉，来自颞侧视网膜的纤维则不交叉。因此，每侧视束含有不自双眼同一侧视网膜的纤维，并投射到各侧的外侧膝状体。左、右外侧膝状体各自经同侧视辐射投射到同侧初级视皮层。

初级视皮层位于枕叶皮层内侧面的距状沟之上、下缘（17 区）。距状沟上缘接受视网膜上半部的投射，而距状沟下缘则接受视网膜下半部的投射；距状沟后部接受视网膜中央凹黄斑区的投射，而距状沟前部则接受视网膜周边区的投射。视觉通路的损伤常可引起视野的缺损。受损时的视野缺损情况见视觉传导通路，故临床上检查视野有助于眼和视觉通路受损的诊断。

2. 中枢对视觉的分析

视网膜神经节细胞轴突和外侧膝状体及初级视皮层之间具有点对点的投射关系。视皮层有6层结构，在浅表4C层的细胞能产生移动的、位置的和立体的视觉；在深部4C层的细胞则能产生颜色、形状、质地和细微结构的视觉；而在第2、第3层内的多簇状细胞也与色觉有关。此外，视皮层与躯体感觉皮层一样，也以相同的功能而纵向排列成柱状。视皮层的感觉柱称为方位柱（orientation column），每个方位柱都对某一特定方向的光带做出最佳反应，且视皮层上每跨越一个方位柱，其最佳感受方向就相差5°~10°。因此，如果将视皮层上相隔很小距离的所有方位柱集合起来，就能构成一个在360°方向上都能感受的完整的感受野。

三、与视觉有关的若干生理现象

（一）视敏度（视力）

眼对物体细小结构的分辨能力，称为视敏度（visual acuity），又称为视力或视锐度。这个限度是视网膜像不小于中央凹处一个视锥细胞的平均直径。视力表就是根据这一原理设计的。

视力的量度通常以视角的倒数来表示。视角是指物体上两个点发出的光线入眼后通过节点所形成的夹角。视角的大小与视网膜像的大小呈正比。在眼前5 m处，两个相距1.5 mm的光点所发出的光线入眼后形成的视角正好为1′角，此时的视网膜像约为4.5 μm，正相当于一个视锥细胞的平均直径。国际标准视力表上标记视力为1.0的那一行正是表达了这种情况。受试者能分辨的视角越小（视力大于1.0）表明其视力越好；相反，视角越大（视力小于1.0）则表明视力越差。但国际标准视力表各行的增率并不相等，故不能很好比较视力的增减程度。中国眼科医师缪天荣于1959年设计了一种对数视力表，这种视力表是在上述国际标准视力表的基础上，将任何相邻两行视标大小之比恒定为$10^{0.1}$（$10^{0.1}$=1.258 9），即视标每增大1.258 9倍，视力记录就减少0.1（$\lg 10^{0.1}$）。如此，视力表上各行间的增减程度都相等。

（二）暗适应与明适应

当人长时间在明亮环境中而突然进入暗处时，最初看不见任何东西，经过一定时间后，视觉敏感度才逐渐增高，能逐渐看见在暗处的物体，这种现象称为暗适应（dark adaptation）。相反，当人长时间在暗处而突然进入明亮处时，最初感到一片耀眼的光亮，也不能看清物体，稍待片刻后才能恢复视觉，这种现象称为明适应（light adaptation）。

暗适应是人眼在暗处对光的敏感度逐渐提高的过程：一般是在进入暗处后的最初5~8 min时，人眼感知光线的视觉阈出现一次明显的下降，以后再次出现更为明显的下降；大约进入暗处25~30 min时，视觉阈下降到最低点，并稳定于这一水平。上述视觉阈的第一次下降，主要与视锥细胞视色素的合成增加有关；第二次下降即暗适应的主要阶段，与视杆细胞中视紫红质的合成增强有关。

明适应的进程很快，通常在几秒内即可完成。其机制是视杆细胞在暗处蓄积了大量的视紫红质，进入亮处遇到强光时迅速分解，因而产生耀眼的光感。只有在较多的视杆色素迅速分解之后，对光相对不敏感的视锥色素才能在亮处感光而恢复视觉。

（三）视野

用单眼固定地注视前方一点时，该眼所能看到的空间范围，称为视野（visual field）。视野的最大界限应以它和视轴形成的夹角的大小来表示。在同一光照条件下，用不同颜色的目标物测得的视野大小不一，白色视野最大，其次为黄蓝色，再次为红色，绿色视野最小。视野的大小可能与各类感光细胞在视网膜中的分布范围有关。另外，由于面部结构（鼻和额）阻挡视线，也影响视野的大小和形状。如一般人颞侧和下方的视野较大，而鼻侧与上方的视野较小。但由于人的双眼位于头部额面，双眼视野大部分重叠，因而正常情况下不会出现鼻侧盲区。视野对人的工作和生活有重要影响，视野狭小者不应驾驶交通工具，也不应从事本身或周围物体有较大范围活动的劳动，以防发生事故。世界卫生组织规定，对于视野小于10°者，即使其中心视力正常也属于盲。临床上检查视野可帮助诊断眼部和中枢神经系统的一些病变。

（四）视后像和融合现象

注视一个光源或较亮的物体，然后闭上眼睛，这时可感觉到一个光斑，其形状和大小均与该光源或物体相似，这种主观的视觉后效应称为视后像。如果给以闪光刺激，则主观上的光亮感觉的持续时间比实际的闪光时间长，这是由于光的后效应所致。后效应的持续时间与光刺激的强度有关，如果光刺激很强，视后像的持续时间也较长。如果用重复的闪光刺激人眼，当闪光频率较低时，主观上常能分辨出一次又一次的闪光。当闪光频率增加到一定程度时，重复的闪光刺激可引起主观上的连续光感，这一现象称为融合现象（fusion phenomenon），又可以称为视觉暂留。融合现象是由于闪光的间歇时间比视后像的时间更短而产生的。

能引起闪光融合的最低频率，称为临界融合频率（critical fusion frequency，CFF）。研究发现，临界融合频率与闪光刺激的亮度、闪光光斑的大小及被刺激的视网膜部位有关。光线较暗时，闪光频率低至3～4周/秒即可产生融合现象；在中等光照强度下，临界融合频率约为25周/秒；而光线较强时，临界融合频率可高达100周/秒。电影每秒放映24个画面，电视每秒播放60个画面，因此，观看电影和电视时主观感觉其画面是连续的。在测定视网膜不同部位的临界融合频率时也发现，愈靠近中央凹，其临界融合频率愈高。另外，闪光的颜色、视角的大小、受试者的年龄及某些药物等均可影响临界融合频率，尤其是中枢神经系统疲劳可使临界融合频率下降。因此，在劳动生理中常将临界融合频率作为中枢疲劳的指标。

（五）双眼视觉与立体视觉

在某些哺乳动物，如牛、马、羊等，它们的两眼长在头部两侧，因此两眼的视野完全不重叠，左眼和右眼各自感受不同侧面的光刺激，这些动物仅有单眼视觉（monocular vision）。人和灵长类动物的双眼都在头部的前方，两眼的鼻侧视野相互重叠，因此凡落在此范围内的任何物体都能同时被两眼所见，两眼同时看某一物体时产生的视觉称为双眼视觉（binocular vision）。双眼视物时，两眼视网膜上各形成一个完整的物像，由于眼外肌的精细协调运动，可使来自物体同一部分的光线成像于两眼视网膜的对称点上，并在主观上产生单一物体的视觉，称为单视。眼外肌瘫痪或眼球内肿瘤压迫等都可使物像落在两眼视网膜的非对称点上，因而在主观上产生有一定程度互相重叠的两个物体的感觉，称为复视（diplopia）。双眼视觉的优点是可以弥补单眼视野中的盲区缺损，扩大视野，并产生立体视觉。

双眼视物时，主观上可产生被视物体的厚度和空间的深度或距离等感觉，称为立体视觉（stereoscopic vision）。其主要原因是两眼存在一定距离，同一被视物体在两眼视网膜上的像并不完全相同，左眼从左方看到物体的左侧面较多，而右眼则从右方看到物体的右侧面多，由于两眼视差造成的并不完全相同的图像信息经中枢神经系统处理后，才形成具有立体感的视觉形象。但在单眼视物时也能在一定程度产生立体感觉，除与生活经验有关外，其主要原因是：①头部和眼球的运动引起远近物体的相对移动，即当头部右移时，近物似乎在左移，而远物则似乎在右移；②物体阴影的变化，近物的感觉较鲜明而远物的感觉较模糊；③眼的调节活动在视远物时不明显，而在视近物时加强。

小结

（1）角膜可分为5层，其中角膜基质约占角膜全厚度的90%，矫正近视时所采用的准分子激光手术，其原理就是利用角膜基质层的厚度，由计算机来控制激光在角膜中心切削出一个光滑的曲面，相当于在角膜上切削出一个凹透镜，使光线能够聚焦于视网膜上，从而使视物变得清晰。

（2）青光眼、近视眼、白内障、沙眼、夜盲症、飞蚊症的发病部位、形成机理等都是重要的临床问题，请结合视器相关内容进行探究学习。

（3）视杆细胞的感光换能机制、色觉形成的三原色学说、视网膜节细胞的动作电位编码、皮层对视觉的分析等都属于前沿科学范畴，有兴趣的同学可以多阅览神经生理学、神经生物学等方面的书籍。

（4）视力（视敏度）涉及眼轴、眼成像、黄斑中央凹的视锥细胞密度等多种因素，需要清楚视力测定的基本原理（即视角）。

测 试 题

单项选择题

1. 关于角膜的描述，以下哪一项是正确的？（　　　）

A. 白色不透明　　　　　B. 无屈光作用　　　　C. 表面盖有球结膜

D. 富含血管　　　　　　E. 富含感觉神经末梢

2. 关于虹膜的描述，以下哪一项是正确的？（　　　）

A. 位于眼球血管膜的后部

B. 中央有一瞳孔

C. 内含骨骼肌

D. 瞳孔括约肌使瞳孔开大

E. 以上都不对

3. 看近物时使晶状体变凸的主要原因是什么？（　　）

A. 睫状小带紧张　　　　B. 睫状小带舒张　　C. 瞳孔开大肌收缩

D. 瞳孔扩大　　　　　　E. 瞳孔括约肌收缩

4. 沟通眼球前、后房的结构是什么？（　　）

A. 虹膜角膜角　　　　　B. 巩膜静脉窦　　　C. 泪点

D. 瞳孔　　　　　　　　E. 眼静脉

5. 关于瞳孔，下列哪一项是错误的？（　　）

A. 在弱光下或视远物时，瞳孔开大

B. 在强光下或视近物时，瞳孔缩小

C. 在活体上，透过角膜可见到瞳孔，但见不到虹膜

D. 瞳孔括约肌收缩可使瞳孔缩小

E. 瞳孔开大肌收缩可使瞳孔开大

6. 关于视网膜的说法，下列哪个选项是错误的？（　　）

A. 分为视部和盲部　　　　　　　　　B. 外层为色素上皮层

C. 内层为神经细胞层　　　　　　　　D. 视锥细胞能感受强光和辨色

E. "视网膜剥离症" 是指视网膜与血管膜分离

7. 关于视网膜神经细胞的说法，下列哪一项是正确的？（　　）

A. 视锥细胞感受弱光，辨别颜色

B. 视杆细胞感受强光

C. 双极细胞将神经冲动传给视细胞

D. 节细胞有吸收光线的作用

E. 节细胞的轴突向视神经盘集中，穿过脉络膜和巩膜后构成视神经

8. 老年人晶状体弹性减弱，晶状体变扁，视近物不清，称为什么？（　　）

A. 远视　　　　　　　　B. 老花眼　　　　　C. 近视

D. 散光　　　　　　　　E. 白内障

9. 夜盲症是由于视细胞内缺乏什么维生素？（　　）

A. 维生素 A　　　　　　B. 维生素 C　　　　C. 维生素 K

D. 维生素 D　　　　　　E. 维生素 B

10. 下列不属于眼折光系统的是哪一项？（　　）

A. 晶状体　　　　　　　B. 睫状体　　　　　C. 房水

D. 玻璃体　　　　　　　E. 角膜

11. 白内障是眼球内什么部分异常所致？（　　）

A. 角膜　　　　　　　　B. 房水　　　　　　C. 晶状体

D. 视网膜盲部　　　　　E. 视神经盘

12. 以下哪一项是生理性盲点？（　　）

A. 中央凹　　　　　　　B. 黄斑　　　　　　C. 视神经盘

D. 睫状体　　　　　　　E. 角膜

13. 关于黄斑，下列哪一项是正确的？（　　）

A. 无感光细胞   B. 因色素沉着而得名

C. 是节细胞轴突汇集处   D. 为感光最敏锐区

E. 又称为视神经乳头

14. 有关结膜的描述,下列哪一项错误的?(　　)

A. 是一层厚而富有血管的黏膜   B. 睑结膜位于眼睑的后方

C. 球结膜贴于巩膜表面   D. 结膜移行形成上穹和下穹

E. 滴眼药水是指将药液滴入结膜囊内

15. 房水是由下列哪个结构产生的?(　　)

A. 晶状体   B. 玻璃体   C. 睫状体

D. 虹膜   E. 巩膜

16. 眼的下列结构中,折光系数最大的是哪一个?(　　)

A. 角膜   B. 房水   C. 晶状体

D. 玻璃体   E. 脉络膜

17. 近视眼与正视眼相比,前者有什么特点?(　　)

A. 近点变远,远点变近   B. 近点和远点都变远

C. 近点变近,远点变远   D. 近点变远,远点不变

E. 近点和远点都变近

18. 眼的折光系统中,折光能力最大的是什么界面?(　　)

A. 空气 – 角膜前表面界面   B. 角膜后表面 – 房水界面

C. 房水 – 晶状体前表面界面   D. 晶状体后表面 – 玻璃体界面

E. 玻璃体 – 视网膜界面

19. 使近处物体发出的辐散光线能聚焦成像在视网膜上的功能,称为什么?(　　)

A. 瞳孔对光反射   B. 视轴会聚反射   C. 眼的调节

D. 角膜反射   E. 眨眼反射

20. 眼充分调节后能看清物体的最近点,称为什么?(　　)

A. 主点   B. 节点   C. 焦点

D. 近点   E. 远点

21. 当睫状肌收缩时,可发生什么变化?(　　)

A. 角膜曲度增大   B. 角膜曲度减小

C. 瞳孔缩小   D. 晶状体曲度增大

E. 晶状体曲度减小

22. 散光眼产生的原因多半是以下哪一项所致?(　　)

A. 眼球前后径过大   B. 眼球前后径过短

C. 晶状表面不呈正球面   D. 晶状体曲率半径过小

E. 睫状肌疲劳

23. 视黄醛可由下列哪种物质转化而来?(　　)

A. 维生素 D   B. 维生素 E   C. 维生素 A

D. 维生素 B   E. 维生素 K

24. 眼的近点的远近主要由以下哪一个指标决定？（　　）

A. 瞳孔的直径　　　　　　　　　　　　B. 晶状体的弹性

C. 房水的折光指数　　　　　　　　　　D. 角膜前表面的曲率半径

E. 玻璃体的折光指数

25. 关于近视眼的叙述，下列哪一项是错误的？（　　）

A. 眼球前后径过长　　　　　　　　　　B. 近点较正常眼更远

C. 眼的折光力过强　　　　　　　　　　D. 平行光线聚焦于视网膜前

E. 可用凹透镜纠正

26. 瞳孔对光反射中枢位于以下哪个部位？（　　）

A. 枕叶皮质　　　　　B. 丘脑外膝体　　　　C. 中脑

D. 脑桥　　　　　　　E. 延髓

27. 视近物时使之聚焦成像在视网膜上的主要调节活动是以下哪一项？（　　）

A. 角膜曲率半径变大　　　　　　　　　B. 晶状体前表面曲率半径变小

C. 晶状体后表面曲率半径增大　　　　　D. 眼球前后径增大

E. 房水折光指数增高

28. 夜盲症发生的原因是以下哪一项？（　　）

A. 视紫红质过多　　　　　　　　　　　B. 视紫红质缺乏

C. 视黄醛过多　　　　　　　　　　　　D. 视蛋白合成障碍

E. 视紫蓝质合成过多

29. 视网膜中央凹的视敏度最高，其原因是以下哪一项？（　　）

A. 视杆细胞多而集中，单线联系

B. 视杆细胞多而集中，聚合联系

C. 视锥细胞多而直径最小，单线联系

D. 视锥细胞多面直径最小，聚合联系

E. 视锥细胞多面直径最大，单线联系

30. 感光色素集中在感光细胞的哪个部位？（　　）

A. 外段　　　　　　　B. 内段　　　　　　　C. 连结部

D. 终足　　　　　　　E. 突触小泡

31. 视锥与视杆细胞本质上的不同在于以下哪一项？（　　）

A. 胞体　　　　　　　B. 内段　　　　　　　C. 外段

D. 连接部　　　　　　E. 终足

32. 临床上较为多见的色盲是以下哪一种？（　　）

A. 红色盲　　　　　　B. 绿色盲　　　　　　C. 黄色盲

D. 红绿色盲　　　　　E. 黄蓝色盲

33. 视野范围最小的颜色是以下哪一种？（　　）

A. 红色　　　　　　　B. 黄色　　　　　　　C. 绿色

D. 蓝色　　　　　　　E. 白色

（陶俊良　樊守艳）

第三章　前庭蜗器

　　耳由外耳、中耳和内耳组成，是产生听觉的外周感觉器官，又称为前庭蜗器（图4－3－1）。听觉感受器位于内耳的耳蜗。声波经外耳和中耳组成的传导系统传递到内耳，经过耳蜗的感音和换能作用，将声波的机械能转变为可在听神经纤维上传导的神经冲动，后者经听觉传导通路投射在大脑皮质的听觉中枢而产生听觉。

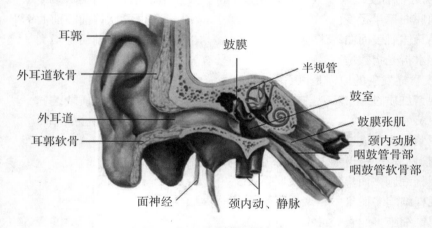

图 4 - 3 - 1　前庭蜗器全貌

第一节　外耳

　　外耳（external ear）包括耳郭、外耳道和鼓膜三部分。

一、耳郭的结构与功能

　　耳郭（auricle）位于头部的两侧，凹面朝向前外侧面，凸面向后（图4－3－2）。耳郭边缘卷曲称为耳轮，耳轮起自外耳门上方的耳轮脚，向下连于耳垂。在耳轮的前方有一与之平行的隆起，称为对耳轮。对耳轮的上端分出上、下脚，两脚之间的浅窝称为三角窝。对耳轮前方的深

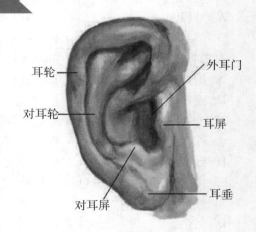

图 4 - 3 - 2　耳郭

窝，称为耳甲。耳甲被对耳轮脚分为上部的耳甲艇和下部的耳甲腔。耳甲腔前方的突起，称为耳屏；耳甲腔后方的突起，称为对耳屏。耳甲腔通入外耳门（external acoustic pore）。耳屏与对耳屏之间的凹陷，称为耳屏间切迹。

耳郭的形状有利于收集声波，起采音作用。某些动物可转动耳郭以探测声源的方向。人类耳郭的转动功能已经退化，主要通过头部的转动来判断声源方向。

耳郭由皮肤和弹性软骨组成。耳郭的皮肤、软骨与外耳道的皮肤和软骨相连，外耳道炎症、外伤或耳部手术时牵拉耳郭或按压耳屏可加剧耳痛。耳垂处毛细血管丰富，为临床采血部位。

二、外耳道的结构与功能

外耳道（external acoustic meatus）具有传音功能，是声波传导的通道。外耳道起自耳甲腔底，向内止于鼓膜，略呈横"S"形弯曲，长为 2.5～3.5 cm，分为内侧 2/3 的骨性部和外侧的软骨部（图4-3-1）。检查鼓膜时，向后上方牵拉耳郭，使外耳道软骨部变直，以便观察到鼓膜。外耳道软骨部的皮肤稍厚，内有耳毛、皮脂腺和耵聍腺（ceruminous gland），耵聍腺的分泌物较黏稠，有特殊气味，可防止小昆虫进入外耳道，干燥后称耵聍或"耳屎"。内侧骨性外耳道的皮肤较薄，耳毛和耵聍腺减少，顶部有少量皮脂腺。外耳道皮肤的皮下组织很少，被覆的薄层皮肤与骨膜结合紧密，上皮内有丰富的游离感觉神经末梢，因此，外耳道发炎、肿胀可引起剧烈疼痛。

外耳道在传音时具有增压效应，当频率为 3 000～5 000 Hz 的声波传至鼓膜时，其强度要比外耳道口处增强 12 dB 左右。

三、鼓膜的结构与功能

鼓膜（tympanic membrane）位于鼓室与外耳道之间，呈椭圆形半透明的薄膜，直径约为 1 cm。鼓膜与外耳道底之间成 45°～50°的倾斜角。鼓膜周缘大部分附着于颞骨，中间向内凹陷处称为脐部，为锤骨柄附着处。鼓膜上 1/4 薄而松弛，活体呈淡红色，称为松弛部；鼓膜下 3/4 厚而紧张，活体呈灰白色，称为紧张部。紧张部的前下方有一个三角形反光区，称为光锥。临床上做耳镜检查时，常可看到光锥，中耳的一些疾病可引起光锥消失或鼓膜穿孔（图4-3-3）。

鼓膜的组织结构分为 3 层，内表面为单层立方上皮，与中耳鼓室的黏膜上皮相连；中间是固有层，由薄层结缔组织构成；外层是复层扁平上皮，与外耳道的皮肤相连。

鼓膜如同电话机听筒中的振膜，是一个压力承受装置，其振动可与声波振动同始同终，有利于鼓膜如实地把声波传递给听骨链。

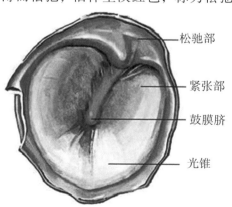

松弛部
紧张部
鼓膜脐
光锥

图4-3-3　鼓膜（右侧）

第二节 中耳

中耳（middle ear）由鼓室、咽鼓管、乳突窦和乳突小房组成。

一、鼓室的结构与功能

鼓室（tympanic cavity）位于鼓膜与内耳外侧壁之间，是颞骨内一个不规则的含气腔隙，其前方经咽鼓管与鼻咽相通，其后方经乳突窦口与乳突窦及乳突小房相通。鼓室内有听小骨、肌、韧带、血管和神经，覆有黏膜。

（一）鼓室各壁

鼓室有6个壁（图4-3-4、图4-3-5）。

（1）上壁：又称为鼓室盖（tegmental wall），即颞骨岩部前外侧面的鼓室盖，鼓室借此壁与颅中窝分隔开。鼓室盖向后延续构成乳突窦的上壁。中耳患病时常可侵犯上壁，引发耳源性颅内并发症，尤其在婴幼儿时位于此壁的岩鳞裂通常尚未闭合，出现耳源性颅内并发症的概率就更高。

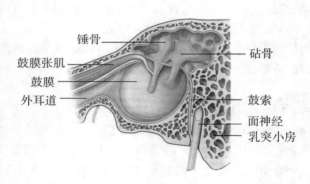

图4-3-4 鼓室外侧壁

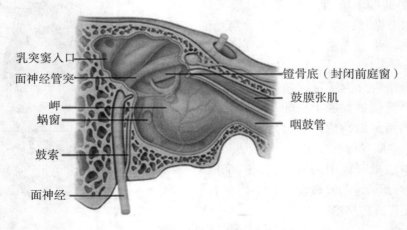

图4-3-5 鼓室内侧壁

（2）下壁：又称为颈静脉壁（jugular wall），为一层薄骨板，颈静脉球位于这层骨板下方的颈静脉窝内，鼓室与颈静脉球借此壁分隔开来。因此，实施鼓室手术或鼓膜手术时需要警惕两者的毗邻关系，否则容易伤及颈静脉球而引发严重的出血。

（3）外侧壁：大部分由鼓膜构成，故又称为鼓膜壁（membranous wall），鼓膜上方为骨部，即鼓室上隐窝的外侧壁。

（4）内侧壁（labyrinthine wall）：又称为迷路壁，其中部有一圆形的隆起，称为岬，岬的后上方有一卵圆形的小孔，称为前庭窗或卵圆窗，面积约为 3.2 mm²，通向内耳的前庭，被镫骨底及周围的环韧带所封闭。岬后下方有一圆形小孔，称为蜗窗或圆窗，面积约为 2 mm²，在活体上被第二鼓膜所封闭，向内通向耳蜗的鼓阶。前庭窗的后上方有一弓形凸起，即面神经管凸，管内有面神经通过。外半规管凸位于面神经管凸的上后方，为迷路瘘管好发部位。面神经管壁骨质菲薄，中耳炎或中耳手术时应警惕勿伤及面神经。

（5）前壁：也称为颈动脉壁（carotid wall），前壁下部以极薄的骨板与颈内动脉相邻，此壁上部有两个小管，上方是鼓膜张肌半管，下方是咽鼓管半管的鼓室口。

（6）后壁：又称为乳突壁（mastoid wall），其上部有乳突窦的入口，鼓室借此口与后方的乳突小房相通。因此，中耳鼓室内的炎症可经乳突窦口蔓延至乳突小房引起乳突炎。乳突窦入口的下方有一锥状突起，叫锥隆起，内有镫骨肌。面神经管从鼓室内侧壁经锥隆起的上方转至后壁，然后垂直向下走行，到达其出口茎乳孔。在茎乳孔上方距出口约 6 mm 处有鼓索神经发出，鼓索神经出面神经管后进入鼓索后小管，由此进入鼓室。

（二）鼓室内容

（1）听小骨及听小骨链。听小骨（auditory ossicles）共有 3 块，由外向内依次为锤骨（malleus）、砧骨（incus）和镫骨（stapes）：①锤骨形如鼓槌，分为头、柄、外侧突和前突，锤骨柄附着于鼓膜脐的内侧面，锤骨头与砧骨体形成锤砧关节。②砧骨分为体和长、短两脚，砧骨体与锤骨头形成锤砧关节，长脚与镫骨头形成砧镫关节，短脚以韧带连于鼓室壁。③镫骨形似马镫，分为头、颈、前后两脚和一底。其底借韧带连于前庭窗的周围，封闭前庭窗。三者借关节和韧带连接成听小骨链。

听小骨链介于鼓膜与前庭窗之间，由 3 块听小骨形成 1 个有固定角度的杠杆，锤骨柄为长臂，砧骨长突为短臂（图 4 - 3 - 6）。杠杆的支点刚好在听骨链的重心上，因而在能量传递过程中惰性最小，效率最高。中耳的增压作用是指当声波由鼓膜经听骨链到达前庭窗时，其振幅将减小但振动的压强会增大。这样既可避免对前庭窗膜造成损伤又可提高传音效率。压强增大的主要原因是：①听骨链杠杆的短臂与长臂之比为 1∶1.3，根据杠杆的原理，在短臂一侧的压力将扩大到原来的 1.3 倍。②前庭窗膜的面积为 3.2 mm²，鼓膜的实际振动面积却约有 59.4 mm²，两者之比为 1∶18.6，若听骨链传递时压力不变，则前庭窗膜上的压强为鼓膜上压强的 18.6 倍；通过这两种途径，在中耳传递过程中增压效应累计扩大为 24.2 倍（18.6×1.3）。

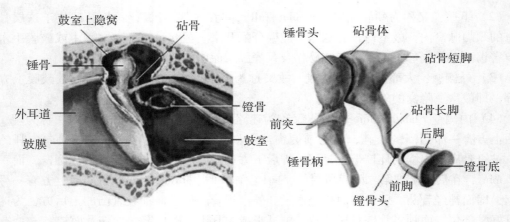

图 4 - 3 - 6　听小骨

（2）运动听小骨的肌。运动听小骨的肌有鼓膜张肌和镫骨肌。鼓膜张肌（tensor tympani）起自咽鼓管软骨部上壁的内面和蝶骨大翼，止于锤骨柄的上端。该肌受三叉神经的下颌神经支配，当其收缩时可把锤骨柄向内牵拉，增加鼓膜的紧张度，以免鼓膜震破或伤及内耳。镫骨肌（stapedius）起自鼓室后壁的锥隆起内，肌腱从锥隆尖端穿出进入鼓室，止于镫骨颈部的后方，该肌受面神经的镫骨肌支配；镫骨肌和鼓膜张肌互为拮抗肌，镫骨肌收缩时可消除鼓膜的紧张状态。镫骨肌瘫痪时常引起听觉过敏。

（三）鼓室黏膜

鼓室各壁、听小骨、肌腱、韧带和神经表面均覆盖有黏膜，向后与乳突窦、乳突小房内的黏膜相延续，向前与咽鼓管黏膜相延续。鼓室腔面的黏膜由较薄的固有层和上皮组成，上皮的种类较多，如下壁和前壁为单层纤毛柱状上皮和假复层纤毛柱状上皮，并有杯状细胞；内侧壁和外侧壁则是单层扁平上皮；后壁为单层立方或单层纤毛低柱状上皮。固有层则为致密结缔组织，内含血管、淋巴管和神经纤维。黏膜与深部骨膜连接紧密。当中耳有炎症时，杯状细胞会增多，产生的黏液积存于鼓室内，可导致听力下降。

二、咽鼓管的结构与功能

咽鼓管（auditory tube）是连接于鼓室与鼻咽部之间的管道（图 4 - 3 - 1）。全长3.5～4.0 mm，咽鼓管分软骨部和骨部，内 2/3 为软骨部，外 1/3 为骨部。自鼓室前壁向前内下方走行。软骨部与骨部交界处最为狭窄，称为咽鼓管峡，内径只有 1～2 mm。软骨部在静止状态时闭合成一裂隙。

咽鼓管的主要功能是调节鼓室内的压力，使鼓室内的压力与外界大气压保持平衡，鼓室内外气压的平衡对维持鼓膜的正常形状、位置和振动性能有很大的作用。若咽鼓管被阻塞，鼓室内的压力会因空气被吸收而降低，这将会导致鼓膜向内塌陷。在日常生活中（如潜水、飞机起飞或降落时），若鼓室内气压小于外界大气压，也可导致鼓膜内陷，甚至鼓膜破裂而引起耳鸣、听力减退等。咽鼓管咽口平时关闭，当打呵欠或吞咽时，腭帆张肌收缩使其张开，空气进入鼓室，从而使鼓室内外气压保持平衡。婴幼儿的咽鼓管比成年人的短，走行也较水平，管径也较大，因此，咽部感染易通过咽鼓管侵入鼓室。

三、乳突窦和乳突小房

乳突窦（mastoid antrum）为鼓室后上方的含气腔，乳突窦向前经乳突窦口与鼓室相通，向后下通乳突小房，为鼓室与乳突小房之间的通道。

新生儿的乳突尚未发育，自 2 岁以后开始从乳突窦向乳突部逐渐发展。随着乳突的发育，乳突内形成许多大小不等、形态各异的含气小腔，称为乳突小房。根据发育程度，乳突小房可分为 4 种类型：①气化型。此型约占 80%，乳突小房较大，小房之间的骨板较薄，乳突全部气化。②板障型。此型的乳突小房多而小，乳突气化不良，状如颅骨的板障。③硬化型。此型的乳突完全没有气化，骨质致密。这一类型的出现大多是由细菌感染、鼓室受羊水刺激或局部营养不良所致。④混合型。此型为前述 3 型中任意 2 型同时存在或 3 型均存在者。

乳突小房内覆黏膜并互相连通，并且乳突小房内的黏膜与乳突窦和鼓室的黏膜相延续。因此，中耳炎可经乳突窦蔓延至乳突小房而引起乳突炎。另外，耳内手术时可经乳突小房入路。

第三节　内耳

内耳（internal ear）介于鼓室内侧壁和内耳道底之间，位于颞骨岩部的骨质内（图 4 - 3 - 7）。因其构造复杂，形状不规则，又称之为迷路（labyrinth）。迷路又分为骨迷路和膜迷路。骨迷路与膜迷路之间的腔隙内充满了外淋巴，膜迷路的管道内充满内淋巴，内、外淋巴液互不相通。

一、骨迷路

骨迷路（bony labyrinth）是由颞骨岩部骨密质所围成的不规则腔隙，沿颞骨岩部的长轴从后外向前内依次排列着骨半规管、前庭和耳蜗，其总长度约为 18.6 mm，它们互相连通，内壁上覆有骨膜（图 4 - 3 - 8）。

（一）骨半规管

骨半规管（bony semicircular canals）为 3 个半环形

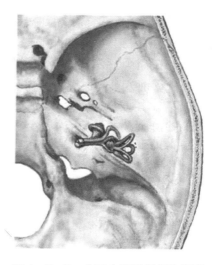

图 4 - 3 - 7　内耳在颞骨岩部的投影

的骨性管道，三者之间互相垂直排列。后骨半规管弓突向后外侧，与颞骨岩部的长轴平行，是 3 个半规管中最长的一个。外骨半规管弓突向外侧，是 3 个半规管中最短的一个，当头前倾 30° 时，呈水平位，形成外半规管凸，即乳突窦入口内侧的隆起。前骨半规管弓突向上方，位于颞骨岩部弓状隆起的深面，与颞骨岩部的长轴互相垂直。

每个骨半规管都有 2 个骨脚连于前庭，其中一个骨脚细小，称为单骨脚，另一个骨脚膨大，称为壶腹骨脚，其膨大部称为骨壶腹；由于前半规管和后半规管单骨脚合成一个总骨脚，故 3 个骨半规管共有 5 个开口连于前庭。

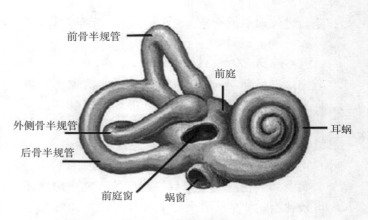

图 4 - 3 - 8　骨迷路

（二）前庭

前庭（vestibule）位于骨迷路的中间部，前部较窄与耳蜗相连，后上部与骨半规管的 5 个骨脚相连，长约为 5 mm，为一近似椭圆形的腔隙，膜迷路的椭圆囊和球囊位于前庭腔内。前庭的内侧壁即内耳道的底，有前庭蜗神经通过。在内侧壁上有一自前上向后下的前庭嵴。前庭嵴的下部分开，在分叉处内有一小的凹面为蜗管隐窝，容纳蜗管的前庭盲端。在前庭嵴的后上方有椭圆囊隐窝，前庭嵴的前下方有球囊隐窝，分别容纳椭圆囊和球囊。在椭圆囊隐窝靠近总骨脚开口处的前方有一前庭水管内口，前庭水管由此向后下至内耳门后外侧的前庭水管外口。前庭水管（vestibular aqueduct）是一骨性管道，内淋巴管经此管至内淋巴囊，后者位于颞骨岩部后面近前庭水管外口处的硬脑膜内。前庭的外侧壁即中耳鼓室的内侧壁，上有前庭窗和蜗窗。

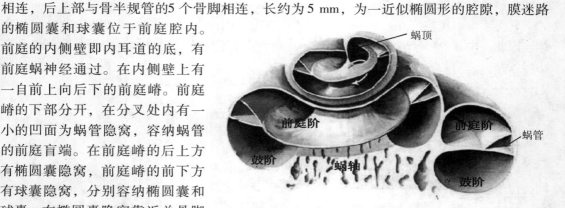

图 4 - 3 - 9　耳蜗轴切面

（三）耳蜗

耳蜗（cochlea）位于前庭的内前方，状如蜗牛的壳（图 4 - 3 - 9、图 4 - 3 - 10）。蜗顶（cupula of cochlea）朝向前外侧，蜗底（base of cochlea）朝向后内

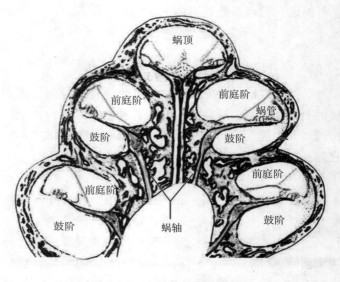

图 4 - 3 - 10　人耳蜗纵切面

侧，对应内耳道底部。耳蜗是由蜗螺旋管（cochlear spiral canal）围绕蜗轴（modiolus）旋转而构成。

蜗轴位于耳蜗中央，是自蜗顶至蜗底的中央骨质，骨质较疏松，呈圆锥状。由蜗轴伸出的螺旋形薄骨片称为骨螺旋板（osseous spiral lamina），其基部有内藏蜗神经节的蜗轴螺旋管（spinal canal of modiolus），蜗神经节内的细胞为双极神经元，树突分布到螺旋器，轴突组成耳蜗神经。蜗轴内有蜗神经和血管穿过。

蜗螺旋管的管壁由骨密质构成，围绕蜗轴自蜗底向蜗顶盘旋上升约两圈半。蜗螺旋管在蜗底处的管腔较大与前庭相通，管腔向蜗顶方向逐渐变得窄小，以盲端终止于蜗顶。骨螺旋板自蜗轴发出后并未到达蜗螺旋管的外侧壁，其空缺的位置由膜迷路的蜗管填补封闭。因此，蜗螺旋管的管腔被分割成 3 个部分：近蜗顶侧的管腔称为前庭阶（scala vestibule），起自前庭且与之相通；中间横断面呈三角形管道称为蜗管；近蜗底侧者称为鼓阶（scala tympani），被第二鼓膜所封闭。前庭阶和鼓阶借蜗孔在蜗顶处彼此相通，两者所含的外淋巴也相通。蜗孔在蜗顶处，是蜗轴与骨螺旋板和膜螺旋板围成的孔，是前庭阶和鼓阶之间的唯一通道。

二、膜迷路

膜迷路（membranous labyrinth）是由管和囊组成的膜性结构，膜迷路是封闭的，套在骨迷路内（图 4 - 3 - 11），通过纤维束连于骨迷路的壁上。包括椭圆囊和球囊、膜半规管和蜗管 3 部分组成。膜迷路内充满了内淋巴，它们之间互相连通。

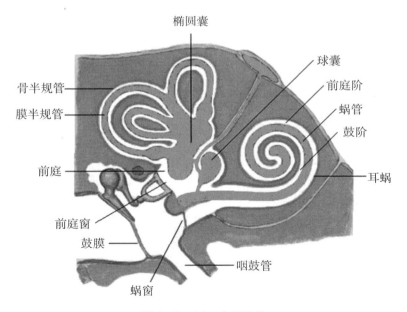

图 4 - 3 - 11　内耳结构

（一）椭圆囊和球囊

椭圆囊（utricle）和球囊（saccule）位于骨迷路的前庭部。椭圆囊位于椭圆囊隐窝处。其后壁上有5个开口，与3个膜半规管连通。其前壁借椭圆球囊管（utriculosaccular duct）与球囊相连，椭圆球囊管发出内淋巴管（endolymphatic duct），穿前庭水管到颞骨岩部后面，内淋巴管的末端为盲状膨大，在硬脑膜下扩大为内淋巴囊（endolymphatic sac）。球囊呈扁平状的梨形，较椭圆囊小，位于椭圆囊前下方的球囊隐窝处，下端通过连合管（ductus reunions）与蜗管相连。

在椭圆囊上端的底部称为椭圆囊斑（macula utriculi），椭圆囊斑的黏膜隆起增厚，内含感觉上皮；在球囊前上壁的黏膜也隆起增厚，内含感觉上皮，称为球囊斑（macula sacculi），两者都属于位觉感受器，两个位觉斑呈相互垂直关系。能感受头部静止的位置，也能感受直线变速运动引起的刺激。产生的神经冲动分别沿前庭神经的椭圆囊支和球囊支传入。

（二）膜半规管

膜半规管（membranous semicircular canal）套于同名的骨半规管内，形态与骨半规管相似，其管径为骨半规管的1/4～1/3。与骨壶腹对应的膜半规管也相应地膨大成膜壶腹。膜壶腹壁上有隆起的壶腹嵴（crista ampullaris），也属位觉感受器，能感受头部旋转变速运动的刺激。3个膜半规管内的壶腹嵴互相垂直，能够将头部在三维空间中的运动变化转换成神经冲动，经前庭神经的壶腹支传入。

（三）蜗管及螺旋器

蜗管（membranous cochlear duct）嵌套在蜗螺旋管内，随同蜗螺旋管绕蜗轴盘旋上升约两圈半，顶部以盲端终于蜗顶，其前庭端借连合管与球囊相通。在水平切面上，蜗管呈三角形（图4-3-12、图4-3-13），构成这个三角形的分别是蜗管的上壁、外侧壁和下壁。

上壁是前庭膜（vestibular membrane），将前庭阶与蜗管分开，该膜中间为薄层结缔组织，两面覆有单层扁平上皮，上皮细胞对内、外淋巴液之间的物质交换有一定作用，具有吞饮作用。

外侧壁又称为螺旋韧带（spiral ligament），表面被连续型毛细血管的复层上皮所覆盖，称为血管纹（stria vascularis），与内淋巴的分泌和吸收有关。血管纹的上皮由3种细胞构成：①基底细胞（basal cell）位于上皮的基底部，细胞间有桥粒

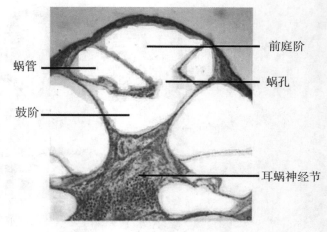

图4-3-12　耳蜗顶部光镜下观

和紧密连接，细胞呈扁平状。②表面的细胞称为边缘细胞（border cell），细胞外形不规则，基底面有质膜内褶，游离面有短微绒毛，细胞间有紧密连接，具丰富的ATP酶活性，上皮的毛细血管被细胞伸出突起包绕；近游离面的细胞质有丰富的线粒体、游离核糖体、

粗面内质网、高尔基复合体和多种小泡等，这与边缘细胞的离子转运及主动运输功能相关，边缘细胞分泌内淋巴，内淋巴中含 K^+ 的浓度较高。③中间细胞（intermediate cell）在边缘细胞的深面，细胞较小，细胞有少量较小的突起，突起也包绕毛细血管。

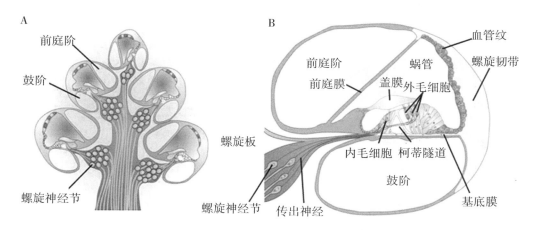

图 4 - 3 - 13　膜蜗管（A）与螺旋器（B）

下壁的构成包括内侧的骨螺旋板和外侧的基底膜。骨螺旋板的骨膜在起始处增厚并伸入蜗管内，称为螺旋缘（spinal limbus），螺旋缘的上皮细胞可分泌糖蛋白和细纤维，两者形成螺旋形的胶质薄膜，称为盖膜（tectorial membrane），覆盖在螺旋器上方，与毛细胞（hair cell）的听毛相接触。基底膜的主要成分是非常薄的纤维层，纤维从骨螺旋板呈放射状的向外排列，呈胶原样细丝束，称为听弦（auditory string）。因从蜗底向蜗顶基底膜是逐渐增宽，所以从蜗底到蜗顶的听弦从较短逐渐变得较长且较细，导致基底膜的共振频率在蜗底较高，在蜗顶就较低。这就是高音感觉障碍的受损部位通常在蜗底，低音感受障碍的在蜗顶的原因。基底膜的上皮特化为听觉感受装置即螺旋器（图 4 - 3 - 13B 至图 4 - 3 - 16）。

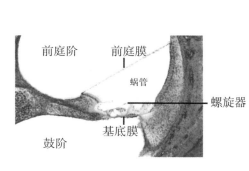

图 4 - 3 - 14　膜蜗管与螺旋器光镜下观

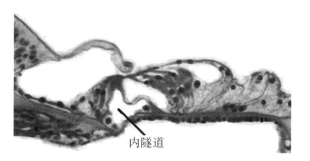

图 4 - 3 - 15　螺旋器光镜下观

螺旋器（spiral organ）又称为科尔蒂器（organ of Corti），由支持细胞和毛细胞组成，支持细胞主要包括柱细胞、指细胞和毛细胞（图 4 - 3 - 15、图 4 - 3 - 16）：①柱细胞（pillar cell）。柱细胞呈高柱状，核圆，位于细胞基部，胞质内含丰富起支持作用的张力原纤维。柱细胞分内柱细胞和外柱细胞，内、外柱细胞较宽的基底部排列于基膜上并且相接，胞体的中部细长，相互分开，顶部又互相嵌合，彼此围成一条呈三角形的隧道，沿蜗管螺旋走行，称为内隧道（inner tunnel）。②指细胞（phalangeal cell）。指细胞分内指细胞和外指细胞，对应分列于内、外柱细胞的两侧，蜗顶多，蜗底

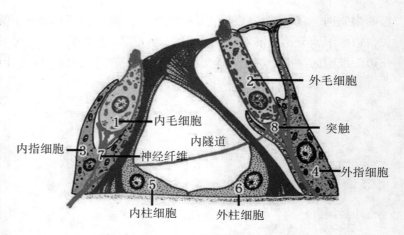

图4-3-16　螺旋器毛细胞与支持细胞

少，内指细胞有1列，外指细胞有3～5列；指细胞呈杯状，核位于上部，基部位于基膜上，杯状的凹陷内托着一个毛细胞，一侧伸出突起到达螺旋器的游离面，与邻近指细胞和柱细胞形成的薄板连接。③毛细胞。毛细胞是感受听觉的上皮细胞，位于指细胞的杯状凹陷内。内毛细胞呈烧瓶形，内毛细胞有1列（约有3 500个）；外毛细胞呈高柱状，外毛细胞有3～4列（约有12 000个）。细胞游离面有数十至上百根粗而长的静纤毛（stereocilium），称为听毛（trichobothrium）。内毛细胞的听毛有3～4行，外毛细胞的听毛有3～5行。听毛呈阶梯状排列，由内侧向外侧逐排增高，外毛细胞中较长的听毛伸入盖膜的胶质中。蜗神经节内双极神经元的周围突穿过骨螺旋板与毛细胞的基部形成突触，中枢突穿出蜗轴在蜗底形成蜗神经。

听觉产生的过程为：声波经外耳道达鼓膜，鼓膜的振动经听小骨链传至前庭窗，引起前庭阶内的外淋巴振动，继而振动前庭膜和蜗管的内淋巴，前庭阶外淋巴振动的同时又会把振动经蜗孔传至鼓阶，进而引起基底膜共振。基底膜的振动引起毛细胞的听毛和盖膜接触，静纤毛发生弯曲，毛细胞产生神经冲动，经蜗神经传至听觉中枢。

螺旋器易受到新霉素、链霉素等耳毒性药物的损伤。这些药物可引起血管纹和螺旋器的血管内皮细胞肿胀，血流受阻引起毛细胞缺氧坏死，听毛

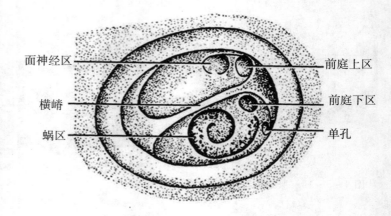

图4-3-17　内耳道底（右侧）

肿胀，与其相连的神经纤维和蜗神经节发生退行性变，导致药物性耳聋。

三、内耳道

内耳道（internal acoustic meatus）是横贯颞骨岩部的短管，位于颞骨岩部后面中部。自内耳门至内耳道底部，长约为 10 mm。内耳道底邻骨迷路的内侧壁，面神经、前庭蜗神经和迷路动脉经内耳道底上的小孔穿行。

内耳道底上有一横嵴，将内耳道底分隔为上、下两部。上部的前份有一圆形的孔，有面神经通过。下部的前份为蜗区和螺旋孔，有蜗神经通过。上、下部的后份是前庭上区、前庭下区和单孔，分别有前庭神经的 3 个支分别通过（图 4－3－17）。

四、内耳的血管、淋巴和神经

（一）内耳的血管

内耳的动脉主要有迷路动脉和茎乳动脉。迷路动脉多发自小脑下前动脉或基底动脉，少数发自小脑下后动脉和椎动脉颅内段。迷路动脉穿内耳门后分为蜗支和前庭支，蜗支又分出十多支，经蜗轴内的小管分布于蜗螺旋管；前庭支分布于椭圆囊、球囊和半规管；茎乳动脉由耳后动脉发出，分布到部分半规管。这 3 支动脉均为终动脉，当颈椎骨质增生、基底动脉供血不足、椎动脉血供受阻时，均可影响内耳的血液供应，从而产生眩晕。内耳的静脉汇成迷路静脉注入岩上、下窦或横窦。

（二）内耳的淋巴

尚未证实内耳是否存在固定的淋巴管。外淋巴含有丰富的 Na^+，但 K^+ 很少，与脑脊液成分类似，其来源、循环和吸收尚不清楚。一般认为前庭内的外淋巴向前与耳蜗前庭阶内的外淋巴相通，继而经蜗孔进入鼓阶，向后与半规管的外淋巴相通连，前庭的外淋巴经蜗水管引流到蛛网膜下腔。蜗水管位于颞骨岩部内，内口在蜗窗的内侧，外口在颈静脉窝的内侧，内耳道下方。

内淋巴主要由蜗管外侧壁的血管纹分泌产生，成分与外淋巴有明显的差异，富含 K^+，但 Na^+ 很少，成分和细胞液类似。内淋巴经内淋巴管流向内淋巴囊，再经内淋巴囊进入周围的静脉丛内。内淋巴管和部分内淋巴囊位于前庭导水管内。前庭导水管起于前庭内侧壁，向后下走行，开口于颞骨岩部后面，距内耳门后外约 11 mm，呈裂缝状。

（三）内耳的神经

即前庭蜗神经（Ⅷ），包括前庭神经和蜗神经，均为特殊躯体感觉神经。前庭神经节内神经细胞的周围突分 3 支。上支是椭圆囊壶腹神经，穿前庭上区的小孔分布于椭圆囊斑和前、外膜半规管的壶腹嵴；下支是球囊神经，穿前庭下区的小孔分布至球囊斑；后支是后壶腹神经，穿内耳道底后下部的单孔分布至后膜半规管的壶腹嵴。蜗神经由蜗神经节细胞的中枢突组成，蜗神经节位于蜗轴内，其周围突分布于螺旋器，中枢突经蜗轴纵管，经内耳门入颅。

内耳主要有两个功能：①传音功能，是指把前庭窗所接受的声能传递到螺旋器的毛细胞；②感音功能，是指把螺旋器感受到的声能转化为蜗神经冲动。因此，内耳的螺旋器与听觉产生密切相关。

问题讨论

对于重度、极重度听障患者来说，目前最有效的解决方案是安装人工电子耳蜗。耳蜗移植开展的主要难点在于：①从解位置上来看，内耳的位置极其复杂，要把植入耳蜗放在耳蜗所在的位置是很难实现的。②离体后的耳蜗内神经细胞、毛细胞会因缺血、缺氧而发生不可逆损伤。供应耳蜗的血管也非常细，很难吻合。③把听神经中的纤维一一对应并吻合好尚无法实现。对于有感观功能的神经细胞，如果只把整根较粗的听神经吻合在一起，就会使信息发生错乱。无论从难易程度还是可能取得的效果来说，人工电子耳蜗植入都是今后有前景的发展方向。

第四节 耳的发生

耳可分为外耳、中耳和内耳 3 部分，分别由外胚层来源的第 1 鳃沟及围绕鳃沟的 6 个结节、内胚层来源的第 1 咽囊和头部表面外胚层形成的耳板演变而来。

一、外耳的发生

外耳由第 1 鳃沟演变形成。胚胎发育第 2 个月末，第 1 鳃沟向内深陷，形成漏斗状管，演化成外耳道外侧段。管道底部外胚层细胞增生成一上皮细胞索，称为外耳道栓（external acoustic meatus plug）。胚胎发育第 7 个月时，外耳道栓内部细胞退化吸收，形成的管腔成为外耳道的内侧段（图 4 – 3 – 18）。胚胎发育第 6 周时，第 1 鳃沟周围的间充质增生，形成 6 个结节状隆起，称为耳丘（auricular hillock）。后来这些耳丘围绕外耳道口，演变成耳郭（图 4 – 3 – 19）。

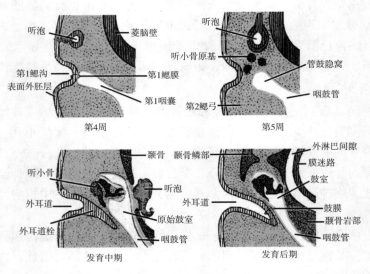

图 4 – 3 – 18 耳的发生模式

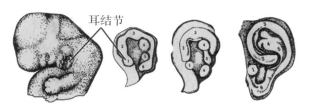

1～6个结节状隆起示耳丘的发生与演变。

图4－3－19　耳郭的发生

二、中耳的发生

胚胎发育第9周时，第1咽囊向背外侧扩伸，远侧盲端膨大形成管鼓隐窝（tubotympanic recess），近侧端形成咽鼓管。管鼓隐窝上方的间充质形成3个听小骨原基。胚胎发育第6个月时，3个听小骨原基先后骨化成为3块听小骨。与此同时，管鼓隐窝远侧端扩大形成原始鼓室，听小骨周围的结缔组织被吸收而形成腔隙并向上部扩展，与原始鼓室共同形成鼓室，听小骨位于其内。管鼓隐窝顶部的内胚层与第1鳃沟底的外胚层相对，分别形成鼓膜内、外上皮，两者之间的间充质形成鼓膜的结缔组织，于是形成了具有3层结构的鼓膜（图4－3－18）。

三、内耳的发生

胚胎发育第4周初，菱脑两侧的表面外胚层在菱脑的诱导下增厚，形成听板（otic placode），继而向下方间充质内陷，形成听窝（otic pit）最后听窝闭合，并与表面外胚层分离，形成囊状的听泡（otic vesicle）。听泡初为梨形，以后向背腹方向延伸增大，形成背侧的前庭囊和腹侧的耳蜗囊，并在背端内侧长出一小囊管，为内淋巴管。前庭囊演化为3个膜半规管和椭圆囊的上皮；耳蜗囊演化为球囊和膜蜗管的上皮。这样听泡便演变为内耳膜迷路（图4－3－20）。胚胎发育第3个月时，膜迷路周围的间充质分化成一个软骨性囊，包绕膜迷路。约在胚胎发育第5个月时，软骨性囊骨化成为骨迷路。于是膜迷路就完全被套在骨迷路内，两者间隔狭窄的外淋巴间隙。

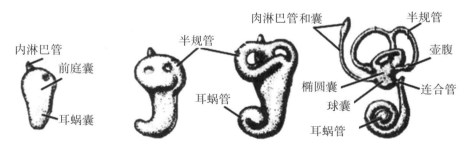

图4－3－20　听泡的发生（第5～8周）

四、耳的常见畸形

（一）先天性耳聋

先天性耳聋（congenital deafness）包括遗传性和非遗传性两类。遗传性耳聋属常染色体隐性遗传，主要由不同类型和不同程度的内耳发育不全、耳蜗神经发育不良、听小骨发育缺陷和外耳道闭锁所致。非遗传性耳聋与药物中毒、感染、新生儿溶血性黄疸等因素有关。先天性耳聋患儿听不到语言，不能进行语言学习与锻炼，通常又聋又哑。

（二）副耳郭

副耳郭（accessory auricle）多由于耳丘发生过多所致，常见于耳屏前方。

（三）耳瘘

耳瘘（auricular fistula）常见于耳屏前方，可能由第 1 鳃沟的背部闭合不全，或第 1、2 鳃弓发生的耳丘融合不良所致，形成皮肤性盲管继续向下延伸，并和鼓室相通，可挤压出白色乳酪状液体，易感染发炎。

第五节　听觉的形成

一、声音的传导

声音的传导分空气传导和骨传导两条途径。正常情况下以空气传导为主。

（一）空气传导

耳郭收集声波经外耳道传至鼓膜，引起鼓膜振动，中耳内 3 个听小骨构成的小骨链随之运动，将声波转换成机械能并加以放大，经镫骨底板传至前庭窗，引起前庭阶的外淋巴波动。

在正常情况下，外淋巴的波动先由前庭阶传向蜗孔，再经蜗孔传向鼓阶。最后波动抵达第二鼓膜，使第二鼓膜外凸而波动消失。外淋巴的波动同时可通过前庭膜使内淋巴波动，也可以直接使基底膜振动，刺激螺旋器并产生神经冲动，经蜗神经传入中枢，产生听觉（图 4 - 3 - 21、图 4 - 3 - 22）。

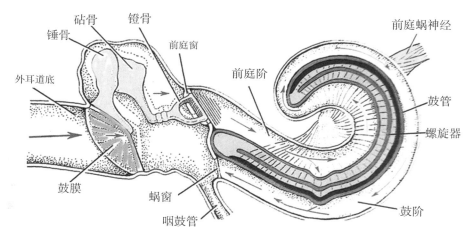

图4-3-21 声波的传导

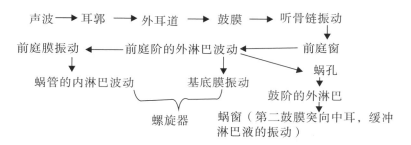

图4-3-22 声波的空气传导路径

在鼓膜穿孔时，外耳道中的空气振动可以直接波及第二鼓膜，引起鼓阶内外淋巴波动，使基底膜振动以兴奋螺旋器。通过这条途径，也能产生一定程度的听觉（图4-3-23）。

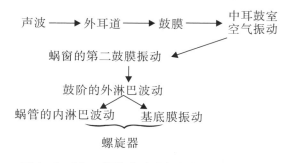

图4-3-23 鼓膜破裂后声波的空气传导路径

（二）骨传导

骨传导是指声波经颅骨（骨迷路）传入内耳的过程。声波的冲击和鼓膜的振动可经颅骨和骨迷路传入，使耳蜗内的外淋巴和内淋巴波动，刺激基底膜上的螺旋器产生神经兴奋，引起较弱的听觉（图4-3-24）。

外耳和中耳的疾患引起的耳聋称为传导性耳聋。此时骨传导尚可部分地代偿，故不会产生完全性耳聋。内耳、蜗神经、听觉传导通路及听觉中枢的疾患引起的耳聋，称为神经性耳聋。此时空气传导和骨传导的途径虽属正常，但也不能引起听觉，称为完全性耳聋。

声波 ⟶ 颅骨 ⟶ 骨迷路 ⟶ 前庭阶和鼓阶的外淋巴振动
　　　　　　　　　　　　　　　　　　　　　　　↓
蜗管的内淋巴和螺旋器 ⟵ 基底膜

图4-3-24　声波的骨传导路径

二、耳蜗的感音换能作用

（一）基底膜的振动和行波理论

1. 基底膜的振动

耳蜗的感音换能作用是把传到耳蜗的机械振动转变为听神经的神经冲动，在这一过程中，基底膜的振动起着关键作用。当声波振动通过听骨链到达卵圆窗膜时，若压力变化使卵圆窗膜内移，则前庭膜和基底膜下移，最后鼓阶的外淋巴压迫圆窗膜向外凸起；相反，当卵圆窗膜外移时，整个耳蜗内的液体和膜性结构又向相反方向的移动，如此反复，便形成了基底膜的振动。

2. 行波理论

在动物实验和临床研究中都已证实，耳蜗底部受损时主要影响对高频声音的听力，而耳蜗顶部受损时主要影响低频听力。由于按照物理学中的行波（travelling wave）原理，振动从基底膜的底部开始，向耳蜗的顶部方向传播，就像有人在抖动一条绸带时，行波沿绸带向其远端传播一样。声波频率越高，行波传播越近，最大振幅出现的部位则越靠近卵圆窗处；相反，声波频率越低，行波传播的距离越远，最大振幅出现的部位则越靠近蜗顶（图4-3-25）。因此，对于每一个振动频率来说，在基底膜上都有一个特定的行波传播范围和最大振幅区，位于该区域的毛细胞受到的刺激就最强，与这部分毛细胞相联系的听神经纤维的传入冲动也就最多。起自基底膜不同部位的听神经纤维的冲动传到听觉中枢的不同部位，就可产生不同的音调感觉。这就是耳蜗对声音频率进行初步分析的基本原理。

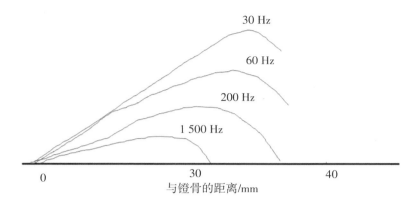

声波频率越高，行波传播的距离越近。

图4-3-25 不同频率声波引起基底膜位移

（二）毛细胞兴奋与感受器电位

1. 纤毛的机械弯曲与感受器电位

由于基底膜中外毛细胞顶端一些较长的纤毛埋植于盖膜的胶质中，且基底膜与盖膜附着于蜗轴的不同部位，故基底膜向上移动可引起基底膜与盖膜之间发生剪切运动，使盖膜向外侧移动，同时也使埋于盖膜中较长的纤毛也向外侧弯曲或偏转（图4-3-26）。纤毛的弯曲构成机械性刺激，使外毛细胞产生去极化电位变化，也就是去极化感受器电位。当声波振动引起卵圆窗内移时，基底膜下移，使纤毛束由长纤毛向短纤毛方向弯曲或偏转，其结果是外毛细胞发生超极化电位变化，产生超极化感受器电位。在内毛细胞，因其纤毛束漂浮在内淋巴中，故当声波传入内耳时，纤毛束随内淋巴流动而发生歪曲或偏转，感受器电位的产生则与外毛细胞相同。

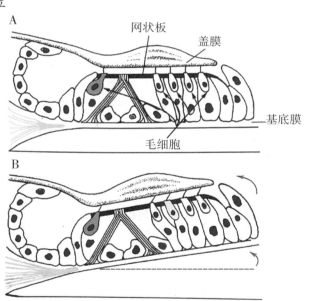

A：静止时的情况；B：基底膜在振动中上移时，
听毛因与盖膜间切向运动而弯向蜗管外侧。

图4-3-26 基底膜和盖膜振动时毛细胞顶部纤毛受力情况

2. 感受器电位产生的离子机制

在纤毛顶部有机械门控离子通道，对机械力的作用非常敏感。这些机械门控离子通道对离子的选择性不强，单价和某些阳离子（包括 Ca^{2+}）均较容易通过。目前研究发现，在生理情况下，内淋巴液中含有高浓度的 K^+，因此 K^+ 内流是其最主要的离子电流。当毛细胞处于安静状态时，有少量通道开放及少量但稳定的 K^+ 内流。当基底膜在振动中上移时，短纤毛向长纤毛一侧弯曲，通道进一步开放，大量的 K^+ 内流引起去极化感受器电位。相反，当基底膜在振动中下移时，长纤毛向短纤毛一侧弯曲，通道关闭，K^+ 内流停止而产生超极化感受器电位。

3. 感受器电位向神经的传导

在内毛细胞，基底侧膜上存在电压门控钙通道和钙激活的钾通道。纤毛弯曲使其顶部的机械门控通道开放，引起 K^+ 内流使毛细胞去极化时，位于基底侧膜上的电压门控钙通道激活开放，Ca^{2+} 内流，Ca^{2+} 浓度升高引起毛细胞底部递质释放，将信息传递给与之形成突触的双极神经元；同时激活基底侧膜上钙依赖钾通道，引起 K^+ 外流，使毛细胞恢复静息电位水平。外毛细胞不存在上述机制，外毛细胞膜上有马达蛋白（motor protein），当毛细胞发生去极化，大量的马达蛋白同时收缩，可引起外毛细胞收缩而缩短，进而加强基底膜的上移；当毛细胞超极化时，导致毛细胞伸长，进而加强基底膜的下移。因此，外毛细胞的功能类似耳蜗放大器，能感受并加强基底膜的振动，有助于内淋巴的流动，促使基底膜与盖膜之间内角处的内淋巴的流出，进而使毛细胞漂浮于内淋巴中的较短的纤毛顶端与盖膜接触。听神经的传入纤维中 90%～95% 来自内毛细胞，仅有 5%～10% 来自外毛细胞，也支持耳蜗内两种不同毛细胞在功能上的差异。

（二）耳蜗的生物电现象

耳蜗的生物电现象是指基底膜的振动引起毛细胞听毛弯曲变形引起耳蜗内产生一系列的生物电活动，并引起听神经纤维产生动作电位，完成耳蜗的换能作用。

耳蜗的内淋巴中的 K^+ 浓度比外淋巴中的高 30 倍，而外淋巴中的 Na^+ 浓度则比内淋巴中的高 10 倍。在静息状态下耳蜗不同部位之间存在一定的电位差。在耳蜗未受刺激时，如果以鼓阶外淋巴的电位为参考电位（以 0 mV 计），测出蜗管内淋巴的电位为 +80 mV 左右，称为耳蜗内电位（endocochlear potential），又称为内淋巴电位（endolymphatic potential）。在静息状态下，毛细胞的膜电位与一般细胞的膜电位的不同。毛细胞的静息电位为 −80～−70 mV。因为毛细胞顶端浸润在内淋巴中，而其他部位细胞膜浸润在外淋巴中，所以毛细胞顶端膜内外电位差可达 160 mV 左右，而毛细胞基底部膜内外电位差为 80 mV 左右。

血管纹细胞膜上存在有 ATP 酶活性的钠泵，可以分解 ATP，释放的能量将血浆中的 K^+ 泵入内淋巴液，将内淋巴液中的 Na^+ 泵入血浆，使内淋巴液中含有大量的 K^+，因而保持了较高的正电位。缺氧时，ATP 的生成和钠泵的活动出现障碍，难以维持内淋巴液的正电位，可导致听力障碍。

（三）耳蜗微音器电位

当耳蜗受到声音刺激时，在耳蜗及其附近结构可记录到一种与声波的频率和幅度完全一致的电位变化，称为耳蜗微音器电位（cochlear microphonic potential）。实验证明，听毛只要有 $0.1°$ 的角位移，就可引起毛细胞上出现感受器电位，而且电位变化的方向与听毛受力的方向有关。这就是微音器电位的波动能够与同声波振动的频率和幅度相一致的原因。耳蜗微音器电位是多个毛细胞产生的感受器电位的复合电位变化，具有位相性。其主要特点是无真正的阈值，没有潜伏期和不应期，不易疲劳，没有适应现象。耳蜗微音器电位可诱发听神经产生动作电位。

三、听神经动作电位

听神经动作电位是耳蜗对声音刺激所产生的一系列反应中最后出现的电变化，是耳蜗对声音刺激进行换能和编码的总结果，其作用是向听觉中枢传递声音信息。根据引导方法的不同，可记录到听神经单纤维动作电位和复合动作电位。

（一）单纤维动作电位

单纤维动作电位即单一听神经纤维的动作电位，安静时有自发放电，声音刺激时放电频率增加。不同的听神经纤维对不同频率的声音敏感性不同，用不同频率的纯音进行刺激时，某一特定的频率只需很小的刺激强度便可使某一听神经兴奋，这个频率即为该听神经纤维的特征频率（characteristic frequency）或最佳频率（optimum frequency）。随着声音强度的增加，单一听神经纤维放电的频率范围也增大。听神经纤维的特征频率与该纤维末梢在基底膜上的起源部位有关，特征频率高的神经纤维起源于耳蜗底部，特征频率低的神经纤维则起源于耳蜗顶部。

（二）复合动作电位

复合动作电位是从整根听神经上记录到的复合动作电位，是所有兴奋的听神经纤维动作电位的总和。其振幅取决于声音的强度、兴奋的纤维数目及不同神经纤维放电的同步化程度。听神经动作电位的振幅与波形不能反映声音的特性，但可通过神经冲动的节律及发放神经冲动的纤维在基底膜的起源部位来传递不同的声音信息。

四、听觉中枢对听觉信息的处理

听觉的投射是双侧的，来自耳蜗的听神经首先在同侧脑干的耳蜗神经核换元，换元后的纤维大部分交叉到对侧（小部分不交叉），再经过核团接替后抵达内侧膝状体，最后投射到两侧大脑皮层的听觉代表区颞横回和颞上回（41、42 区）。

听觉中枢的功能是对声音进行分析、理解和加工，以感觉声音的音色、音调、音强，同时把这些声音的含义和指令传达给其他有关的中枢，例如运动中枢、记忆中枢、视觉中枢等。听觉中枢与语言中枢关系极为密切，只有两者协同作用，才能共同完成听、说功能。当听力有障碍时，语言的发育也会受到影响，如果严重的听力障碍导致听觉中枢不感受声音，学习语言就无从谈起，人们常说的"十聋九哑"就是这个道理。另外，借助于听觉中枢，还能完成各种听觉反射，如镫骨肌反射等，在受较大声音刺激时，通过此反射，可保护内耳免于伤害。

第六节 平衡觉

前庭器官的主要功能是感受躯体的姿势和运动状态及头部在空间的位置，这些感觉合称为平衡觉（equilibrium）。前庭器官由前庭内的半规管、椭圆囊和球囊组成，在维持身体平衡中起重要作用。

一、平衡觉的结构基础和适宜刺激

（一）位觉斑

椭圆囊外侧壁和球囊前壁的黏膜局部增厚隆起，呈斑块状，分别称为椭圆囊斑和球囊斑，合称为位觉斑（macula acoustica）。位觉斑表面平坦，由支持细胞和毛细胞组成（图4-3-27、图4-3-28）。支持细胞呈高柱状，游离面有微绒毛。胞质顶部有分泌颗粒，能分泌糖蛋白，从而在位觉斑表面形成胶质状的膜，称为位砂膜（statoconic membrane）。膜表面有许多由碳酸钙和蛋白质组成的细小的结晶颗粒，称为位砂，其比重大于内淋巴，因而具有较大的惯性。毛细胞分布在支持细胞之间，分为Ⅰ型和Ⅱ型。Ⅰ型细胞呈烧瓶状，除顶部以外均被前庭神经末梢包裹形成突触；Ⅱ型细胞为长圆柱状，细胞基部和多个前庭神经末梢有突触联系，形似酒杯，称为神经杯（图4-3-29）。毛细胞顶部有呈阶梯状排列的静纤毛（stereocilium）和一根位于一侧边缘处最长的动纤毛（kinocilium），静纤毛是特殊分化的微绒毛，中轴内有纵行排列的微丝；动纤毛内有"9+2"的微管结构，它们均埋植在位砂膜中。

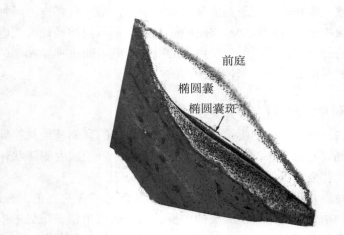

前庭

椭圆囊

椭圆囊斑

图4-3-27　位觉斑光镜下观

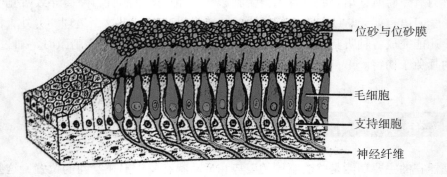

位砂与位砂膜

毛细胞

支持细胞

神经纤维

图4-3-28　位觉斑立体结构

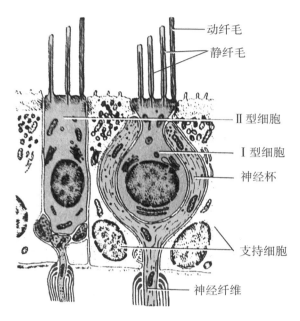

动纤毛

静纤毛

Ⅱ型细胞

Ⅰ型细胞

神经杯

支持细胞

神经纤维

图 4 – 3 – 29 位觉感受器超微结构

位觉斑的适宜刺激是直线加速度运动。当人体直立而静止不动时，椭圆囊斑的平面与地面平行，位砂膜在毛细胞纤毛的上方，而球囊斑的平面则与地面垂直，位砂膜悬于纤毛的外侧。在位觉斑上，几乎每个毛细胞的排列方向都不相同，这种排列有利于分辨人体在位觉斑平面上发生的变速运动的方向。例如，当躯体在水平方向做直线变速运动时，位砂膜与毛细胞的相对位置会发生改变，总有一些毛细胞的纤毛排列方向与运动方向一样，使纤毛向动纤毛一侧弯曲；当头的位置发生改变时，由于重力的作用，位砂膜与毛细胞的相对位置也会发生改变，使不同毛细胞原有的兴奋或抑制状态发生转换。不同毛细胞综合活动的结果，使产生的传入神经冲动改变，且沿前庭神经传向中枢，为辨别运动的方向提供依据，并引起机体产生不同的姿势反射以维持平衡。

（二）壶腹嵴

人两侧内耳中各有三个平面互相垂直的半规管，其中水平半规管与地面平行，又称为外半规管，其余两个则与地面垂直，分别称为上、后半规管。每个半规管与椭圆囊连接处均有一个膨大的结构，称为壶腹（ampulla）。壶腹内部分黏膜增厚凸向腔内，形成一镰状隆起，称为壶腹嵴（crista ampullaris）（图 4 – 3 – 30、图 4 – 3 – 31）。壶腹嵴的感觉上皮由支持细胞和毛细胞组成。毛细胞位于壶腹嵴顶部的支持细胞之间，分为Ⅰ型和Ⅱ型，Ⅰ型分布于壶腹嵴中央区，Ⅱ型则分布在壶腹嵴周边部，其纤毛的数量和排列情况与位觉斑类似。支持细胞分泌的含酸性黏多糖的胶质可形成一圆锥形的帽状结构，称为壶腹帽（cupula），毛细胞顶部的纤毛都埋植在壶腹帽中。

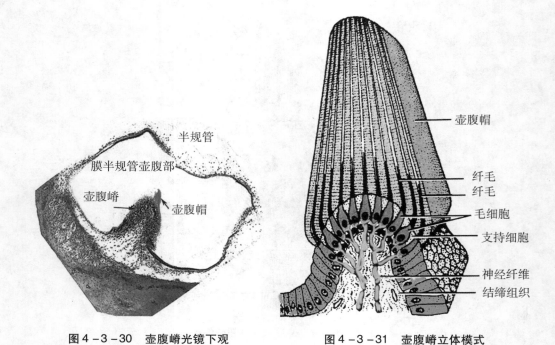

图4－3－30　壶腹嵴光镜下观　　　　图4－3－31　壶腹嵴立体模式

毛细胞上动纤毛与静纤毛的相对位置是固定的。在外半规管内，当内淋巴由管腔向壶腹方向流动时，静纤毛弯向动纤毛一侧，引起毛细胞兴奋；当内淋巴离开壶腹流向管腔时，静纤毛则向相反的方向弯曲，使毛细胞抑制。在上半规管和后半规管，因毛细胞排列方向不同，内淋巴流动的方向与毛细胞反应的方式刚好相反，离开壶腹的流动引起毛细胞兴奋，而朝向壶腹的流动则引起毛细胞抑制。

半规管壶腹嵴的适宜刺激是正、负角加速度运动。人体的三个半规管平面互相垂直，因此可感受任何方向的角变速运动。在旋转开始时，半规管中内淋巴因惯性作用，其运动的启动滞后于半规管本身的运动。当人体直立并向左开始旋转时，左侧水平半规管中的内淋巴流向壶腹，使该侧毛细胞兴奋而神经冲动发放增多。此时，右侧水平半规管中内淋巴的流动方向是离开壶腹，毛细胞抑制而导致传入冲动减少。当旋转进行到匀速状态时，管腔中的内淋巴与半规管呈相同角速度的运动，两侧壶腹中的毛细胞均不受刺激，中枢获得的信息与不进行旋转时相同。当旋转突然停止时，内淋巴再次由于惯性作用，其运动停止的时间晚于半规管，使两侧壶腹中毛细胞纤毛的弯曲方向与旋转开始时相反，传入冲动发放情况也与开始旋转时相反。其他两对半规管也接受与它们所处平面方向相一致的旋转变速运动的刺激，这样人脑就可根据半规管传入信号的差别来判别机体在不同平面的旋转方向和旋转状态。

二、平衡觉的形成

平衡觉的形成依赖前庭器官的感受细胞，即毛细胞（图4－3－28）。毛细胞的适宜刺激是与纤毛的生长面呈平行方向的机械力的作用。当纤毛都处于自然状态时，测得细胞的

静息电位为 −80 mV，同时与毛细胞底部相连的传入神经纤维有一定频率的持续放电。如果此时外力使所有纤毛向动纤毛一侧偏转，膜电位即发生去极化，一旦达到阈电位（−60 mV）水平，传入神经冲动发放频率迅速增加，表现为兴奋效应；相反，若外力使所有纤毛摆向静纤毛一侧，则膜电位发生超极化，传入纤维放电频率减少，表现为抑制效应，这是前庭器官中毛细胞感受外界刺激的一般规律。因此，当机体的运动状态和头部的方位发生改变时，都能以特定的方式改变前庭器官毛细胞纤毛的偏转方向，通过换能机制，引起相应的传入神经冲动发放频率改变，信息传到中枢后产生特定的感觉（图 4 − 3 − 32）。

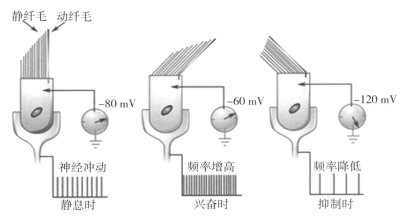

图 4 − 3 − 32　前庭毛细胞顶部纤毛受力情况与电位变化关系

三、前庭反应

当前庭器官受到刺激兴奋时，其传入冲动除能引起运动觉和位置觉外，还可引起多种姿势调节反射、自主神经功能改变和眼震颤，这些现象统称为前庭反应。

（一）前庭姿势调节反射

前庭姿势调节反射（vestibular postural modulation reflex）是指前庭器官受到刺激时可反射性地引起骨骼肌紧张性的改变，以维持机体的姿势和保持身体平衡。例如，当人乘车时，车突然向前开动或加速，由于惯性作用身体将后倾，但在后倾之前，椭圆囊的位砂因其惯性而使囊斑毛细胞的纤毛向后弯曲，冲动传入中枢可反射性地引起躯干部屈肌和下肢伸肌的张力增加，从而使身体前倾以保持身体平衡。突然刹车时，则出现身体前倾的姿势调节反射。人乘电梯上升时，球囊的位砂施加于毛细胞的压力增加，毛细胞纤毛向下弯曲，反射性地抑制伸肌而发生下肢屈曲；乘坐电梯下降时，位砂对囊斑的刺激可导致伸肌收缩而出现下肢伸直的表现。

（二）自主神经反应

当前庭器官受到过强或过长时间的刺激时，可通过前庭神经核与网状结构的联系而引起自主神经功能失调，导致心率加速、血压下降、呼吸加快、皮肤苍白、恶心、呕吐、出汗及唾液分泌增多等现象，称为前庭自主神经反应（vestibular autonomic reaction）。晕车、晕船等都是前庭自主神经反应的表现。该反应的发生与前庭感受器的敏感性有关，对于前庭感受器过于敏感的人，一般的前庭刺激也会引起自主神经反应。

（三）眼震颤

眼震颤（nystagmus）指身体做旋转加速度运动时出现的眼球不自主的节律性运动，是一种最特殊的前庭反应。生理性的眼震颤是因半规管受刺激而产生的，病理性的眼震颤多见于脑干受损的患者。临床可通过眼震颤实验判断前庭功能是否正常。

在生理情况下，两侧水平半规管受到刺激（如绕身体纵轴旋转）时，可引起水平方向的眼震颤，上半规管受刺激（如侧身翻转）时可引起垂直方向的眼震颤，后半规管受刺激（如前、后翻滚）时可引起旋转性眼震颤。因人类在地平面上的活动较多（如转身、头部后转等），故以水平方向的眼震颤为例进行说明。当头与身体开始绕纵轴向左旋转时，由于内淋巴的惯性，左侧半规管壶腹嵴的毛细胞受到的刺激增强，而右侧半规管正好相反，从而反射性地引起某些眼外肌兴奋和另一些眼外肌抑制，于是出现两侧眼球缓慢向右移动，这一过程称为眼震颤的慢动相（slow component）；当眼球移动到两眼裂右侧端而不能再移动时，又突然快速地返回到眼裂正中，这一过程称为眼震颤的快动相（quick component），随后再出现新的慢动相和快动相，如此往复。当旋转变为匀速转动时，旋转虽在继续，但眼震颤停止。当旋转突然停止时，内淋巴因惯性不能立刻停止运动，于是出现与初始旋转方向相反的慢动相和快动相组成的眼震颤（图4-3-33）。眼震颤慢动相的方向与旋转方向相反，快动相的方向与旋转方向一致，前者是由前庭器官受刺激所致，后者则是中枢进行矫正的运动。因快动相易于观察，故临床上常用快动相所指方向表示眼震颤的方向。

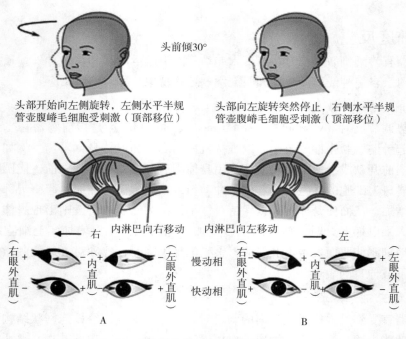

A：旋转开始时；B：旋转然停止时。

图4-3-33　眼震颤示意

四、平衡觉的中枢分析

人体的平衡觉主要与头部的空间位置有关。头部的空间位置取决于 4 种感受器的传入信息。首先，起决定性作用的是前庭感受器的传入信息；其次，起作用的还有来自视觉的传入信息、关节囊本体感受器的躯体传入冲动和皮肤外感受器的传入冲动。这些传入信息在皮质水平进行整合，构成整个躯体的连续的空间位置图像。

小结

（1）某幼儿患鼻炎，久治不愈，之后由此引发中耳炎，进一步并发乳突炎和脑炎。请联系鼻与中耳的连通关系、中耳与脑的位置关系来解释，鼻部炎症是如何蔓延至中耳乳突和脑部的。

（2）虽然膜半规管内含有内淋巴液，且听觉和平衡觉感觉上皮均为毛细胞，但是其所引起的主观感觉完全不一样。请查阅相关参考文献，并解析其中的分子机制。

（3）耳聋大致可分为传感音性耳聋和神经性耳聋，在做声波检查时，可对其类型进行大致判断。如果检查蜗神经的复合动作电位，两种耳聋的表现是完全不一样的。请参考临床耳鼻喉科学相关知识，做进一步探究。

测　试　题

单项选择题

1. 以下哪一选项是椭圆囊与球囊的囊斑的适宜刺激？（　　）

A. 正角加速度运动　　　　　B. 加速度运动　　　　　C. 角匀速运动

D. 头部和躯干各方向直线正负加速度运动

E. 各方向的直线运动

2. 当受试者头部前倾 30°并围绕身体纵轴向左旋转开始时，眼震颤的方向是以下哪一选项？（　　）

A. 慢动相向左，快动相向右　　　　　B. 慢动相向左，快动相向左

C. 慢动相向右，快动相向左　　　　　D. 慢动相向右，快动相向右

E. 以上都不是

3. 半规管的适宜刺激是以下哪一选项？（　　）

A. 各方向直线加速度运动

B. 加速度运动

C. 角匀速运动

D. 头部和躯干各方向正、负角加速度运动

E. 各方向的直线运动

4. 眼震颤不出现于以下哪一选项？（　　）

A. 旋转开始时　　　　　　　　　B. 旋转匀速进行中

C. 旋转突然停止时　　　　　　　D. 旋转加速进行时

E. 旋转突然变速时

5. 位砂的主要成分是以下哪一选项？（　　）

A. 葡萄糖   B. 胆固醇   C. 碳酸钙

D. 磷脂   E. 甘油三酯

6. 成年人检查或者观察鼓膜时，应将耳郭拉向什么方向？（　　）

A. 上方   B. 后上方   C. 下方

D. 后下方   E. 前下方

7. 儿童检查或者观察鼓膜时，应将耳郭拉向什么方向？（　　）

A. 上方   B. 后上方   C. 下方

D. 后下方   E. 前下方

8. 鼓室内的结构为以下哪一选项？（　　）

A. 鼓膜   B. 咽鼓管   C. 乳突小房

D. 听小骨   E. 前庭窗

9. 关于咽鼓管的叙述，以下哪一项是错误的？（　　）

A. 是鼓室与咽的通道   B. 有利于鼓膜振动

C. 小儿咽鼓管较成人倾斜   D. 维持鼓室内外气压平衡

E. 小儿咽部感染时易通过该管引起中耳炎

10. 以下哪一项是鼓室的内侧壁？（　　）

A. 迷路壁   B. 乳突壁   C. 鼓室盖

D. 鼓膜   E. 颈动脉壁

11. 以下哪一项是能感受头部变速旋转运动刺激的结构？（　　）

A. 椭圆囊斑   B. 球囊斑   C. 螺旋器

D. 壶腹嵴   E. 总骨脚

12. 以下哪一项是听觉感受器？（　　）

A. 球囊   B. 螺旋器   C. 壶腹嵴

D. 椭圆囊   E. 蜗管

13. 关于前庭蜗器的说法，以下哪一项是错误的？（　　）

A. 分外耳、中耳和内耳三部分

B. 外耳和中耳是收集和传导声波的结构

C. 听觉感受器位于中耳

D. 包括前庭器和蜗器两部分结构

E. 内耳有听觉感受器和位置觉感受器

14. 关于鼓室的说法，以下哪一项是错误的？（　　）

A. 为颞骨岩部的含气小腔

B. 顶部借鼓室盖与颅中窝相邻

C. 鼓室内有三块听小骨

D. 腔壁覆有黏膜

E. 内侧壁是鼓膜

15. 关于外耳道，以下哪一项的描述是正确的？（　　）

A. 外 1/3 是骨部，内 2/3 是软骨部

B. 外 2/3 是骨部，内 1/3 是软骨部

C. 外 1/3 是软骨部，内 2/3 是骨部

D. 略呈竖"S"形

E. 走行斜向后上方

16. 以下哪一项是能感受头部静止时的位置及直线变速运动刺激的结构？（   ）

A. 壶腹嵴   B. 椭圆囊斑和球囊斑

C. 螺旋器   D. 触觉小体

E. 肌梭

17. 关于鼓膜的描述，以下哪一项是错误的？（   ）

A. 位于中耳与内耳之间

B. 呈半透明的薄膜

C. 前下部的反光区称光锥

D. 通过振动传导声波

E. 与外耳道约成 45°角

18. 听觉感受器位于什么部位？（   ）

A. 前庭膜   B. 基底膜   C. 壶腹膜

D. 椭圆囊   E. 球囊

19. 下列哪一项不属于膜迷路？（   ）

A. 膜半规管   B. 椭圆囊   C. 球囊

D. 蜗管   E. 前庭

20. 关于听骨链的描述，以下哪一项是正确的？（   ）

A. 锤骨与蜗窗相邻

B. 镫骨与鼓膜相邻

C. 由外向内依次有锤骨、砧骨和镫骨构成

D. 不能提高传音效率

E. 锤骨头附着于鼓膜

21. 关于耳蜗感受器电位的描述，以下哪一项是错误的？（   ）

A. 内淋巴高钾，钾内流至毛细胞产生去极化感受器电位

B. 内毛细胞基底膜侧钙通道的开放，致钙内流，引起递质释放，使双极细胞产生局部电位

C. 外毛细胞的主要作用是"放大器"，增加内毛细胞纤毛所受刺激

D. 毛细胞去极化，马达蛋白收缩，外毛细胞收缩而缩短，加强基底膜的上移

E. 内毛细胞直接产生微音器电位

22. 关于微音器电位的描述，以下哪一项是正确的？（   ）

A. 即耳蜗感受器电位   B. 毛细胞感受器电位的复合

C. 频率与声波频率不一致   D. 有不应期

E. 直接传导给蜗神经

23. 关于耳蜗内电位的描述，以下哪一项是错误的？（　　）

A. 蜗管内淋巴的电位，　　　　　　　　　　B. 又称为内淋巴电位

C. 毛细胞静息电位　　　　　　　　　　　　D. +80 mV

E. 内淋巴高 K^+ 浓度，外淋巴高 Na^+ 浓度是维持耳蜗内电位的基础

24. 蜗神经复合动作电位是什么类型的电位？（　　）

A. 微音器电位　　　　　　　　　　　　　　B. 耳蜗外电位

C. 耳蜗感受器电位　　　　　　　　　　　　D. 神经动作电位

E. 各传入神经动作电位总和

25. 听骨链传导声波能使振动如何变化？（　　）

A. 幅度减小，压强增大　　　　　　　　　　B. 幅度增大，压强增大

C. 幅度减小，压强减小　　　　　　　　　　D. 幅度增大，压强减小

E. 幅度不变，压强增大

26. 关于眼震颤的发生，以下哪一项是正确的？（　　）

A. 平移加速运动时

B. 绕身体纵轴旋转，引起垂直方向眼颤

C. 身体侧空翻时，引起水平方向眼颤

D. 其形成机理是，由于旋转时两侧半规管受刺激程度不一致，因此使一部分眼外肌
兴奋，另一部分受到抑制

E. 有人不会出现眼颤

27. 飞机上升和下降时做吞咽动作，会减轻耳痛症状，其生理意义是什么？（　　）

A. 调节基底膜两侧的压力平衡

B. 调节前庭膜两侧的压力平衡

C. 调节圆窗膜内外压力平衡

D. 调节鼓室与大气之间的压力平衡

E. 调节中耳与内耳之间的压力平衡

28. 以下哪一项是声音传向内耳的主要途径？（　　）

A. 外耳—鼓膜—听骨链—圆窗—内耳

B. 颅骨—耳蜗内淋巴

C. 外耳—鼓膜—听骨链—卵圆窗—内耳

D. 外耳—鼓膜—鼓室空气—圆窗—内耳

E. 外耳—鼓膜—听骨链—卵圆窗—圆窗—内耳

29. 科尔蒂器位于下列哪一结构上？（　　）

A. 前庭膜　　　　　　　　B. 盖膜　　　　　　　　C. 基底膜

D. 耳石膜　　　　　　　　E. 窗膜

30. 前庭反应不包括以下哪一项？（　　）

A. 姿势反射　　　　　　　B. 恶心、呕吐　　　　　C. 眼颤

D. 角弓反张　　　　　　　E. 头晕

（陶俊良　易南西　樊守艳）

第四章 皮 肤

皮肤（skin）覆盖身体表面，由表皮和真皮构成，是人体最大的器官之一，借皮下组织与深部结构相连。皮肤的厚度因部位不同而有所不同，手掌及足底最厚，腋窝和面部最薄。皮肤上有附属器，如毛发、汗腺、皮脂腺和指（趾）甲等，它们都是由表皮衍生出来的。皮肤具有屏障、排泄、吸收、保护、感觉及调节体温等作用（图4-4-1、图4-4-2）。

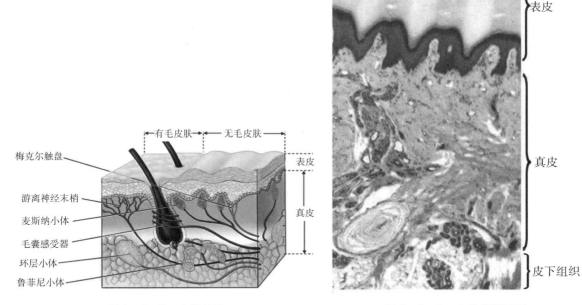

图4-4-1 皮肤结构　　　　　　　　图4-4-2 皮肤光镜下观

第一节 表皮

表皮（epidermis）位于皮肤的浅层，由角化的复层扁平上皮构成。表皮细胞分为两大类：一类是角蛋白形成细胞，是构成表皮的主要细胞，数量多，分层排列；另一类是非角蛋白形成细胞，散在分布于角质形成细胞之间，数量较少。

一、角蛋白形成细胞

角蛋白形成细胞（keratinocyte）又称为角质形成细胞，形态多样。根据细胞的形态特点和位置，从表面到基底面可分角质层、透明层、颗粒层、棘层和基底层五层结构（图4-4-3、图4-4-4）。

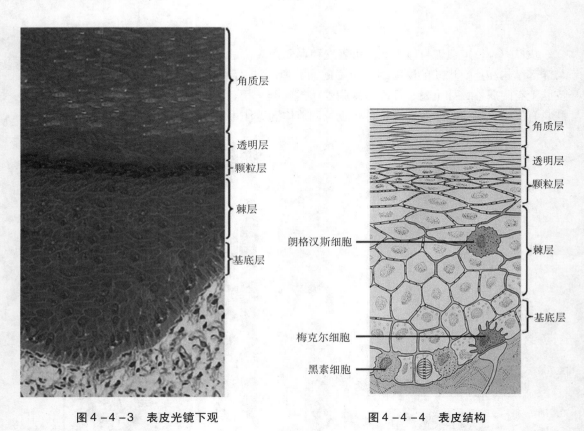

图4-4-3　表皮光镜下观　　　　　　　图4-4-4　表皮结构

（一）角质层

角质层（stratum corneum）位于表皮的最浅层，由多层扁平的角质细胞构成。细胞已完全角质化，无细胞核和细胞器，轮廓不清，胞质被均质状嗜酸性的角蛋白充满，角蛋白是一种耐摩擦的物质，细胞间隙中充满由脂质构成的膜状物。因此，角质层对阻止体内物质的丢失和体外物质的侵害有重要作用。角质层的浅层细胞间桥粒连接已经消失，结构松散，逐渐脱落形成皮屑。

（二）透明层

透明层（stratum lucidum）位于角质层的深面，由2～3层扁平细胞组成。胞核和细胞器退化消失，细胞之间的界限不清，嗜酸性，折光性强，呈均质透明状，因此称为透明层。

（三）颗粒层

颗粒层（stratum granulosum）位于透明层的深面，由 3～5 层梭形细胞组成。颗粒层细胞的细胞核和细胞器也已退化，胞质内充满嗜碱性的透明角质颗粒，故称为颗粒层。电镜下观察，这些颗粒外面无被膜包裹，较致密呈均质状，角蛋白丝常穿入颗粒中。颗粒的主要成分为富含组氨酸的蛋白质。膜被颗粒增多，并将其内容物释放到细胞间隙中，构成阻止物质透过表皮的重要屏障。

（四）棘层

棘层（stratum spinosum）位于基底层上方，由 4～10 层体积较大、呈多边形的细胞组成。细胞核呈卵圆形或圆形，位于细胞中央，较大，细胞质丰富。细胞表面伸出许多短小的棘状突起，故称为棘细胞。相邻细胞间的突起借桥粒连接。胞质呈弱嗜碱性，张力原纤维逐渐增多，胞质内含有多个卵圆形的膜被颗粒，电镜下颗粒呈明暗相间的板层状，因此又称为板层颗粒，颗粒内容物主要为类脂。棘细胞向浅层推移，细胞逐渐变为扁平形。

（五）基底层

基底层（stratum basale）是表皮的最深层，附着于基膜上，由一层立方形或矮柱状的基底细胞组成。基底细胞的细胞核呈卵圆形，染色较浅，胞质呈嗜碱性，内含丰富的角蛋白丝和游离核糖体，角蛋白丝呈分散状或束状，形成在光镜下可见的张力原纤维，又称为张力丝。基底细胞属于未分化的幼稚细胞，具有活跃的分裂增生能力，新生的细胞向浅层推移，逐渐分化成其余各层细胞。相邻细胞的侧面借桥粒连接，细胞的基底面借半桥粒连于基膜。

表皮由基底层到角质层的结构变化是角蛋白形成细胞增殖、分化、推移和脱落的动态变化过程。其中，表皮的表层细胞不断更新脱落，更新周期为 3～4 周，而深层细胞不断增殖补充已脱落的细胞，使表皮保持正常的厚度和结构。基底层细胞所含角蛋白丝是角蛋白合成的基础，颗粒层细胞的透明角质颗粒是角蛋白合成的关键。

二、非角蛋白形成细胞

非角蛋白形成细胞包括朗格汉斯细胞、黑素细胞和梅克尔细胞三种（图 4-4-4）。

（一）朗格汉斯细胞

朗格汉斯细胞（Langerhans cell）散在分布于棘层的细胞之间，细胞有树枝状的突起。朗格汉斯细胞与免疫反应有关，能识别和处理侵入皮肤的抗原，是皮肤的抗原提呈细胞，在表皮细胞癌变中起重要监视作用（图 4-4-5）。

（二）黑素细胞

黑素细胞（melanocyte）散在分布于基底细胞之间，该细胞有许多细

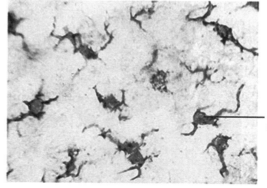

朗格汉斯细胞

图 4-4-5　朗格汉斯细胞光镜图

长的分支突起，伸入基底细胞和棘细胞之间。具有生成黑色素的作用。电镜下，黑素细胞的细胞质内含许多有膜包被的黑素体，黑素体由高尔基复合体形成，其内含酪氨酸酶，该酶能将酪氨酸转化为黑色素。黑素体内充满黑色素后改称为黑素颗粒。在细胞突起末端黑素颗粒通过胞吐的方式排出，进入邻近的基底细胞和棘细胞内。黑色素为一种棕黑色的物质，其数量是决定皮肤颜色的重要因素，黑色素能吸收紫外线，使深层组织免受紫外线辐射的损害，保护深部组织（图4-4-6、图4-4-7）。

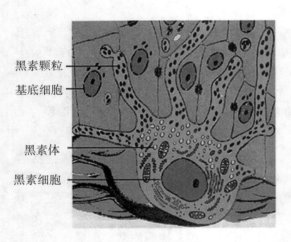

图4-4-6 黑素细胞

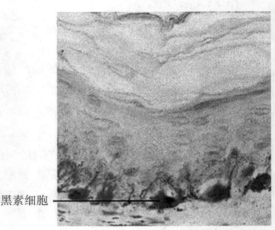

图4-4-7 黑素细胞光镜下观

（三）梅克尔细胞

梅克尔细胞（Merkel cell）散在于毛囊附近的基底层细胞间，数目很少，有短指状突起伸入角质形成细胞之间，在HE染色切片上不易辨认。有研究认为，其可能是感受触觉和接受其他机械刺激的感觉细胞（图4-4-8）。

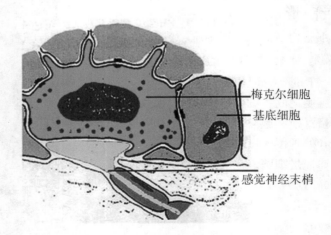

图4-4-8 梅克尔细胞

第二节 真皮

真皮（dermis）位于表皮下方，由致密结缔组织组成，真皮分为乳头层和网织层，两者之间无明显界限（图4-4-9）。

一、乳头层

乳头层是紧邻表皮基底层的薄层结缔组织，呈乳头状突向表皮，称为真皮乳头。乳头的出现，扩大了真皮与表皮的接触面积，有利于两者的连接，便于为表皮供给营养物质和运出代谢产物。真皮乳头层有丰富的毛细血管和游离神经末梢，如在手指掌面的真皮乳头内含较多的触觉小体。

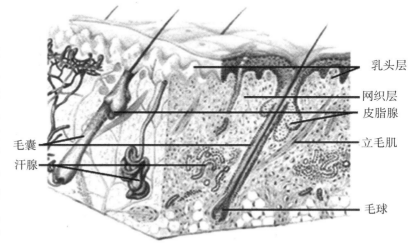

图4-4-9 皮肤及附属器

乳头层
网织层
皮脂腺
立毛肌
毛球
毛囊
汗腺

二、网织层

网织层位于乳头层深面，内有粗大的胶原纤维束交织成网，并有许多弹性纤维，使皮肤具有较大的韧性和弹性。此层有许多血管、淋巴管、神经纤维等，深部还可见环层小体。

第三节 皮肤附属器

一、毛

人体皮肤除手掌、足底外的大部分部位都有毛的分布（图4-4-10）。不同部位毛的粗细和长短不一，以头皮的毛最粗。毛可分为毛干、毛根和毛球三部分。露出皮肤的部分为毛干，埋在皮肤内的为毛根，毛干和毛根均由角化上皮组成，细胞内充满角蛋白并含黑素颗粒。毛根周围包有毛囊，毛囊由上皮和结缔组织组成。毛根和毛囊下端形成膨大的毛球（hair bulb），毛球底面有结缔组织突入其中，称为毛乳头，内含丰富的毛细血管和神经。毛球是毛和毛囊的生长点，毛乳头对毛的生长起诱导和营养作用。如果毛乳头被破坏或退化，毛即停止生长。

毛和毛囊斜长在皮肤内，与皮肤表面呈钝角的一侧，有一束斜行的平滑肌，连于毛囊和真皮，称为立毛肌。立毛肌受交感神经支配，收缩时使毛竖立，并可帮助皮脂腺排出分泌物。

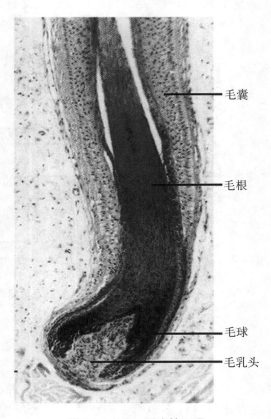

图 4 - 4 - 10　毛光镜下观

二、皮脂腺

皮脂腺（sebaceous gland）位于立毛肌与毛囊之间，是一种分支泡状腺，导管短而粗，为复层扁平上皮，大多开口于毛囊上段，也有直接开口于皮肤表面的。分泌部周边细胞是一层较小的幼稚细胞，呈低立方形，称为基细胞，具有很强的分裂增殖能力，所产生新的腺细胞逐渐变大并向腺泡中央移动，胞核则固缩溶解，胞质内充满脂滴。最后，腺细胞解体，连同脂滴一起排出，称为皮脂。皮脂有柔润皮肤，保护毛发的作用（图 4 - 4 - 11）。性激素可促进皮脂生成，所以在青春期皮脂腺分泌非常活跃。

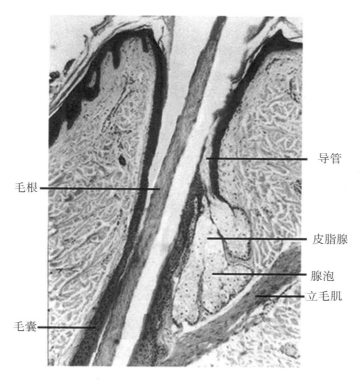

图 4 - 4 - 11　皮脂腺光镜下观

三、汗腺

汗腺（sweat gland）为弯曲的单管状腺，遍布于全身大部分皮肤内，以手掌、足底和腋窝等处最多。由分泌部和导管组成。汗腺的分泌部位于真皮深层和皮下组织内。导管部由 2～3 层较小的立方形细胞围成，从真皮深部上行，穿过表皮，直接开口于皮肤表面的汗孔。汗腺以胞吐方式分泌汗液。汗液中除含有大量水分外，还有钠、钾、氯、乳酸盐和尿素等。汗液的分泌是机体散热的主要方式，对调节体温、湿润皮肤和排泄含氮废物等具有重要作用（图 4 - 4 - 9）。

主要分布于腋窝、会阴及肛门周围等处的汗腺为大汗腺，又称为顶泌汗腺。其分泌部管径较粗，腺腔较大，导管开口于毛囊上端，分泌物为较浓稠的乳状液，经细菌分解后可产生特殊气味。大汗腺的分泌受性激素影响，青春期分泌较旺盛。

四、指（趾）甲

指（趾）甲位于指（趾）端背面。露出体表的部分为甲体，由多层连接牢固的角质细胞构成，为坚硬透明的长方形角质板。甲体后部埋入皮内的为甲根。甲根周围为复层扁平上皮，其基底层细胞分裂活跃，称为甲母质，是甲的生长部位。指（趾）受损或拔除后，若甲母质仍保留，则甲仍能再生。甲体周围的皮肤为甲襞。甲襞与甲体之间的沟称为甲沟（图 4 - 4 - 12）。

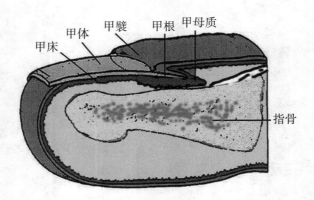

图4-4-12　指（趾）甲结构

 第四节　皮褶和分裂线

皮褶（crease）是位于关节屈侧或伸侧皮肤的褶线，褶处的皮肤较薄，其真皮借结缔组织固着于深层结构。分裂线（line of cleavage）是由胶原纤维束所形成的皮肤纹理，在真皮内按一定的张力方向平行排列。外科手术沿分裂线做皮肤切口，伤口愈合后瘢痕较小。

皮肤具有多种功能：防止体内液体丧失；防止体外物质（如病原微生物、化学物质等）侵入机体，是机体免疫系统的第一道防线；排泄废物并调节体温，排除汗液时可调节体温；感受刺激，皮肤内含有多种感受器，如接受痛、温、触、压觉等刺激的感受器。

> **问题讨论**
>
> 人体皮肤除手掌、足底外的大部分都有毛的分布，其中头发是毛生长最为茂密的部分，对"颜值"的影响也很大。现代年轻人由于饮食不健康、压力大、焦虑、熬夜等，在30岁左右就会出现脱发、发际线后移的情况。请结合毛发的结构和生长规律解释脱发的原因。如果进行植发，头发的哪个部位是植发成功存活的关键？请给出关于健康生活方式的建议。

（樊守艳）

第五章 其他感觉器

第一节 嗅器

嗅觉感受器的适宜刺激是可溶的、有气味的气体分子，这些气体分子作用于鼻腔上部的嗅细胞（嗅感受器）而引起嗅觉。嗅觉是快适应性感觉，随着刺激延续而敏感性迅速降低。

正常的嗅觉对维持机体代谢和内环境稳态、保障健康、提高生存及生活质量、促进人们的社会交往等方面，具有重要意义。

一、嗅觉感受器的解剖位置与形态

鼻腔（nasal cavity）以鼻阈为界分为鼻前庭（nasal vestibule）和固有鼻腔（nasal proper cavity）。固有鼻腔有内、外侧和顶、底四壁。底壁为硬腭的鼻腔面，顶壁窄，呈穹窿状，其中段水平为筛骨的水平板，板上分布有筛孔，嗅区嗅细胞发出的嗅丝由此通过。

鼻腔内面有鼻腔黏膜覆盖，与鼻泪管、鼻窦和鼻咽的黏膜相连续，分为嗅区黏膜和呼吸区黏膜。嗅器（olfactory apparatus）位于鼻中隔上部、上鼻甲及鼻腔顶部。此处的黏膜称为嗅黏膜，嗅黏膜呈棕黄色，人两侧嗅黏膜的总面积为 $4\sim6$ cm^2，狗的嗅黏膜约为 100 cm^2，故狗的嗅觉比人发达。嗅黏膜由上皮和固有层组成，上皮为假复层纤毛柱状上皮，又称为嗅上皮，内有嗅细胞，支持细胞和基细胞（图 4-5-1、图 4-5-2）。

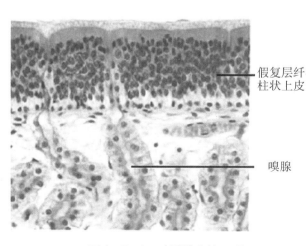

假复层纤毛柱状上皮

嗅腺

图 4-5-1 嗅黏膜光镜下观

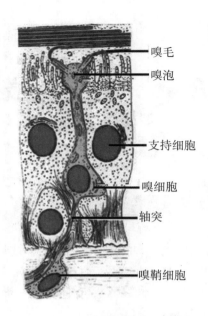

嗅毛

嗅泡

支持细胞

嗅细胞

轴突

嗅鞘细胞

图 4 – 5 – 2　嗅黏膜上细胞超微结构

二、嗅器的组织结构

（一）嗅细胞

嗅细胞（olfactory cell）即嗅觉感受器，为双极神经元，位于支持细胞之间，是唯一存在于上皮内的感觉神经元，也是唯一起源于中枢神经系统且能直接感受环境中化学物质刺激的神经元，有感受刺激和传导冲动的能力。嗅细胞约有 100×10^6 个，呈长梭形，长约为 42 μm，细胞分为树突、胞体和轴突，其树突细长伸至上皮表面，末端膨大成球状的嗅泡（olfactory vesicle），从嗅泡发出 10～30 根较长的嗅毛（olfactory cilia）。嗅毛属于纤毛，但由于其微管缺乏动力臂，故不能摆动，而是倒伏、埋于上皮表面的嗅腺分泌物中。胞体基部伸出轴突，穿过基膜入固有层内，由嗅鞘细胞（olfactory ensheathing cell，OEC）包裹构成无髓神经纤维，进而组成嗅神经（olfactory nerve）。嗅毛为嗅觉感受器，其上分布有不同的受体，可接受不同化学物质的刺激，使嗅细胞产生冲动，经嗅神经穿过颅骨筛板，终止于嗅球，产生嗅觉。嗅细胞是哺乳动物神经系统少有的数种呈规律性死亡和再生的神经元之一，其生存周期为 4～8 周，死亡后由基细胞分裂分化补充。

（二）支持细胞

支持细胞（supporting cell）数目最多，细胞呈高柱状，顶部宽大，基部较细，游离面有许多微绒毛。核呈卵圆形，位于细胞上部。细胞器的分布有明显极性，大部分集中在细胞顶部胞质内，因此顶部胞质的染色较深，而基部胞质染色较浅。胞质内线粒体较多，常见脂褐素颗粒、吞噬体和凋亡小体。细胞侧面与相邻的嗅细胞之间有连接复合体。支持细胞有支持、分隔、营养和保护嗅细胞的作用。

（三）基细胞

基细胞（basal cell）位于嗅上皮基底部，呈圆形或锥形，胞体较小，直径 4～6 μm，核圆居中，胞质内细胞器较少。基细胞具有干细胞的功能，可分裂分化为支持细胞和嗅细胞。

嗅黏膜固有层为薄层结缔组织，其深部与骨膜相连。固有层内有较多的血管、淋巴管和神经，并有许多浆液性嗅腺（olfactory gland），又称为鲍曼腺（Bowman gland）。嗅腺腺泡分泌的浆液经导管排出至上皮表面，可溶解空气中的化学物质，刺激嗅毛，产生嗅觉。嗅腺不断分泌浆液，可清洗上皮表面，保持嗅细胞感受刺激的敏感性，亦可防止嗅上皮干燥。

第二节　味器

一、味觉感受器的形态和分类

味觉感受器主要分布于舌表面的菌状乳头内和轮廓乳头沟两侧的上皮内，在软腭、会厌及咽等处的上皮内也有少量分布。味觉感受器的细胞被包在味蕾（taste bud）中。舌乳头按其形态可分为 4 种类型：菌状乳头（fungiform papilla）、轮廓乳头（vallate papilla；circumvallate papilla）、叶状乳头（foliate papilla）和丝状乳头（filiform papilla）。其中，丝状乳头不含味蕾，仅起机械支持作用。前三者因含味蕾而被称为味乳头，它们在舌上的分布不同。整个舌的表面都有菌状乳头的分布。轮廓乳头局限于舌根部。叶状乳头主要分布于舌的两侧，人类的叶状乳头不发达。成年人约有一半的味蕾分布在轮廓乳头中（图 4 - 5 - 3）。人的味蕾平均约有 10 万个，儿童味蕾相对较多，老年人因其萎缩而减少。

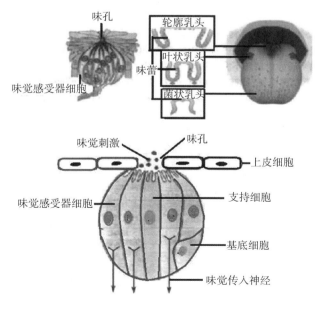

图 4 - 5 - 3　味觉感受器细胞、味蕾和舌乳头

二、味觉感受器的组织结构

　　味蕾是味觉感受器。味蕾是上皮细胞分化而成的特殊结构，呈卵圆形，通常由基底细胞（基细胞）和 50～150 个味觉感受器细胞（味细胞）成簇排列而成，顶端有味孔（图 4-5-3）。味蕾深部的基细胞呈小锥体形，属未分化细胞，可分化为味细胞。味细胞呈长梭形，属于感觉上皮细胞，可以再生，细胞顶部有微绒毛（也称为味毛）伸入味孔。在舌表面的水溶性物质能通过味孔扩散至味蕾的内腔，与感受器微绒毛的膜相接触，引起感受器兴奋，基部胞质内含突触小泡样颗粒，基底面与味觉神经末梢形成突触。舌不同部位的味蕾对不同味道的物质的敏感性不同。舌两侧的味蕾主要感受酸味物质，舌尖的味蕾主要感受甜和咸味物质，舌根的味蕾主要感受苦味物质，其他味觉都由这 4 种基本味觉混合而产生（图 4-5-4）。

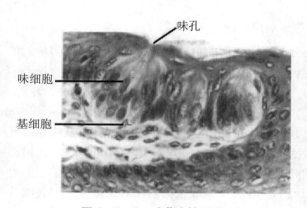

图 4-5-4　味蕾光镜下观

　　根据形态及对味觉刺激的反应特征，哺乳动物的味觉感受器细胞分为 4 种类型，即 Ⅰ 型细胞（暗细胞）、Ⅱ 型细胞（明细胞）、Ⅲ 型细胞和 Ⅳ 型细胞（基细胞）。Ⅰ 型细胞顶端有微绒毛，可分泌物质进入味蕾的内腔，可能是咸味觉的感受细胞，约占味蕾细胞的 60%。Ⅱ 型细胞微绒毛少，顶端胞质终止在味孔内，是甜味觉、咸味觉和苦味觉的感受器细胞，可感受不同的味质特性并将其转化为味觉信号，该型细胞占味蕾细胞的 30% 左右。Ⅲ 型细胞形态似 Ⅱ 型细胞，但无微绒毛。细胞顶端钝圆，近味孔，是酸味感受细胞，也是目前所知的唯一与味觉传入神经有突触联系的细胞，它在味觉信息向中枢的传递中发挥重要作用，该型细胞约占味蕾细胞的 7%。Ⅳ 型细胞位于味蕾基底部，系由周围的上皮细胞内向迁移所形成，转而分化为新的感受器细胞，该型细胞占味蕾细胞的 3% 左右。味觉细胞一般存活期为 2 周，之后由来自 Ⅳ 型细胞分化而成的细胞所取代。

小结

　　（1）临床上根据不同的治疗目的，经常采用的注射方法有皮内注射和皮下注射。请结合皮肤的层次说明：皮内注射会到达皮肤中哪一层结构？该层结构有什么特点？为什么皮内注射疼痛较明显？皮下注射又会到达皮肤中哪一层结构？该层结构有什么特点？哪些注射类型属于皮下注射?

（2）黑素细胞位于皮肤的哪一层? 通过什么方式能保护深层组织免受灼伤? 试从黑素细胞的作用着手来解释为什么白种人患皮肤癌的概率要高于黑种人。

（3）皮肤角质层是人体天然的防护屏障, 角质层对阻止水分等体内物质的丢失和体外物质的侵害有重要作用, 生活中追求美丽者会通过去除角质来保持皮肤的光洁和柔嫩, 但是频繁地去除角质会导致皮肤干涩、发红、敏感、瘙痒等症状。请结合皮肤角质层的新陈代谢规律和功能, 给追求美丽者提出一些合理、科学的建议。

测 试 题

单项选择题

1. 下列哪一层结构不属于表皮?（　　　）

A. 基层　　　　　　　　　　B. 颗粒层　　　　　　C. 角质层

D. 乳头层　　　　　　　　　E. 透明层

2. 下列哪一项不是基底层细胞的特点?（　　　）

A. 具有分裂增生能力

B. 细胞呈立方形或矮柱状

C. 不具有分裂增生能力

D. 细胞核呈卵圆形, 染色较浅

E. 胞质呈嗜碱性

3. 下列哪种结构不是皮肤的附属结构?（　　　）

A. 毛　　　　　　　　　　　B. 皮脂腺　　　　　　C. 汗腺

D. 透明层　　　　　　　　　E. 指（趾）甲

4. 真皮的特点不包括以下哪一项?（　　　）

A. 分为乳头层和网织层

B. 网织层含血管、淋巴管

C. 乳头层内含触觉小体

D. 乳头层含血管、淋巴管

E. 乳头层和网织层分界不明显

5. 下列哪一项不属于舌乳头?（　　　）

A. 菌状乳头　　　　　　　　B. 轮廓乳头　　　　　C. 叶状乳头

D. 丝状乳头　　　　　　　　E. 视神经乳头

6. 关于嗅黏膜的描述, 下列哪一项是错误的?（　　　）

A. 由上皮和固有层组成

B. 黏膜上皮为单层柱状上皮

C. 又称为嗅上皮

D. 黏膜上皮为假复层纤毛柱状上皮

E. 内含嗅细胞

多项选择题

1. 表皮又分为哪些结构？（　　　）

A. 基底层   B. 颗粒层   C. 角质层

D. 棘层   E. 透明层

2. 真皮包括哪些结构？（　　　）

A. 乳头层   B. 颗粒层   C. 角质层

D. 棘层   E. 网织层

3. 非角蛋白形成细胞包括哪些细胞？（　　　）

A. 朗格汉斯细胞   B. 支持细胞   C. 黑素细胞

D. 梅克尔细胞   E. 脂肪细胞

4. 下列哪些选项分别是毛发和指甲的生长点？（　　　）

A. 毛球   B. 毛根   C. 甲母质

D. 毛囊   E. 甲体

（陶俊良）

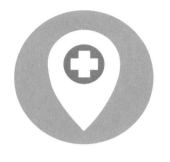

第五编 | 作用于神经系统的药物

第一章　作用于中枢神经系统的药物

中枢神经系统药理学（central nervous system pharmacology，CNSP）主要研究 CNS 药物的来源、药理作用、作用机制、体内过程、临床应用及不良反应。

中枢神经系统药物主要是通过作用于特定受体，增强或拮抗内源性递质的作用，发挥调节突触信息传递的作用，如中枢性镇痛药模拟内阿片肽的作用，镇静催眠药增强了 γ-氨基丁酸的作用，而抗精神分裂症药拮抗多巴胺的作用。但有些药物则不通过特定受体发挥作用，如全麻药和乙醇是通过对细胞膜的非特异性机制产生 CNS 效应。本章中绝大多数药物被归入管制药品之列。作用于 CNS 的药物，按其对递质和受体的作用进行分类，见表 5-1-1。

表 5-1-1　作用于中枢神经系统的药物按作用机制分类

作用靶点	作用机制	代表性药物	主要药理作用或应用
ACh 受体	激动 M_1 受体	毛果芸香碱	觉醒
	阻断 M_1 受体	哌仑西平、东莨菪碱	中枢抑制，抗帕金森病
	激动 M_2 受体	6-β-乙酰氧基去甲托烷	中枢抑制
	阻断 M_2 受体	阿托品	中枢兴奋
	激动 N 受体	烟碱	惊厥
	抑制胆碱酯酶	毒扁豆碱、他可林	催醒，抗老年性痴呆
NA 受体	促进 NA 释放	麻黄碱、苯丙胺	中枢兴奋
	抑制 NA 释放	锂盐	抗躁狂
	抑制 NA 摄取	可卡因、丙米嗪	欣快，抗抑郁
	抑制 NA 灭活	单胺氧化酶抑制剂	抗抑郁
	耗竭 NA 贮存	利血平	安定，抗抑郁
	激动 α 受体	去甲肾上腺素	兴奋
	激动 $α_2$ 受体	可乐定	降血压，镇静
	阻断 $α_2$ 受体	育亨宾	升血压，兴奋
	阻断 β 受体	普萘洛尔	降血压，改善恶梦、幻觉
DA 受体	激动 DA 受体	阿扑吗啡	催吐
	阻断 DA 受体	氯丙嗪、氯氮平、舒必利	安定，抗精神病，镇吐
	合成 DA 受体	左旋多巴	抗帕金森病

（续上表）

作用靶点	作用机制	代表性药物	主要药理作用或应用
5-HT 受体	激动 5-HT 受体	麦角酸二乙胺	改善精神紊乱、幻觉、欣快
	阻断 5-HT 受体	二甲麦角新碱	中枢抑制
GABA 受体	激动 GABA 受体	蝇蕈醇	改善精神紊乱，抑制兴奋、阵挛抽搐，抗焦虑，催眠，抗惊厥
	阻断 GABA 受体	荷包牡丹碱	
	增强 GABA 作用	苯二氮䓬类	
Gly 受体	阻断 Gly 受体	士的宁	兴奋，改善强直惊厥
H 受体	阻断 H_1 受体	苯海拉明	抑制，抗晕动，抗过敏
	阻断 H_2 受体	西咪替丁	改善精神紊乱
阿片受体	激动阿片受体	阿片类（吗啡、哌替啶）	镇痛，镇静，缓解呼吸抑制
	阻断阿片受体	纳洛酮	解救吗啡中毒
细胞膜	稳定	乙醚等	全身麻醉

第一节　镇静催眠药

镇静催眠药（sedative-hypnotics）能抑制 CNS 功能，减少机体活动，降低其兴奋性，可诱导和维持近似生理睡眠作用。常用的镇静催眠药包括苯二氮䓬类（benzodiazepines，BZ）、巴比妥类（barbiturates）、非苯二氮䓬类、新型 $GABA_A$ 受体激动药及其他类。苯二氮䓬类药物除有镇静催眠作用外，还有抗焦虑、抗惊厥和抗癫痫作用。因为安全范围大、毒性小，其为目前最常用的镇静催眠药。巴比妥类主要用于抗惊厥、抗癫痫和麻醉前用药，其镇静催眠作用临床已较少应用。非苯二氮䓬类 $GABA_A$ 受体激动药主要用于失眠症的治疗。

问题讨论

保健品"脑白金"里含有褪黑素，能改善睡眠，你赞同这个观点吗？如赞同，请概述其作用机制；如不赞同，请说明理由。另外，请列出不少于 5 项的能改善睡眠的方法。

一、苯二氮䓬类

苯二氮䓬类（BZ）药物其母核结构为 1，4 - 苯并二氮䓬，R_1、R_2、R_3 及 R_7 为不同的取代基（图 5 - 1 - 1、表 5 - 1 - 2）。

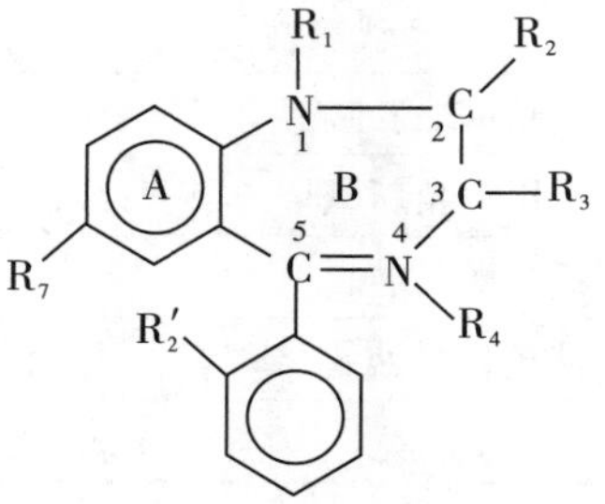

除氯氮䓬在 R4 为 O 外；其他药无 R4 取代。

图 5 - 1 - 1 苯二氮䓬类药物的母核结构

表 5 - 1 - 2 苯二氮䓬类药物的化学结构

苯二氮䓬类药物	R_1	R_2	R_3	R_7	R_2'
地西泮 （diazepam）	—CH_3	= O	—H	—Cl	—H
氯氮䓬 （chlordiazepoxide）	—	—$NHCH_3$	—H	—Cl	—H
奥沙西泮 （oxazepam）	—H	=O	—OH	—Cl	—H
劳拉西泮 （lorazepam）	—H	=O	—OH	—Cl	—Cl
氟西泮 （flurazepam）	—CH_2CH_2N（C_2H_5）$_2$	=O	—H	—Cl	—F
硝西泮 （nitrazepam）	—H	=O	—H	—NO_2	—H
氯硝西泮 （clonazepam）	—H	=O	—H	—NO_2	—Cl
三唑仑 （triazolam）	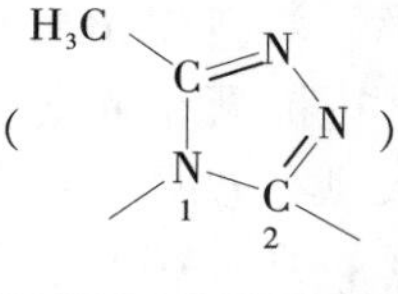		—H	—Cl	—Cl
艾司唑仑 （estazolam）	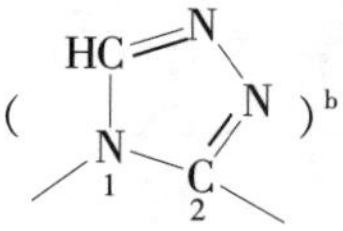		—H	—Cl	—H
咪达唑仑 （midazolam）	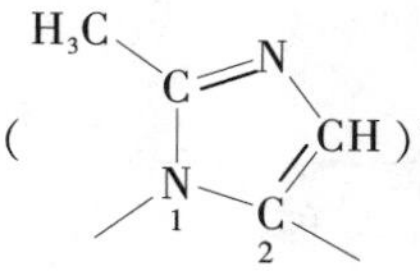		—H	—Cl	—F

a：连接成三氮哇环；b：连接成三氮唑环；c：融合的咪唑环。

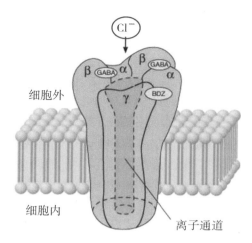

图 5 – 1 – 2　GABA$_A$ 受体氯离子通道复合体

（一）作用机制

目前认为，苯二氮䓬类药物主要作用于 GABA$_A$ 受体的 BZ$_S$ 特异性结合位点，增强中枢抑制性神经递质 GABA（γ – 氨基丁酸）功能。GABA$_A$ 受体为神经元膜上的配体门控性 Cl$^-$ 通道，在 Cl$^-$ 通道周围有 5 个结合位点（图 5 – 1 – 2）。苯二氮䓬类药物与 GABA$_A$ 受体上的特异性位点（BZ 受点）结合，进而增强 GABA 对 GABA$_A$ 受体的作用。GABA 激活 GABA$_A$ 受体后，使细胞膜对 Cl$^-$ 通透性增加，增加 Cl$^-$ 通道开放的频率，Cl$^-$ 内流增加，Cl$^-$ 大量进入细胞膜内引起膜超极化，神经元兴奋性降低，产生中枢神经抑制效应（图 5 – 1 – 3）。

BZ+BZ受体（结合）

GABA+GABA$_A$受体（结合）

Cl$^-$通道开放（频率增加，Cl$^-$内流）

超极化（中枢抑制）

图 5 – 1 – 3　苯二氮䓬类药物的作用机制

目前应用于临床的该类药物的作用机制相似，但各有其特点及作用（表 5 – 1 – 3）。

表 5 - 1 - 3　常用苯二氮䓬类药物的药代动力学特点及作用

苯二氮䓬类药物	口服生物利用度/%	尿排泄/%	血浆蛋白结合率/%	分布容积/(L·kg⁻¹)	清除率/[mL·(min·kg)⁻¹]	半衰期/h	活性代谢产物	作用特点
氯氮䓬 (chlordiazepoxide)	100	1	96.5±1.8	0.30±0.03	0.54±0.49	10±3.4	去甲氯氮䓬、奥沙西泮	抗焦虑、镇静、催眠、抗惊厥
地西泮 (diazepam)	100±14	1	98.7±0.2	1.1±0.3	0.38±0.06	44±13	去甲地西泮、奥沙西泮	抗焦虑、肌松作用比氯氮䓬强5倍，抗惊厥作用比其强10倍
硝西泮 (nitrazepam)	78±15	1	87±1	1.9±0.3	0.86±0.12	26±3	无	催眠作用显著，抗惊厥作用较强
氯硝西泮 (clonazepam)	98±31	1	86±0.5	3.2±1.1	1.55±0.28	23±5	无	抗惊厥作用比地西泮及硝西泮强
氟西泮 (flurazepam)	93±10	1	95.5	22±7	4.5±2.3	7.4±24	N_1-脱烷基西泮	催眠作用强
劳拉西泮 (lorazepam)		1	91±2	1.3±0.2	1.1±0.4	14±5	无	抗焦虑作用较强
三唑仑 (triazolam)	55	2	90.1±1.5	1.1±0.4	8.3±1.8	2.3±0.4	无	催眠作用比硝西泮及氟西泮强
氟硝西泮 (flunitrazepam)	85	1	77±7.9	3.3±0.6	3.5±0.4	15±5	去甲氟硝西泮	催眠作用似硝西泮
奥沙西泮 (oxazepam)	90	1	97.8±2.3	1.0±0.3	1.2±0.4	7.6±2.2	无	抗焦虑抗惊厥作用较强

（二）药理作用

1. 抗焦虑作用

小剂量使用该类药物时即可作用于边缘系统的 BZ 受体，抑制神经元活动发挥抗焦虑作用。

2. 镇静、催眠作用

随着使用该类药物用药剂量的增加，表现出镇静甚至催眠作用，主要体现为：①明显缩短入睡时间。②显著延长总睡眠时间，尤其非快动眼睡眠（non-rapid eye movement sleep，NREMS）的第 2 期。③对快动眼睡眠（rapid eye movement sleep，REMS）影响较小；患者停药的反跳性 REMS 睡眠延长，但较巴比妥类药物轻，依赖性和戒断症状也较轻。④显著缩短 NREMS 的第 3 期和第 4 期，减少发生在此期间的夜惊或梦游症。

3. 顺行性遗忘

使用该类药物的催眠剂量时，通过作用于 α_1-GABA$_A$ 受体，可使患者产生一定程度的顺行性遗忘，即暂时性记忆缺失。

4. 抗惊厥、抗癫痫作用

该类药物的抗惊厥作用与其增强 GABA 的突触传递功能有关，通过限制脑内癫痫病灶异常放电向周围皮层和皮层下扩散，终止或减轻惊厥的发作。

5. 中枢性肌松作用

小剂量使用该类药物可抑制脑干网状结构下行系统对 γ 神经元的易化作用，较大剂量则增强脊髓神经元的突触前抑制，抑制多突触反射而发挥肌松作用；极高剂量时也可在外周产生神经肌肉阻断作用。

6. 其他作用

（1）呼吸系统。催眠剂量对正常成人呼吸无影响。将较大剂量苯二氮䓬类药物用于麻醉前给药或内镜检查，可轻度抑制肺泡换气功能，导致呼吸性酸中毒。慢性阻塞性肺疾病（chronic obstructive pulmonary disease，COPD）患者在治疗剂量时即可产生明显的呼吸功能抑制。

（2）心血管系统。其中毒剂量可抑制心肌收缩力，降低血管张力。

（3）麻醉前给药。麻醉前使用该类药物可减少麻醉药用量，减少不良反应，效果优于吗啡及氯丙嗪。

（4）可用作心脏电击复律或内镜检查前用药。

（三）临床应用

1. 焦虑症

该类药物能显著改善患者恐惧、紧张、焦急、忧虑等焦虑症状。

2. 肌紧张

地西泮可缓解脑损伤所致的肌肉强直，如退行性疾病多发性硬化症、脑血管意外、脊髓损伤等引起的中枢性肌强直；也可用于缓解内镜检查、局部关节病变、腰肌劳损及肌肉训练过程中出现的痉挛等。

3. 记忆缺失

当执行某些治疗之前，如内窥镜检查、支气管镜、血管成形术等，可用短效类该类药物，致患者暂时性记忆缺失，以及达到有意识的镇静效果，缓解患者的恐惧情绪。咪达唑仑还可用于诱导麻醉，减少麻醉药的用量，增强安全性。

4. 癫痫发作

该类药物可用于辅助治疗破伤风、子痫、小儿高热惊厥及药物中毒性惊厥。地西泮和劳拉西泮可用于终止癫痫大发作，静脉注射地西泮是治疗癫痫持续状态的首选药。

（四）体内过程

1. 吸收

该类药物口服后吸收快而完全，1 h 左右即可达峰浓度。氯氮䓬在胃液中快速脱羧化，形成 N‑去甲苯甲二氮䓬（去甲西泮），也能完全吸收。

2. 分布

该类药物脂溶性高，可全身分布，血浆蛋白结合率在 70%（阿普唑仑）到 99%（地西泮）之间。易透过血‑脑屏障和胎盘屏障，孕产妇慎用。

3. 代谢

该类药物主要通过肝药酶代谢。少数苯二氮䓬类药物如奥沙西泮，可直接与葡萄糖醛酸结合。部分苯二氮䓬类药物代谢后产生活性代谢产物，延长其作用时间，如氟西泮的 $t_{1/2}$ 为 2 h，而其主要活性代谢产物 N‑去羟氟西泮的 $t_{1/2}$ 为 50 h。

4. 排泄

苯二氮䓬类药物主要经肾脏进行排泄，也可自乳汁排出。

（五）不良反应

苯二氮䓬类药物安全范围较大，很少因用药剂量过大而引起死亡。

催眠剂量时可引起不同程度的眩晕、倦怠、共济失调、精神运动功能障碍和顺行性遗忘。同时应用吗啡、乙醇等中枢抑制药可显著增强其中枢抑制作用。静脉注射对心血管系统有抑制作用。可透过胎盘屏障，并可通过乳汁分泌，孕妇和哺乳期妇女忌用。

长期应用本类药物可产生耐受性，当用于催眠治疗时，耐受性产生较快，而用于抗焦虑治疗时耐受性产生缓慢。久用骤停可出现戒断症状，但较巴比妥类药物轻。建议短期或间断性服用，且避免骤停。

苯二氮䓬类药物过量中毒可用氟马西尼（flumazenil，又称为安易醒）进行鉴别诊断和抢救。

（六）苯二氮䓬受体拮抗剂——氟马西尼

氟马西尼为咪唑并苯二氮䓬化合物，与 $GABA_A$ 受体的特定位点亲和力高，是苯二氮䓬受体特异性拮抗剂。该药能拮抗苯二氮䓬受体激动剂（如地西泮、氟硝西泮和咪达唑仑等）和反向激动剂（如卜卡波林衍生物）的作用，但对巴比妥类和三环类药物过量引起的中枢抑制作用无效。

氟马西尼口服吸收迅速，首过消除明显，生物利用度为 16%。静脉注射氟马西尼几乎完全被肝脏代谢为无活性代谢产物，$t_{1/2}$ 约为 1 h，临床有效时间为 30 ～ 60 min。

氟马西尼主要用于苯二氮䓬类药物过量的诊断和治疗，能有效催醒患者，改善中毒所致的呼吸、循环抑制。少量间断注射效果优于单次注射。用于苯二氮䓬类药物过量中毒时，起始以 0.1～0.2 mg 静脉注射，每 60 s 重复 1 次，直到清醒或总量达 2 mg。若患者在 20～30 min 后又出现抑制状态，可再次给予氟马西尼。当给予氟马西尼总量达 5 mg，患者仍无好转，表明患者的中枢抑制状态并非由苯二氮䓬类药物引起。

常见的不良反应有恶心、呕吐、烦躁、焦虑不安等。长期使用苯二氮䓬类药物或出现耐受性、依赖性的患者，应用氟马西尼可能诱发戒断症状。有癫痫病史的患者应用氟马西尼可能诱发癫痫，三环类抗抑郁药中毒的患者更易发生。

二、巴比妥类

巴比妥类药物（barbiturates）是巴比妥酸的衍生物，巴比妥酸化学结构如图 5 - 1 - 4 所示。巴比妥酸本身无中枢抑制作用，当 C_5 上的两个氢原子被不同基团取代，就表现出镇静催眠、抗惊厥、抗癫痫及麻醉等中枢抑制作用。若取代基长而有分支（如异戊巴比妥）或含双键（如司可巴比妥），则作用强而短；若其中一个氢原子被苯基取代（如苯巴比妥），则具有较强的抗惊厥、抗癫痫作用；若 C_2 的 O 被 S 取代（如硫喷妥钠），则脂溶性增高，起效迅速，但作用维持时间缩短。

根据药物作用持续时间，可将巴比妥类药物分为四类：长效类、中效类、短效类和超短效类。常见巴比妥类药物的特点比较见表 5 - 1 - 4。

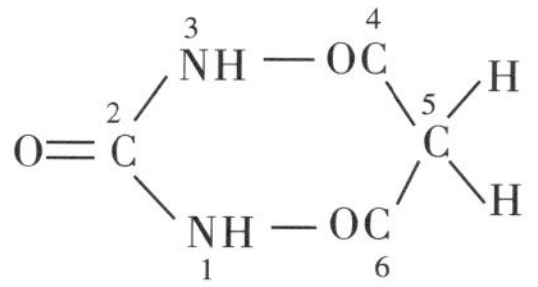

$$O = \overset{2}{C} \begin{cases} NH - \overset{4}{O}C \overset{5}{<} \overset{H}{\underset{C}{}} \\ \underset{1}{NH} - \overset{6}{O}C \overset{H}{\underset{H}{}} \end{cases}$$

除硫喷妥钠为 S 外，其余均为 O。

图 5 - 1 - 4　巴比妥酸化学结构

表 5 - 1 - 4　巴比妥类药物代谢动力学比较

分类	巴比妥类药物	显效时间/h	作用持续时间/h	$t_{1/2}$/h	油/水分配系数	消除方式
长效	巴比妥（barbital）	—（慢）	8～12	—	1	肾排泄，部分肝代谢
	苯巴比妥（phenobarbital）	1/2～1	6～8	24～140	3	部分肾排泄，部分肝 代谢
中效	戊巴比妥（pentobarbital）	1/4～1/2	3～6	15～48	39	肝代谢
	异戊巴比妥（amobarbital）	1/4～1/2	3～6	8～42	42	肝代谢
短效	司可巴比（secobarbital）	1/4	2～3	19～34	52	肝代谢
超短效	硫喷妥钠（thiopental）	静脉注射 30 s 显效	1～4	3～8	580	肝代谢

（一）作用机制

激活抑制性 $GABA_A$ 受体和抑制兴奋性 AMPA 受体是巴比妥类药物产生 CNS 抑制作用的机制。巴比妥类药物增强 GABA 与 $GABA_A$ 受体的亲和力，并增加 GABA 介导的 Cl^- 内流。巴比妥类药物以延长 Cl^- 通道开放时间为主。

（二）药理作用

1. 镇静催眠作用

小剂量巴比妥类药物可产生镇静、抗焦虑作用，但弱于苯二氮䓬类药物；中等剂量可产生催眠作用，即缩短入睡时间、减少觉醒次数及 REM 和慢波睡眠的时间；久用停药，可出现"反跳现象"。因此，巴比妥类药物已不作为镇静催眠药使用。

2. 抗惊厥作用

苯巴比妥既可用于癫痫大发作和癫痫持续状态的治疗，也可用于小儿高热、破伤风、子痫、脑膜炎、脑炎及中枢兴奋药引起的惊厥，详见本章第二节。

3. 麻醉及麻醉前给药

一些超短效和短效巴比妥类药物（如硫喷妥钠和美索比妥）可作为麻醉药物使用，用于全麻诱导或维持。长效及中效巴比妥类药物可作为麻醉前给药，以消除患者术前紧张，但效果不及地西泮。

4. 呼吸抑制

巴比妥类药物能降低机体对缺氧与 CO_2 的敏感性，过量使用易引起呼吸抑制甚至致死。

5. 酶诱导剂

巴比妥类药物为肝药酶诱导剂，影响其他药物的代谢速度；不良反应较多，过量使用可产生严重毒性作用。

（三）体内过程

巴比妥类药物通常口服或肌内注射给药，其经口服吸收迅速而完全；肌内注射时应选择注入较大肌肉。其静脉给药多用于治疗癫痫持续状态（苯巴比妥钠）或全麻诱导/维持（硫喷妥钠或美索比妥）。其分布广泛，易通过胎盘屏障。各药进入脑组织的速度与药物的脂溶性成正比，然后从脑组织依次进入内脏、骨骼肌、脂肪组织，最后经肾脏排出。当发生苯巴比妥中毒时，可通过碳酸氢钠碱化尿液促进该药物排泄。

（四）不良反应及注意事项

1. 不良反应

（1）对 CNS 的影响：巴比妥类药物可引起困倦、精神不振及精细活动障碍及判断和协调运动能力下降等。对 CNS 的抑制与乙醇有协同效应。

（2）后遗效应：应用催眠剂量的巴比妥类药物后，次晨仍有疲倦感，各种活动能力下降。偶有恶心和眩晕。驾驶员或从事高空作业人员慎用。

（3）耐受性：反复应用巴比妥类药物可产生耐受性，药效逐渐降低。

（4）躯体依赖性：长时间连续应用巴比妥类药物可产生依赖性。当躯体依赖性形成后，突然停药可出现戒断症状，表现为兴奋、失眠、焦虑、震颤、惊厥甚至致死。因此，应避免长期使用此类药物。

（5）对呼吸系统的影响：巴比妥类药物对呼吸的抑制程度与剂量成正比。当给予 3 倍以上催眠剂量时，对呼吸产生明显抑制作用。若静脉注射速度过快，则治疗量也可抑制呼吸。

（6）其他不良反应：少数患者可出现皮肤过敏反应，严重者可导致剥脱性皮炎并致死。

2. 中毒和解救

一次服用 10 倍以上最大催眠剂量的巴比妥类药物，易发生急性中毒，主要表现为深度昏迷、呼吸抑制、血压下降、体温降低、休克及肾衰竭等。若同时合用乙醇或其他 CNS 抑制药，较低浓度药物亦可发生中毒，甚至死亡。深度呼吸抑制是巴比妥类药物中毒致死的主要原因。

对急性巴比妥类药物中毒的解救基于全面支持治疗，保持呼吸道通畅、吸氧，必要时进行人工呼吸，禁用中枢兴奋药，会增加患者的死亡率。若为口服，可给予洗胃，并用碳酸氢钠等碱性药物加速巴比妥类药物的排泄，严重者可采用血液透析或血液灌流。目前并无特异性的巴比妥类药物拮抗剂。

（五）药物相互作用

巴比妥类药物是肝药酶诱导剂，不仅加快自身代谢，还可使多种药物和内源性底物的肝脏代谢速度加快，如双香豆素、四环素、口服避孕药、强心苷、类固醇激素、性激素、维生素 K 等。当巴比妥类药物与上述药物合用时，后者需要增加剂量才能维持原有药效。而停用巴比妥类药物时需要减少这些药物剂量，以免过量中毒。

三、非苯二氮䓬类 $GABA_A$ 受体激动剂

唑吡坦（zolpidem）、扎来普隆（zaleplon）和佐匹克隆（zopiclone）在结构上与苯二氮䓬类药物并不相似，但可通过选择性激动 $GABA_A$ 受体的 BZ_1 位点而产生镇静催眠作用。药动学方面的共同点是半衰期短，催眠作用持续时间有限，后遗作用小。

（一）唑吡坦

唑吡坦药理作用与苯二氮䓬类药物相似，抗焦虑、抗惊厥和中枢性肌松作用很弱，仅用于镇静催眠。对正常睡眠时相影响极小，失眠患者使用该药可缩短睡眠潜伏期，减少觉醒次数，延长睡眠持续时间。突然停药仍可维持催眠作用，而无反跳现象。唑吡坦耐受性和依赖性轻微，安全范围大，但与其他中枢抑制药合用可引起严重的呼吸抑制。中毒时可用氟马西尼解救。

（二）扎来普隆

扎来普隆具有镇静催眠、抗焦虑和肌肉松弛作用。用于成人入睡困难的短期治疗，能够有效缩短入睡时间。长期使用几乎无耐受性、依赖性，停药后也无反跳性失眠或戒断症状。

（三）佐匹克隆

佐匹克隆具有镇静催眠、抗焦虑、抗惊厥和肌肉松弛作用。作用迅速，有效时间达

6 h，患者入睡快且能保持充足的睡眠深度。长期使用无明显耐药现象，无依赖性，停药后无反跳现象。最新药物为右旋佐匹克隆，药效为母药的 2 倍，但毒性仅为母药的一半。"苦回味"是最常见的不良反应，发生率为 3.6%。

四、其他催眠药

水合氯醛（chloral hydrate）：口服吸收快，经肝脏代谢为作用更强的三氯乙醇。催眠作用较强，口服后 15 min 起效，持续 6～8 h。不缩短 REMS，无宿醉效应。可用于顽固性失眠或其他催眠药效果较差的患者。大剂量有抗惊厥作用，可用于子痫、破伤风、小儿高热等。同时抑制心肌收缩，缩短心肌不应期。过量可损害心、肝、肾等脏器。一般以 10% 溶液口服，但可刺激胃黏膜，不适用于伴有胃炎、消化性溃疡的患者。直肠给药可减少刺激性。久用产生耐受性和成瘾性，戒断症状严重，应避免滥用及长期使用。

甲丙氨酯（meprobamate）：又称为眠尔通，口服易吸收，催眠效果较好。久用可产生耐受性和成瘾性。

丁螺环酮（buspirone）：抗焦虑作用与地西泮相当，但无镇静、肌松和抗惊厥作用。其对 5-HT$_{1A}$ 受体有高亲和力，部分激动突触前 5-HT$_{1A}$ 受体，反馈性抑制 5-HT 释放而发挥抗焦虑作用；不影响 GABA 作用。其口服吸收好，但首过效应明显，大部分在肝内代谢，$t_{1/2}$ 为 2～4 h。其抗焦虑作用在服药后 1～2 周才能显示出来，4 周达到最大效应。其不良反应包括头晕、头痛、胃肠功能紊乱等。无明显的依赖性和成瘾性。

坦度螺酮（tandospirone）：5-HT$_{1A}$ 受体部分激动剂。其作为抗焦虑药的治疗剂量为 30～60 mg/d，分 3 次，饭后口服；口服吸收良好，$t_{1/2}$ 为 1.2 h；除抗焦虑作用外，还具有抗抑郁作用。不良反应较少较轻；嗜睡发生率低于地西泮；应用较高剂量时，安全性较好，长期应用后体内无蓄积作用。

 第二节　抗癫痫药和抗惊厥药

一、抗癫痫药物

癫痫（epilepsy）是由多种病因所致的以脑组织局部病灶神经元异常放电所致的反复的、短暂性大脑功能失调为特征的神经系统疾病。根据癫痫发作的临床表现不同，将其分为局限性发作和全身性发作，对于抗癫痫药物的选择具有指导意义。

针对发病机制，抗癫痫药物分为 3 大类：①通过抑制电压依赖性 Na$^+$ 通道，进而抑制神经元的兴奋；②增强 γ-氨基丁酸介导的突触抑制；③抑制电压依赖性 Ca^{2+} 通道。

（一）苯妥英钠

苯妥英钠（phenytoin sodium）属乙内酰脲类，非镇静催眠性抗癫痫药。

1. 药理作用及机制

其不能抑制病灶内神经元的异常放电，通过抑制突触传递的强直后增强（post tetanic potentiation，PTP），阻止其向周围正常脑组织扩散；抑制 Na$^+$ 和 Ca^{2+} 内流，使动作电位不易产生，从而具有稳定细胞膜的作用。

2. 临床应用

其用于治疗除失神发作外的各种局灶性发作、强直–阵挛性发作及癫痫持续状态，治疗三叉神经痛等中枢疼痛综合征，抗心律失常。

3. 体内过程

其口服吸收慢而不规则，每日给药 0.3～0.6 g，连续服药，6～10 天才能达到有效血药浓度。由于本品呈强碱性（pH = 10.4），刺激性大，不宜肌内注射；癫痫持续状态时可做静脉注射。其血浆蛋白结合率约为 90%，全身分布。血药浓度低于 10 μg/mL 时，按一级动力学消除，血浆 $t_{1/2}$ 为 6～24 h；高于此浓度时，按零级动力学消除，血浆 $t_{1/2}$ 可延长至 20～60 h。不同制剂的生物利用度显著不同，且受基因多态性影响，有明显的个体差异，建议在血药浓度监控下给药。

4. 不良反应

（1）局部刺激：刺激性较大，口服易引起恶心、呕吐等胃肠道症状，宜餐后给药；静脉注射易引起静脉炎。

（2）牙龈增生：约 20% 的患者在长期用药期间出现牙龈增生现象，儿童和青少年多见；停药 3～6 个月后症状可自行消失。

（3）神经系统症状：过量可出现眼球震颤、共济失调、眩晕、复视等，严重者甚至出现精神错乱、昏迷等症状；大剂量可致明显的小脑萎缩。

（4）慢性毒性反应：抑制叶酸吸收，引起巨幼红细胞性贫血；加速维生素 D 的代谢和抑制肠道对钙的吸收，引起低钙血症和骨软化症。另外，长期使用本品还会引起女性多毛症、男性乳房增生、胎儿致畸的作用。本品久用骤停可使癫痫发作加剧，甚至诱发癫痫持续状态。

（5）过敏反应：2%～5% 的患者出现皮疹、粒细胞减少、血小板减少、再生障碍性贫血等。

5. 药物相互作用

水杨酸类、苯二氮䓬类、磺胺类和口服抗凝药可与苯妥英钠竞争结合血浆白蛋白，使后者血药浓度增加。肝药酶抑制剂（异烟肼、氯霉素等）能够提高苯妥英钠的血药浓度。肝药酶诱导剂（苯巴比妥和卡马西平）加速其代谢，降低其血药浓度和药效。

> **问题讨论**
> 苯妥英钠既用于治疗三叉神经痛，也可用于治疗癫痫发作。这两项药理作用看似并不相关。请问，你还知道哪些药物有着看似与其毫不相关的临床应用？你是否发现"老药"的新用途？在研发新药的时候，这能给你什么启示？

（二）苯巴比妥

苯巴比妥（phenobarbital）起效快，疗效好，毒性低、价格廉，目前较为广泛应用，同时该药还具有镇静、催眠作用。

1. 药理作用及机制

苯巴比妥抗癫痫作用是通过增加 $GABA_A$ 介导的 Cl^- 内流，使膜超极化，降低膜兴奋性；另外，苯巴比妥还可以抑制突触前膜对 Ca^{2+} 的摄取，减少钙依赖性的神经递质（去甲肾上腺素、乙酰胆碱和谷氨酸等）的释放。

2. 临床应用

其主要用于癫痫大发作及癫痫持续状态。对小发作和婴儿痉挛效果差。

3. 体内过程

其口服吸收完全但缓慢，给药后数小时血浆浓度达到峰值，血浆蛋白结合率 $40\% \sim 60\%$；由肝脏代谢，经肾脏排出。一般推荐的治疗血药浓度为 $10 \sim 40 \ \mu g/mL$。

4. 不良反应

常见不良反应包括不同程度的嗜睡、精神萎靡、共济失调、水钠潴留等现象，长期给药易产生耐受性。儿童有时出现兴奋和多动症的现象。处理方法：不需要中断治疗，1 周左右逐渐消退。偶见的不良反应包括骨髓抑制、肝损害等。

5. 药物相互作用

苯巴比妥为肝药酶诱导剂，可以加速多种药物的代谢，与其他药物联合使用时应注意调整剂量。例如，苯巴比妥与苯妥英钠合用时，由于肝微粒体酶的诱导，苯妥英钠的代谢加快，效应降低；但肝功能有损害时，两者合用，可与上述相反。苯妥英钠的代谢比正常慢，相应的血药浓度增高，因此与其他药合用时，需定期测定血药浓度而调整用量。例如，其与卡马西平和琥珀酰胺类药合用时，可使这两类药物的半衰期缩短，从而降低血药浓度。

（三）乙琥胺

1. 药理作用及机制

乙琥胺（ethosuximide）能够显著对抗戊四唑惊厥。其作用机制为特异性降低丘脑神经元阈值 Ca^{2+} 电流（T 型钙电流）。高浓度还具有抑制 Na^+-K^+-ATP 酶和 GABA 转氨酶的作用。

2. 临床应用

其为治疗小发作（失神性发作）的首选药。

3. 体内过程

其口服后吸收完全，3 h 血药浓度达到高峰，连续服用 $7 \sim 10$ 天后达稳态血药浓度。有效血药浓度为 $40 \sim 100 \ \mu g/mL$，血浆蛋白结合率低。血浆 $t_{1/2}$ 在成人为 $40 \sim 50 \ h$，在儿童约为 30 h。大部分该药由肝脏代谢失活，约有 25% 以原形从尿中排出。

4. 不良反应

最常见不良反应为胃肠道症状，其次为中枢神经系统症状，如困倦、嗜睡等。有神经病史的患者易出现焦虑、抑郁、短暂的意识丧失、攻击行为和幻听等精神行为异常。偶见嗜酸性粒细胞缺乏或粒细胞缺乏症，严重者可发生再生障碍性贫血。

（四）苯二氮䓬类

苯二氮䓬类主要用于镇静催眠，同时还具有广泛的抗癫痫作用，详见本章第一节。苯二氮䓬类药物可阻止病灶放电向四周扩散，但不能消除这种异常放电。苯二氮䓬类药可作用于 GABA$_A$ 受体，增加 Cl$^-$ 通道开放频率，从而增强突触后抑制作用。

临床常用于癫痫治疗的药物有地西泮、硝西泮和氯硝西泮。

1. 地西泮

地西泮（diazepam）是治疗癫痫持续状态的首选药物，起效快，安全性较高。静脉注射 10～20 mg 该药，其速度不应超过 2 mg/min，其中儿童不宜超过 5 mg/min。

2. 硝西泮

硝西泮（nitrazepam）主要用于癫痫小发作，特别是肌阵挛性发作和婴儿痉挛等。

3. 氯硝西泮

氯硝西泮（clonazepam）抗癫痫谱较广，对失神性发作优于地西泮，对肌阵挛性发作和婴儿痉挛有效。静脉注射还可治疗癫痫持续状态。其作用机制主要是增强了脑内 GABA 抑制功能。不良反应小，常见中枢神经系统和消化系统反应，停药后可恢复。久服骤停易致反跳现象。

4. 卡马西平

卡马西平（carbamazepine）最初用于治疗三叉神经痛，20 世纪 70 年代开始应用于癫痫治疗。

（1）药理作用及机制：可能具有与苯妥英钠类似的膜稳定作用，能降低神经细胞膜对 Na$^+$ 和 Ca^{2+} 的通透性，从而降低细胞的兴奋性；也可能增强 GABA 的突触传递功能，抑制癫痫病灶及其周围神经元放电。

（2）临床应用：为广谱抗癫痫药，对精神运动性发作疗效佳，但对失神性发作效果不理想。其治疗神经痛效果优于苯妥英钠，还可用于治疗尿崩症，亦可用于锂盐无效的躁狂症、抑郁症。

（3）体内过程：口服吸收慢且不规则，4～8 h 后达血药浓度峰值，有效血药浓度为 4～10 µg/mL。血浆蛋白结合率为 70%～80%。代谢产物 10，11－环氧化卡马西平仍具有抗癫痫作用。卡马西平属于肝药酶诱导剂，单次给药的 $t_{1/2}$ 可从 36 h 缩短至 10～25 h。

（4）不良反应：常见的不良反应有头晕、嗜睡、视力模糊或复视、乏力、恶心、皮疹、呕吐，偶见粒细胞减少、可逆性血小板减少，甚至引起再生障碍性贫血和中毒性肝炎等，所以应定期检查血常规。

（5）药物相互作用：卡马西平能加快苯妥英钠、丙戊酸钠、苯二氮䓬类、口服抗凝药等药物的代谢。肝药酶抑制剂丙戊酸钠和西咪替丁等可降低卡马西平的清除速率，使其血药浓度升高。肝药酶诱导剂苯妥英钠和苯巴比妥加速卡马西平的代谢，在合用时要注意血药浓度的变化。

5. 丙戊酸钠

丙戊酸钠（sodium valproate）为一种广谱抗癫痫药。

（1）药理作用及机制：其抗癫痫作用机制主要为影响 GABA 的代谢，增强 GABA 神经元的突触传递功能，不抑制病灶放电，但能阻止异常放电的扩散。另外，丙戊酸钠能减弱 T 型 Ca^{2+} 电流，其作用与乙琥胺相似。

（2）临床应用：其对各型癫痫（如失神性发作、肌阵挛性发作、局限性发作、强直-阵挛发作和混合型癫痫）均有效。其多用于其他抗癫痫药无效的各型癫痫患者，尤以失神性发作效果佳；对小发作疗效优于乙琥胺，但因其肝脏毒性不作为首选用药。

（3）体内过程：口服吸收快而完全，$1 \sim 4$ h 血药浓度达峰值，$t_{1/2}$ 约为 15 h；生物利用度高达 80% 以上，有效血药浓度为 $30 \sim 100$ μg/mL；血浆蛋白结合率约为 94%；能通过胎盘；经肝脏代谢，大部分以原形由肾排出，也能经乳汁分泌。

（4）不良反应：最常见为消化道症状，宜饭后服用；偶见 CNS 反应，如嗜睡、眩晕、共济失调、轻微震颤、异常兴奋、不安和烦躁等；对肝功能有损害，约有 30% 的患者服药后出现肝功能异常，用药期间应定期检查肝功能；有致畸作用，妊娠期妇女禁用。

（5）药物相互作用：通过抑制肝药酶，能显著提高苯妥英钠、苯巴比妥、氯硝西泮和乙琥胺的血药浓度；还可与苯妥英钠竞争结合血浆蛋白，使其血浆游离药物浓度增高。苯巴比妥和卡马西平则能降低丙戊酸钠的血药浓度和抗癫痫作用。

6. 拉莫三嗪

拉莫三嗪（lamotrigine）为苯三嗪衍生物，属于新型抗癫痫药物。

（1）药理作用及机制：拉莫三嗪为电压依赖性 Na^+ 通道阻滞剂，通过减少通道的 Na^+ 内流而增加神经元的稳定性。另外，拉莫三嗪可以抑制兴奋性神经递质谷氨酸的释放。还可阻止病灶异常放电。

（2）临床应用：临床上可用于成人局限性发作的辅助治疗，单独使用可用于全身性发作，合用常针对一些难治性癫痫。

（3）体内过程：拉莫三嗪胃肠道吸收迅速且完全，口服给药后约 2.5 h 达到血浆峰浓度，生物利用度为 98%。$t_{1/2}$ 为 $6.4 \sim 30.4$ h（平均为 12.6 h）。拉莫三嗪在肝脏代谢为葡萄糖醛酸结合物，然后经肾脏排泄。

（4）不良反应：常见 CNS 反应（如头昏、嗜睡、共济失调、视力模糊等）和胃肠道反应（如恶心呕吐等），偶见弥散性血管内凝血。

7. 左乙拉西坦

左乙拉西坦（levetiracetam）属于吡咯烷酮衍生物，为 2000 年上市的新型抗癫痫药物。药理作用机制尚不明确。

左乙拉西坦口服吸收快而完全，不与血浆蛋白结合。95% 的该药及其失活代谢物从尿中排出，其中 65% 为原形，24% 的药物通过水解乙酰氨基而被代谢。左乙拉西坦不易出现药代动力学相关的相互作用。最常见的不良反应有嗜睡、乏力和头晕。

8. 托吡酯

托吡酯（topiramate）是一种氨基磺酸盐取代的单糖衍生物。其可能的作用机制为降低电压依赖性 Na^+ 电流，提高 $GABA_A$ 受体的激活频率，增加 Cl^- 内流，同时，抑制谷氨酸 AMPA 受体的活化。其口服易吸收，血浆蛋白结合率低（$10\% \sim 20\%$），主要以原形经尿液排出，$t_{1/2}$ 约为 1 天。最常见的不良反应主要为与 CNS 相关的症状。另外，动物实验显示其有致畸作用，孕妇慎用。

9. 噻加宾

噻加宾（tiagabine）是 3-哌啶羧酸衍生物，其作用机制为抑制神经元和胶质细胞的 GABA 转运体，减少其摄取，提高突触间隙 GABA 浓度，从而使神经兴奋敏感性下降。其口服吸收迅速，血浆蛋白结合率 95%；由肝脏代谢，随粪便排出体外，$t_{1/2}$ 约为 8 h。肝药酶诱导药（如苯妥英钠、卡马西平）可加速噻加宾的代谢。常见的不良反应有眩晕、嗜睡和震颤。

（五）抗癫痫药物使用注意事项

1）根据临床发作类型合理选用药物。

2）单纯型癫痫尽量选用单药，从小剂量开始直至症状控制，稳定维持 2～3 年，逐渐停药；不宜久服骤停；不宜随便更换药物，确有需要，应该逐渐过渡。

3）定期检测肝肾功、血象，密切关注毒副作用。孕妇慎用。

4）血药浓度监测是近年抗癫痫治疗的重大进展之一。通过血药浓度的测定，进行个体化药物治疗，可提高治疗效果，减少毒副反应。

进行血药浓度监测的指征为：

（1）治疗窗很窄，安全范围小，如苯妥英钠。

（2）抗癫痫药物已用至维持剂量仍不能控制发作时，应测定血药浓度，以助确定是否需要调整剂量或更换药物。

（3）若出现了明显的不良反应，应测定血药浓度，以明确是否药物剂量过大或血药浓度过高所致。

（4）出现特殊的临床状况，如患者出现肝、肾或胃肠功能障碍，癫痫持续状态，怀孕，等等情况，可能影响药物在体内的代谢，应监测血药浓度，以便及时调整药物剂量。

（5）合并用药尤其与影响肝酶系统的药物合用时，可能产生药物相互作用，影响药物代谢和血药浓度。

问题讨论

"条条大路通罗马。"对于你之前所学过的药物，不管采用哪种给药方式，其临床应用基本都是一致的。但是对于硫酸镁，若其给药途径不同，药理作用也截然不同。你还能列出有此类似特征的其他药物吗？

二、抗惊厥药

惊厥是 CNS 过度兴奋的一种症状，表现为全身骨骼肌不自主地强烈收缩，多见于小儿高热、子痫、破伤风、癫痫大发作和中枢兴奋药中毒。常用抗惊厥药包括巴比妥类、地西泮、水合氯醛和硫酸镁。

硫酸镁（magnesium sulfate）可因给药途径不同而产生不同的药理作用。口服给药难吸收，有导泻和利胆功能。50% 硫酸镁溶液外用热敷有消炎祛肿的功效。注射给药可抑制 CNS，具有镇静、肌松及降压等作用。

（一）药理作用及机制

血液中 Mg^{2+} 为 2～3.5 mg/100 mL，低于此浓度时，神经及肌肉的兴奋性升高。注射硫酸镁抗惊厥的机制主要为 Mg^{2+} 特异性地竞争 Ca^{2+} 结合位点，拮抗 Ca^{2+} 的作用，减少运动神经末梢钙依赖性乙酰胆碱的释放，使骨骼肌松弛。

（二）临床应用

硫酸镁对血管平滑肌有舒张作用，使痉挛的外周血管扩张，降低血压，可用于缓解子痫、破伤风等惊厥，也可用于高血压危象；对子宫平滑肌收缩也有抑制作用，可用于治疗早产。

（三）不良反应

其一般早期表现为食欲缺乏、恶心、呕吐、皮肤潮红、头痛、头晕等，因缺乏特异性，容易忽视。当血清镁浓度高达 $2 \sim 4$ mmol/L 时，可出现血压剧降、心脏骤停和呼吸抑制等。肌腱反射消失是呼吸抑制的前兆，注射用药应经常检查肌腱反射。有人中毒时给予人工呼吸，并予静脉注射 10% 葡萄糖酸钙或氯化钙缓解症状。

第三节　抗帕金森病和抗阿尔茨海默病药

帕金森病和阿尔茨海默病均属于中枢神经系统退行性疾病。这类疾病的特征为大脑特定区域的神经元出现进行性、不可逆性病理学改变。因确切病因和发病机制尚不清楚，目前该类疾病的治疗药物仅限于对症治疗，并不能阻止疾病的进展。随着分子生物学、神经科学及行为科学等各学科的快速发展，有关本类疾病的病因、发病机制及相应的药物和其他治疗手段在未来数年内将会有新的突破。

一、抗帕金森病药

帕金森病（PD），又名震颤麻痹（paralysis agitans），是一种表现为锥体外系功能障碍的慢性、进行性中枢神经系统退行性疾病。因英国人 James Parkinson 于 1817 年首先描述而得名。

研究表明，PD 的发病可能与年龄因素、环境因素、遗传因素、氧化应激、线粒体功能缺陷和泛素－蛋白酶体功能异常等因素有关。关于其发病机制，目前比较具有说服力的"多巴胺学说"认为，在纹状体和黑质水平，胆碱能系统和多巴胺（dopamine，DA）能系统是相平衡的，这两者平衡对于锥体外系控制运动功能至关重要。正常情况下，DA 和ACh 处于动态平衡状态，共同参与调节机体的运动功能。但在 PD 患者脑内，因中枢黑质－纹状体通路中多 DA 能神经元进行性退变，导致纹状体 DA 缺乏，使多巴胺能－胆碱能的平衡打破，造成黑质－纹状体通路多巴胺功能减弱，胆碱能神经功能占优势，进而引起躯体运动功能紊乱。

由于 PD 的发病机制复杂，至今无法从根本上阻止 PD 疾病的进展。药物治疗的主要目的是改善 PD 症状，减缓疾病的进展。根据"多巴胺学说"，PD 的治疗主要是通过药物干预，重新建立多巴胺能－胆碱能功能平衡。因此，目前的抗 PD 药物主要有拟多巴胺类药和抗胆碱药。

（一）拟多巴胺类药

1. 左旋多巴

左旋多巴（levodopa，L-DOPA）是 DA 神经递质的前体物质，由酪氨酸形成儿茶酚胺的中间产物。L-DOPA 为多巴胺的前体药。

（1）药理作用及作用机制：PD 患者的黑质 - 纹状体多巴胺能神经元发生退行性变，导致 DA 不足。DA 不易透过血 - 脑屏障，而 L-DOPA 是 DA 的前体，本身并无药理活性，却可以进入中枢，在中枢经多巴脱羧酶作用转变成 DA，补充纹状体中 DA 不足，发挥药理作用，从而改善帕金森病症状。

（2）临床应用：治疗各种 PD 患者（吩噻嗪类药引起的 PD 除外）。L-DOPA 的治疗特点是：①对轻症或较年轻患者疗效好，对重症或年老体弱患者疗效差；②对肌肉僵直和运动迟缓的疗效好，对肌肉震颤的疗效差；③起效慢，需用药 2～3 周症状才开始改善，1～6 个月疗效达到最好，但作用持久；④在治疗早期疗效明显，随着用药时间延长，疗效逐渐下降，一般 3～5 年无明显疗效。

（3）体内过程：L-DOPA 口服迅速吸收，0.5～2 h 达到血药峰值。因为食物中的氨基酸也经相同载体转运吸收，所以高蛋白食物会延缓 L - DOPA 的吸收。此外，胃排空速度、胃液 pH 及药物接触胃肠黏膜降解酶时间的长短等因素也会影响 L-DOPA 的吸收速率和吸收程度。L-DOPA 口服后极大部分（95% 以上）在肠黏膜、肝和其他外周组织被 L 芳香族氨基酸脱羧酶（aromatic L-amino acid decarboxylase，AADC）脱羧成为多巴胺，产生外周的不良反应；仅少部分（约 1%）进入中枢神经系统发挥治疗作用。L-DOPA 转变成多巴胺后，再被单胺氧化酶（MAO）或儿茶酚胺 - O - 甲基转移酶（COMT）进一步代谢，生成 3 - 甲氧基 - 4 - 羟苯乙酸（HVA）和二羟苯基酸（DOPAC），经肾脏排泄。血浆 $t_{1/2}$ 为 1～3 h。若外周的 AADC 和中枢的 MAO、COMT 被抑制，都可增强 L-DOPA 的疗效。临床上 L-DOPA 常与 AADC 抑制剂、MAO 抑制剂或 COMT 抑制剂配伍用药。

（4）不良反应：在治疗早期，由于 AADC 的作用，大部分 L-DOPA 在外周转变成 DA，产生外周不良反应，以胃肠道和心血管不良反应常见。胃肠道主要表现为厌食、恶心、呕吐或上腹不适等症状，是 DA 直接刺激胃肠道和兴奋延髓催吐化学感受区 D_2 受体所致。心血管方面主要表现为直立性低血压、头晕。这是 DA 一方面作用于交感神经末梢，减少去甲肾上腺素的释放；另一方面作用于血管 DA 受体，从而使扩张血管所致。有些患者还出现心律失常，这是 DA 作用于 β 受体，心脏过度兴奋所致。上述不良反应与外周产生 DA 增多有关，可通过合用 AADC 抑制剂，减少 L-DOPA 在外周转变成 DA 而得以减轻。

长期使用 L-DOPA，患者会出现以下临床表现：①运动过多症（hyperkinesia），也叫运动障碍，表现为手足、躯体和舌的不自主运动。这是长期使用 L-DOPA 后，DA 受体过度兴奋所致，用左旋千金藤啶碱（DA 受体拮抗剂）可减轻。此运动障碍在服药 2 年以上多见。②服药更长时间（3～4 年），还会出现症状波动，甚至表现为"开 - 关反应"（on-off reaction），即患者有时活动功能正常（开），有时突然出现严重的 PD 症状（关）。这是 PD 病情发展导致中枢神经系统 DA 递质储备能力下降所致。此时，L-DOPA 需要与其增效剂合用，或调整给药方法来提高对病情控制和疗效，并减轻不良反应症状。此外，长期用药还导致幻想、幻听、错觉等精神症状的发生。

（5）药物相互作用：维生素 B_6 为多巴脱羧酶的辅基，能够增强 L-DOPA 在外周组织转化成 DA，降低 L-DOPA 的疗效，增加不良反应的产生。抗精神分裂药物（如噻嗪类和丁酰苯类，具有拮抗 DA 的作用）和利血平（使 DA 耗竭）均引起药源性 PD，对抗 L-DOPA 的疗效。

2. 左旋多巴的增效剂

1）AADC 抑制剂，如卡比多巴、苄丝肼。

（1）卡比多巴（carbidopa）又称为 α-甲基多巴肼、洛得新，是一种 L-DOPA 的增效药。因卡比多巴不能透过血-脑屏障，故其仅抑制外周 AADC 的活性。与 L-DOPA 合用时，使进入脑内 L-DOPA 的浓度增加，提高疗效，减少用量，减轻不良反应，是左旋多巴重要的增效剂。临床上通常将卡比多巴与左旋多巴按 1∶10（心宁美 10/100）或 1∶4（心宁美 25/100）比例配伍制成复方制剂。

（2）苄丝肼（benserazide）又称为羟苯丝肼、色拉肼，其药理作用、临床应用与卡比多巴相似。临床上使用的美多芭为苄丝肼与左旋多巴（1∶4）复方制剂。

2）单胺氧化酶抑制剂。单胺氧化酶（MAO）有两种同工酶，A 型（MAO-A）主要存在于胃肠道，B 型（MAO-B）位于中枢神经系统。MAO 抑制剂分为选择性和非选择性两种。非选择性 MAO 抑制剂不良反应多且严重，临床较少使用。常用的 MAO 抑制剂为能选择性地抑制 MAO-B 的药物（即 MAO-B 抑制剂），如司来吉兰、雷沙吉兰。

（1）司来吉兰（selegiline）又称为丙炔苯丙胺（deplenyl），能选择性抑制中枢神经系统 MAO-B，使纹状体中的 DA 降解减少，从而提高 DA 的浓度，延长有效时间。与 L-DOPA 合用，能增加疗效，减少 L-DOPA 用量和外周不良反应，并消除长期单独使用 L-DOPA 出现的"开-关反应"，较好地改善 PD 患者的运动障碍。

口服吸收迅速，容易透过血-脑屏障，血药浓度达峰时间为 0.5～2 h，血浆蛋白结合率为 94%。因不可逆抑制 MAO-B，作用时间较长，停药后作用仍可持续一段时间。

低剂量的司来吉兰对外周 MAO-A 并无作用，不会产生高血压危象，日剂量超过 10 mg 时也会抑制 MAO-A，应予以避免。禁与哌替啶、三环类抗抑郁药或其他 MAO 抑制药合用。停用司来吉兰，开始使用其他 MAO 抑制药或哌替啶时，这之间间隔时间必须至少 14 天。因司来吉兰在体内代谢产物有苯丙胺和甲基苯丙胺，可引起患者焦虑、失眠等不良反应，故不宜晚上使用。

（2）雷沙吉兰（rasagiline）是第二代 MAO-B 抑制剂，比司来吉兰（第一代）抑制作用强 5～10 倍。雷沙吉兰还具有多种的神经元保护途径，减少细胞死亡，延缓病情发展。研究表明，雷沙吉兰能有效缓解 PD 患者的运动障碍，降低病情出现恶化概率，早期使用疗效更优。在 PD 治疗早期，雷沙吉兰是无运动功能障碍和轻度功能障碍患者的首选药物。对晚期患者可作 L-DOPA 的辅助用药，使"开-关反应"出现时间推迟或症状减轻。本品口服后胃肠道吸收迅速，达峰时间约为 1 h，口服生物利用度 36%，蛋白结合率为 88%～94%，可通过血-脑屏障，经肝脏代谢，严重肝功能损害者禁用。

3）COMT 抑制剂。L-DOPA 既可被 AADC 脱羧转化为多巴胺，也可经 COMT 代谢生成 3-O-甲基多巴（3-O-MD），而生成的 3-O-MD 与 L-DOPA 竞争转运载体，影响 L-DOPA 转运进入中枢。COMT 不仅减少 L-DOPA 的利用，还影响其进入中枢发挥疗效。因此，抑制 COMT 对治疗 PD，提高 L-DOPA 疗效非常重要。目前 COMT 抑制剂有硝替卡朋、托卡朋和恩他卡朋，均能提高纹状体中 L-DOPA 和多巴胺水平，减少 L-DOPA 的用量和不良反应，提高 L-DOPA 的疗效和有效延长波动症状患"开"的时间。三者中托卡朋是唯一能同时抑制外周和中枢的 COMT，而其余两者不能透过血 – 脑屏障，仅抑制外周 COMT。临床作为 L-DOPA 辅助药物使用。但由于托卡朋具有肝损害不良反应，甚至出现爆发性肝衰竭，因此仅用于其他抗 PD 药物无效时。

3. DA 受体激动药

本类药的作用不依赖于黑质 – 纹状体神经元的功能。早期的 DA 受体激动药主要有麦角类衍生物的溴隐亭和培高利特；新型的 DA 受体激动药是普拉克索和罗匹尼罗。

溴隐亭（bromocriptine）又称为溴麦角隐亭、溴麦亭，为 D_2 类受体强激动剂。小剂量溴隐亭首先使垂体结节 – 漏斗通路 D_2 受体激动，使催乳素和生长激素分泌减少，用于治疗乳溢 – 闭经综合征和肢端肥大症；较大剂量则激动黑质 – 纹状体通路 D_2 受体，用于治疗 PD。其与 L-DOPA 合用效果较好，能减少症状波动。

溴隐亭对中枢的 D_1 类受体有部分激动作用，对外周 DA 受体、α受体也有较弱的激动作用，因此不良反应多。其不良反应以消化系统和心血管系统的不良反应多见，如食欲下降、恶心、呕吐、诱发消化道出血、直立性低血压；偶见精神神经症状，如幻觉、错觉和精神错乱等。

罗匹尼罗（ropinirole）和普拉克索（pramipexole）为合成的非麦角生物碱类新型 DA 受体激动剂，能选择性地激动 D_2 和 D_3 亚型受体。患者对本类药物的耐受性较溴隐亭好，可以很快增加给药剂量，并能在 1 周内达到治疗浓度，从而很快控制 PD 症状。因为本类药物作用时间长，所以较 L-DOPA 更不易引起"开 – 关"反应。临床上其多用于 PD 早期治疗，而不仅仅是作为 L-DOPA 的辅助用药。研究表明，PD 早期使用本类药，较 L-DOPA 更少引起波动症状。如果该结论进一步证实，将很大提高本类药物在 PD 治疗中的地位。罗匹尼罗和普拉克仍具有与其他拟 DA 药相似的不良反应，也可引起幻觉和精神错乱。

4. 促 DA 释放药

金刚烷胺（amantadine）又称为金刚烷，原是一种抗病毒药，用于预防和治疗甲型流感。1972 年，有学者发现金刚烷胺能缓解 PD 患者的症状，因其可通过以下方式加强 DA 的功能：①促进 L-DOPA 进入脑循环；②增加 DA 的合成和释放；③抑制突触前膜对 DA 的再摄取；④抗胆碱能作用等，故可用于治疗各型 PD 患者。近年来的研究认为，其作用机制与拮抗 NMDA 有关。本品治疗 PD 显效快，作用持续时间短，用药后数天达到最大疗效，但继续用药 6～8 周后，其疗效逐渐减弱。对肌肉强直、运动迟缓和肌肉震颤疗效均较好，比抗胆碱药强，但不及 L-DOPA。常见不良反应有幻觉、精神错乱（老年患者多见）、排尿困难、失眠和运动失调等较少见，偶见惊厥。有癫痫史、精神病史或严重神经症患者禁用此药。长期使用本品还会出现皮肤网状青斑。本品可通过胎盘，可经乳汁分泌，孕妇与哺乳期妇女慎用。

（二）抗胆碱药

抗胆碱药是一类中枢胆碱受体阻断药，减弱纹状体中 ACh 的作用，恢复多巴胺能系统和胆碱能系统的平衡，改善 PD 症状。其对早期 PD 疗效好，但对晚期严重 PD 患者疗效差，疗效不如 L-DOPA。主要用于早期轻症患者，以及不能耐受或禁用 L-DOPA 的患者。可单用，也可与 L-DOPA 合用。

阿托品和东莨菪碱是最早应用于帕金森病的治疗药物，但因其外周抗胆碱副作用大而被淘汰。目前，抗胆碱药物主要包括苯海索、苯扎托品等。

1. 苯海索

苯海索（benzhexol）选择性阻断纹状体的胆碱能神经通路，重新建立 PD 患者脑内多巴胺和乙酰胆碱的平衡，改善患者 PD 症状。对 PD 的肌肉强直和肌肉震颤有效，对运动迟缓无效。因外周抗胆碱作用较小，所以不良反应轻，常见不良反应和禁忌证与阿托品相同。

其口服后吸收快而完全，容易透过血-脑屏障，口服后 1 h 可发挥疗效，持续6～12 h 作用消失；自尿排出，肾功能不全时排泄减慢。

2. 苯扎托品

苯扎托品（benzatropine）主要作用于中枢胆碱受体，外周抗胆碱副作用较轻。此外，其还有抗组胺、局部麻醉作用和大脑皮质抑制作用。其临床应用和不良反应同苯海索。

问题讨论

我们在生活中常常提到"老年痴呆症"，那么老年痴呆主要有哪几种类型？阿尔兹海默病属于其中哪一类？为避免或减少老人出现此类情况，你有什么好的建议？

二、抗阿尔茨海默病药

阿尔茨海默病（Alzheimer disease，AD）是一种以进行性认知障碍和记忆力损害为主要症状的中枢神经系统退行性疾病，是老年痴呆的一种类型，表现为记忆力、判断力、抽象思维等智力丧失，以及精神行为的改变。常起病于老年或老年前期，多缓慢发病、逐渐进展。神经元内β-淀粉样蛋白沉积和神经纤维缠结是其主要病理学改变。AD 的发病机制目前尚未完全明确，但研究发现，在 AD 患者的大脑中胆碱能神经元数量明显减少，乙酰胆碱含量和胆碱能神经功能均下降，海马组织结构萎缩，这些被认为与 AD 患者的认知障碍有关。此外，AD 的病理机制还与谷氨酸的兴奋毒性所致的 N-甲基-D 天冬氨酸（N-methyl-D-aspartic acid，NMDA）受体过度激活有关。基于以上理由，目前主要治疗方向有两个：增加胆碱能神经功能，拮抗谷氨酸能神经的功能。治疗药物有乙酰胆碱酯酶（acetylcholinesterase，AChE）抑制剂和 NMDA 受体拮抗剂。

（一）AChE 抑制剂

此类药为可逆性中枢 AChE 抑制剂，抑制 AChE 活性，提高突触间隙 ACh 水平，改善神经冲动传递，改善 PD 患者的认知和记忆障碍。AChE 抑制剂是目前对 AD 疗效较肯定的药物，适用于轻、中度 AD 患者。主要包括他克林、多奈哌齐、利斯的明、加兰他敏。他克林是第一代 AChE 抑制剂，因有肝毒性等严重不良反应，现已撤市。

1. 多奈哌齐

多奈哌齐（donepezil）为第二代中枢 AChE 抑制药，对外周 AChE 几乎没有作用，是目前治疗阿尔茨海默病比较安全有效的药物。其安全性高，不良反应较少，患者耐受性好。

（1）药理作用机制：多奈哌齐选择性抑制抑制脑组织中的 AChE，提高突触间隙 ACh 含量。但对心肌或平滑肌无作用，故外周拟胆碱作用轻。

（2）体内过程：口服易吸收，生物利用度 100%，饮食对多奈哌齐的吸收无影响，3～4 h 达血浆峰浓度，半衰期长，$t_{1/2}$ 约为 70 h，故每天只需服药 1 次。其通过肝脏代谢，代谢产物 6 - O - 脱甲基衍生物具有与母体一样的 AChE 活性。该药主要以代谢物经肾脏排泄。

（3）不良反应：主要为拟胆碱作用的表现，如恶心、呕吐、腹泻、血管扩张、低血压等，但较他克林轻。

2. 利斯的明

利斯的明（rivastigmine）又名卡巴拉汀，属于第二代易逆性 AChE 抑制药，能选择性抑制海马区和大脑皮质区的 AChE，对纹状体和心脏的 AChE 活性抑制力较弱。利斯的明可改善 AD 患者认知障碍，提高认知能力，并减慢淀粉样前体蛋白（amyloid precursor protein，APP）片段的形成。本药口服后吸收快而完全，达峰时间约为 1 h，血浆蛋白结合率 40%，随血液分布很快到达中枢，主要在肝脏经胆碱酯酶代谢，$t_{1/2}$ 为 1.4～1.7 h，主要以代谢物经肾脏排泄。本品安全性高，耐受性好，不良反应少且轻微，尤其适用于伴有心脏、肝脏及肾脏等疾病的 AD 患者；禁用于严重肝损、肾损患者及哺乳期妇女。

3. 加兰他敏

加兰他敏（galantamine）属于第二代 AChE 抑制药，能高度选择性抑制神经元中的 AChE，而对血中的 AChE 作用弱（其对前者的抑制强度是后者的 50 倍）。在胆碱能不足的区域，其抑制酶的活性更加明显，如突触后区域。本品临床用于治疗轻、中度 AD 患者，有效率达 50%～60%，与他克林相当，但无肝毒性。本品一般用药后 6～8 周开始有明显疗效。多数学者认为其将成为治疗 AD 的首选药物。其不良反应轻，以胃肠道反应常见，如恶心、呕吐及腹泻等，一般在用药 2～3 周出现。

（三）NMDA 受体拮抗剂

谷氨酸是神经兴奋性递质，可激活 NMDA 受体（N -甲基-D -天门冬氨酸受体）。谷氨酸在学习和记忆的过程中发挥重要作用，但其能过度兴奋神经元而对神经元产生毒性作用。因此，调控谷氨酸神经元的突触活性是目前治疗 AD 的主要方向。

美金刚（memantine）也叫美金刚胺，属非竞争性 NMDA 受体拮抗剂，其阻断作用具有使用依赖性，即谷氨酸越活跃，其阻断作用越明显。如谷氨酸在病理态时释放量增加，此时美金刚可明显减少谷氨酸对神经元的毒性、破坏作用；但谷氨酸释放减少时，其阻断作用减弱；不仅如此，美金刚还能改善谷氨酸的传递，帮助大脑学习和记忆。临床研究表明：美金刚对轻度、中度和重度的 AD 患者均有很好的效果，尤其是重度患者，不仅可明显改善认知障碍，对动作能力和社会行为都有显著改善，是目前治疗重度 AD 的首选药物。与 AChE 抑制药合用效果更好。本药口服吸收良好，进食不影响其吸收。其 $t_{1/2}$ 长，为 60 ～ 100 h。其不良反应轻微，偶见头昏。

 第四节 抗精神失常药

精神障碍（psychiatric disorders）是由多种因素引起的精神活动障碍类疾病，包括精神分裂症、躁狂症、抑郁症和焦虑症。治疗这类疾病的药物统称为抗精神失常药。其根据临床用途分为：抗精神病药物（antipsychotic drugs）、抗躁狂药物（antimanic drugs）或心境稳定剂（mood stabilizers）、抗抑郁药物（antidepressive drugs）及抗焦虑药物（antianxiety drugs）。

一、抗精神病药物

精神分裂症（schizophrenia）主要表现为思维、情感、行为之间不协调，精神活动与现实脱离。根据临床症状，将精神分裂症分为 I 型［以阳性症状（如幻觉和妄想为主）］和 II 型［以阴性症状（如情感淡漠、主动性缺乏）为主］。本节所列的抗精神病药物大多对 I 型精神分裂症治疗效果好，对 II 型治疗效果很差。根据化学结构，可将其分为吩噻嗪类、硫杂蒽类、丁酰苯类及其他。

（一）作用机制

1. 阻断中脑 - 边缘系统和中脑 - 皮层系统多巴胺受体

多巴胺（dopamine，DA）是中枢神经系统内最重要的神经递质之一，通过与脑内 DA 受体结合参与神经精神活动的调节，其功能亢进或减弱均可导致严重的神经精神疾病。

第一代经典抗精神病药物主要通过阻断中脑 - 边缘系统和中脑 - 皮层系统的 DA 受体（尤其是 D_2 样受体）而发挥治疗作用。由于临床使用的大多抗精神病药物非特异性的拮抗黑质 - 纹状体通路的 DA 受体，因此引起不同程度的锥体外系副作用。

2. 阻断 5-HT 受体

非经典抗精神病药物，如氯氮平，主要是通过阻断 5-HT 受体而发挥抗精神病作用。5-HT 受体在体内分布广泛，$5-HT_{2A}$ 受体主要分布于大脑皮质。$5-HT_{2C}$ 受体分布于边缘系统、基底节和黑质等脑区。激动 $5-HT_{2A}$ 受体可引起失眠、焦虑和抑制性功能。

利培酮阻断 $5-HT_2$ 受体的作用显著强于阻断 D_2 亚型受体；氯氮平是选择性 D_4 亚型受体拮抗剂，对其他 DA 亚型受体几乎无亲和力，可阻断 $5-HT_{2A}$ 受体。因此，患者长期应用氯氮平和利培酮几乎无锥体外系副作用发生。

问题讨论

小 H 最近总是抱怨同学和老师在监视他。他选择翘课，并且整日待在宿舍看电视，因为他说节目主持人一直在通过电视给他发一些关于如何拯救世界的绝密信息。请问，如果你是小 H 的舍友，你会为他做些什么？

（二）第一代抗精神病药物——吩噻嗪类

1. 氯丙嗪

氯丙嗪（chlorpromazine）又称为冬眠灵，是吩噻嗪类药物的典型代表。1952 年在法国用于治疗躁动患者，不仅控制了患者的兴奋症状，同时对其他精神症状也有疗效。这一成功对精神分裂症临床治疗具有重大意义，使患者脱离了传统电休克治疗的痛苦，也推动了抗精神病药物的研发。

氯丙嗪抗精神病的主要机制是拮抗脑内边缘系统的 DA 受体，也能拮抗肾上腺素 α 受体及 M 胆碱受体，故不良反应较多。虽然选择性低，但作为第一个精神安定药及抗精神失常药，氯丙嗪在临床中仍发挥着重要作用。

1）药理作用及机制：①抗精神病作用。其能抑制 CNS，即具有神经安定作用；可使患者出现嗜睡，对外部刺激的反应变得迟钝，但易被唤醒，认知能力保持完整，不损伤感觉能力。精神病患者用药后兴奋躁动状态改善，幻觉、妄想、思维分裂等精神病症状逐渐缓解。氯丙嗪等吩噻嗪类药物主要作用于 D_2 样受体，长期应用氯丙嗪的患者，锥体外系的副作用发生率较高。②镇吐作用。氯丙嗪有较强的镇吐作用。其小剂量使用能拮抗延髓催吐化学感受区的 D_2 受体，大剂量则直接抑制呕吐中枢；对顽固性呃逆有效；不能拮抗前庭刺激或胃肠道引起的呕吐。③体温调节作用。其能抑制下丘脑体温调节中枢，不但降低发热机体的体温，也降低正常体温。其降温作用随外界环境温度而变化，在低温环境，与物理降温配合，可使温度降得更低。在高温环境，因其干扰机体正常散热机制可使体温升高。④自主神经系统作用。其可拮抗肾上腺素 α 受体致血压下降；拮抗 M 胆碱受体，出现视物模糊、胃液分泌减少、便秘等。⑤影响内分泌系统。其能拮抗 D_2 亚型受体，增加催乳素的分泌，抑制促性腺激素、糖皮质激素和生长激素的分泌，可试用于巨人症的治疗。

2）临床应用：

（1）精神分裂症：显著缓解阳性症状；常用于临床急诊或急性期治疗。

（2）呕吐和顽固性呃逆：对多种药物或疾病引起的呕吐都有效，但对晕动症无效。

（3）低温麻醉与人工冬眠：氯丙嗪与哌替啶、异丙嗪合用，即"人工冬眠"，多用于严重创伤、感染性休克等的辅助治疗。

3）体内过程：口服吸收慢且不规则，血药浓度达峰时间为 2～4 h。肌内注射吸收迅速，血浆蛋白结合率约 90%。氯丙嗪分布于全身，脑内药物浓度可达血浆浓度的 10 倍。主要在肝脏代谢，经肾脏排泄。给药剂量应该个体化。

4）不良反应：

（1）一般不良反应：嗜睡、淡漠、无力等中枢抑制症状；视力模糊、口干等 M 受体拮抗症状；鼻塞、直立性低血压等 α 受体拮抗症状。局部刺激性强，需深部肌内注射。静脉注射可引起血栓性静脉炎，宜用生理盐水或葡萄糖注射液稀释后缓慢注射。为避免出现直立性低血压，给药后应卧床 2 h 后缓慢起身。

（2）锥体外系反应：①帕金森综合征。肌张力增高、面容呆板、动作迟缓、肌肉震颤、流涎等。②静坐不能。患者表现为坐立不安、无焦虑或"情绪激动"，是抗精神病药物的特殊不良反应。③急性肌张力障碍。因舌、面、颈及背部肌肉痉挛，患者表现为强迫性张口、伸舌、斜颈、呼吸运动障碍及吞咽困难。

以上不良反应通常在给药后迅速出现，可用减量、停药或者抗胆碱药来缓解。

长期用氯丙嗪治疗后会出现迟发性运动障碍，其表现为广泛性舞蹈样手足徐动症、口面部运动障碍及口周震颤（"兔子综合征"），停药后症状仍长期存在。此反应难以治疗，用抗胆碱药会使症状加重，抗 DA 药可使反应减轻。

（3）精神异常：氯丙嗪本身引起的药源性精神异常，包括意识障碍、萎靡、淡漠、兴奋、躁动、抑郁、幻觉等，需与原有疾病鉴别，一旦出现需立即减量或停药。

（4）惊厥与癫痫：部分患者会出现局部或全身抽搐，有惊厥或癫痫史者需慎用，必要时加用抗癫痫药物。

（5）心血管和内分泌系统反应：直立性低血压、心电图异常、心律失常等。长期用该药会引起内分泌系统紊乱，如乳腺增大、溢乳、闭经及妊娠试验假阳性等。乳腺增生及乳腺癌患者应禁用该药。

（6）过敏反应：荨麻疹或皮炎较为常见，上皮角膜病变及过敏性黄疸等。

（7）急性中毒：一次性服用大剂量药物后，可引起急性中毒，患者出现昏睡、血压下降至休克水平，并出现心肌损害，如心动过速、心电图异常（P-R 间期或 Q-T 间期延长，T 波低平或倒置），应立即对症治疗。

5）药物相互作用：氯丙嗪能增加其他药物的中枢抑制作用，如增加吗啡的镇痛效果及呼吸抑制等；能抑制 DA 受体激动药和左旋多巴的作用，加重帕金森病的神经系统症状。肝药酶诱导剂（如卡马西平、苯巴比妥和苯妥英钠等）可加快氯丙嗪的代谢，临床应注意调整药物剂量。

2. 奋乃静

奋乃静（perphenazine）作用较氯丙嗪缓和，副作用亦较氯丙嗪轻，对慢性精神分裂症的疗效优于氯丙嗪。

3. 三氟拉嗪和氟奋乃静

这两者的中枢镇静作用较弱，具有兴奋和激活作用。三氟拉嗪（trifluoperazine）抗精神病作用与镇吐作用均比氯丙嗪强，作用出现快而持久，催眠及镇静作用较弱。氟奋乃静（fluphenazine）抗精神病作用强于奋乃静，镇静、降压作用弱，但锥体外系反应比奋乃静更多见。

4. 硫利达嗪

硫利达嗪（thioridazine）有明显的镇静作用，抗幻觉、妄想作用次于氯丙嗪。锥体外系副作用小，老年人较易耐受。

（三）第一代抗精神病药物——硫杂蒽类

1. 氯普噻吨

氯普噻吨（chlorprothixene）有较弱的抗抑郁作用；口服吸收快，1～3 h 血药浓度可达峰值，半衰期约 30 h；主要在肝内代谢，经肾脏排泄；抗幻觉、妄想作用不如氯丙嗪；适用于强迫状态或有焦虑抑郁情绪的精神分裂症、焦虑性神经官能症和更年期抑郁症患者；锥体外系作用较少。

2. 氟哌噻吨

氟哌噻吨（flupenthixol）抗精神病作用与氯丙嗪相似，但有特殊的激动效应，禁用于躁狂症患者；低剂量具有一定的抗抑郁焦虑效果；镇静作用较弱，锥体外系反应常见；偶有猝死报道。

（四）第一代抗精神病药物——丁酰苯类

1. 氟哌啶醇

氟哌啶醇（haloperidol）是该类药物的代表，是第一个合成的该类药物。选择性拮抗 D_2 样受体，有很强的抗精神病作用；口服后 2～6 h 达血药浓度高峰，作用可持续 3 天；可显著控制各种精神运动兴奋，对慢性症状疗效亦较好；锥体外系副反应发生率高，程度严重，但对心血管系统和肝功能影响较小而应用于临床。

2. 五氟利多

五氟利多（penfluridol）对幻觉、妄想和退缩疗效较好，镇静作用较弱；一次用药疗效可持续 1 周，是口服长效抗精神分裂症药物；主要以原形从粪便中排泄；锥体外系反应常见，偶有白细胞减少。

3. 癸氟哌啶醇

癸氟哌啶醇（haloperidol decanoate）为氟哌啶醇的长效酯类化合物，体内水解出氟哌啶醇而发挥作用；作用比氟哌啶醇长 9～20 倍，体内可维持 3～4 周；主要不良反应为锥体外系反应；与吗啡及其衍生物或催眠药合用，可引起呼吸抑制。

4. 氟哌利多

氟哌利多（droperidol）体内吸收快，代谢快，作用维持时间短，6～12 h；集镇痛、安定、镇吐、抗休克作用于一体。

（五）第一代抗精神病药物——苯甲酰胺类

舒必利（sulpiride）具有激活情感作用，抗木僵、退缩、幻觉、妄想及精神错乱的作用较强，有很强的中枢性止吐作用，并有一定的抗抑郁作用；口服后 2 h 达血药浓度高峰，血浆半衰期为 8～9 h，主要经肾脏排泄，可从母乳中排出；可见轻度锥体外系反应；出现皮疹等过敏反应时，应停药。

（六）第一代抗精神病药物——二苯氧氮䓬类

洛沙平（loxapine）化学结构与氯氮平相似，药理作用与氯氮平相似，为 D_2、D_3 受体拮抗药，口服易吸收，但有首过效应，达峰时间为 1 h，半衰期 3～4 h，体内分布广泛，可通过胎盘屏障，可自乳汁排出，主要在尿中排泄。

（七）第二代抗精神病药物

1. 氯氮平

氯氮平（clozapine）属于苯二氮䓬类药物，是新型抗精神病药物。氯氮平抗精神病作用强，对精神分裂症疗效与氯丙嗪相当且起效迅速，对于慢性患者、其他抗精神病药物无效的精神分裂症的阴性和阳性症状都有效。氯氮平是选择性 D_4 亚型受体拮抗药，对黑质－纹状体系统的 D_2 和 D_3 亚型受体几乎无亲和力，几乎无锥体外系反应。其可引起粒细胞减少，应定期检查血象；有致畸报道。近有报道提出精神分裂症的 DA 与 5-HT 平衡障碍病因学说，认为氯氮平的药理作用机制包括阻断 5-HT$_{2A}$ 和 DA 受体、协调 5-HT 与 DA 系统之间的作用与平衡，因而称氯氮平为 5-HT-DA 受体阻断剂。

氯氮平口服吸收迅速完全，可通过血 - 脑屏障，血浆蛋白结合率 95%，有首过效应，血药浓度达峰时间 2.5 h，消除半衰期为 8 h，经肝脏代谢，可从乳汁分泌。女性血药浓度显著高于男性，吸烟能加速药物代谢。常见不良反应为头痛、头晕、恶心、呕吐等，可见视力模糊、血压增高，粒细胞减少症或缺乏症。其与大环内酯类抗生素合用可显著升高药物浓度，甚至诱发癫痫发作；与抗肿瘤、抗甲状腺药合用，可加重血细胞毒性；与地高辛、华法林、肝素合用，可加重骨髓抑制。

2. 奥氮平

奥氮平（olanzapine）是一种新的非典型神经安定药，对多巴胺受体、5-HT 受体和胆碱受体有拮抗作用。不引起粒细胞缺乏症、迟发性运动障碍。口服吸收良好，5～8 h 血药浓度达峰值，蛋白结合率 93%，消除半衰期为 33 h，主要在肝脏代谢，经尿排泄。女性及非吸烟者半衰期延长，清除率降低；常见不良反应为嗜睡和体重增加。18 岁以下患者不宜使用本药。

3. 喹硫平

喹硫平（quetiapine）是脑内多种神经递质拮抗药，属于新型抗精神病药物。其主要拮抗中枢 DA 和 5-HT 受体。口服吸收好，血药浓度达峰时间 1～2 h，半衰期为 6～7 h，有首过效应，主要在肝脏代谢，经尿排泄；常见不良反应为头晕、嗜睡、直立性低血压，锥体外系不良反应少见；应避免与乙醇类饮料同时服用。

4. 利培酮

利培酮（risperidone）是第二代非典型抗精神病药物。对 5-HT 受体和 D$_2$ 亚型受体均有拮抗作用，对前者作用更强。利培酮有效剂量低，起效快，1 h 可达血药浓度峰值，消除半衰期为 3 h，大部分经肾脏排泄。其锥体外系反应及抗胆碱作用轻，患者依从性优于其他抗精神病药物。

5. 帕潘立酮

帕潘立酮（paliperidone）是利培酮的主要活性代谢物。对中枢多巴胺 D$_2$ 受体和 5-HT$_2$ 受体有拮抗作用。血药浓度达峰时间为 24 h，半衰期约为 23 h。常见不良反应为头痛、头晕、嗜睡等。

6. 齐拉西酮

齐拉西酮（ziprasidone）对多巴胺 D$_2$ 受体和 5-HT$_{2A}$、5-HT$_{1D}$ 受体有拮抗作用。其口服吸收良好，生物利用度约为 60%，血药浓度达峰时间为 6～8 h，半衰期约为 7 h；主要在肝脏代谢，经肾排泄；不良反应可见嗜睡、心动过速、高血压等；可拮抗左旋多巴及 DA 受体激动剂的作用。

7. 阿立哌唑

阿立哌唑（aripiprazole）是一种新型的非典型抗精神分裂症药物，对 DA 能神经系统具有双向调节作用，是 DA 递质的稳定剂。其口服后血药浓度达峰时间为 3～5 h，半衰期为 48～68 h；不良反应主要为头痛、失眠等，患者耐受性较好。

8. 氨磺必利

氨磺必利（amisulpride）是苯甲酰胺的衍生物，D_2受体拮抗药，可选择性地与边缘系统D_2、D_3受体结合。其小剂量有振奋、激活作用；大剂量有镇静作用。其吸收峰为双峰：第一个吸收峰出现在服药后 1 h，第二个吸收峰出现在服药后 3～4 h。常见不良反应为催乳素水平升高、体重增加等。其可增强中枢神经系统抑制药、抗高血压药的作用。

二、抗躁狂药物

躁狂症（mania）以情绪高涨、烦躁不安、活动过度及思维、言语不能自制为特征。抗精神病药物也常用于治疗躁狂症，此外，一些抗癫痫药（如卡马西平和丙戊酸钠）也可用于抗躁狂症。

（一）碳酸锂

1949 年，碳酸锂（lithium carbonate）被用于治疗躁狂症。

1. 药理作用及机制

（1）锂通过抑制磷酸酶作用，降低细胞内三磷酸肌醇（IP_3）和二酰基甘油（DAG）含量，抑制靶蛋白磷酸化，最终明显缓解躁狂症状。

（2）能显著抑制中枢神经递质去甲肾上腺素（NA）和多巴胺（DA）释放，促进神经元突触的再摄取，使突触间隙 NA 和 DA 浓度降低。

（3）Li^+理化性质与Na^+类似，通过离子通道进入细胞置换胞内Na^+，抑制Na^+产生动作电位，降低细胞兴奋性。

（4）有研究表明，锂能促进细胞摄取葡萄糖及合成糖原，抑制糖异生，影响葡萄糖的代谢。

2. 临床应用

碳酸锂主要用于抗躁狂，偶对抑郁症有效。因抗躁狂药物可防止双相情感障碍的复发，故又将此类药物称为情绪稳定药。

3. 体内过程

其口服吸收快，血药浓度达峰时间为 2～4 h，不易与血浆蛋白结合，体内分布最初位于细胞外液，然后逐渐蓄积在不同组织；通过血－脑屏障慢，显效慢；经尿液排出，增加钠摄入可促进其排泄，而缺钠则可使锂在体内蓄积，引起中毒。

4. 不良反应

其安全范围窄，安全有效的血药浓度为 0.6～1.25 mmol/L，故应定期监测血药浓度。其不良反应较多，包括恶心、腹泻、嗜睡、多尿、体重增加、手细微震颤及痤疮。治疗浓度的锂可引起非癫痫患者的癫痫发作，加重重症肌无力，偶有弥散性甲状腺肿大和轻度脱发。急性中毒表现为呕吐、严重腹泻、反射亢进、大幅震颤、共济失调、惊厥、昏迷与死亡。

（二）卡马西平

卡马西平有抗癫痫和抗躁狂、抗抑郁作用，可以改善某些精神疾病症状，常用于急性躁狂发作、抑郁发作及双相情感性精神障碍的维持治疗。对于锂盐治疗不能耐受或无效的患者，可考虑用卡马西平替代。

（三）丙戊酸钠

丙戊酸钠具有抗癫痫和抗躁狂 – 抑郁作用。丙戊酸可抑制 GABA 转氨酶活性，阻断 GABA 降解，增加脑内 GABA 浓度，用于急性躁狂发作的治疗。长期服用可以预防双相情感性精神障碍的反复发作。

三、抗抑郁药物

抑郁症（depression）是以情绪低落、抑郁消极、思维迟缓、言语行为减少为主要症状的一类精神障碍，症状严重者会出现自杀行为。抗抑郁药物可使 70% 的患者病情显著改善，长期治疗可减少复发。

目前临床使用的抗抑郁药物包括三环类抗抑郁药、NA 再摄取抑制药、5-HT 再摄取抑制药（SSRI）和单胺氧化酶抑制药等。大多数抗抑郁药作用于单胺类神经递质，特别是 NA 和 5-HT。药物的抗抑郁作用需要 2～3 周才显现。

（一）三环类抗抑郁药

这类药物因结构中含有 2 个苯环和 1 个杂环而得名，属非选择性单胺摄取抑制剂，主要抑制 NA 和 5-HT 的再摄取。

1. 丙米嗪

丙米嗪（imipramine）是最早应用的三环类药物。

1）药理作用及机制：

（1）对 CNS 作用：本品能阻断 NA 和 5-HT 的再摄取，使突触间隙的递质浓度增高，促进突触传递功能。正常人用药后出现安静、嗜睡、血压稍降、头晕目眩、视力模糊等抗胆碱反应，连续用药会出现注意力不集中和思维能力下降。抑郁症患者连续用药后则出现精神振奋现象，显著疗效则出现在持续用药 2～3 周后，表现为情绪高涨，症状减轻。

（2）自主神经系统作用：治疗量有阻断 M 胆碱受体作用，表现出视力模糊、口干、便秘及尿潴留等症状。

（3）心血管系统作用：治疗量可阻断单胺类再摄取而引起心肌 NA 浓度增高，使血压降低及心律失常，以心动过速最常见，在心电图可表现为 T 波倒置或低平。丙米嗪对心肌有奎尼丁样直接抑制作用，心血管患者应慎用。

2）临床应用：

（1）治疗抑郁症：对各种原因引起的抑郁症都有效，尤其是内源性、更年期者效果最好，对伴焦虑的患者疗效显著；其次是反应性抑郁症，对精神病所致抑郁的治疗效果差。其也可用于强迫症的治疗；对恐惧症也有效。

（2）治疗遗尿症：可试用于儿童遗尿。

3）体内过程：口服吸收好，2～8 h 血药浓度达峰值，血浆 $t_{1/2}$ 为 9～24 h，血浆蛋白结合率为 76%～95%，体内分布广泛，以脑、肝、肾和心脏分布较多，肝脏内代谢，经尿液排出。

4）不良反应：口干、视力模糊、尿潴留及心动过速等抗胆碱作用最常见，还会出现多汗、头晕、皮疹、直立性低血压、共济失调、肝功能异常、粒细胞缺乏症等。青光眼、前列腺肥大患者禁用。

2. 阿米替林

阿米替林（amitriptyline）是临床常用的三环类药物，其药理机制与丙米嗪极为相似，对 5-HT 再摄取的抑制作用明显强于对 NA 再摄取的抑制。其镇静作用与抗胆碱作用也强。其一般用药后 7 ～ 10 天可产生明显疗效。

该药物口服吸收稳定，在体内与蛋白质广泛结合，肝脏代谢生成活性代谢物去甲替林，经尿液排出。阿米替林不良反应与丙米嗪相似，但更为严重；偶见加重糖尿病症状。其禁忌证与丙米嗪相同。

3. 多塞平

多塞平（doxepin）作用与丙米嗪类似，抗抑郁症作用弱，镇静作用、抗焦虑作用及对血压的影响比丙米嗪强，对心脏影响小。其口服易吸收，体内分布广泛，可透过血 - 脑屏障和胎盘屏障。其不良反应与丙米嗪相似，儿童和孕妇慎用，老年患者需减量。

4. 氯米帕明

氯米帕明（clomipramine）抑制 5-HT 再摄取作用强于其他三环类药物，抗胆碱作用中等。其体内活性代谢产物对 NA 再摄取有较强的抑制。其口服吸收良好，能透过胎盘屏障。其临床用于抑郁症、强迫症、恐惧症及发作性睡眠导致的肌肉松弛。

（二）NA 再摄取抑制药

NA 再摄取抑制药能选择性抑制 NA 的再摄取，药物起效快，镇静作用、抗胆碱作用和降压作用均弱于三环类抗抑郁药物。

1. 地昔帕明

地昔帕明（desipramine）的主要特点如下。

（1）药理作用及机制：强效 NA 再摄取抑制剂，对 DA 摄取也有一定的抑制作用，对 H_1 受体拮抗作用较强，还具有较弱的 M 受体和 α 受体拮抗作用。有轻度镇静作用。

（2）体内过程：口服快速吸收，血药浓度达峰时间为 2 ～ 6 h，肝脏内代谢生成有活性的去甲丙米嗪，经尿液排出，少量经胆汁排泄。

（3）不良反应：与丙米嗪相比不良反应较小，对心脏的作用与丙米嗪相似，过量会引起血压降低、心律失常、震颤、口干、便秘等。老年人用此药应减量。

2. 去甲替林

去甲替林（nortriptyline）是阿米替林的代谢产物，镇静、抗胆碱、降压作用、对心脏的影响及诱发惊厥作用均弱于阿米替林。其口服吸收完全，生物利用度为 46% ～ 70%，血浆蛋白结合率为 93% ～ 95%，$t_{1/2}$ 为 18 ～ 93 h；主要由尿排出，其中少量为原形，大部分为羟基代谢物。其不良反应比丙米嗪少而且轻，常见有口干、嗜睡、便秘、视力模糊、排尿困难，偶见心律失常、运动失调、癫痫样发作、直立性低血压、肝损伤及迟发性运动障碍。严重心脏病、青光眼及排尿困难者禁用此药。

3. 马普替林

马普替林（maprotiline）能阻断中枢神经突触前膜对 NA 的再摄取，对 5-HT 的再摄取无影响。其抗抑郁效果与丙米嗪、阿米替林相似，但起效快，不良反应少，以抗胆碱作用最常见。其口服、注射均可迅速吸收，血药浓度达峰时间为 12 h，体内广泛分布，平均半衰期为 43 h，主要在肝脏代谢，约 57% 经肾脏排泄。

（三）5-HT 再摄取抑制药

本类药物是目前抗抑郁新药开发最多的一类，作用机制是抑制突触前膜 5-HT 的再摄取，增加突触间隙内 5-HT 浓度，提高 5-HT 能神经的传导；对其他递质和受体作用轻微。其与三环类抗抑郁药药物相比，结构完全不同，但疗效相似，不良反应更少，已成为一线抗抑郁药物。

1. 氟西汀

氟西汀（fluoxetine）的主要特点如下。

（1）药理作用及机制：强效选择性 5-HT 摄取抑制剂，是抑制 NA 摄取作用的 200 倍。其对抑郁症的疗效与三环类相当，耐受性与安全性更优。

（2）临床应用：用于抑郁症的治疗，肝功不好的患者可采取隔日疗法；也可用于治疗神经性贪食症。

（3）体内过程：口服吸收良好，达峰时间为 6 ~ 8 h，血浆蛋白结合率 80% ~ 95%，$t_{1/2}$ 为 48 ~ 72 h，肝脏内代谢生成有活性的去甲氟西汀。

（4）不良反应：偶有恶心呕吐、头晕乏力、失眠厌食、体重下降、震颤、惊厥、性欲降低等。肝肾功能不全者应减少用药剂量。氟西汀与单胺氧化酶（monoamine oxidase，MAO）抑制剂合用时要警惕出现"5-HT 综合征"，表现为不安、激越、恶心呕吐等，随后出现高热、强直、肌阵挛或震颤、自主神经功能紊乱、心动过速、高血压、意识障碍，最后可引起痉挛和昏迷，严重者可致死。

2. 帕罗西汀

帕罗西汀（paroxetine）为强效 5-HT 摄取抑制剂，增加突触间隙内 5-HT 浓度而发挥治疗作用。其口服吸收好，血浆蛋白结合率为 95%，体内分布广泛，主要经肝脏代谢，可通过乳腺分泌。常见不良反应为口干、便秘、视力模糊、震颤、头痛、恶心等。本药禁与 MAO 抑制剂联用，避免出现"5-HT 综合征"。

3. 舍曲林

舍曲林（sertraline）是选择性 5-HT 摄取抑制剂。口服易吸收，可用于各类抑郁症，并对强迫症有疗效。其主要不良反应为口干、恶心、腹泻、震颤、男性射精延迟、出汗等。本药禁与 MAO 抑制剂合用。

4. 氟伏沙明

氟伏沙明（fluvoxamine）能选择性抑制 5-HT 转运体，阻断突触前膜对 5-HT 的再摄取，无兴奋、镇静作用，无抗胆碱、抗组胺作用，对心血管系统无影响，不引起直立性低血压。其口服吸收完全，生物利用度可达 90% 以上，血药浓度达峰时间为 1.5 ~ 8 h，半衰期为 15 ~ 20 h，血浆蛋白结合率为 77%，在肝脏代谢，94% 经肾脏排泄。

5. 西酞普兰和艾司西酞普兰

西酞普兰（citalopram）是外消旋体，艾司西酞普兰（escitalopram）是单一的左旋对映体，在体内对 5-HT 再摄取的抑制作用是外消旋体的 5 ~ 7 倍。两药口服吸收良好，在肝脏代谢，经肾脏排泄，可经乳汁分泌。两药的不良反应通常都短而轻微，常发生于用药后

1 ～ 2 周，持续用药不良反应可减轻或消失；常见不良反应为食欲减退、恶心、口干、腹泻等。

（四）单胺氧化酶（MAO）抑制剂

MAO 抑制剂是第一代非三环类抗抑郁药，能提高情绪，对抑郁症有明显疗效。老一代药物因严重的肝损害及高血压危象而被淘汰，近年研制的新型单胺氧化酶抑制剂又重新应用于临床。药理作用机制为抑制神经末梢 MAO，增加单胺浓度从而增强递质功能而发挥治疗作用，体内 MAO 分 A、B 两型，MAO-A 被抑制具有抗抑郁作用，新型药物对其选择性高，因此，食物中的酪胺可被降解，减少高血压危象的风险。此外，新型药物对 MAO 的抑制作用具有可逆性，8 ～ 10 h 可恢复酶的活性。

吗氯贝胺（moclobemide）是苯酰胺类衍生物，能可逆性抑制 MAO-A，从而提高脑内 NA、DA 和 5-HT 的水平，产生抗抑郁作用。其口服吸收快而完全，在肝脏代谢，经肾脏排出，原形药可自乳汁分泌。其不良反应少，偶见血压升高、失眠等。其可增加糖尿病药物的药效。其与卡马西平合用，会引起急性高血压、高热和痫性发作等；与增强 5-HT 活性的药物合用，会导致严重的 "5-HT 综合征"。

（五）其他抗抑郁药物

1. 曲唑酮

曲唑酮（trazodone）作用机制可能与抑制 5-HT 摄取有关，具有 α_2 受体阻断剂特点，可翻转可乐定的中枢性心血管效应。口服吸收良好，与食物同服，可减缓其吸收，血浆蛋白结合率为 89% ～ 95%，经肝脏代谢。具有镇静作用，适于夜间给药。不良反应较少，偶有恶心呕吐、体重下降、心悸、直立性低血压等。其不能与 MAO 抑制剂合用，两药用药间隔时间需 14 天以上。

2. 米安色林

米安色林（mianserin）是四环类抗抑郁药，对突触前 α_2 受体有阻断作用，其作用机制是通过抑制负反馈使突触前 NA 释放增多，疗效与三环类药物相当。其经口服吸收，有首过效应，生物利用度约为 70%，血浆蛋白结合率为 90%，全身分布，易透过血 - 脑屏障，经肝脏代谢，主要在尿中排泄。其不良反应少，可见头晕、嗜睡等。

3. 米氮平

米氮平（mirtazapine）能阻断突触前 α_2 受体，增加 NA 和 5-HT 释放从而发挥治疗作用，抗抑郁效果与阿米替林相当。其常见不良反应为体重增加和嗜睡。

4. 文拉法辛

文拉法辛（venlafaxine）为苯乙胺衍生物，是二环类抗抑郁药，可拮抗 5-HT 和 NA 的再摄取。其口服吸收良好，有首过效应，在肝脏代谢，主要经肾脏排泄，可自乳汁分泌。其不良反应少，可见恶心、嗜睡、口干、头昏、便秘等。

5. 度洛西汀

度洛西汀（duloxetine）为强效、高度特异性 5-HT 和 NA 双重再摄取抑制剂，可同时显著增加大脑额叶皮层和下丘脑细胞外 5-HT 和 NA 的浓度。其口服吸收完全，与食物同服会推迟吸收，血药浓度达峰时间为 6 ～ 10 h，在肝脏代谢，经肾排泄。其常见不良反应为恶心、镇静、嗜睡、失眠和头晕。

第五节　镇痛药

疼痛是一种因实际的或潜在的组织损伤而产生的痛苦感觉，常伴有不愉快的情绪或心血管和呼吸方面的变化，剧烈疼痛甚至诱发休克。控制疼痛是临床药物治疗的主要目的之一。但诊断未明前，慎用镇痛药，以免掩盖病情延误诊断。

广义的镇痛药包括麻醉性镇痛药和非麻醉性镇痛药。本节介绍的镇痛药是指通过作用于 CNS 特定部位的阿片受体，产生镇痛作用，并同时缓解疼痛引起的不愉快情绪的药物。因其镇痛作用与激动阿片受体有关，且易产生依赖性或成瘾性，故称为阿片类镇痛药或麻醉性镇痛药、成瘾性镇痛药。

阿片（opium）是罂粟科植物罂粟未成熟蒴果浆汁的干燥物，含有 20 多种生物碱，其中吗啡、可待因和罂粟碱具有临床药用价值。阿片类药物是源自阿片的天然药物及其半合成衍生物的总称。体内能与阿片类药物结合的受体称为阿片受体。阿片受体主要存在于下丘脑、中脑导水管周围灰质、蓝斑核和脊髓背角区。机体内主要由 μ、δ、κ 三类阿片受体介导阿片类药物的药理效应。非麻醉性镇痛药的镇痛作用与阿片受体无关。

根据药理作用机制，阿片类镇痛药可分为 3 类：吗啡及其相关阿片受体激动药，阿片受体部分激动药和激动 – 拮抗药，其他镇痛药（图 5 – 1 – 5）。

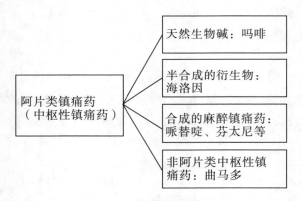

图 5 – 1 – 5　阿片类镇痛药分类

问题讨论

　　哮喘一般分为肺源性哮喘和心源性哮喘。两者的发病机制区别？两者的治疗方案有什么不同？已知吗啡可用于心源性哮喘，那么其可否用于肺源性哮喘？对这两种哮喘都适用的是什么药物？

一、吗啡及其相关阿片受体激动药

（一）吗啡

吗啡（morphine）由德国学者 Serturner 于 1803 年首次从阿片中分离出来，以希腊梦神 Morpheus 的名字命名。可待因是 Robiquet 于 1832 年从阿片中发现并分离的，也能产生阿片样作用，但镇痛作用较吗啡弱。罂粟碱由 Merck 于 1848 年发现，具有松弛平滑肌、舒张血管作用。

1. 药理作用

（1）镇痛作用：具有强大的镇痛作用，一次给药镇痛作用可持续 4 ～ 6 h（图 5 - 1 - 6）。

（2）镇静、致欣快作用：吗啡能改善由疼痛所引起的焦虑、紧张、恐惧等情绪反应，产生镇静作用，提高对疼痛的耐受力。给药后，患者出现嗜睡、精神朦胧、理智障碍等，安静环境易诱导入睡，但易被唤醒。吗啡还可引起欣快症，表现出满足感和飘然欲仙等，对正处于疼痛难忍的患者尤其明显，而对于适应慢性疼痛的患者则不显著或引起烦躁不安。

（3）抑制呼吸：降低脑干呼吸中枢对血液 CO_2 张力的敏感性，抑制脑桥呼吸调节中枢。治疗量可抑制呼吸，使呼吸频率减慢、潮气量降低、每分通气量减少，尤以呼吸频率减慢突出，急性中毒时呼吸频率可减慢至 3 ～ 4 次/分，呼吸抑制是吗啡急性中毒致死的主要原因。呼吸抑制发生的快慢及程度与给药途径、给药剂量密切相关，静脉注射 5 ～ 10 min 或肌内注射 30 ～ 90 min，呼吸抑制最为明显。麻醉药、镇静催眠药和乙醇等会加重其呼吸抑制。吗啡抑制呼吸不伴有对延髓心血管中枢的抑制。

（4）镇咳：直接抑制延髓咳嗽中枢，使咳嗽反射减轻或消失，产生镇咳作用。

（5）缩瞳：兴奋支配瞳孔的副交感神经，使瞳孔括约肌收缩，瞳孔缩小。吗啡中毒时针尖样瞳孔为其典型特征。治疗量可降低正常人和青光眼患者眼内压。

（6）其他中枢作用：作用于下丘脑体温调节中枢，改变体温调定点，使体温略有降低，长期大剂量应用，体温反而升高；兴奋延髓催吐化学感受区，引起恶心和呕吐；抑制下丘脑释放促性腺激素释放激素（GnRH）和促肾上腺皮质激素释放激素（CRH），从而降低血浆促肾上腺皮质激素、黄体生成素、促卵泡激素（FSH）的浓度。

（7）胃肠道平滑肌：减慢胃蠕动，胃排空延迟，并提高胃窦部及十二指肠上部的张力，使食物反流，也减少其他药物的吸收；提高小肠及大肠平滑肌张力，减弱推进性蠕动，延缓肠内容物通过，促使水分吸收增加，并抑制消化腺的分泌；提高回盲瓣及肛门括约肌张力，加之抑制中枢排便反射，引起便秘。

（8）胆道平滑肌：治疗量引起胆道奥迪括约肌（oddi sphincter）痉挛性收缩，胆囊内压提高，反而可引起胆绞痛，阿托品可适当缓解。

（9）其他平滑肌：可降低子宫张力、收缩频率和收缩幅度，延长产妇分娩时程；提高膀胱外括约肌张力和膀胱容积，致尿潴留；大剂量可引起支气管收缩，诱发或加重哮喘。

（10）心血管系统：扩张血管，降低外周阻力，可发生直立性低血压；治疗量吗啡轻度降低心肌耗氧量和左室舒张末压。因抑制呼吸使体内 CO_2 蓄积，引起脑血管扩张和阻力降低，引起脑血流增加和颅内压增高。

（11）免疫系统：激动 μ 受体，抑制免疫系统，也抑制人类免疫缺陷病毒（human immunodeficiency vinus，HIV）蛋白诱导的免疫应答，这可能是吗啡吸食者易感 HIV 的主要原因。

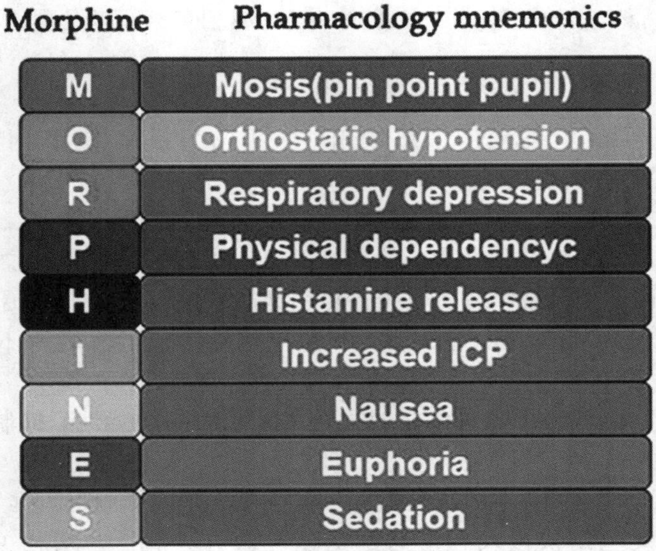

图 5 - 1 - 6　吗啡的药理作用概览

2. 作用机制

痛觉传入神经末梢释放谷氨酸、神经肽 P 物质（substance P，SP）等递质将痛觉冲动传向中枢。特定神经元释放的内源性阿片肽激动脊髓感觉神经突触前、后膜上的阿片受体，通过 G - 蛋白偶联机制，抑制腺苷酸环化酶、促进 K^+ 外流、减少 Ca^{2+} 内流，使突触前膜递质释放减少、突触后膜超极化，最终减弱或阻滞痛觉信号的传递，产生镇痛作用，同时内源性阿片肽还通过增加中枢下行抑制系统对脊髓背角感觉神经元的抑制而产生镇痛作用。

吗啡的镇痛作用主要是通过激动脊髓胶质区、丘脑内侧、脑室及导水管周围灰质等部位的阿片 μ 受体，模拟内源性阿片肽对痛觉的调制功能而产生镇痛作用，而其缓解疼痛伴随的致欣快作用则与激活中脑边缘系统和蓝斑的阿片受体有关。

3. 临床应用

（1）镇痛。吗啡对多种原因引起的疼痛均有效。对绝大多数急性痛和慢性痛的镇痛效果良好，对持续性慢性钝痛作用大于间断性锐痛，对神经性疼痛的效果较差。可缓解严重创伤的和晚期癌症的剧痛。久用成瘾，除癌症剧痛外，仅短期用于其他镇痛药无效时。对胆绞痛和肾绞痛需加用阿托品类药物缓解痉挛。

（2）心源性哮喘。左心衰急性肺水肿所致的呼吸困难，除采取吸氧、强心及氨茶碱以外，还可静脉注射吗啡来达到以下效果：①扩张外周血管，降低外周阻力，减轻心脏的前后负荷；②降低呼吸中枢对 CO_2 的敏感性，缓解浅快呼吸；③减轻患者的焦虑恐惧情绪。综上，吗啡有利于心源性哮喘的治疗。其他原因（如尿毒症）引起的肺水肿，亦可应用吗啡。但伴有休克、昏迷、痰液过多、严重肺部疾病等的患者禁用吗啡。

（3）止泻。阿片酊或复方樟脑酊可用于消耗性腹泻，若细菌感染所致，则应同服抗菌药。

4. 体内过程

吗啡口服易吸收，首过消除强，生物利用度约为 25%，半衰期为 1.5～3 h，常注射给药，约 1/3 与血浆蛋白结合，体内分布广泛，以肺、肝、肾和脾等组织中浓度最高，缓慢透过血－脑屏障。吗啡在肝内被代谢为 2 倍活性的吗啡－6－葡糖醛酸。吗啡以尿液排泄为主，可经乳腺排泄，也可通过胎盘屏障。吗啡长期用药时，其镇痛作用主要由吗啡－6－葡糖醛酸所致，后者经肾脏排泄，肾病及老年患者宜减量。

5. 不良反应

（1）常见不良反应：治疗量即可引起眩晕、恶心、呕吐、便秘、呼吸抑制、排尿困难（老年多见）、胆道压力升高甚至胆绞痛、直立性低血压和免疫抑制等；偶有烦躁不安等情绪改变。

（2）耐受性及依赖性：长期反复应用阿片类药物易产生耐受性和药物依赖型。耐受性可能与血－脑屏障中 P－糖蛋白表达增加，吗啡难以通过血－脑屏障，以及生成增加的孤啡肽拮抗阿片类药物作用有关。吗啡常规剂量连用 2～3 周即可产生耐受性，并与其他阿片类药物有交叉耐受性。依赖性表现为躯体依赖性，停药后出现戒断症状，且患者有明显强迫性觅药行为，即出现成瘾性。

（3）急性中毒：吗啡过量可引起急性中毒，主要表现有昏迷、深度呼吸抑制、针尖样瞳孔，血压下降及尿潴留。呼吸麻痹是其致死的主要原因。抢救措施为建立开放性气道，维持患者通气，静脉注射阿片受体拮抗药纳洛酮。

吗啡因延长产程、抑制新生儿和婴儿呼吸，故禁用于分娩止痛和哺乳期妇女止痛，禁用于新生儿和婴儿。禁用于支气管哮喘及肺源性心脏病患者，禁用于颅脑损伤所致颅内压增高的患者、肝功能严重减退患者。

（二）可待因

可待因（codeine）又称为甲基吗啡。其口服易吸收，生物利用度为 60%，大部分在肝内代谢，代谢产物经肾排泄。其药理作用较吗啡弱，镇咳作用为吗啡的 1/4，镇痛作用为吗啡的 1/12～1/10，无明显镇静作用；但对呼吸中枢抑制较轻，无明显便秘、尿潴留及直立性低血压等不良反应，欣快感及成瘾性也低于吗啡。

（三）哌替啶

哌替啶（pethidine）又名杜冷丁，是苯基哌啶衍生物，目前临床常用的人工合成镇痛药。

1. 药理作用

主要激动 μ 型阿片受体产生与吗啡相似的药理作用，但镇痛作用为吗啡的 1/10～1/7，作用持续时间为 2～4 h，较少引起便秘和尿潴留。其无明显中枢性镇咳作用；有轻微子宫收缩作用，但对妊娠末期子宫收缩无影响，也不对抗缩宫素的作用，不延缓产程。

2. 临床应用

（1）镇痛。因成瘾性较轻，已取代吗啡用于各种原因引起的剧痛，如创伤、术后、晚期癌症等；内脏绞痛加用阿托品；产妇临产前 2～3 h 不宜使用。

（2）心源性哮喘。可替代吗啡，机制相同。

（3）麻醉前给药及人工冬眠。麻醉前给药，可减轻患者的紧张和恐惧，减少麻醉药用量。本品与氯丙嗪、异丙嗪组成冬眠合剂，降低患者的基础代谢。

3. 体内过程

此药口服易吸收，皮下或肌内注射吸收更迅速，临床常注射给药。其血浆蛋白结合率为 60%，可通过胎盘屏障；在肝内可代谢为哌替啶酸和去甲哌替啶，两者以结合形式经肾排泄。去甲哌替啶有中枢兴奋作用，哌替啶蓄积可引起肌肉震颤、抽搐甚至惊厥。

4. 不良反应

其不良反应与吗啡相似，可致眩晕、出汗、恶心、呕吐、心悸和直立性低血压等；剂量过大时明显抑制呼吸；偶见震颤、肌肉痉挛甚至惊厥，用于中毒解救时可配合抗惊厥药；久用产生耐受性和依赖性。其禁忌证同吗啡。

（四）美沙酮

美沙酮（methadone）为 μ 受体激动药，左旋美沙酮的镇痛作用是右旋美沙酮的 50 倍。

1. 药理作用

其镇痛强度与吗啡相当，但持续时间较长；镇静、抑制呼吸、缩瞳、便秘等作用较吗啡弱。其耐受性与成瘾性发生较慢，戒断症状略轻。口服美沙酮后再注射吗啡不引起原有的欣快感，亦无戒断症状。

2. 临床应用

其可用于创伤、术后及晚期癌症的剧痛，亦可用于疗吗啡和海洛因等成瘾的脱毒治疗，即使不能根治，也有很大的改善。

3. 体内过程

其口服吸收良好，30 min 起效，血药浓度达峰时间为 4 h，皮下或肌内注射达峰更快。血浆蛋白结合率为 90%，主要在肝脏代谢，经尿、胆汁或粪便排泄。美沙酮与各种组织包括脑组织中的蛋白结合，反复给药可在组织中蓄积，即使停药组织中的药物也可缓慢释放入血。

4. 不良反应

其常见不良反应为头晕、恶心、呕吐、口干、便秘和抑郁等。长期用此药会出现多汗、淋巴细胞增多，血浆白蛋白、糖蛋白及催乳素增高；皮下注射此药有局部刺激作用。其用于替代治疗时，过量使用发生中毒，导致肺水肿是患者的主要死因。此药禁用于分娩镇痛。

（五）芬太尼及其同系物

1. 芬太尼

芬太尼（fentanyl）为 μ 受体激动药。其作用与吗啡相似，镇痛强度为吗啡的 100 倍。

其起效快，静脉注射 1 min 起效，维持约 10 min；肌内注射约 7 min 起效，维持 1 ～ 2 h。其主要用于麻醉辅助用药，亦可通过硬膜外或蛛网膜下腔给药治疗术后疼痛。芬太尼透皮贴可使血药浓度维持 72 h，镇痛效果稳定，适用于中重度癌痛患者。常见不良反应为眩晕、恶心、呕吐及胆道括约肌痉挛，大剂量可出现肌肉僵直。静脉注射过快可引起呼吸抑制。反复用药可产生依赖性。此药禁用于 2 岁以下儿童、支气管哮喘、重症肌无力、颅脑肿瘤或外伤昏迷的患者。

2. 舒芬太尼和阿芬太尼

这两种药物主要作用于 μ 受体。舒芬太尼（sufentanil）的镇痛作用是吗啡的 1000 倍。这两种药物起效快，作用时间短，称为超短效镇痛药。其血浆蛋白结合率为 90%，经肝脏代谢后经肾排出，对心血管系统影响小。阿芬太尼（alfentanil）很少在体内蓄积，进行短时间手术时可分次静脉注射，长时间手术可持续静脉滴注。

3. 瑞芬太尼

瑞芬太尼（remifentanil）为 μ 受体激动药。注射后起效快，为短效镇痛药。此药与芬太尼镇痛作用相似，体内几乎无蓄积。

（六）二氢埃托啡

二氢埃托啡（dihydroetorphine）为中国研制的强效镇痛药。主要激动 μ 受体，对 δ 和 κ 受体也有较弱作用。镇痛强度是吗啡的 6 000 ～ 10 000 倍。因依赖性强，目前临床已基本不用。

二、阿片受体部分激动药和激动－拮抗药

在小剂量或单独使用时，阿片受体部分激动药可激动某型阿片受体，呈现镇痛等作用，当剂量加大或与激动药合用时，又拮抗该受体。某些阿片类药物对某一型阿片受体起激动作用，而对另一型阿片受体则起拮抗作用，因此称为阿片受体混合型激动－拮抗药。

（一）喷他佐辛

喷他佐辛（pentazocine）为阿片受体部分激动剂，可激动 κ 受体和拮抗 μ 受体。

1. 药理作用

其镇痛作用为吗啡的 1/3，对胃肠道平滑肌的兴奋作用比吗啡弱。其呼吸抑制作用为吗啡的 1/2，剂量超过 30 mg 时，无剂量正相关；大剂量（60 ～ 90 mg）可使人产生烦躁不安、幻觉等精神症状，可用纳洛酮拮抗。其亦可加快心率和升高血压，冠心病患者静脉注射本药能提高平均主动脉压、左室舒张末压，增加心脏做功。

2. 临床应用

其适用于各种慢性疼痛，对剧痛的止痛效果不及吗啡。其在药政管理上列入非麻醉品，但不能作为理想的吗啡替代品。

3. 体内过程

其口服、皮下和肌内注射均吸收良好，口服首过消除作用明显；血药浓度与镇痛作用强度、持续时间相一致；血浆蛋白结合率为 60%，主要在肝脏代谢，经肾排泄；较少透过胎盘屏障；代谢速率个体差异大。

4. 不良反应

其常见不良反应为镇静、头痛、眩晕、出汗等，剂量增大能引起烦躁、幻觉、血压升高、心率增快、思维障碍和发音困难等。局部反复注射此药，可使局部组织产生无菌性脓肿、溃疡和瘢痕，应经常更换注射部位。其轻度拮抗μ受体，故成瘾性较小，但仍有依赖性的产生倾向。反复使用此药，可产生吗啡样躯体依赖性，但戒断症状比吗啡轻，此时应逐渐减量至停药，与吗啡合用可加重其戒断症状。此药不适于心肌梗死的疼痛治疗。

（二）布托啡诺

布托啡诺（butorphanol）激动κ受体和弱拮抗μ受体。其镇痛强度和呼吸抑制作用是吗啡的3.5～7倍，呼吸抑制程度不随剂量增加而加重，对胃肠道平滑肌兴奋作用较吗啡弱，可增加外周血管阻力和肺血管阻力。临床上常用其酒石酸盐。肌内注射吸收迅速而完全，血浆蛋白结合率为80%，主要在肝脏代谢经肾排出。用于缓解中重度疼痛，对急性疼痛的效果优于慢性疼痛；也可用作麻醉前给药。常见不良反应为镇静嗜睡、乏力、出汗、头痛眩晕、精神错乱等。久用可产生依赖性。

（三）丁丙诺啡

丁丙诺啡（buprenorphine）激动μ受体和κ受体，对δ受体有拮抗作用。镇痛强度是吗啡的25倍，作用时间长。与喷他佐辛比，更易引起呼吸抑制。可用于吗啡或海洛因成瘾的脱毒治疗。

（四）纳布啡

与布托啡诺相比，纳布啡（nalbuphine）对μ受体的拮抗作用更强，对κ受体的激动作用更弱。其镇痛作用稍弱于吗啡，呼吸抑制作用较轻，可用于心梗和心绞痛患者的止痛。其依赖性小、戒断症状轻。

（五）美普他酚

美普他酚（meptazinol）既是μ受体的激动剂，也是其拮抗剂，有强效镇痛作用。其可口服、肌内注射、静脉给药；口服有首过效应，95%经肝脏代谢。其不良反应轻，呼吸抑制作用弱，基本无成瘾性。

三、其他镇痛药

（一）曲马多

曲马多（tramadol）为合成的可待因类似物，有较弱的μ受体激动作用，与其亲和力为吗啡的1/6 000，能抑制去甲肾上腺素和5-HT再摄取。其镇痛强度与喷他佐辛相当，镇咳作用为可待因的1/2，呼吸抑制作用弱，对胃肠道无影响，也无明显的心血管作用。代谢物O-去甲基曲马多对μ受体的亲和力比原形药高4倍，镇痛效应不完全被纳洛酮拮抗。其口服1 h即起效，血药浓度达峰时间为2～3 h，生物利用度68%，主要在肝脏代谢经肾排出。不良反应有多汗头晕、恶心、呕吐、口干、疲劳等；可引起癫痫，静脉注射过快可出现颜面潮红，一过性心动过速；长期应用可成瘾。

（二）布桂嗪

布桂嗪（bucinnazine）又名强痛定（fortanodyn，AP-273），其镇痛强度是吗啡的1/3，

呼吸抑制和胃肠道作用较轻，临床多用于三叉神经痛、关节痛及晚期癌症疼痛等，有一定的成瘾性。

（三）延胡索乙素及罗通定

延胡索乙素（tetrahydropalmatine）即消旋四氢帕马丁，是中国学者从中药延胡索中提取的生物碱，有效部分为左旋体，即罗通定（rotundine）。其具有镇静、镇痛和中枢性肌肉松弛作用。其镇痛作用弱于哌替啶，强于解热镇痛药，无明显成瘾性。其镇痛作用通过阻断脑内多巴胺受体，增加与痛觉有关的特定脑区脑啡肽原和内啡肽原的 mRNA 表达，促进脑啡肽和内啡肽释放实现。本药口服吸收后，$10 \sim 30$ min 起效，作用维持 $2 \sim 5$ min；过量可致帕金森病。本药可用于痛经及分娩镇痛。

四、阿片受体拮抗药

（一）纳洛酮

1. 药理作用

纳洛酮（naloxone）能竞争性拮抗各型阿片受体，作用强度为：μ受体 > κ爱体 > δ受体。

2. 临床应用

（1）解救阿片类药物的急性中毒，改善呼吸，恢复意识，解除焦虑幻觉等精神症状。

（2）可用于阿片类药物成瘾者的鉴别诊断，成瘾者肌注本品，可诱发严重的戒断症状，应同时结合用药史与尿检。鉴别试验为阴性者，亦不能排除成瘾。

（3）试用于急性酒精中毒、脊髓损伤、脑卒中、脑外伤的救治。

（4）纳洛酮可解除阿片类药物麻醉的术后呼吸抑制及其他中枢抑制症状，用量过大时，可能减弱后者的镇痛效果，故应掌握前者的给药量。

（5）用作疼痛相关科研的工具药。

3. 体内过程

因纳洛酮口服首过消除明显，故常静脉注射，2 min 后起效，作用持续 $30 \sim 60$ min，主要在肝脏代谢。苯巴比妥、乙醇可诱导肝药酶生成，加速其代谢。

4. 不良反应

其不良反应少，对女性可刺激催乳素释放，大剂量偶见轻度烦躁不安。

（二）纳曲酮

纳曲酮（naltrexone）与纳洛酮相似，对κ受体的拮抗作用强于纳洛酮，口服生物利用度作用时间长于纳洛酮。

第六节　麻醉药

麻醉药（anesthetic agents）通过阻断神经传导来抑制外周和中枢神经系统，减轻患者痛苦，以助于外科手术或其他创伤性操作的顺利进行。按作用部位不同，分为全身麻醉药和局部麻醉药。

一、全身麻醉药

全身麻醉药（general anesthetics）能可逆地抑制中枢神经系统，引起镇痛、暂时性记忆缺失、意识和反射消失及骨骼肌松弛等，便于外科手术的进行。

全身麻醉药通过作用于中枢神经系统的不同部位而产生不同的麻醉效果。大多数全身麻醉药可增强 $GABA_A$ 受体对 GABA 敏感性，进而抑制性神经递质的作用加强，抑制神经系统活动。抑制性 $GABA_A$ 配体门控氯离子通道对吸入性麻醉药和静脉麻醉药皆敏感，两类药也都可以影响突触神经递质的产生，使突触后神经元兴奋性降低。

全麻药因治疗指数低，用药时需谨慎，选择麻醉药物的种类和给药途径时，应结合药物的药代动力学和不良反应，患者自身情况，如年龄、病史和用药史，病理生理状态及外科手术的具体情况。

（一）吸入性麻醉药

吸入性麻醉药属于挥发性气体或液体，经呼吸道给药。常用吸入性麻醉药物治疗指数（TI）为 2～4，临床使用此药较危险。理想的吸入性麻醉药物应具备麻醉诱导迅速，停药后患者恢复快。

吸入性麻醉药进入脑内发挥麻醉作用前，先进入肺泡，影响吸入性麻醉药物进入肺泡的主要因素包括吸入气内的药物浓度、肺通气量和血/气分配系数。吸入性麻醉药的效价强度常用最小肺泡浓度（minimum alveolar concentration，MAC）来评价。不同的吸入性麻醉药有不同的 MAC 数值（表 5-1-5）。MAC 数值越低，该药物的麻醉作用越强。血液中药物浓度与脑组织药物浓度达到平衡时的比值即脑/血分配系数，该系数越大，进入脑组织的药量越大，麻醉效应越强且持久。

吸入性麻醉药以原形从肺部排出，脑/血和血/气分配系数较高的药物不容易被血液带走，患者苏醒慢。增加通气量可以加快其从肺内的排出，若发现患者处于深度麻醉状态，应立即停止给药，并加大通气量，以加速吸入性麻醉药物的排泄。

表 5-1-5　吸入性麻醉药物特性比较

药物特性	氧化亚氮	乙醚	氟烷	恩氟烷	异氟烷
血/气分布系数	0.47	12.1	2.3	1.8	1.4
脑/血分布系数	1.06	1.14	2.30～3.50	1.45	4
MAC/%	100.0	1.92	0.75	1.68	1.15
诱导用吸入气浓度/%	80.0	10.0～30.0	1.00～4.00	2.00～2.50	1.50～3.00
维持用吸入气浓度/%	50.00～70.00	4.00～5.00	1.50～2.00	1.50～2.00	1.00～1.50
诱导期	快	很慢	快	快	快
骨骼肌松弛	很差	很好	差	好	好

（1）氟烷（halothane）在室温下为无色透明易挥发的液体，不燃不爆，对光敏感，棕色瓶中储存。氟烷的血/气分布系数小，诱导短，苏醒快，麻醉作用快而强。氟烷本是耐受性好的强效吸入性麻醉药，用于麻醉的维持，常用于儿童及术前静脉置管困难患者。不良反应大，包括升高颅内压、诱发心律失常、子宫肌松弛等。禁用于产科手术。目前临床氟烷已被更安全的药物取代。

（2）异氟烷（isoflurane）的 MAC 稍大于氟烷，诱导麻醉及恢复迅速。不良反应小，为目前较为常用的吸入性麻醉药，且对脑血管扩张作用弱，是神经外科手术首选麻醉用药。松弛子宫平滑肌，不适用于分娩镇痛和麻醉。

（3）恩氟烷（enflurane）与异氟烷为同分异构体。药理学特点与异氟烷相似。

（4）地氟烷（desflurane）的血/气分配系数小，麻醉诱导迅速，苏醒快，常用于成人门诊手术时的诱导和维持麻醉；对婴儿和儿童只可作维持麻醉。不良反应较轻，偶有个体出现"恶性高热"，应立即中止吸入，并静注丹曲林钠（dantrolene sodium）及对症治疗，监护心肺功能和维持尿流量，避免肾衰。

（5）七氟烷（sevoflurane）与干粉状 CO_2 吸收剂可产热，导致气道烧伤或燃烧、爆炸，禁止将其用于已被 CO_2 吸收剂干燥过的麻醉机中。血/气分配系数小，麻醉诱导迅速，苏醒快，适用于门诊患者麻醉。

（6）氧化亚氮（nitrous oxide）又名笑气，是最早的麻醉药。室温为无色无味气体。诱导迅速，苏醒快。临床上停用本品后，需继续给予患者吸入纯氧以防缺氧。麻醉作用弱，主要作为其他全麻药的辅助用药。

（二）静脉麻醉药

凡经静脉途径给予的全身麻醉药，统称为静脉麻醉药（intravenous anaesthetics），不刺激呼吸道，患者乐于接受，起效快，甚至可在一次臂－脑循环时间内起效。

（1）硫喷妥钠（thiopental sodium）是超短效作用的巴比妥类麻醉药；脂溶性高，易通过血－脑屏障，麻醉作用迅速，无兴奋期，维持作用时间短，脑内可维持 5～8 min；维持麻醉状态需持续给药；镇痛效应与肌松效果都不理想，临床常用于麻醉诱导和基础麻醉。

（2）丙泊酚（propofol）不溶于水，配制成 1% 的乳剂，仅用于静脉注射，目前较常用；与硫喷妥钠麻醉效果相似，苏醒迅速，无蓄积。常用于全麻诱导、维持，也可作为门诊小型手术的辅助用药；可使血压呈剂量依赖性下降，因此慎用于低血压风险或无法耐受血压下降的患者；对新生儿会产生一过性抑制，可以安全用于孕妇。

（3）氯胺酮（ketamine）与其他麻醉药物不同，它能迅速产生截然不同的催眠状态，产生显著镇痛作用，使患者对指令无反应，出现记忆缺失，也可能出现睁眼、自发机体运动及自主呼吸，即"分离麻醉"（dissociative anaesthesia）；起效快，体表镇痛作用强大，内脏镇痛效果差；禁用于有心肌缺血倾向、颅内压升高和有脑缺血危险的患者。

（4）依托咪酯（etomidate）是强而超短效的非巴比妥类催眠药；静脉注射后几秒内丧失意识，但无明显镇痛作用，持续时间 4～8 min，一般不单独用于诱导麻醉；诱导后患者心血管系统稳定，是心脑血管疾病患者的最佳选择；可引起恶心和呕吐，并且会抑制肾上腺皮质激素的应激反应。

（三）全身麻醉辅助用药

全身麻醉药物经常与辅助用药联合应用，即"复合麻醉"。辅助用药使全麻药的作用得以完善，并且减少全麻药的用药量，进而减少其不良反应。

（1）苯二氮䓬类：围术期常用的苯二氮䓬类药物主要为咪达唑仑（midazolam），其次为地西泮（diazepam）、劳拉西泮（lorazepam）；术前给药，可使患者产生短暂性记忆缺失，消除紧张情绪。

（2）α_2肾上腺素能受体激动药：右旋美托咪啶激活 α_{2A} 受体，有镇静和镇痛作用，使患者近似于自然睡眠，且易于唤醒，但记忆缺失作用不明显；常见的不良反应有恶心、口干、低血压和心动过缓等。

（3）镇痛药：与全麻药合用，可减少麻醉药物用量，并减少疼痛刺激所带来的血流动力学变化。非甾体抗炎药（如环氧合酶 – 2 抑制剂、对乙酰氨基酚）常为外科小手术提供镇痛作用。阿片类药物起效快、作用强，是围术期最常用的镇痛药物，如芬太尼、舒芬太尼、阿芬太尼、瑞芬太尼、哌替啶和吗啡等。通过激活阿片受体发挥镇痛作用，强度依次为舒芬太尼 > 瑞芬太尼 > 芬太尼 > 阿芬太尼 > 吗啡 > 哌替啶。

（4）神经肌肉阻断药：麻醉诱导时肌松药可松弛下颌、颈部及气道肌肉，便于放置喉镜和气管插管。麻醉诱导后，同样需要肌松药，使肌肉持续松弛，便于外科手术的暴露和避免不必要的体动。常用肌松药包括去极化型（如琥珀胆碱）和非去极化型（如泮库溴铵）。

二、局部麻醉药

局部麻醉药（local anaesthetics）简称局麻药，是指一类作用于神经干周围或神经末梢，使局部感觉神经冲动的产生和传导被暂时、完全和可逆性地阻断，从而使痛觉消失的药物。其作用一般局限于给药部位，不影响人的意识。作用消失后，神经功能可完全恢复，对各类组织无损伤作用。

（一）共同特性

常用局麻药基本由芳香基团、中间链和氨基团三部分组成。芳香基团为苯核，是局麻药亲脂疏水性的主要结构，通过改变芳香基团结构，可得不同脂溶性的局麻药。中间链由酯键或酰胺键组成，决定局麻药的代谢途径和作用强度。氨基多为叔胺，也有少数是仲胺，该结构决定了局麻药的亲水疏脂性，并与药物的解离度有关。局麻药的分类，可根据中间链的不同分为两类：中间链是酯键者（即含有—COO—基团）称为酯类局麻药，如普鲁卡因、丁卡因等；中间链是酰胺键者（即含有—CONH—基团）称为酰胺类局麻药，如利多卡因、布比卡因和罗哌卡因等。局麻药也可根据作用时间长短不同分为短效类（如普鲁卡因、氯普鲁卡因等）、中效类（如利多卡因、丙胺卡因等）和长效类（如丁卡因、布比卡因等）。常用局麻药的结构和分类见表 5 – 1 – 6。

表 5 - 1 - 6　常用局麻药特点比较

分类		化学结构			pKa	相对强度（比值）	相对毒性（比值）	作用持续时间/h	一次极量/mg
		亲脂基团	中间链	亲水基团					
酯类	普鲁卡因	H_2N—⬡—$COCH_2CH_2N{<}^{C_2H_5}_{C_2H_5}$ (O)			8.90	1	1	1	1 000
	丁卡因	C_4H_9 HN—⬡—$COCH_2CH_2N{<}^{CH_3}_{CH_3}$ (O)			8.45	10	10	2～3	100
酰胺类	利多卡因	2,6-(CH_3)₂C₆H₃—$NHCCH_2N{<}^{C_2H_5}_{C_2H_5}$ (O)			7.90	2	2	1～1.5	500
	布比卡因	2,6-(CH_3)₂C₆H₃—NHC—(哌啶 N-C_4H_9) (O)			8.20	6.50	＞4	—	150

（二）药理作用及作用机制

神经动作电位的产生有赖于 Na^+ 的内流和 K^+ 的外流。局麻药通过阻滞神经细胞膜上 Na^+ 通道，抑制 Na^+ 内流，抑制动作电位的产生和传导，从而产生局部麻醉作用。局麻药对激活态和失活态的钠通道作用强，对休眠态的钠通道作用弱。因此，神经冲动频繁的神经纤维对局麻药更敏感。研究证明，局麻药以非解离型药物先进入神经细胞内，在细胞膜内侧再以解离型与 Na^+ 通道结合位点结合发挥作用。因此，具有亲脂性（非解离型）是局麻药进入细胞内必须具备的条件，而进入细胞后则须转变成解离型药物才能发挥作用。所以药物的解离速率、解离常数（pKa）与体液 pH 及局麻药作用密切相关。

局麻药的作用受神经纤维的直径大小及神经组织的解剖特点影响。一般规律是神经纤维越细越容易被阻断；无髓鞘的比有髓鞘的敏感；神经纤维末梢、神经节及中枢神经系统的突触等这些部位对局麻药最为敏感。对混合神经产生作用时，首先消失的是持续性钝痛（如压痛），其次是短暂性锐痛，继之依次为冷觉、温觉、触觉、压觉消失，最后发生运动麻痹。进行蛛网膜下腔麻醉时，首先阻断自主神经，继而接上述顺序产生麻醉作用。神经冲动传导的恢复则按相反的顺序进行。

（三）局麻药的应用

（1）表面麻醉（surface anaesthesia）：是指局麻药直接滴入、涂抹或喷射在黏膜表面，使局部黏膜下感觉神经末梢麻醉的一种麻醉方法。其适用于眼、口腔、鼻、咽喉、气管、尿道等黏膜部分的浅表手术，一般选用穿透力强的局麻药，如利多卡因、丁卡因等。

（2）浸润麻醉（infiltration anaesthesia）：是指将局麻药注入皮下或手术切口部位附近的组织，使局部神经末梢被麻醉的方法，是在不需要骨骼肌松弛药的小型手术时常用的麻醉方法。其优点是麻醉效果好，对机体正常功能无影响；缺点是用量大，在较大手术时因药量加大易产生中毒反应。可选用的浸润麻醉药为利多卡因和普鲁卡因。

（3）传导麻醉（conduction anaesthesia）：是指将麻醉药注射到神经干或神经丛周围，阻断神经冲动传导，从而使所支配的区域产生麻醉作用的方法，也称为神经阻滞麻醉（nerve block anesthesia）；常用于口腔科和四肢手术，如臂丛神经阻滞可使整个上肢麻醉。阻断神经干所需的局麻药浓度较麻醉神经束梢所需的浓度高，但用量较小，麻醉区域较大。可选用的传导麻醉药为利多卡因、普鲁卡因和布比卡因。为延长麻醉时间，也可将布比卡因和利多卡因合用。

（4）蛛网膜下腔麻醉（subarachnoid anaesthesia）：又称为脊髓麻醉或腰麻（spinal anaesthesia），是指将麻醉药经腰椎间隙注入蛛网膜下腔，阻滞该部位的脊神经根而产生麻醉作用的方法。因其麻醉范围大，常用于下腹部和下肢手术。麻醉时，首先被阻断的是交感神经纤维，其次是感觉纤维，最后是运动纤维。常用药物是利多卡因、丁卡因和普鲁卡因。药物在脊髓管内扩散的方向受患者体位、姿势、药量、注射力量和溶液比重的影响。为了控制药物扩散，通常将局麻药配成高比重或低比重溶液。如普鲁卡因，可用脑脊液或10%葡萄糖溶液溶解，使其比重高于脑脊液；用蒸馏水配制使其比重可低于脑脊液。患者取坐位或头高位时，高比重溶液可扩散到硬脊膜腔的最低部位，而低比重溶液有扩散入颅腔的危险。

（5）硬膜外腔麻醉（epidural anaesthesia）：是指将麻醉药注入硬脊膜外腔内，使药物沿脊神经鞘扩散而进入椎间孔，使穿出椎间孔的神经根麻醉。因硬膜外腔终止于枕骨大孔，与颅腔不相通，药液不会扩散至脑组织引起呼吸中枢麻痹，腰麻时也不会引起头痛或脑脊膜刺激现象。其可用于颈部到下肢的手术，特别是上腹部手术。常用药物为利多卡因、布比卡因及罗哌卡因等。

（四）不良反应与防治

1. 毒性反应

局麻药吸收入血循环过多或误将药物注入血管将引起严重的中枢神经和心血管系统的毒性反应。

（1）中枢神经系统：局麻药对中枢神经系统的作用是先兴奋后抑制。初期表现为眩晕、惊恐不安、多言、震颤和焦虑，甚至发生神志错乱和阵挛性惊厥。当过度兴奋可转为抑制，患者表现为昏迷和呼吸抑制。中枢抑制性神经元对局麻药比较敏感，首先被阻滞，而使中枢神经系统脱抑制而出现兴奋症状。局麻药引起的惊厥是边缘系统兴奋灶向外周扩散所致，静脉注射地西泮可加强边缘系统GABA能神经元的抑制作用，防止惊厥发作。

（2）心血管系统：局麻药对心肌细胞膜具有膜稳定作用，使心肌兴奋性降低，心肌收缩力减弱，传导减慢，不应期延长。多数局麻药可使小动脉扩张，血压下降，因此在血药浓度过高时可引起血压下降，甚至休克等心血管反应。特别是药物误入血管内更易发生。高浓度局麻药对心血管的作用常发生在中枢神经系统作用之后，偶见应用小剂量突发心室纤颤导致死亡。布比卡因较易发生室性心动过速和心室纤颤，而利多卡因则具有抗室性心律失常作用。

防治：应以预防为主，掌握药物浓度和一次允许的极量，采用分次小剂量注射的方法。小儿、孕妇、肾功能不全患者应适当减量。目前，布比卡因等长效局麻药中毒的复苏，临床采用静脉推注脂肪乳剂收到良好的抢救效果，该方法有可能也会推广到中枢神经系统和心血管系统毒性反应的解救中。

2. 变态反应

该反应较为少见，占局麻药不良反应的 2%。表现为荨麻疹、喉头水肿、支气管痉挛及呼吸困难等症状，严重可危及生命。一般认为酯类局麻药比酰胺类发生变态反应为多，如普鲁卡因可引起过敏反应。

防治：了解患者变态反应史和家族史，普鲁卡因使用前应做皮试，给药时可先给予小剂量，无异常状况再给予适当剂量。另外，给局麻药前先予适当的巴比妥类药物（肝药酶诱导药），使局麻药分解加快。一旦发生变态反应应立即停药，并用肾上腺素、肾上腺皮质激素和抗组胺药抢救。

（五）常用局麻药

（1）普鲁卡因（procaine）又名奴佛卡因（novocaine），属短效酯类局麻药，毒性较小，是常用的局麻药之一。其亲脂性低，对黏膜的穿透力弱，一般不用于表面麻醉，常局部注射用于浸润麻醉、传导麻醉、蛛网膜下腔麻醉和硬膜外麻醉等。浸润麻醉在 1～3 min 起效，作用维持 30～45 min，加用肾上腺素可使作用时间延长 20%。普鲁卡因在血浆中能被胆碱酯酶水解，转变为对氨苯甲酸（PABA）和二乙氨基乙醇，前者能竞争性拮抗磺胺类药物的抗菌作用，应避免与磺胺类药物同时使用。普鲁卡因也可用于损伤部位的局部封闭。过量或注射过快可出现中枢神经系统和心血管反应，有时会引起过敏反应。故用药前应做皮肤过敏试验。对本药过敏者可用氯普鲁卡因和利多卡因代替。普鲁卡因反复使用可产生快速耐受性。

（2）氯普鲁卡因（chloroprocaine）是普鲁卡因的氯化同类物，其作用与利多卡因相似，但属短效酯类局麻药。其有较强的光、热和湿稳定性，可持续给药而无快速耐药性。氯普鲁卡因毒性较低，不引起过敏反应，不需要做皮试。

（3）丁卡因（tetracaine）又名地卡因（dicaine），为长效酯类局麻药。其效价强度高，是普鲁卡因的 10～12 倍。其脂溶性高，穿透力强，可用于耳鼻喉腔黏膜和气管表面麻醉和眼科角膜表面麻醉；也易被吸收入血，易进入中枢产生中枢神经系统作用，故一般不用浸润麻醉。其起效快，但在血中被胆碱酯酶水解速度较普鲁卡因慢，故作用较持久，为 2～3 h。

（4）利多卡因（lidocaine）为中效酰胺类局麻药，相同浓度下与普鲁卡因相比，具有起效快、穿透力强、作用强而持久、安全范围较大等特点，同时无扩张血管作用，对组织几乎没有刺激性。可用于各种形式的局部麻醉，有"全能麻醉药"之称，但由于阻滞的范围不易调节，临床不常用。临床主要用于传导麻醉和硬膜外麻醉。肝脏代谢慢，$t_{1/2}$ 为 90 min，作用持续时间为 1～2 min。利多卡因的毒性大小与所用药液的浓度有关，随着浓度增加其毒性相应增加。中毒反应表现较剧烈，应注意合理用药。

（5）碳酸利多卡因（lidocaine cairbonate）属于中效酰胺类局麻药，是用碳酸氢钠调节盐酸利多卡因的 pH，并在二氧化碳饱和条件下制成的碳酸利多卡因灭菌水溶液。其以 28 ℃为临界点，28 ℃以下无结晶析出，因此，碳酸利多卡因应在较低室温使用，药液抽取后必须立即注射。和盐酸利多卡因相比，起效较快，肌肉松弛也较好，表面麻醉作用为盐酸利多卡因的 4 倍，浸润麻醉和椎管麻醉作用为盐酸利多卡因的 2 倍，传导麻醉作用为盐酸利多卡因的 6 倍；毒性与盐酸利多卡因无显著性差异。

（6）布比卡因（bupivacaine）又名丁哌卡因（marcaine），是长效酰胺类局麻药，作用持续可达 5～10 h。其化学结构与利多卡因相似，局麻作用比利多卡因强 4～5 倍，安全范围较利多卡因宽，无血管扩张作用，是比较安全长效的局麻药。主要用于浸润麻醉、传导麻醉和硬膜外麻醉。与等效剂量利多卡因相比，可产生严重的心脏毒性，并难以治疗，特别在酸中毒、低氧血症时尤为严重。偶见精神兴奋和低血压反应。

（7）左旋布比卡因（levobupivacaine）与右旋布比卡因是同分异构体。布比卡因为左旋体和右旋体混合的消旋体，其中枢神经系统毒性和心脏毒性作用来自右旋体。由布比卡因去掉右旋体而得的左旋布比卡因对神经和心脏的毒性作用明显降低，而其麻醉作用与布比卡因相仿，具有取代布比卡因的趋势。

（8）罗哌卡因（ropivacaine）属长效酰胺类局麻药，其阻断痛觉作用较强，而对运动作用较弱，使患者能够尽早活动。对心肌的毒性比布比卡因小，有明显的收缩血管作用，使用时无须加入肾上腺素。适用于硬膜外、臂丛阻滞和局部浸润麻醉。它对子宫和胎盘血流几乎无影响，故适用于产科手术麻醉和术后镇痛。

利多卡因与布比卡因广泛应用于临床，罗哌卡因和左旋布比卡作为新型的长效局麻药，具有更高的安全性和有效性。从麻醉效能看，布比卡因 > 左旋布比卡因 > 罗哌卡因，但后两者具有毒性低、时效长、耐受性好等特性，使其在应用上有一定优势，是布比卡因较为理想的替代药物。

小结

（1）多数 CNS 药物是通过作用于靶细胞上特异性受体，调节突触信息传递而发挥作用；少数药物通过非特异性机制产生效应。本章主要介绍的药物，请你按照以上两类进行归纳。

（2）作用于 CNS 的药物，有镇痛、镇静、催眠、降温、减少食欲、抑制恶心等作用。某些药物可用于治疗焦虑、失眠、躁狂、精神失常等，且不改变意识。应用氯丙嗪治疗精神分裂症时，可能出现急性肌张力障碍，当如何处理？另外一些患者可能出现迟发型运动障碍，为何？当如何处理？氯丙嗪可否与左旋多巴合用？如果合用，是增效，还是减效？

（3）苯二氮䓬类药物既有镇静催眠的作用，也有抗癫痫作用，其代表药有哪些？其在临床上可分别应用于治疗哪种癫痫？

（4）晚期癌症剧烈疼痛的患者，可选用吗啡镇痛，那么早期和中期的癌痛应当如何选择合理的镇痛药？吗啡具有强大的镇痛作用，对慢性钝痛的作用大于间断性锐痛。那么，若风湿关节炎患者膝关节疼痛发作，临床用药时可否选用吗啡？

（5）全麻药能可逆地抑制中枢神经系统功能，引起暂时性感觉、意识和反射消失等，其麻醉方面的作用包括镇痛、催眠、肌松等方面。全麻药的镇痛作用与吗啡有何区别？前者的催眠作用与地西泮有何区别？地西泮可否代替麻醉药？

测　试　题

A1 型单选题

1. 局部麻醉药对细而无髓鞘的神经纤维较为敏感，首先麻醉的是什么纤维？（　　　）

A. 痛觉纤维　　　　　　B. 冷觉纤维　　　　　　C. 触觉纤维

D. 压觉纤维　　　　　　E. 温觉纤维

2. 以下哪一项是延长局部麻醉药作用时间的常用办法？（　　　）

A. 增加局部麻醉药浓度

B. 增加局部麻醉药溶液的用量

C. 加入少量肾上腺素

D. 注射麻黄碱

E. 调节药物溶液 pH 至微碱性

3. 以下哪一项是常用于抗心律失常的局部麻醉药？（　　　）

A. 普鲁卡因　　　　　　B. 普鲁卡因胺　　　　　C. 利多卡因

D. 丁卡因　　　　　　　E. 丁哌卡因

4. 以下哪一项是地西泮的作用机制？（　　　）

A. 不通过受体，直接抑制中枢

B. 作用于苯二氮䓬受体，增加 GABA 与 GABA 受体的亲和力

C. 作用于 GABA 受体，增强体内抑制性递质的作用

D. 诱导生成一种新蛋白质而起作用

E. 以上都不是

5. 以下哪一项不属于苯二氮䓬类的药物？（　　　）

A. 氯氮䓬　　　　　　　B. 氟西泮　　　　　　　C. 奥沙西泮

D. 三唑仑　　　　　　　E. 甲丙氨酯

6. 以下哪一项是地西泮抗焦虑的主要作用部位？（　　　）

A. 中脑网状结构　　　　B. 下丘脑　　　　　　　C. 边缘系统

D. 大脑皮层　　　　　　E. 纹状体

7. 下列关于地西泮的不良反应的叙述中，哪一项是错误的？（　　　）

A. 治疗量可见困倦等中枢抑制作用

B. 治疗量口服可产生心血管抑制

C. 大剂量常见共济失调等肌张力降低现象

D. 长期服用可产生习惯性、耐受性、成瘾性

E. 久用突然停药可产生戒断症状如失眠

8. 巴比妥类药物进入脑组织的快慢主要取决于以下哪一项？（　　）

A. 药物剂型　　　　　　B. 用药剂量　　　　　C. 给药途径

D. 药物的脂溶性　　　　E. 药物的分子大小

9. 苯二氮䓬类与巴比妥类比较，前者不具有什么作用？（　　）

A. 镇静、催眠　　　　　B. 抗焦虑　　　　　　C. 麻醉作用

D. 抗惊厥　　　　　　　E. 抗癫痫

10. 苯巴比妥作用时间长是因为什么？（　　）

A. 肝肠循环

B. 经肾排泄慢

C. 经肾小管再吸收

D. 代谢产物在体内蓄积

E. 药物本身在体内蓄积

11. 治疗新生儿黄疸并发惊厥宜选用什么药物？（　　）

A. 水合氯醛　　　　　　B. 异戊巴比妥　　　　C. 地西泮

D. 苯巴比妥　　　　　　E. 甲丙氨酯

12. 下列有关氯氮䓬作用特点的叙述中，哪一项是正确的？（　　）

A. 抗惊厥、抗焦虑作用比地西泮强

B. 中枢性肌松作用较弱，其他作用与地西泮相似

C. 抗焦虑、抗惊厥、肌松作用较地西泮弱

D. 抗焦虑、抗惊厥、肌松作用均较地西泮强

E. 抗焦虑、抗惊厥作用弱，肌松作用较强

13. 下列哪一项是具有镇静、催眠、抗惊厥、抗癫痫作用的药物？（　　）

A. 苯妥英钠　　　　　　B. 苯巴比妥　　　　　C. 水合氯醛

D. 扑米酮　　　　　　　E. 戊巴比妥钠

14. 下列哪一项是催眠作用近似生理睡眠，可取代巴比妥类催眠的药物？（　　）

A. 水合氯醛　　　　　　B. 地西泮　　　　　　C. 氯氮䓬

D. 甲内氨酯　　　　　　E. 氯氮平

15. 下列哪种药物对肝有毒性？（　　）

A. 苯巴比妥　　　　　　B. 地西泮　　　　　　C. 甲喹酮

D. 氯丙嗪　　　　　　　E. 甲丙氨酯

16. 下列哪一项是不产生成瘾性的药物？（　　）

A. 巴比妥类　　　　　　B. 苯二氮䓬类　　　　C. 吗啡

D. 哌替啶　　　　　　　E. 苯妥英钠

17. 下列哪一项是具有抗癫痫作用的药物？（　　）

A. 戊巴比妥　　　　　　B. 硫喷妥钠　　　　　C. 司可巴比妥

D. 苯巴比妥　　　　　　E. 异戊巴比妥

18. 下列哪一项是治疗癫痫大发作及部分性发作最有效的药物？（　　）

A. 地西泮   B. 苯巴比妥   C. 苯妥英钠

D. 乙琥胺   E. 乙酰唑胺

19. 以下哪一项是对癫痫大发作疗效高，且无催眠作用的首选药物？（　　）

A. 苯巴比妥   B. 苯妥英钠   C. 地西泮

D. 乙琥胺   E. 丙戊酸钠

20. 以下哪一项是癫痫大发作或局限性发作最有效的治疗药物？（　　）

A. 氯丙嗪   B. 苯妥英钠   C. 甲乙双酮

D. 苯琥胺   E. 硫利达嗪

21. 以下哪一项是长期用于抗癫痫治疗时会引起牙龈增生的药物？（　　）

A. 苯巴比妥   B. 扑米酮   C. 三甲双酮

D. 苯妥英钠   E. 苯琥胺

22. 以下哪一项是治疗三叉神经痛首选的药物？（　　）

A. 地西泮   B. 苯妥英钠   C. 氟奋乃静

D. 卡马西平   E. 索米痛片

23. 以下哪一项是苯妥英钠抗癫痫作用的主要机制？（　　）

A. 抑制病灶本身异常放电

B. 稳定神经细胞膜

C. 抑制脊髓神经元

D. 具有肌肉松弛作用

E. 对中枢神经系统普遍抑制

24. 下列有关苯妥英钠的叙述，哪一项是错误的？（　　）

A. 治疗某些心律失常有效

B. 刺激性大，不宜肌肉注射

C. 能引起牙龈增生

D. 对癫痫病灶的异常放电有抑制作用

E. 治疗癫痫大发作有效

25. 以下哪一项不是苯妥英钠的不良反应？（　　）

A. 胃肠反应   B. 齿龈增生   C. 过敏反应

D. 共济失调   E. 肾严重损害

26. 以下哪一项是抗惊厥的首选药物？（　　）

A. 苯巴比妥钠肌注   B. 异戊巴比妥静注

C. 水合氯醛直肠给药   D. 硫喷妥钠静注

E. 地西泮静注

27. 有关氯丙嗪的叙述，下述哪一项是错误的？（　　）

A. 能对抗阿扑吗啡的催吐作用

B. 抑制呕吐中枢

C. 能阻断延脑催吐化学感受区的多巴胺

D. 受体对各种原因所致的呕吐都有止吐作用

E. 能制止顽固性呃逆

28. 下列哪一项不是氯丙嗪的不良反应？（　　　）

A. 习惯性及成瘾性　　　　　　　　　　　B. 口干、视力模糊

C. 直立性低血压　　　　　　　　　　　　D. 肌肉震颤

E. 粒细胞减少

29. 下列哪一项是碳酸锂中毒的早期症状？（　　　）

A. 厌食、恶心、呕吐　　　　　　　　　　B. 震颤、共济失调

C. 发热、定向障碍　　　　　　　　　　　D. 癫痫大发作

E. 下肢水肿、多尿

30. 下列哪一项是治疗帕金森病的最佳联合用药？（　　　）

A. 左旋多巴 + 卡比多巴　　　　　　　　　R. 氯丙嗪 + 维生素 B_6

C. 左旋多巴 + 维生素 B_6　　　　　　　　D. 卡比多巴 + 维生素 B_6

E. 氯丙嗪

31. 有关苯海索的叙述，下列哪一项是错误的？（　　　）

A. 对震颤麻痹的疗效弱

B. 外周抗胆碱作用弱

C. 对氯丙嗪引起的帕金森综合征无效

D. 对僵直及运动迟缓疗效差

E. 有口干等副作用

32. 阿司匹林可抑制下列哪种酶？（　　　）

A. 磷脂酶 A2　　　　　B. 二氢叶酸合成酶　　　C. 过氧化物酶

D. 环氧酶　　　　　　　E. 胆碱酯酶

33. 阿司匹林可用于治疗以下哪一症状？（　　　）

A. 术后剧痛　　　　　　B. 胆绞痛　　　　　　　C. 胃肠绞痛

D. 肌肉痛　　　　　　　E. 胃肠痉挛

34. 阿司匹林预防血栓生成是由于什么机制？（　　　）

A. 小剂量抑制 PGI2 生成　　　　　　　　B. 小剂量抑制 TXA2 生成

C. 小剂量抑制环氧酶　　　　　　　　　　D. 大剂量抑制 TXA2 生成

E. 抑制磷脂酶

35. 吗啡禁用于分娩镇痛是由于什么机制？（　　　）

A. 抑制新生儿呼吸作用明显　　　　　　　B. 用药后易产生成瘾性

C. 新生儿代谢功能低，易蓄积　　　　　　D. 镇痛效果不佳

E. 引起直立性低血压

36. 胆绞痛止痛应选用以下哪一项？（　　　）

A. 哌替啶 + 阿托品　　　B. 吗啡　　　　　　　　C. 哌替啶

D. 可待因　　　　　　　E. 烯丙吗啡 + 阿托品

37. 哌替啶的镇痛机制是以下哪一项？（　　　）

A. 阻断中枢阿片受体

B. 激动中枢阿片受体

C. 抑制中枢 PG 合成

D. 抑制外周 PG 合成

E. 抑制 PG 的分解代谢

38. 心源性哮喘应选用以下哪一项？（　　）

A. 肾上腺素　　　　　　　B. 麻黄碱　　　　　　C. 异丙肾上腺素

D. 哌替啶　　　　　　　　E. 氢化可的松

39. 吗啡镇痛作用原理是以下哪一项？（　　）

A. 激动中枢阿片受体使 P 物质释放增多

B. 激动中枢阿片受体使 P 物质释放减少

C. 阻断中枢阿片受体使 P 物质释放减少

D. 阻断中枢阿片受体使 P 物质释放增多

E. 以上均不是

40. 吗啡不具有的作用是以下哪一项？（　　）

A. 诱发哮喘　　　　　　　B. 抑制呼吸　　　　　　C. 抑制咳嗽中枢

D. 外周血管扩张　　　　　E. 引起腹泻症状

41. 可用于阿片类药物成瘾者鉴别诊断的药物是以下哪一项？（　　）

A. 美沙酮　　　　　　　　B. 哌替啶　　　　　　C. 纳洛酮

D. 曲马多　　　　　　　　E. 喷他佐辛

B1 型单选题

（以下题目共用备选答案）

A. 表面麻醉　　　　　　　B. 浸润麻醉　　　　　　C. 传导麻醉

D. 硬膜外麻醉　　　　　　E. 蛛网膜下腔麻醉

1. 丁卡因不宜用于哪种类型的麻醉？（　　）

2. 普鲁卡因不宜用于哪种类型的麻醉？（　　）

（刘嫱）

第二章　作用于周围神经系统的药物

 第一节　传出神经系统药理学概述

一、传出神经系统和功能

周围神经系统（peripheral nervous system）又称为外周神经系统，是由中枢神经系统发出的神经纤维，分布全身各器官和组织，起到传入和传出信息的作用。将外周感受器上发生的神经冲动传入中枢的神经纤维称为传入神经（afferent nerve）。将中枢发出的神经冲动传出至外周效应器的神经纤维称为传出神经（efferent nerve）。作用于传入神经的药物，主要是局麻药，详见本编第一章。本章主要介绍作用于传出神经系统药物。

传出神经根据支配效应器和作用特性不同分为自主神经系统和运动神经系统。支配心脏、血管、平滑肌和腺体等效应器的传出神经称为自主神经系统（autonomic nervous system）。自主神经所支配效应器的活动不受意识控制，如心脏跳动、血管收缩和舒张、腺体分泌等均属于非随意性活动。自主神经系统又分交感神经系统（sympathetic nervous system）和副交感神经系统（parasympathetic nervous system），两者往往支配同一效应器，但作用相反。支配骨骼肌运动的传出神经称为运动神经（somatic motor nervous system）。运动神经所支配的骨骼肌运动可受意识控制的，属于随意性活动。

运动神经自中枢发出可直接到达效应器，因此无节前纤维和节后纤维之分。自主神经不同，从中枢发出后，需要在中间神经节更换神经元，后者发出神经纤维到达效应器。中枢发出的纤维称为节前纤维（preganglionic fibers），神经节发出纤维称为节后纤维（postganglionic fibers）。借着突触（synaptic）结构，传出神经通过释放递质给效应器完成信号传递。传出神经释放的化学物质称为神经递质（neurotransmitter）。传出神经递质主要有乙酰胆碱（acetyl choline，ACh）和去甲肾上腺素（noradrenaline），释放乙酰胆碱的传出神经又称为胆碱能神经（cholinergic nerve），包括副交感神经节前纤维、副交感神经节后纤维、运动神经、交感神经节前纤维和小部分交感神经节后纤维。释放去甲肾上腺素的传出神经称为去甲肾上腺素能神经（noradrenergic nerve），主要是交感神经大部分节后纤维（图 5 – 2 – 1）。

神经递质需要与突触后膜上受体（即效应器上的受体）结合，激活受体产生生物效应才真正完成信息传递。传出神经作用的受体分为乙酰胆碱受体（acetylcholine receptor）和肾上腺素受体（adrenoceptor）。乙酰胆碱受体分为 M 受体和 N 受体。肾上腺素受体主要分为α受体和β受体。受体分布的组织器官不同，产生的效应也不同，因此传出神经支配不同效应器官，产生的作用不同。传出神经受体的组织分布和效应见表5－2－1。

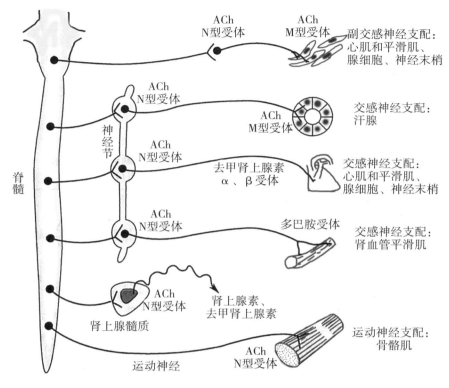

图5－2－1　传出神经分类

表5－2－1　传出神经系统的受体和相应的生理学效应

效应器	肾上腺素能神经兴奋 释放去甲肾上腺素（NA）		胆碱能神经兴奋 释放乙酰胆碱（ACh）	
	效应	受体	效应	受体
心脏				
心肌	收缩力加强	β_1、β_2	收缩力减弱	M_2
窦房结	心率加快	β_1、β_2	心率减慢	M_2
传导系统	传导加速	β_1、β_2	传导减慢	M_2
平滑肌、血管				
皮肤、内脏	收缩	α	舒张	—
骨骼肌	舒张	β_2	—	—
	收缩	α	—	—
冠状动脉	舒张	β_2	—	—

（续上表）

效应器	肾上腺素能神经兴奋 释放去甲肾上腺素（NA）		胆碱能神经兴奋 释放乙酰胆碱（ACh）	
	效应	受体	效应	受体
内皮	—	—	释放 EDRF	$M_3 M_4$
冠状动脉	舒张	β_3	—	—
胃肠道				
胃肠壁	舒张	α_2、β_2	收缩	M_3
括约肌	收缩	α_1	舒张	M_3
肌肠丛	—	—	激活	M_1
泌尿道				
膀胱壁	舒张	β_2	收缩	M_3
括约肌	收缩	α_1	舒张	M_3
生殖道				
子宫（妊娠）	舒张	β_2	—	—
	收缩	α	收缩	M_3
阴茎、精囊	射精	α	勃起	M
眼				
虹膜	瞳孔开大肌收缩（扩瞳）	α_1	瞳孔括约肌收缩（缩瞳）	M_3
睫状肌	舒张（远视）	β	收缩（近视）	M_3
腺体				
大汗腺	分泌	α	—	—
唾液腺	分泌 K^+、H_2O	α	分泌 K^+、H_2O	M_1
胃肠道、呼吸道腺体	分泌淀粉	β_2	分泌	
胰岛（B 细胞）	促进分泌	β_2	—	—
	抑制分泌	α_2	—	—
皮肤				
竖毛肌	收缩	α	—	—
代谢				
肝脏糖代谢	肝糖原分解、糖异生	α、β_2	—	—
骨骼肌糖代谢	肌糖原分解	β_2	—	—
脂肪代谢	脂肪分解	β_3	—	—

（续上表）

效应器	肾上腺素能神经兴奋 释放去甲肾上腺素（NA）		胆碱能神经兴奋 释放乙酰胆碱（ACh）	
	效应	受体	效应	受体
肾脏代谢	肾素释放	β_1	—	—
自主神经末梢				
交感	—	—	减少 NE 释放	M
副交感	减少 ACh 释放	α	—	—
骨骼肌	—	—	收缩（运动神经）	N_M

注：各种组织都有不同类型的受体分布，本表所列是在各组织中占多数的受体；EDRF 为内皮依赖性舒张因子。

二、传出神经系统药物作用方式

传出神经系统药物主要通过两种方式来影响传出神经系统的功能，发挥药物作用：一是直接作用于受体，二是影响递质。

（一）直接作用受体

作用于传出神经系统的药物因结构与递质相似，可以直接与胆碱受体或肾上腺素受体结合，从而发挥作用。若与受体结合后激动受体产生的效应，与传出神经递质的效应相似，称为激动药（agonist）或拟似药（analogues），如毛果芸香碱。若药物与受体结合后，不激动受体，且阻止递质与受体结合，从而拮抗递质的作用的，该药称为拮抗药（antagonist）或阻断药（blocker），如阿托品。

（二）影响递质

1. 影响递质的合成

递质的合成需要原料，需要酶的催化进行化学反应来生成。当药物影响原料的转运，如密胆碱抑制胆碱转运入细胞内合成 ACh，或药物影响酶的活性，如 α - 甲基酪氨酸抑制合成去甲肾上腺素关键酶（酪氨酸羟化酶）的活性，从而影响递质的合成，以此来发挥药物作用。

2. 影响递质的转运和贮存

已合成的或被摄取进入胞内的递质需要转运到囊泡贮存，避免被胞内酶代谢。利血平抑制转运载体，使被摄取入细胞的去甲肾上腺素不能贮存入囊泡而耗竭。而地昔帕明、可卡因等是通过抑制神经细胞对去甲肾上腺素的摄取发挥作用。

3. 影响递质的释放

递质通过释放才得以传递神经冲动给效应器。药物可以通过影响递质的释放从而发挥作用。如麻黄碱和间羟胺促进 NA 的释放，卡巴胆碱促进 ACh 的释放，而可乐定和碳酸锂则抑制 NA 释放。

4. 影响递质的生物转化

释放到突触间隙的递质与受体结合后，迅速被酶代谢或被细胞摄取，使作用消失。药物通过改变代谢酶活性来影响递质的生物转化，从而发挥作用。如新斯的明抑制乙酰胆碱酯酶，使突触间隙 ACh 增多，作用增强。

三、传出神经系统药物分类

作用于传出神经系统的药物根据其作用受体不同，对受体的作用性质不同进行分类，见表 5 - 2 - 2。

表 5 - 2 - 2　作用于传出神经系统药物的分类和代表药

拟似药	拮抗药
胆碱受体激动药	胆碱受体阻断药
M 受体激动药（毛果芸香碱）	M 受体阻断药（阿托品及合成代用品）
N 受体激动药（烟碱，无临床应用）	M_1 受体阻断药（哌仑西平）
M、N 受体激动药（卡巴胆碱）	N 受体阻断药
	N_N 受体阻断药（美卡拉明，已淘汰）
	N_M 受体阻断药（琥珀胆碱）
抗胆碱酯酶药	胆碱酯酶复活药（氯解磷定）
易逆性抗胆碱酯酶药（新斯的明） 难逆性抗胆碱酯酶药（有机磷酸酯类）	—
肾上腺素受体激动药	肾上腺素受体阻断药
α_1 受体激动药（去氧肾上腺素）	α1 受体阻断药（哌唑嗪）
α_2 受体激动药（可乐定）	α2 受体阻断药（育亨宾，无临床应用）
α_1、α_2 受体激动药（去甲肾上腺素）	α_1、α_2 受体阻断药（短效类如酚妥拉明；长效类如酚苄明）
β_1 受体激动药（多巴酚丁胺）	β 受体阻断药
β_2 受体激动药（沙丁胺醇）	β_1 受体阻断药（美托洛尔）
β_1、β_2 受体激动药（异丙肾上腺素）	β_1、β_2 受体阻断药（普萘洛尔）
α、β 受体激动药（肾上腺素）	α、β 受体阻断药（拉贝洛尔）

第二节　拟副交感神经药

副交感神经主要支配内脏器官，其神经末梢释放 ACh 与效应器上的胆碱受体结合后，产生突触后效应。拟副交感神经药（parasympathomimetic）是指一类直接激动胆碱受体或抑制乙酰胆碱酯酶，产生与 ACh 作用相似的药物，也称为拟胆碱药（cholinomimetic drugs）。因此，拟副交感神经药有胆碱受体激动药（cholinoceptor agonists）和胆碱酯酶抑制药（cholinesterase inhibitor）两大类型。

一、胆碱受体激动药

胆碱受体激动药是一类结构与 ACh 相似，可以直接激动胆碱受体，不依赖内源性 ACh 而产生类似于 ACh 作用的药物。胆碱受体主要分为毒蕈碱型（M 型）受体和烟碱型（N 型）受体两种。根据药物对受体类型的选择不同，分为 M 胆碱受体激动药和 N 胆碱受体激动药。

（一）M、N 胆碱受体激动药

本类药对 M、N 受体均有较好的作用，既可作用于节后胆碱能神经支配的效应器上的 M 胆碱受体，也可作用于神经节上的 N_N 胆碱受体和骨骼肌上的 N_M 胆碱受体，但对 M 受体作用更明显。因为本类药作用范围广泛，副作用多，所以临床较少使用。

1. 乙酰胆碱

乙酰胆碱为传出神经递质，在体内极易被乙酰胆碱酯酶（acetylcholinesterase，AChE）水解，作用维持时间短、不稳定，且作用广泛，副作用多，所以不作为临床用药使用，可作为工具药供药理学研究。因其在人体分布广泛，具有非常重要的生理功能，故研究其药理作用和作用机制有助于掌握其他胆碱受体激动药和胆碱受体阻断药的药理作用。现对其药理作用简要介绍如下。

（1）心血管作用：ACh 能抑制心脏，使心率减慢，传导减慢，心肌收缩力减弱。由于副交感神经末梢在心脏主要分布于窦房结、房室结、浦肯野纤维和心房肌，因此对以上组织抑制明显。ACh 使窦房结舒张期自动除极延缓，复极化电流增加，使动作电位到达阈值的时间延长，从而使心率减慢。ACh 延长了房室结和浦肯野纤维不应期，使其传导减慢。但不影响心房肌的传导速度。ACh 对心室肌影响小（因心室肌较少有副交感神经支配），主要影响心房肌。ACh 作用于心房肌上 M_2 受体，使细胞内 cAMP 生成减少，Ca^{2+} 内流减少，心肌收缩力降低。但 ACh 与交感神经末梢突触前膜上的 M_1 受体结合，负反馈抑制交感神经末梢释放 NA，也可间接抑制心室肌的收缩力。ACh 可扩张血管，其机制与 ACh 激动血管内皮细胞 M_3 受体有关，使内皮依赖性舒张因子（endothelium derived relaxing factor，EDRF）即一氧化氮（nitric oxide，NO）释放增多，使血管平滑肌松弛。

（2）平滑肌：ACh 可使平滑肌组织兴奋收缩。使胃肠平滑肌收缩，胃肠张力和蠕动增加；膀胱逼尿肌收缩（但膀胱三角区和外括约肌松弛），促进膀胱排空；支气管平滑肌收缩。因为内脏平滑肌细胞膜上分布 M_3 受体，ACh 作用 M_3 受体使细胞内 IP_3 和 DG 浓度升高，使 Ca^{2+} 释放增加，促进平滑肌收缩效应。

（3）腺体：ACh 促进腺体分泌增加。汗腺、唾液腺、泪腺、鼻腔腺体、气管和支气管腺体及消化道腺体等都受副交感神经支配，当副交感神经兴奋，腺体分泌增加。

（4）眼：眼睛的瞳孔括约肌和睫状肌均分布有 M 受体，ACh 作用于 M 受体，瞳孔括约肌和睫状肌收缩，产生缩瞳和近视状态。

（5）骨骼肌：骨骼肌细胞上分布有 N_M 受体，ACh 胆碱激动 N_M 受体，引起骨骼肌收缩，肌张力增强。当剂量过大时，因过度兴奋，致细胞膜长时间除极化可引起肌肉麻痹。

（6）神经节和中枢神经：ACh 作用于神经节上的 N_N 受体，使交感和副交感神经同时兴奋。因为机体多数器官同时接受这两种神经支配，产生相应效应，所以当两种神经同时兴奋时，最终呈现的是占优势的神经的效应。因 ACh 不能透过血脑屏障，故外周给药几乎不产生中枢作用。

2. 卡巴胆碱

卡巴胆碱（carbachol）又称为氨甲酰胆碱。其对 M、N 受体的选择性与 ACh 相似，但化学性质稳定，不易被胆碱酯酶水解，作用时间长。其对肠道和膀胱作用明显，可用于术后腹胀气和尿潴留的治疗。但副作用多，阿托品对其的解毒作用差，临床主要局部应用于滴眼治疗青光眼；仅用于皮下注射，禁用静脉注射给药；禁用于支气管哮喘、冠状动脉缺血和溃疡病患者。

3. 贝胆碱

贝胆碱（bethanechol）化学性质稳定，不易被酶水解；对 M 受体具有相对选择性，故疗效较卡巴胆碱好，副作用较卡巴胆碱轻；临床可用于术后腹胀气和尿潴留治疗；口服和注射均有效；禁忌证同卡巴胆碱。

（二）M 胆碱受体激动药

M 胆碱受体激动药为选择性激动 M 受体，对 N 受体作用弱或无作用的药物。本类药物包括天然生物碱类的毛果芸香碱（pilocarpine）、槟榔碱（arecoline）、毒蕈碱（muscarine）和人工合成的震颤素（oxotremorine）。

1. 毛果芸香碱

毛果芸香碱又称为匹鲁卡品，是从毛果芸香属（*Pilocarpus*）植物中提取出来的生物碱。其能选择性激动 M 受体产生 M 样效应，其中对眼睛和腺体的作用最明显。

1）药理作用和机制：

（1）眼。毛果芸香碱作用于眼睛，产生缩瞳、降低眼内压、调节痉挛等作用：①缩瞳。瞳孔的大小受瞳孔括约肌和瞳孔开大肌调节。瞳孔括约肌呈环状，受动眼神经（副交感神经）支配，当动眼神经兴奋时，ACh 释放并激动瞳孔括约肌上的 M 受体，使瞳孔括约肌向中央收缩，瞳孔缩小。而瞳孔开大肌呈辐射状，受去甲肾上腺能神经支配，兴奋时瞳孔开大肌收缩（向外周移动），瞳孔扩大。毛果芸香碱是 M 受体激动药，所以与 ACh 一样产生缩瞳作用。②降低眼内压：眼压是由眼球内的房水、晶状体和玻璃体形成的对眼球壁的压力，正常人眼压为 $10 \sim 21$ mmHg。眼压受房水影响较大。房水由睫状体上皮细胞分泌及血管渗出产生，流经后房、瞳孔进入前房，在前房角间隙通过滤帘吸收入巩膜静脉窦，回流到体循环中（图 5-2-2）。房水循环的任何一个环节出现异常，都会引起眼压改变。毛果芸香碱激动 M 受体，瞳孔括约肌收缩，使虹膜根部变薄，前房角间隙变宽，利于房水回流加快，使眼压降低。③调节痉挛。眼睛具有调节能力，以致可以看清近物，也可以看清远物。眼睛的调节依靠睫状肌和晶状体完成。当晶状体变凸，屈光度变大，近物易成像在视网膜，此时可以看清近物，却看不清远物；相反，当晶状体变扁，屈光度变小，远物就成像在视网膜中，可以看清远物，看不清近物。晶状体富有弹性，由于受悬韧带向外牵拉，晶状体维持在较为扁平的状态。但悬韧带又受睫状肌影响。睫状肌由环状和辐射状平滑肌组成，其中以副交感神经支配的环状肌为主。当副交感神经兴奋时，或毛果芸香碱激动 M 受体时，使环状肌向眼的中心方向收缩，悬韧带松弛，晶状体变凸，导到看近物清晰看远物模糊，此现象称为调节痉挛（图 5 - 2 - 3）。

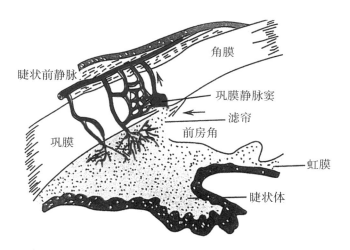

箭头（→）表示房水回流方向。

图 5 - 2 - 2 眼房水回流

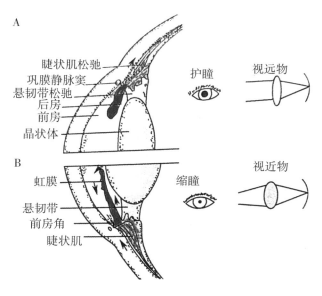

A：胆碱受体阻断药的扩瞳作用；B：胆碱受体激动药的瞳孔作用。箭头（→）表示
房水回流方向和睫状肌收缩或松弛方向。

图 5 - 2 - 3 药物对眼的调节

（2）腺体。毛果芸香碱在较大剂量（10～15 mg，皮下注射）时，可明显促进汗腺和唾液腺分泌，泪腺、胃腺、胰腺、小肠腺体和呼吸道腺体的分泌也有所增加。

2）临床应用：

（1）青光眼：青光眼是一种由于眼内压升高，压迫视神经致视神经萎缩及凹陷，视野缺损，视力下降的眼科疾病。临床分为开角型青光眼和闭角型青光眼。闭角型青光眼多见于眼睛内部炎症，尤其是虹膜炎，炎症使虹膜肿胀、前房角间隙狭窄，房水回流受阻而使眼内压升高。毛果芸香碱对闭角型青光眼效果较好，但使用剂量要注意，大剂量反而使症状加重。开角型青光眼多与小梁网及巩膜静脉窦变性或硬化，影响房水回流有关。毛果芸香碱对早期的开角型青光眼也有一定疗效。

（2）虹膜睫状体炎：毛果芸香碱常与阿托品等扩瞳药交替使用，使虹膜睫状体处于活动状态。其可用于虹膜睫状体炎，防止虹膜与晶状体发生粘连。

（3）其他：可用于唾液功能减退患者，其口服片剂可以改善口干症状。抗胆碱药阿托品中毒时也可以用本品来解救。

3）体内过程：毛果芸香碱具有水溶和脂溶的双相溶解度，故其角膜通透性良好。其1%滴眼液滴眼后 10～30 min 开始缩瞳，作用持续时间为 4～8 h。降眼压作用达峰时间约为75 min，维持作用时间（与药物浓度有关）为 4～14 h。

4）不良反应：滴眼早期可出现瞳孔缩小，调节痉挛，眼周疼痛和近视状态等眼部反应，随着继续治疗逐渐消失。滴眼频繁或用量增加致吸收过量，可引起全身中毒反应，如出汗、流涎、恶心、呕吐、腹痛、呼吸困难等。这些症状是因毛果芸香碱激动 M 受体所致，可用 M 受体阻断药如阿托品对抗。为了避免吸收到体循环，滴眼时，应压迫眼内眦 1～2 min。

2. 毒蕈碱

毒蕈碱由捕蝇蕈（amanita muscaria）分离提取。本品虽不作为治疗性药物，但它具有重要的药理活性，故简要介绍如下。

毒蕈碱是经典的 M 胆碱受体激动药，产生节后胆碱能神经兴奋效应。毒蕈碱主要存在于丝盖伞属和杯伞属的真菌中。毒蕈碱最初从捕蝇蕈中提取，但含量很低（约为0.003%），人食用捕蝇蕈后不至于引起中毒。但丝盖伞菌属和杯伞菌属中毒蕈碱含量可达1.6%，食用后 30～60 min 内即可出现毒蕈碱中毒症状（即 M 样中毒症状），主要为腺体、平滑肌、心血管和眼睛的 M 受体激动的表现，如流涎、流泪、腹痛、恶心、呕吐、腹泻、头痛、视力模糊、支气管痉挛、血压下降等。可用阿托品治疗（每隔 30 min，肌内注射 1～2 mg）。

（三）N 胆碱受体激动药

N 受体有 N_M 受体（分布于骨骼肌）和 N_N 受体（分布于神经节、肾上腺髓中枢）两种亚型。因为 N 胆碱受体激动药对这两种亚型没有选择性，产生的作用复杂，副作用多，故临床不常使用。本类药有烟碱、洛贝林、四甲铵和二甲基苯哌嗪等。以下对烟碱进行简要介绍。

烟碱（尼古丁，nicotine）是由烟草中提取的一种液态生物碱，脂溶性强，可经皮肤吸收进入体内，可透过血－脑屏障进入中枢。烟碱对 N 受体选择性差，N_N 和 N_M 受体均可激动，所以作用广泛，可作用于神经节、肾上腺髓质、骨骼肌以及中枢等。对神经节和骨骼肌作用均呈双相作用，即开始表现为短暂的兴奋作用，随后转变为持续的抑制作用。对中枢可促进多巴胺增加，长期吸食可成瘾。由于作用广泛、复杂，副作用多，临床无实用价值，仅具有毒理学意义。

二、胆碱酯酶抑制药

胆碱酯酶分为乙酰胆碱酯酶（AChE）和丁酰胆碱酯酶（butyrylcholine esterase，BChE）。其中 AChE 是 ACh 的特异性代谢酶，所以也称为真性胆碱酯酶。其主要存在于胆碱能神经末梢突触间隙中，活性极高，1 个酶分子在 1 min 内可水解 6×10^5 个分子的 ACh。丁酰胆碱酯酶主要存在于血浆中，并非 ACh 的特异代谢酶，除 ACh 外还可水解其他胆碱酯类药物，如琥珀胆碱等，对终止 ACh 的作用并不重要，故也称为假性胆碱酯酶。本章节所提及的胆碱酯酶主要指 AChE。

AChE 有两个特殊部位对水解 ACh 很关键，即带负电荷的阴离子部位和酯解部位。阴离子部位含有 1 个谷氨酸残基，酯解部位含有一个丝氨酸羟基构成的酸性作用点和 1 个组氨酸咪唑环构成的碱性作用点，两者经过氢键结合，增强了丝氨酸羟基的亲核性，使之较易与 ACh 结合。

AChE 水解 ACh 包括 3 个步骤：①AChE 与 ACh 结合形成复合物。ACh 分子中带正电荷的季铵阳离子头，以静电引力与 AChE 的阴离子部位相结合，同时 ACh 分子结构中的羰基碳与 AChE 酯解部位丝氨酸的羟基以共价键结合，形成 ACh 与 AChE 的复合物。②乙酰化 AChE 生成。ACh 的酯键断裂，乙酰基转移到 AChE 的丝氨酸羟基上，使丝氨酸乙酰化，生成乙酰化 AChE，并释放出胆碱。③AChE 脱离。乙酰化 AChE 迅速水解，分离出乙酸，使 AChE 游离出来并恢复活性。AChE 水解 ACh 的过程如图 5 - 2 - 4 所示。

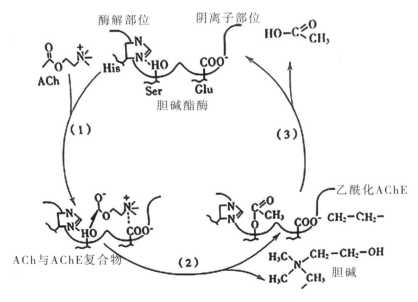

Glu 指谷氨酸；His 指组氨酸；Ser 指丝氨酸。

图 5 - 2 - 4　胆碱酯酶水解乙酰胆碱过程

胆碱酯酶抑制药（cholinesterase inhibitors）与 AChE 牢固结合，酶不能及时脱离并恢复其活性，导致胆碱能神经末梢 ACh 的代谢受到影响而使 ACh 堆积增多，可间接发挥 ACh 的作用，故又称为间接作用的拟胆碱药（indirect-acting cholinomimetic）。根据其与 AChE 结合后，酶得以脱离并恢复活性的难易情况，将其分为易逆性胆碱酯酶抑制药（easily dissociable cholinesterase inhibitor）和难逆性胆碱酯酶抑制药（nondissociable cholinesterase inhibitor）。

（一）易逆性胆碱酯酶抑制药

1. 作用机制

多数易逆性胆碱酯酶抑制药的分子结构中含有带正电荷的季铵基团和酯结构（图 5 - 2 - 5），因此和 ACh 一样，也能与 AChE 结合。如新斯的明以季铵阳离子头通过静电引力与 AChE 阴离子部位结合，同时其分子中的羰基碳与 AChE 酯解部位的丝氨酸羟基形成共价键结合，生成 AChE 和新斯的明复合物。随后复合物裂解生成的二甲胺基甲酰化胆碱酯酶再被水解，分离出二甲胺基甲酸和复活的 AChE（图 5 - 2 - 6）。但此步水解速度较慢，使酶较长时间抑制，从而间接发挥拟胆碱作用。但比难逆性胆碱酯酶抑制药的水解速度快，对酶的抑制时间短，故属于易逆性胆碱酯酶抑制药。

新斯的明　　　　　　西维因

毒扁豆碱　　　　　　腾喜隆

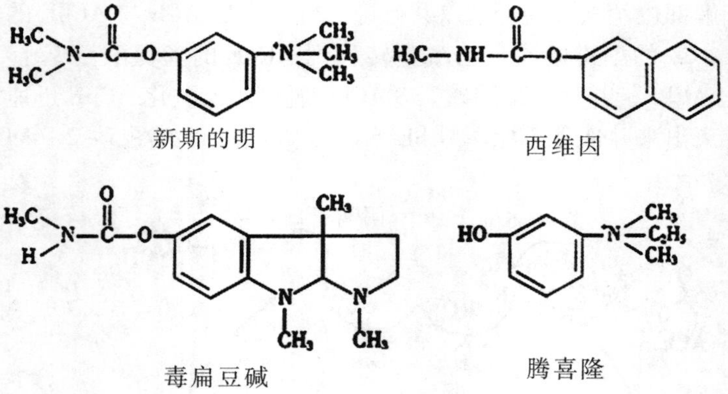

图 5 - 2 - 5　易逆性胆碱酯酶抑制药化学结构

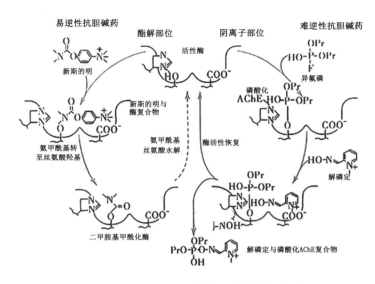

图 5 - 2 - 6　胆碱酯酶抑制药的作用机制

2. 药理作用

（1）眼：本类药滴眼使用可导致结膜充血，使位于虹膜边缘的瞳孔括约肌收缩和睫状肌收缩，产生缩瞳和调节痉挛作用，使视力调节在近视状态。其中缩瞳作用快，可在几分钟内显现，约 30 min 达到最大反应，可持续数小时至数天不等。虽然瞳孔可以缩小到"针尖样"大小，但对光反射一般不消失，而晶状体调节障碍作用比缩瞳时间短。因为上述作用可促进房水回流，所以可以使升高的眼压下降，临床可用于治疗青光眼。

（2）胃肠道：新斯的明可促进胃平滑肌的收缩和胃酸的分泌，拮抗阿托品使胃张力下降的作用，却增强吗啡对胃的兴奋作用。若支配胃的双侧迷走神经被切断，新斯的明的上述作用即被减弱。新斯的明对食管下段也有兴奋作用，在食管明显弛缓和扩张时，新斯的明能促进食管蠕动，并增加食管的张力。此外，新斯的明还可促进小肠、大肠（尤其是结肠）的蠕动，促进肠内容物排出。

（3）骨骼肌神经肌肉接头：AChE 抑制药主要是通过抑制神经肌肉接头的 AChE 来间接发挥骨骼肌兴奋作用，但新斯的明既有间接作用，又有直接作用（直接激动 N 受体）。本类药在治疗剂量下，可适度增强内源性 ACh 的作用，使骨骼肌收缩增强，可用于治疗重症肌无力和由非除极化型肌松药（如筒箭毒碱）引起的肌肉松弛，但不能有效纠正除极化型肌松药（如琥珀胆碱）引起的肌肉麻痹，因后者引起的肌肉麻痹与神经肌肉运动终板除极化有关。大剂量应用本类药时，由于体内 ACh 堆积增多，导致肌纤维震颤，继而使整个运动单位的肌束震颤。随着体内 AChE 抑制程度加重，肌张力逐渐下降，其作用与除极化型肌松药相似，故其禁用于除极化型肌松药中毒的解救。

（4）心血管系统：本类药对心血管系统的作用较复杂，因为 ACh 既作用于节后纤维又作用于神经节，而交感和副交感的神经节兴奋后，对心血管的作用是相反的，其最终效应以占优势一方的作用呈现。由于副交感神经对心脏的支配占优势，故本类药对心脏的作用表现为心率减慢、心排血量下降。本类药对血管和血压的影响较胆碱受体激动药弱，但大剂量使用仍可使血压下降，与药物作用于延髓的血管运动中枢有关。

（5）其他：由于支气管腺体、泪腺、汗腺、唾液腺、胃腺（胃窦 G 细胞和壁细胞）、小肠及胰腺等均受胆碱能神经支配，故低剂量胆碱酯酶抑制剂可增敏神经冲动所致的腺体分泌作用，较高剂量可提高基础分泌率。本类药物还可使细支气管平滑肌和输尿管平滑肌收缩，使后者蠕动加快。此外，脂溶性较好的胆碱酯酶抑制药还具有中枢兴奋作用，但在高剂量时，常引起抑制或麻痹，与血氧过低有密切关系。

3. 临床应用

（1）重症肌无力（myasthenia gravis，MG）：是一种自身免疫性疾病，是由于机体对自身突触后运动终板 N_M 受体产生抗体（在患者血清中可见抗 N_M 受体抗体），使 N_M 受体数目减少 70%～90%，导致神经肌肉接头冲动信息传递障碍，从而引起部分或全身骨骼肌疲乏无力，尤其在活动后症状明显。新斯的明、吡斯的明和安贝氯铵为常规用药来控制重症肌无力症状。但这几种药作用时间短，需要反复给药。

（2）腹胀气和尿潴留：本类药具有兴奋胃肠平滑肌和膀胱平滑肌作用，促进排气和排尿，适用于手术后或其他原因引起的单纯性腹胀气或尿潴留，以新斯的明疗效较好。但对于机械性梗阻引起的肠胀气或尿潴留禁用。

（3）青光眼：以毒扁豆碱、地美溴铵较为多用。其间接的拟胆碱作用可以使瞳孔缩小，眼内压降低。闭角型青光眼常用本类药物进行短时的紧急治疗，开角型青光眼的发作具有逐渐加重的特点，且常对手术治疗效果不明显，可用本类药物作长期治疗。

（4）解毒：可用于除极化型肌松药过量中毒的解救，新斯的明、依酚氯铵和加兰他敏为首选。也可用于 M 胆碱受体阻断药物中毒解救，常用毒扁豆碱。毒扁豆碱可透过血脑屏障，理论上可用于治疗某些具有中枢胆碱作用的药物中毒，但因其本身可产生严重的中枢毒性作用，因此，仅用于因伴有体温升高或严重的室上性心动过速的中毒患者。

（5）阿尔茨海默病（AD）：是一种进行性认知和记忆功能丧失的中枢神经系统退行性病变。临床表现为对近期记忆缺失、认知障碍和行为障碍等。研究表明，人体记忆的形成及储存与胆碱能的系统有密切联系。当中枢乙酰胆碱的系统功能出现缺陷会导致 AD 的发生。胆碱酯酶抑制药可提高中枢 ACh 的水平，起到治疗 AD 的作用。现用于临床的药物有多奈哌齐（donepezil）、利凡斯提及（rivastigmine）、加兰他敏（galanthamine）和石杉碱甲（huperzine A）等。

4. 常用的易逆性胆碱酯酶抑制药

（1）新斯的明（neostigmine）：为季铵类化合物，脂溶性差，口服吸收少而不规则。不易透过血 - 脑屏障，几乎不产生中枢作用。滴眼时角膜渗透作用较小，对眼的作用较弱。新斯的明口服后约 30 min 产生作用，可维持 2～3 h；注射后 5～15 min 起效，可维持约 1 h。在体内的新斯的明，部分被血浆胆碱酯酶而失效。用药后 80% 的药量可在 24 h 内经肾脏排泄，其中以原形药物排泄的占给药量的 50%。

新斯的明的拟胆碱作用中，对骨骼肌的兴奋作用最强；对胃肠和膀胱平滑肌有较强的兴奋作用；对心血管、腺体、眼和支气管平滑肌作用较弱。其对骨骼肌选择性作用的机制是：①抑制胆碱酯酶而发挥作用；②直接激动骨骼肌运动终板上的 NM 受体；③促进运动神经末梢释放 ACh。其临床主要应用于：①重症肌无力；②术后腹胀气和尿潴留；③阵发性室上性心动过速；④肌松药中毒解救；⑤阿托品中毒解救。

新斯的明治疗剂量时不良反应较少，主要与胆碱能神经过度兴奋有关，中毒量时可出现大汗淋漓、大小便失禁、视力模糊和眼眶疼痛、心动过速等反应，还可见肌痉挛，当肌细胞膜过度除极时，可致肌麻痹。新期的明禁用于机械性肠梗阻、尿路梗阻、肌麻痹及支气管哮喘患者。

（2）吡期的明（pyridostigmine）：为季铵类化合物，极性高，口服不易吸收，口服使用剂量大。其可进入胎盘，不易进入中枢。其药理作用和不良反应与新斯的明相似，但作用较新斯的明弱。其临床主要用于治疗重症肌无力，因对肌力的改善作用较持久（2～8 h），故适于晚上用药；也可用于手术后肠胀气和尿潴留。其过量中毒的危险较少，禁忌证同新斯的明。

（3）依酚氯铵（edrophonium chloride）：属于季铵类化合物，作用与新斯的明相似。对骨骼肌的兴奋作用强大，起效快，作用时间短暂，一般仅维持约 10 min，故不宜作为治疗用药。依酚氯铵主要用于诊断重症肌无力。诊断实验步骤：先快速静脉注射本品 2 mg，30～45 s 后观察有无药物效应。若没有任何反应，再继续静脉注射本品 8 mg。若受试者出现短暂肌肉收缩改善，同时未见有舌肌纤维收缩症状（此反应常见于非重症肌无力患者），则可以诊断为阳性。进行诊断试验时，必须同时备有阿托品，以便及时处理因注射依酚氯铵出现严重的 M 胆碱受体兴奋症状。本品也用于鉴别诊断重症肌无力患者用药过量或用药不足。用药不足者，用依酚氯铵后可使患者症状很快改善；用药过量者，用依酚氯铵后则表现为肌力仍无改善，甚至加重。

（4）安贝氯铵（ambenonium chloride，酶抑宁）：其抗胆碱酯酶作用和兴奋骨骼肌作用都较新斯的明强且持久，可口服给药。主要用于重症肌无力，尤其用于对溴离子过敏，不能耐受溴化新斯的明或溴化吡斯的明的患者。本品不良反应较大，治疗量即可引起头痛、视物模糊、呕吐、腹泻和出汗等 M 受体兴奋反应。

（5）毒扁豆碱（physostigmine；又称为依色林，eserine）：是从非洲的毒扁豆种子中提取的生物碱，现已可人工合成，其结构属叔胺类化合物。脂溶性好，易被黏膜吸收，易透过 - 血脑屏障产生中枢作用，滴眼角膜渗透性好，对眼睛可产生较强的作用。毒扁豆碱仅有间接作用，没有直接作用，但作用选择性差，且毒性大，临床主要局部用于治疗青光眼。与毛果芸香碱相比，其治疗作用强、快且持久，滴眼后约 5 min 可出现缩瞳，眼内压下降可持续 1～2 天。但刺激性大，长期给药患者不易耐受，可先用本药滴眼数次后，改用毛果芸香碱维持疗效。

（6）地美溴铵（demecarium bromide）是一种作用时间较长的胆碱酯酶抑制药，治疗青光眼时，一次滴眼，作用时间可以持续 9 天以上。但起效较毒扁豆碱慢，一般滴眼后 15～60 min 出现缩瞳，24 h 后降压作用达高峰。用于治疗无晶状体畸形开角型青光眼及对其他药物无效的患者。

（二）难逆性胆碱酯酶抑制药

难逆性胆碱酯酶抑制药主要是指有机磷酸酯类药物。因其与 AChE 牢固结合后不易水解，使 AChE 难以恢复活性，故属于难逆性胆碱酯酶抑制药。有机磷酸酯类药物有敌百虫、乐果、马拉硫磷、敌敌畏、内吸磷和对硫磷等，主要为农药和环境卫生杀虫剂；也有些具有剧毒，用作战争毒气，如沙林、梭曼和塔崩等；还有少数具有缩瞳作用，作为药物治疗青光眼，如乙硫磷和异氟磷。因本类药物长时间的抑制 AChE，使突触间隙 ACh 蓄积增多，产生毒性反应，故本类药临床实用价值不大，但具有毒理学研究意义。

1. 中毒机制

有机磷酸酯类药物的磷原子具有亲电子性，可与 AChE 的酯解部位丝氨酸的羟基形成共价键结合，生成磷酰化 AChE，不易水解，导致 AChE 持久的被抑制而致体内 ACh 蓄积，产生胆碱受体广泛兴奋的中毒症状。若抢救不及时，中毒时间过久，则磷酰化 AChE 因其磷酰基团上的烷氧基断裂生成单烷氧基磷酰化 AChE，后者更为稳定，使酶更难以恢复活性。这一过程称为酶的老化。老化的 AChE 基本不能恢复其活性，即便使用酶复活剂也难以奏效，必须要等新生的 AChE 才能水解乙酰胆碱，但此过程需要 15 ～ 30 天，故急性中毒时应迅速抢救。

2. 中毒症状

因 ACh 作用广泛，故有机磷酸酯类药物的中毒表现复杂而多样，归纳起来有 M 样作用症状、N 样作用症状和中枢神经系统症状。中毒严重程度不同，症状有明显区别。一般轻度中毒以 M 样症状为主；中度中毒则同时出现 M 样症状和 N 样症状；严重中毒者，除了 M、N 样症状外，还出现中枢神经系统症状。

1）M 样作用症状：

（1）眼：兴奋 M 受体，使瞳孔括约肌和睫状肌收缩，患者出现瞳孔缩小，严重时呈"尖针"样，视远物模糊，头痛、眼眶疼痛。当患者经眼接触毒物蒸汽或雾剂时，眼部症状出现早而且明显。

（2）腺体：促进腺体分泌增加，患者出现大汗淋漓、流涎、口吐白沫、流泪、流鼻涕、呼吸道黏液增多。

（3）平滑肌：内脏平滑肌兴奋，发生收缩、痉挛，表现为腹痛、呕吐、腹泻，严重时大、小便失禁，呼吸困难。

（4）心血管：M 受体兴奋时，心血管系统表现为抑制，患者出现心率减慢，血压降低。

2）N 样作用症状：主要是作用于神经节、肾上腺髓质和骨骼肌 N 受体产生的症状。由于神经节后有交感神经和副交感神经，因此 ACh 作用于神经节 N 受体，会出现去甲肾上腺素能神经的作用。使部分内脏器官的 M 样症状被拮抗而不明显，甚至转变为相反的症状。如心脏同时受交感、副交感神经支配，轻度中毒时表现为心率减慢和血压下降（M 样症状），当严重中毒时，反而表现为心率加快、血压升高。肾上腺髓质兴奋，释放肾上腺素增多，也参与升压作用。骨骼肌表现为肌肉颤动、抽搐、无力。严重者出现呼吸肌麻痹而致死亡。

3）中枢神经系统症状：中毒后中枢神经系统表现为先兴奋后抑制，即最初表现为兴奋不安、惊厥，过度兴奋后则转为抑制，表现为意识模糊、共济失调、谵言、反射消失、昏迷等，甚至血管运动中枢和呼吸中枢抑制，出现血压下降、呼吸减慢，最终死于呼吸麻痹。

急性中毒多见于大量服用了有机磷酸酯类药物之人，症状往往比较急而重，患者可同时出现 M 样、N 样症状和中枢症状，需要及时救治，否则可在 5 min～24 h 内死亡。死因主要为呼吸衰竭及继发性心血管功能障碍。慢性中毒多发生于长期接触有机磷酸酯类药物的人员，临床症状不明显，可有神经衰弱综合征、腹胀、多汗，偶见肌束颤动和瞳孔缩小。但血中 AChE 活性显著持久下降，其下降程度与临床症状并不平行。

3. 中毒救治

1）急性中毒：

（1）清除身上毒物，阻止毒物被继续吸收：经皮肤接触的，可用温水和肥皂清洗皮肤，彻底除去毒物。若经口服入毒物的，首先抽出胃内毒物，再反复用 2% 碳酸氢钠或 1% 食盐水洗胃，直到抽出液体没有农药味，并用硫酸镁导泻，促进进入肠道的毒物排出。需要注意的是，若服入的是敌百虫，不可用碱性溶液洗胃，因其在碱性环境可转化成毒性更强的敌敌畏；若是对硫磷中毒，不可用高锰酸钾洗胃，因其可氧化成毒性更强的对氧磷；经眼接触的，可用 2% 碳酸氢钠液或 0.9% 生理盐水冲洗数遍以除去毒物。

（2）药物治疗：尽早使用药物治疗是抢救成功的关键。对 M 样中毒症状的治疗，可用阿托品。阿托品为 M 受体阻断药，可以迅速拮抗 ACh 对 M 受体的作用，解除缩瞳、视物模糊、眼眶疼痛、出汗、呼吸道和胃肠道平滑肌痉挛等外周的 M 样症状。阿托品对中枢中毒症状作用弱，仅部分解除，使昏迷患者苏醒，但对惊厥、躁动不安症状不明显。阿托品对 N 样症状无效，故合并有 N 样症状重度中毒者需要同时使用 AChE 复活药，以恢复酶的活性，并清除吸收入体内的毒物，防止有机磷酸酯与酶继续结合，以彻底消除病因和症状。

（3）解救药物的应用原则：①联合用药。阿托品对 M 样中毒症状的解除效果快且好，但对中枢神经系统症状效果差，对 N 样症状无效；而 AChE 复活药能从根本上恢复 AChE 的活性，从而促进体内 ACh 水解，可迅速改善 N 样症状，对中枢中毒症状也有一定改善作用，但对 M 样症状影响小。故两种药物合用能取得较好效果。②尽早用药。治疗药物无论阿托品还是 AChE 复活药，都要尽早使用，一方面可缓解危重症状，挽救生命；另一方面，又可以阻止酶的老化，对患者的救治效果和预后恢复具有很重要意义。③足量用药。用药剂量要足够大，以对抗体内有机磷酸酯类和所蓄积的 ACh 产生的作用。阿托品足量是指阿托品日用量要达到使 M 样症状消失，甚至出现轻微阿托品化，即瞳孔散大、口干、皮肤干燥、面部潮红、心率加快、肺部啰音有明显减少或消失等。AChE 复活药足量是指该药日用量可使 N 样中毒症状全部消失，全血或红细胞中 AChE 的活性分别恢复到 50%～60% 或 30% 以上。④重复用药。因为在救治过程中，随着药物体内消除中毒症状又出现，另外，没有彻底清除的毒物仍被继续吸收也会使中毒症状反复出现，故需要重复给药以控制症状，巩固疗效。

（4）对症处理：①维持患者气道通畅，可行支气管内吸引术、人工呼吸、给氧等；②控制持续惊厥，可使用地西泮 5～10 mg，静脉注射；③抗休克治疗。

2）慢性中毒：阿托品和酶复活药对有机磷酸酯类慢性中毒疗效差，目前尚缺乏有效治疗方法。对慢性中毒，以预防为主，加强工作人员在生产及使用农药时的劳动保护措施。若接触人员血中 AChE 活性下降到 50% 以下，即便没出现症状，也应彻底脱离有毒环境，以免加深中毒。

（三）胆碱酯酶复活药

胆碱酯酶复活药（cholinesterase reactivator）是一类能使 AChE 恢复活性的药物，常用药物有碘解磷定、氯解磷定和双复磷等，都属肟（oxime）类化合物。

1. 氯解磷定

氯解磷定（pralidoxime chloride，PAM-CL）水溶液稳定，无刺激性，可肌注、静脉注射，且肌注疗效与静注相似。由于作用快，不良反应少，使用方便，临床较常使用。

1）药理作用：

（1）恢复 AChE 的活性：其分子中带正电荷的季铵阳离子与磷酰化 AChE 的阴离子部位以静电引力相结合，结合后其肟基结构（═N—OH）与磷酰化 AChE 的磷酰基以共价键结合，形成氯解磷定与磷酰化 AChE 复合物。后者经裂解生成磷酰化氯解磷定，并释放 AChE，恢复 AChE 水解 ACh 的活性。

（2）直接解毒作用：直接结合体内游离的有机磷酸酯类毒物，成为无毒的磷酰化氯解磷定随尿排出，阻止游离的毒物继续抑制 AChE 的活性。

2）临床应用：用于中、重度有机磷酸酯类中毒的解救。对 N 样症状和中枢中毒症状效果好。但不能直接对抗体内积聚的 ACh，对 M 样症状疗效不明显，一般与阿托品合用，可取得较好效果。

3）不良反应：治疗剂量下不良反应少。偶见嗜睡、恶心、呕吐、眩晕、视物障碍、头痛等。静脉注射过快或剂量过大，可致呼吸抑制，故不宜与麻醉性镇痛药合用。大剂量可直接与 AChE 结合而抑制酶的活性，加重有机磷酸酯类中毒症状。

2. 碘解磷定

碘解磷定（pralidoxime iodide，PAM）药理作用和应用与氯解磷定相似，但水溶液不稳定，在碱性溶液中易被破坏，久放可释放出碘，必须临用时配制。因其含碘，对局部组织刺激性大，故宜静脉注射。治疗效果因有机磷酸酯类的品种不同而存在差异，对内吸磷和对硫磷的解毒效果较好，对敌百虫和敌敌畏疗效较差，对乐果、马拉硫磷无效；对慢性中毒也无效。

第三节　胆碱受体阻断药

胆碱受体阻断药（cholinoceptor blocking drugs）是一类能与胆碱受体结合，但几乎不具内在活性，从而拮抗乙酰胆碱或拟胆碱药物作用的药物。根据其阻断胆碱受体（M、N 受体）的选择性不同，可分为 M 胆碱受体阻断药和 N 胆碱受体阻断药。

一、M 胆碱受体阻断药

M 胆碱受体阻断药（muscarinic cholinoceptor blocker）主要阻断 M 受体，一般对 N 受体影响小。主要阻断外周胆碱能神经所支配效应器官的 M 受体，但叔胺类化合物也可进入中枢产生中枢阻断作用。M 胆碱受体阻断药根据药物的来源分为天然生物碱类药物和人工合成药物。

（一）天然生物碱类

本类药物是由天然茄科植物（如颠茄、曼陀罗、洋金花、莨菪和唐古特莨菪等）提取而来的生物碱，包括阿托品、东莨菪碱和山莨菪碱等。但三者在化学结构上有些区别：东莨菪碱有氧桥，使其脂溶性增强，易进入中枢神经系统，而阿托品和山莨菪碱没有氧桥；山莨菪碱在托品环上多一个羟基，使山莨菪碱分子极性增强，难以进入中枢神经系统。因此，这三种药物中东莨菪碱对中枢的作用最强，阿托品次之，山莨菪碱最弱。

1. 阿托品

阿托品（atropine）是消旋莨菪碱，化学性质稳定。阿托品为竞争性拮抗药，与 ACh 或 M 胆碱受体激动药竞争 M 受体，产生与 ACh 作用相反的拮抗作用。本药主要阻断 M 受体，对 M_1、M_2、M_3、M_4 和 M_5 亚型没有选择性，作用广泛。大剂量使用本药也能阻断 N 受体。由于不同器官对阿托品的敏感性不同，因此，随着阿托品剂量的增加，可依次出现腺体、眼睛、心脏、内脏平滑肌和中枢神经系统等的效应（表 5 - 2 - 3）。

表 5 - 2 - 3　阿托品的药理作用和剂量的关系

剂量/mg	药理作用
0.5	轻度心率减慢，轻度口干，汗腺分泌减少
1.0	口干、口渴；心率加快，有时心率可先减慢；轻度扩瞳
2.0	心率明显加快、心悸，口干明显，扩瞳，调节麻痹
5.0	上述所有症状加重；说话和吞咽困难，不安，疲劳，头痛，皮肤干燥，发热，排尿困难，肠蠕动减少
10.0	上述所有症状加重；脉细速，瞳孔极度扩大，极度视力模糊，皮肤潮红、热、干或猩红，运动失调，不安，激动，出现幻觉、谵妄，甚至昏迷

1）药理作用：

（1）腺体：阻断 M 受体，拮抗 ACh 对腺体的兴奋作用，使腺体分泌减少。其中对唾液腺和汗腺作用最明显，在 0.5 mg 时可明显出现口干，皮肤干燥，而排汗减少可使体温升高。剂量加大，还会出现泪腺和呼吸道腺体分泌减少。阿托品对胃酸分泌影响较小，因为胃酸的分泌主要受胃泌素的调节。

（2）眼：①扩瞳。阿托品能阻断瞳孔括约肌 M 受体，使呈环状的瞳孔括约肌松弛，而呈辐射状的瞳孔开大肌（受肾上腺素能神经支配）的功能相对占优势，瞳孔扩大。②眼内压升高。这与阿托品松弛瞳孔括约肌有关。由于瞳孔括约肌松弛退向四周边缘，使虹膜根部变厚，前房角变窄，阻碍房水回流，眼内压升高。故阿托品禁用于青光眼患者。③调节麻痹。阿托品阻断睫状肌 M 受体，使睫状肌松弛而退向外缘，牵拉悬韧带，悬韧带拉紧致晶状体呈扁平状态，屈光度降低，此时，近物不能清晰成像在视网膜，所以看近物模糊，看远物清晰，这种作用称为调节麻痹。

（3）内脏平滑肌：阿托品可拮抗胆碱能神经对内脏平滑肌的兴奋收缩作用，使平滑肌松弛，且平滑肌越是处于过度活动或痉挛收缩状态，其松弛作用越明显。其对胃肠道痉挛绞痛效果最好，对输尿管及膀胱的痉挛绞痛次之，对胆道、支气管及子宫平滑肌的解痉作用最弱。其对括约肌的作用取决于括约肌的功能状态，如当胃幽门括约肌痉挛时，阿托品则具有一定松弛作用，但作用不恒定。

（4）心脏：①对心率影响。阿托品在小剂量（0.5 mg）时可使部分患者心率轻度、短暂的减慢。这可能是阿托品阻断了胆碱能神经突触前膜 M_1 受体，减弱了 ACh 反馈性抑制，使 ACh 在突触释放增加所致。剂量增加到 1～2 mg，由于阿托品阻断窦房结的 M_2 受体，拮抗了迷走神经对心脏窦房结的抑制作用，使心率加快，其加快程度取决于迷走神经对心脏控制的张力，青壮年迷走神经张力较高，心率加快较明显。②对房室传导影响。阿托品可对抗迷走神经对房室结的传导抑制作用，使房室传导加快，故可用治疗由于迷走神经过度兴奋所致的房室传导阻滞。

（5）血管与血压：阿托品在治疗量时对血管与血压无明显影响，这可能与多数血管不受胆碱能神经支配有关，但对拟胆碱药所致的血管扩张作用，阿托品可以拮抗。在大剂量时可解除内脏小血管痉挛作用，尤其对皮肤血管痉挛，扩张作用较为明显，使皮肤潮红（如脸部）与温热。大剂量的阿托品也可以解除微循环小血管的痉挛，能改善微循环，提高组织的血液灌注量，用于治疗休克。大剂量阿托品的扩张血管作用与其阻断 M 受体无关，认为可能阿托品本身对血管有直接作用，也可能是因其抑制汗腺分泌，使体温升高，导致机体代偿性散热反应。

（6）中枢神经系统：治疗量阿托品对中枢神经系统作用不明显。但在较大剂量（1～2 mg）可兴奋延髓呼吸中枢，使呼吸加深加快；在更大剂量（2～5 mg）可兴奋大脑，出现烦躁不安、多言、谵妄等反应；在中毒剂量（10 mg 以上）可产生幻觉、定向障碍、运动失调和惊厥等中毒症状。当严重中毒时，中枢由兴奋转入抑制，出现昏迷和呼吸麻痹，最后死于循环和呼吸衰竭。

问题讨论

小 A 在急诊科实习的时候，见到一位中年男性患者突发肾绞痛，值班老师告诉他可以用"哌替啶＋阿托品"治疗。小 A 刚从泌尿科轮转过来，此时连忙问患者是否有前列腺增生。请问小 A 为何会有上述疑问？你如何看待阿托品的药理作用和临床应用。

2）临床应用：

（1）解除内脏平滑肌痉挛：阿托品可解除内脏平滑肌痉挛收缩，适用于各种内脏绞痛。其对胃肠道绞痛和尿道炎引起膀胱刺激症状（尿频、尿急等）的效果较好；对胆绞痛和肾绞痛，需与镇痛药（如哌替啶）合用；对幽门收缩引起的梗阻疗效差。

（2）抑制腺体分泌：阿托品抑制呼吸道腺体分泌，可用于麻醉前给药，使手术过程中呼吸道黏液分泌减少，避免分泌物阻塞呼吸道引起吸入性肺炎。其能抑制唾液分泌，可用于治疗流涎。其能抑制汗腺分泌，可用于治疗多汗症和盗汗现象。

（3）眼科应用：①虹膜睫状体炎。阿托品溶液滴眼，使瞳孔括约肌和睫状肌松弛而充分休息，有利于炎症消退。又因其扩瞳作用，使虹膜退向边缘，与缩瞳药作用相反，两者交替使用，防止虹膜与晶状体粘连。②验光。由于阿托品松弛睫状肌，牵拉悬韧带，使晶状体固定，可以准确测定晶状体屈光度。但由于作用时间长（扩瞳作用 1 ～ 2 周，调节麻痹作用 2 ～ 3 天），视力恢复慢，现已少用。但由于儿童的睫状肌调节功能较强，所以儿童验光时仍需要阿托品充分的调节麻痹。③眼底检查。由于阿托品可以扩瞳，使眼底视野扩大，有利于观察。但由于其作用时间长，现在多以作用时间短的后马托品替代。

（4）缓慢型心律失常：因为阿托品可以解除迷走神经对心脏的抑制作用，所以阿托品可用于治疗由于迷走神经过度兴奋引起的窦性心动过缓、窦房传导阻滞和房室传导阻滞等缓慢型心律失常。但由于阿托品可使心脏兴奋，耗氧量增加，对伴有心梗的心律失常患者可加重心肌缺氧，甚至导致室颤，故此类患者要慎用。

（5）抗中毒性休克：因大剂量阿托品可解除微循环痉挛，改善微循环，故对暴发型流行性脑脊髓膜炎、中毒性菌痢、中毒性肺炎等所致的感染性中毒性休克，可使用大剂量阿托品治疗，对休克早期疗效较好。其也可以用于出血性休克，但对休克伴有心率过快或伴有高热者，不宜应用。

（6）解救有机磷酸酯类中毒：阿托品阻断 M 受体，用于解除有机磷酸酯类中毒所产生的 M 样症状。

3）体内过程：阿托品为叔胺类化合物，脂溶性好，口服易吸收，1 h 后血药浓度达峰值，吸收率为 50%。阿托品局部滴眼，角膜穿透力好，但皮肤给药吸收差。其吸收后可广泛分布全身组织，可透过血脑屏障进入中枢产生作用。50% ～ 60% 阿托品以原形经尿排泄，其余被水解后以代谢产物与葡萄糖醛酸结合后随尿排出，$t_{1/2}$ 为 2 ～ 4 h。

4）不良反应和禁忌证：阿托品作用广泛，副作用多。常见的副作用有口干、心悸、瞳孔扩大、视力模糊、皮肤干燥、面部潮红等，一般不需要特殊处理，停药后会自行消失。偶见皮疹等过敏反应。在炎热天气，服用阿托品患者易中暑，因其抑制汗腺分泌使体温升高。随着剂量增加，不良反应逐渐增多且加重，甚至出现明显的中枢中毒症状（表 5 - 2 - 3）。阿托品的致死剂量在成人为 80 ～ 130 mg，儿童约为 10 mg。中毒时主要采取对症治疗。阿托品中毒出现外周症状可用拟胆碱药如新斯的明、毒扁豆碱或毛果芸香碱对抗，出现中枢兴奋症状，可用镇静药或抗厥药（如地西泮）对抗。但阿托品在解救有机磷酸酯类药物中毒时因使用过量中毒，不能用新斯的明或毒扁豆碱解救。青光眼及前列腺肥大患者禁用阿托品，后者因可能使尿道括约肌收缩，加重患者排尿困难。

2. 东莨菪碱

东莨菪碱（scopolamine）外周抗胆碱作用与阿托品相似，但在作用强度上有些不同。其抑制腺体分泌作用较阿托品强，对平滑肌和心血管的作用较阿托品弱，对眼睛的扩瞳作用和调节麻痹较阿托品稍弱。东莨菪碱对中枢表现为较强的抑制作用，小剂量有明显的镇静作用，较大剂量可产生催眠。东莨菪碱临床用于麻醉前给药，不仅能抑制腺体分泌，还协同麻醉药的中枢抑制作用，因此优于阿托品。东莨菪碱也可用于预防晕船、晕车，其机制可能与其抑制前庭神经内耳功能或大脑皮质功能有关，与苯海拉明合用效果更佳。东莨菪碱还可用于治疗帕金森病，因其中枢抗胆碱作用，可缓解帕金森患者的流涎、震颤和肌肉强直等症状。东莨菪碱的不良反应和禁忌证与阿托品相似。

3. 山莨菪碱

山莨菪碱（anisodamine）是从唐古特莨菪中提取的一种生物碱，其人工合成品称为"654-2"。其药理作用与阿托品相似，但不同于阿托品，山莨菪碱的作用选择性高，对血管平滑肌痉挛和微循环障碍的解痉作用较强，对胃肠痉挛的解痉作用与阿托品相似，但抑制腺体分泌和扩瞳作用较弱，使用时副作用轻，因此临床上广泛取代阿托品用于治疗各种中毒感染性休克、内脏平滑肌痉挛等。因不易通过血-脑屏障，故中枢作用不明显。山莨菪碱的不良反应和禁忌证与阿托品相似。

（二）人工合成药物

阿托品的缺点为选择性差，副作用多，用作眼科用药时作用时间长、视力恢复慢。为了优化其药物作用，减少不良反应，有研究者对其化学结构进行改造，从而合成一系列阿托品的代用品。其代用品包括扩瞳药、解痉药和选择性 M 受体阻断药。这些合成品具有选择性高、副作用少的特点。

1. 合成扩瞳药

合成扩瞳药有后马托品、托吡卡胺、环喷托酯和尤卡托品等。其特点为扩瞳和调节麻痹的作用时间短、视力恢复快，适用于一般眼科检查。合成扩瞳药的作用消退时间与阿托品的比较见表5-2-4。

表5-2-4　几种扩瞳药滴眼作用的比较

药物	浓度/%	扩瞳作用		调节麻痹作用	
		高峰/min	消退时间	高峰/h	消退时间
硫酸阿托品	1.0	30～40	7～10 d	1.0～3.0	7～12 d
氢溴酸后马托品	1.0～2.0	40～60	1～2 d	0.5～1.0	1～2 d
托吡卡胺	0.5～1.0	20～40	6 h	0.5	小于6 h
环喷托酯	0.5	30～50	1 d	1.0	6～24 h
尤卡托品	2.0～5.0	30	2～6 h	—	—

2. 合成解痉药

1）季铵类解痉药：含有带正电荷的季铵基团，极性高，脂溶性低，因此本类药口服吸收差，不易通过血-脑屏障，几乎无中枢作用。对内脏平滑肌解痉作用选择性高，不良反应少。

（1）异丙托溴铵（ipratropium bormide）：是对支气管平滑肌选择性较高的 M 胆碱受体阻断药。其扩张支气管作用明显强于对呼吸道腺体和心血管系统的作用，扩张支气管的剂量是抑制腺体分泌和加快心率所用剂量的 1/20～1/10。其临床主要用于防治支气管哮喘和哮喘型慢性支气管炎，尤其适用于不能耐受β受体激动剂引起肌肉震颤和心动过速的患者；也可用于慢性阻塞性肺疾病的维持治疗。其主要采用气雾剂吸入给药，30～90 min

作用达高峰，可维持 4 ～ 6 h。

（2）溴丙胺太林（propantheline bromide，普鲁本辛）：是对胃肠道平滑肌选择性高的 M 受体阻断药，治疗量对胃肠平滑肌有明显抑制作用，也能减少胃酸和其他腺体分泌。其用于治疗胃、十二指肠溃疡，胃肠痉挛，泌尿道痉挛，多汗症及妊娠呕吐。其不良反应与阿托品相似，中毒量可引起呼吸麻痹，与抑制神经肌肉接头的传递有关。其口服吸收不完全，食物可影响其吸收，故宜餐前 0.5 ～ 1 h 服用。

（3）甲溴东莨菪碱（scopolamine methylbromide）：为 M 胆碱受体阻断药，外周抗胆碱作用与阿托品相似，仅在作用程度上略有不同。其对胃肠道、胆道和泌尿道平滑肌解痉作用较阿托品强，也能解除血管平滑肌痉挛，改善微循环，但对心脏、眼和腺体影响小。本品主要用于治疗各种原因引起的胃肠痉挛、胆绞痛或胃肠道蠕动亢进等。其口服生物利用低，不易通过血 – 脑屏障；口服用药，作用可维持 6 ～ 8 h。

（4）溴甲后马托品（homatropine methylbromide）：为后马托品的季铵衍生物，M 受体阻滞作用弱于阿托品，但阻滞神经节 N 受体作用较强。与二氢可待因酮组合成复方制剂用于镇咳，也可用于治疗胃肠绞痛和辅助治疗消化性溃疡。

此外，季铵类解痉药还有奥芬溴铵（oxyphenonium bromide）、格隆溴铵（glycopyrronium bromide）、地泊溴铵（diponium bromide）、戊沙溴铵（valethamate bromide）、喷噻溴铵（penthienate bromide）、异丙碘铵（isopropamide iodide）、甲硫酸二苯马尼（diphenatil metilsulfate）、溴哌喷酯（pipenzolate bromide）、羟吡溴铵（oxypyrronium bromide）和依美溴铵（emepronium bromide），均具有缓解内脏平滑肌痉挛作用，也可作为消化性溃疡的辅助治疗药物。

2）叔胺类解痉药：脂溶性高，口服易吸收，易通过血 – 脑屏障；解痉作用明显，也能抑制胃液分泌，且有中枢安定作用。本类药物有双环维林（dicyclomine）、黄酮哌酯（flavoxate）和奥昔布宁（lxybutynin）。这些药物均为较强的非特异性平滑肌直接松弛药，在治疗剂量下能缓解胃肠道、胆道、输尿管和子宫平滑肌痉挛。双环维林主要用于平滑肌痉挛、肠蠕动亢进和消化性溃疡等治疗；因黄酮哌酯和奥昔布宁对膀胱平滑肌选择性高，故用于治疗膀胱过度活动症。

（1）托特罗定（tolterodine）：是很强的 M 胆碱受体阻断剂，对膀胱具有选择性，主要用于膀胱过度活动症。

（2）贝那替秦（benactyzine）：除能缓解平滑肌痉挛、抑制胃酸分泌外，还具有中枢镇静作用。故适用于伴有焦虑症的溃疡患者，也用于肠蠕动亢进和膀胱刺激征者。

此外，此类药还有羟苄利明（oxyphencyclimine）、阿地芬宁（adiphenine）、甲卡拉芬（metcaraphen）、地美戊胺（aminopentamide）、丙哌维林（propiverine）、地芬明（diphemin）和曲地碘铵（tredihexethyl iodide）等，均具有非特异性平滑肌松弛作用，临床主要用于治疗消化性溃疡和胃肠道痉挛等。

3. 合成选择性 M 受体阻断药

（1）哌仑西平（pirenzepine）：为选择性 M_1 受体阻断药，作用于胃壁细胞上 M_1 受体，抑制胃酸和胃蛋白酶的分泌，临床用于消化道溃疡治疗。本品虽以属于三环类药物，但不易通过血 – 脑屏障，几乎无中枢作用。其对腺体、眼睛和胃肠平滑肌的作用较弱，因此副作用轻。替仑西平（telenzepine）为哌仑西平的同类药，但对 M_1 受体的选择性阻断作用更强。

（2）索利那新（solifenacin）：选择性 M_3 受体阻断药，选择性阻断膀胱平滑肌 M_3 受体，抑制膀胱节律性收缩，临床用于治疗膀胱过度活动症，以改善尿频、尿急和尿失禁等症状。

二、N 胆碱受体阻断药

N 胆碱受体阻断药（nicotinic cholinoceptor blocking drugs）是一类以阻断 N 受体为主，表现出相应部位胆碱能神经的阻断和抑制作用。N 受体阻断药根据其对受体的选择性不同可分为 N_N 受体阻断药和 N_M 受体阻断药。

（一）N_N 受体阻断药

N_N 受体阻断药能选择性与神经节 N_N 受体结合，竞争性阻断 ACh 与 N_N 受体结合，在神经节上发挥作用，故又称为神经节阻断药（ganglionic blocking drugs）。此类药物有美卡拉明（mecamylamine，美加明）、樟磺咪芬（trimethaphan camsylate）、六甲双铵（hexamethonium，C_6）等。

1. 药理作用

本类药能阻断神经节 N_N 受体，最终对交感神经和副交感神经均有阻断作用，因此其综合效应取决于两条神经对该器官的支配以哪条占优势而定。如血管以交感神经占优势，阻断后对交感神经的影响较大，因此表现为血管扩张，尤其对小动脉，使血管床血流量增加，加上静脉也扩张，使回心血量减少，心排血量降低，使血压明显下降。而在内脏平滑肌和腺体则以副交感神经占优势，故神经节阻断对副交感神经抑制作用较强，表现为内脏平滑肌松弛，腺体分泌减少。神经节阻断后产生的综合效应详见表 5 - 2 - 5。

表 5 - 2 - 5　自主神经节阻断后交感和副交感神经优势效应比较

作用部位	占优势的神经支配	神经节阻断效应
动脉	交感（肾上腺素能）	舒张，增加外周血流，低血压
静脉	交感（肾上腺素能）	舒张，回流减少，心排血量下降
心脏	副交感（胆碱能）	心动过速
虹膜	副交感（胆碱能）	瞳孔放大
睫状肌	副交感（胆碱能）	睫状体麻痹导致远视
胃肠道	副交感（胆碱能）	蠕动减少，便秘，胃和胰腺分泌减少
膀胱	副交感（胆碱能）	尿潴留
唾液腺	副交感（胆碱能）	口干
汗腺	交感（肾上腺素能）	无汗
生殖器	交感和副交感	兴奋性减退

2. 临床应用

N$_N$受体阻断药曾用于治疗高血压，但由于其作用广泛，不良反应多而严重，降压作用过快、过强，故现已少用于高血压。其可用于麻醉时控制血压，以减少出血。也可用于主动脉瘤手术，不仅能降压，而且能有效地防止因手术剥离、撕拉组织时造成交感神经反射引起血压明显升高。除以上应用外，美卡拉明目前还广泛应用于烟瘾的戒断治疗。而樟磺咪芬由于可以诱发组胺释放，其降压作用更加明显，因此限制了其临床应用。除美卡拉明外，属于N$_N$受体阻断药的其他药物已基本不使用。

（二）N$_M$受体阻断药

N$_M$受体阻断药能竞争性阻断神经肌肉接头的N$_M$受体，阻碍神经冲动的转递，使骨骼肌松弛，故又称为骨骼肌松弛药（skeletal muscular relaxants），以下简称肌松药。根据其作用机制的不同，分为除极化型肌松药（depolarizing muscular relaxants）和非除极化型肌松药（nondepolarizing muscular relaxants）。

1. 除极化型肌松药

除极化型肌松药也称为非竞争型肌松药（noncompetitive muscular relaxants），本类药与运动终板上N$_M$受体结合后，产生与ACh相似但较持久的除极化，使N$_M$受体不能对ACh起反应（此时细胞膜处于不应激状态），骨骼肌因而松弛。除极化型肌松药的作用特点为：①用药初期可出现短暂的肌束颤动，与药物对不同部位骨骼肌的除极化不同步有关；②连续用药可产生快速耐受性；③抗胆碱酯酶药会加重其肌松作用，故过量中毒时不能用新斯的明解救；④治疗剂量无神经节阻断作用。目前除极化型肌松药只有琥珀胆碱。

琥珀胆碱（succinylcholine）又称为司可林（scoline），由琥珀酸和两个分子的胆碱组成。现对其简要介绍如下。

1）药理作用：肌松作用快而短暂。静脉注射后先出现肌束颤动，约1 min后开始出现肌松，2 min时肌松作用最明显，一般从颈部肌肉开始，逐渐波及肩胛、腹部和四肢，其中以颈部和四肢部位的肌松作用最明显，面、舌、咽喉和咀嚼肌次之，对呼吸肌麻痹作用不明显。5 min左右肌松作用消失。为了达到较长时间的肌松作用，可采用持续静脉滴注给药。

2）临床应用：①气管内插管、气管镜、食管镜检查。其静脉注射作用快，对喉肌麻痹作用强，使插管操作顺利进行。②辅助麻醉。其静脉滴注可维持长时间肌松作用，用于浅麻醉下进行的外科手术时，以减少麻醉药用量，保证手术安全。

3）体内过程：口服不吸收，须静脉注射给药。其在体内被假性胆碱酯酶（丁酰胆碱酯酶）迅速水解：首先水解为琥珀酰单胆碱和胆碱，使肌松作用减弱，再进一步水解为琥珀酸和胆碱，肌松作用消失。其主要以代谢产物形式从尿排泄，约2%以原形排泄。

4）不良反应与禁忌证：

（1）窒息：过量或给药速度过快时呼吸肌麻痹所致。用时需备用人工呼吸肌。遗传性胆碱酯酶活性低下者对本药非常敏感，治疗量也会导致严重呼吸肌麻痹，故此类患者禁用。

（2）眼内压升高：这是眼外骨骼肌短暂收缩所致，本药禁用于青光眼、白内障晶状体摘除术患者。

（3）肌痛：由肌松作用前产生短暂的肌束颤动，使肌梭损伤所致，一般3～5天消失。

（4）血钾升高：这与肌肉持久除极化有关，这样使细胞内钾离子释放增多，使血钾升高。本品禁用于大面积烧伤、恶性肿瘤、肾功能损害及脑血管意外的患者，因会导致血钾进一步升高而危及生命。

（5）心血管反应：可引起心动过缓、心脏骤停、低血压或高血压，这可能由大剂量的琥珀胆碱可作用于神经节 N_N 受体所致。

（6）恶性高热：是一种染色体异常的遗传病所致。恶性高热易感者在药物（琥珀胆碱或挥发性麻醉药）诱发下使肌浆网内 Ca^+ 释放增加，导致肌肉强直性收缩并产热急剧增加，使体温持续快速增高。一旦发生上述现象，医生应即行降温、吸氧、纠正酸中毒等处理，并尽早静脉注射丹曲洛林（dantrolene），抑制肌浆网内 Ca^+ 释放。

（7）其他不良反应：增加腺体分泌，促进组胺释放等。

2. 非除极化型肌松药

非除极化型肌松药（nondepolarizing muscular relaxants）又称为竞争型肌松药（competitive muscular relaxants）。本类药与 ACh 竞争运动终板上 N_M 受体，但其没有内在活性，却阻断 ACh 的去极化作用，使骨骼肌松弛。抗胆碱酯酶药可拮抗其肌松作用，故过量可用新斯的明解救。本类药主要有筒箭毒碱（D-tubocurarine）、阿曲库铵（atracurium）、多库铵（doxacurium）和米库铵（mivacurium）等药。以下简要介绍筒箭毒碱。

筒箭毒碱是由箭毒（curarine）中提取的生物碱，右旋体具有活性。其口服难吸收，静脉注射起效快，3～4 min 开始产生肌松作用，约5 min 作用达高峰，作用时间可维持40～60 min，肾功能不全者的作用时间延长。其单一剂量作用的消失，主要是由于药物在体内再分布，因此重复用药应减量，以免造成体内蓄积。

肌松作用出现顺序：先从眼部肌肉开始，然后波及四肢、颈部和躯干，继而肋间肌松弛而出现腹式呼吸。如剂量加大，可波及膈肌，致呼吸肌麻痹而死亡。肌张力恢复的顺序与肌松相反。本品是临床应用最早的竞争性肌松药，主要作为外科麻醉的辅助用药。拟胆碱药和抗胆碱药的作用与应用比较见表5-2-6。

表 5 - 2 - 6　拟胆碱药和抗胆碱药的作用与应用比较

拟胆碱药			胆碱受体分布器官	抗胆碱药		
药物分类	应用	效应		效应	应用	药物分类
M、N 受体激动药：卡巴胆碱、贝胆碱、醋甲胆碱 M 受体激动药：毛果芸香碱 胆碱酯酶抑制药：新斯的明、毒扁豆碱	青光眼；虹膜睫状体炎	缩瞳；降低眼压；调节痉挛	眼睛（M 受体）	扩瞳；升高眼压；调节麻痹	检查眼底；验光；虹膜睫状体炎	M 受体阻断药：生物碱类（阿托品、山莨宕碱）、东莨宕碱、人工合成品（后马托品、异丙托溴铵、哌仑西平、溴丙胺太） N_M 受体阻断药：去极化型（琥珀胆碱）、非去极化型（筒箭毒碱）
		分泌增加	腺体（M 受体）	分泌减少	流涎；多汗症；消化道溃疡	
	术后肠胀气	收缩；蠕动加快	胃肠道（M 受体）	松弛肠壁、蠕动减慢	胃肠痉挛绞痛	
	术后尿潴留	逼尿肌收缩；括约肌松弛；促进排尿	膀胱（M 受体）	逼尿肌松弛；括约肌收缩；排尿困难	尿频、尿急	
	—	收缩气道	支气管（M 受体）	扩张气道	支气管哮喘	
	—	心率减慢；传导减慢；收缩减弱	心脏（M 受体）	心率加快；传导加快；收缩增强	窦性心动过缓；房室传导阻滞	
	—	扩张血管	血管（M 受体）	扩张血管	中毒感染性休克	
	阿尔茨海默病	兴奋	中枢（M、N 受体）	抑制、产生镇静	麻醉前给药；晕车	
	重症肌无力；非除极化型肌；肌松药中毒解救	收缩、肌张力增强	骨骼肌（N_M 受体）	松弛肌肉；调节麻痹	气管插管；胃镜检查；辅助麻醉	

　　由于筒箭毒碱作用时间较长，用药后不易恢复肌力，不良反应多，作为麻醉的辅助用药，基本被其他的非除极化型肌松药取代，非除极化型肌松药分类及其特点比较见表 5 - 2 - 7。

表 5-2-7　非除极化型肌松药分类及其特点比较

药物	分类	药理特性	起效时间/min	持续时间/min	消除方式
筒箭毒碱 （D-tubocurarine）	天然生物碱（环苄基异喹啉）	长效竞争型肌松药	4～6	80～120	肾脏消除，肝脏清除
阿曲库铵 （atracurium）	苄基异喹啉	中效竞争型肌松药	2～4	30～40	血浆胆碱酯酶水解
多库铵 （doxacurium）	苄基异喹啉	长效竞争型肌松药	4～6	90～120	肾脏消除，肝脏代谢和清除
米库铵 （mivacurium）	苄基异喹啉	短效竞争型肌松药	2～4	12～18	血浆胆碱酯酶水解
泮库铵 （pancuronium）	类固醇铵	长效竞争型肌松药	4～6	120～180	肾脏消除，肝脏代谢和清除
哌库铵 （pipecuronium）	类固醇铵	长效竞争型肌松药	2～4	80～100	肾脏消除，肝脏代谢和清除
罗库铵 （rocuronium）	类固醇铵	中效竞争型肌松药	1～2	30～60	肾脏消除，肝脏代谢
维库铵 （vecuronium）	类固醇铵	中效竞争型肌松药	2～4	60～90	肾脏消除，肝脏代谢和清除

除极化型肌松药与非除极化型肌松药的比较见表 5-2-8。

表 5-2-8　除极化型肌松药（琥珀胆碱）与非除极化型肌松药（筒箭毒碱）的比较

类型	琥珀胆碱	筒箭毒碱
前期给予氯化筒箭毒碱	拮抗效果	增强效果
前期给予琥珀胆碱	有时产生快速耐受，可能出现增强效果	无效，或拮抗效果
胆碱酯酶抑制剂的作用	无拮抗效果	逆转效果
对运动终板的作用	部分、持久除极化	提高乙酰胆碱的作用阈值，无除极化作用
对横纹肌的初始兴奋效果	短暂的肌束震颤	无

第四节 肾上腺素受体激动药

肾上腺素受体激动药（adrenoceptor agonists）是一类作用于肾上腺素受体，产生类似于肾上腺素作用的药物，又称为拟肾上腺素药。因为是胺类，且作用与兴奋交感神经的效应相似，故也称为拟交感胺。肾上腺素受体激动药的基本化学结构为β－苯乙胺（β-phe-nylethylamine），由于各药在苯环的侧链结构不同，因此对受体的亲和力和体内过程存在差异。其中，肾上腺素、去甲肾上腺素、异丙肾上腺素和多巴胺等在苯环的 3，4 位碳上均有羟基，形成儿茶酚，故以上药物统称为儿茶酚胺（catecholamines）类药。

根据药物对肾上腺素受体选择性的不同，分为 α 肾上腺素受体激动药（α-adrenoceptor agonists），α、β 肾上腺素受体激动药（α、β-adrenoceptor agonists）和 β 肾上腺素受体激动药（β-adrenoceptor agonists）。拟肾上腺素药的分类及基本作用的比较见表 5 - 2 - 9。

表 5 - 2 - 9 拟肾上腺素药的分类及基本作用的比较

分类	药物	对不同肾上腺素受体作用的比较				作用方式
		α 受体	β_1受体	β_2受体	直接作用于受体	释放递质
α 受体激动药	去甲肾上腺素	+ + +	+ +	+ -	+	—
	间羟胺	+ +	+	+	+	+
	去氧肾上腺素	+	+ -	+	+	+ / -
	甲氧明	+ +	-	-	+	-
α、β 受体激动药	肾上腺素	+ + + +	+ + +	+ + +	+	—
	多巴胺	+	+ +	+ -	+	+
	麻黄碱	+ +	+ +	+ +	+	+
β 受体激动药	异丙肾上腺素	-	+ + +	+ + +	+	—
	多巴酚丁胺	+	+ +	+	+	+ / -

一、α肾上腺素受体激动药

（一）α_1、α_2受体激动药

1. 去甲肾上腺素

去甲肾上腺素（noradrenaline，NA）是肾上腺素去掉 N - 甲基后形成的。它是一种神经递质，主要由交感节后神经元和脑内肾上腺素能神经末梢合成和分泌，再由脑内肾上腺素能神经末梢释放；同时它也是一种激素，由肾上腺髓质合成和分泌，含量较少。循环血液中的 NA 主要来自肾上腺髓质。药用的 NA 为人工合成品，化学性质不稳定，见光、遇

热易分解，在中性尤其在碱性溶液中容易因迅速氧化变色失效，在酸性溶液中较稳定。常用其重酒石酸盐。

1) 药理作用及机制：作用强，对 α_1 和 α_2 受体无选择。对心脏 β_1 受体作用较弱，对 β_2 受体基本无作用。

(1) 收缩血管：NA 可激动 α_1 受体，从而引起全身小动脉和小静脉收缩，外周阻力增加，同时增加有效循环血量，导致血压上升。由于皮肤和黏膜血管密度最高，其收缩最为明显，其次是肾脏血管，对脑、肝、骨骼肌血管和肠系膜也有收缩作用，但会使冠状动脉血管扩张，这是心肌代谢产物（如腺苷）增加所致，同时因为血压升高，提高了冠状血管的灌注压，所以冠脉流量增加。整体来看，由于血压升高，反射性兴奋迷走神经使心率减慢，心脏收缩力减弱，心排血量不变或稍下降。NA 的升血压作用不被 α 受体阻断药所翻转。

(2) 兴奋心肌：对 β_1 受体兴奋作用比肾上腺素弱，可使心肌收缩性加强，心率加快，传导加速，心搏出量增加，其优点是心律失常较为少见。整体来看，由于血压升高通过窦弓反射，使迷走神经发放冲动增加，从而表现为心率减慢。

(3) 升高血压：β 受体对去甲肾上腺素的敏感性较 α 受体高，小剂量去甲肾上腺素兴奋心脏，收缩压升高，但此时血管收缩作用不剧烈，故舒张压升高不多而脉压加大。较大剂量时，α 受体激动会引起血管强烈收缩，外周阻力明显增高，导致收缩压、舒张压均明显升高，脉压变小。

(4) 其他：对机体代谢的影响较弱，仅在大剂量时才会出现血糖升高的情况，对中枢神经系统的作用较弱。可增加妊娠子宫收缩的频率。

2) 临床应用：

(1) 抗休克：应用于早期神经源性休克、嗜铬细胞瘤切除后和药物中毒（如氯丙嗪中毒）时的低血压。利用 NA 的升血压作用治疗休克，但这是暂时措施，休克治疗的关键还是补充血容量和改善微循环。

2) 治疗上消化道出血：本品 1～3 mg 用适量的冷生理盐水稀释后口服，可剧烈收缩上消化道（食管和胃）黏膜血管，从而控制上消化道大出血症状。

3) 体内过程：口服时，在胃内因黏膜血管收缩而吸收慢，在肠内易被碱性肠液破坏；皮下注射时也因血管强烈收缩吸收减少，另外血管收缩还可引起局部组织坏死，故一般采用静脉滴注给药。外源性 NA 分子极性大，不易透过血－脑屏障，但可通过胎盘，引起子宫收缩而导致胎儿缺氧。体内 NA 大部分被去甲肾上腺素能神经末梢摄取回囊泡贮存；小部分被非神经细胞摄取，摄取到胞内的 NA 大多通过 MAO 和 COMT 代谢生成无活性的代谢产物。活性很低的代谢产物为 N－甲基去甲肾上腺素，3－甲氧－4－羟扁桃酸（香草扁桃酸 VMA），后者可与硫酸或葡萄糖醛酸结合，最终从肾脏排泄。NA 进入机体后可被迅速摄取和代谢，作用时间短。

4) 不良反应：

(1) 局部组织缺血坏死：静脉滴注时间不能过久、浓度不能过高或药液外漏，否则会引起局部缺血坏死。若发现外漏或注射局部皮肤苍白，立即停止或更换注射部位，局部热敷，并用普鲁卡因或用酚妥拉明（α 受体阻断药）稀释后作局部浸润注射治疗。

(2) 急性肾衰竭：滴注时间过长或剂量过大均可使肾血管强烈收缩，肾血流减少，产生少尿、无尿和肾实质损伤。因此在用药期间应该留意患者尿量，应保持在 25 mL/h 以上，低于 25 mL/h 应立即减量或停用，必要时要用甘露醇（mannitol）等脱水利尿。

（3）停药后血压下降：患者长期用药，其静脉长期处于收缩状态，若突然停药静脉在停药后迅速扩张，外周循环中血液淤积，有效循环量减少，造成血压骤降，因此，若要停药，应逐渐减少剂量和减慢滴注速度而后停药。

5）禁忌证：伴有高血压、器质性心脏病、动脉粥样硬化症、严重微循环障碍、少尿、无尿的患者以及孕妇禁用。

2. 间羟胺

间羟胺（metaraminol）又称为阿拉明（aramine），为人工合成品，性质较稳定，不易被 MAO（单胺氧化酶）破坏，作用较持久。肌内注射约 10 min 起效，皮下注射 5 ～ 20 min 起效，作用持续约 1 h，静脉注射 1 ～ 2 min 起效，作用持续约 20 min。主要在肝脏代谢，代谢产物物大多数经胆汁和尿液排出。

间羟胺与 NA 相似，主要激动 α 受体，对 β_1 受体作用较弱。另外，间羟胺也可被肾上腺素能神经末梢摄取，进入囊泡后，通过置换使囊泡中的 NA 释放增多，间接发挥作用。间羟胺的缩血管和升压作用比 NA 弱，但持久，对肾血管收缩也较弱，并明显减少肾血流量；对心脏的收缩力较强，能增加休克患者的心排血量，对心率影响小，有时血压升高反射性地使心率减慢，引起心悸和少尿等不良反应情况较 NA 少。

间羟胺可静脉滴注也可肌内注射，目前在临床上用作 NA 的代用品，用于各种休克早期和手术后及脊椎麻醉后的休克。也用于治疗阵发性室上性心动过速，尤其是伴有低血压患者，通过反射性调节使减慢心率，并对窦房结可能有直接抑制作用，使心率恢复正常。

（二）α_1 受体激动药

1. 去氧肾上腺素

去氧肾上腺素（phenylephrine）又称为新福林（neosynephrine），人工合成品。去氧肾上腺素作用机制与间羟胺相似，直接或间接激动 α_1 受体，对 α_2 受体作用弱。因其不是儿茶酚衍生物，因此它不易被儿茶酚 – O – 甲基转移酶（catechol-Omethyl transferase，COMT）和 MAO 代谢，作用时间长。去氧肾上腺素作用与 NA 相似，但较弱，是一种血管收缩药，可以升高收缩压和舒张压，但因能显著减少肾血流量，现已少用于抗休克治疗。因对 β 受体作用弱，故对心脏效应不明显，但当胃肠外给药时可引起反射性的心动过缓。它常被局部用于治疗鼻黏膜充血，在眼科滴剂用于散瞳。去氧肾上腺素兴奋瞳孔扩大，作用比阿托品弱，持续时间较短，一般不引起眼内压增高和调节麻痹，在眼科检查时作为快速短效的扩瞳药，用于检查眼底。去氧肾上腺素作为一种鼻黏膜解充血剂，能产生长时间的血管收缩效应。

2. 甲氧明

甲氧明（methoxamine）是人工合成品，主要与 α 受体相结合，对 α_1 的作用优于 α_2。激动动脉 α_1 受体，引起血管收缩，而升高血压，从而引起总外周阻力增加。因它对迷走神经的反射性兴奋作用，在临床上用于控制室上性心动过速发作。甲氧明也用于缓解外科手术氟烷麻醉时出现的低血压。主要不良反应是高血压性头痛和呕吐。

（三）α₂受体激动药

1. 可乐定

可乐定（clonidine）为中枢突触后膜的α₂受体激动药，属中枢性降压药。

（1）药理作用及机制：在中枢水平产生降压作用。

可乐定从多途径产生降压作用：①选择性激动延髓孤束核次级神经元突触后膜的α₂受体，抑制交感神经中枢的传出冲动，使外周血管舒张，血压下降；②作用于延髓嘴端腹外侧核区的咪唑啉 I₁ 受体，使外周交感张力下降，血管扩张，血压下降；③在外周可乐定也具有降压作用，它激动外周交感神经突触前膜α₂受体，使负反馈作用增强，使末梢神经释放去甲肾上腺素减少，从而使血压下降。除了降压，可乐定激动蓝斑核中的α₂受体可产生镇静、嗜睡作用；激动近端肾小球咪唑啉 I₁ 受体，产生利尿作用；滴眼可激动睫状肌α₂受体，减少房水生成，产生降眼压作用。

（2）临床应用：①其他降压药无效的中度高血压；②控制高血压危象；③原发性开角型青光眼及闭角型青光眼。

（3）体内过程：口服吸收好，在体内快速分布到各器官，易通过血－脑屏障进入中枢并蓄积于脑组织，服药后 0.5～1 h 起效，3～5 h 血药浓度达峰值，作用持续 6～8 h，$t_{1/2}$ 约为 13 h；经肝脏代谢，40%～60% 以原形经肾排泄，20% 由胆汁排出。

（4）不良反应：以口干、便秘较常见，此外还有腮腺疼痛、水钠潴留、镇静、嗜睡和头痛。长期用药还可能出现短时的交感神经功能亢进的停药现象，如心悸、出汗和血压突然升高等，可用α受体阻断药酚妥拉明纠正。

2. 甲基多巴

甲基多巴（methyldopa）为中枢性降压药。其进入中枢转化成甲基去甲肾上腺素，后者具有很强的中枢突触前膜α₂受体激动作用，可明显扩张外周血管，降压效能与可乐定相当。其降压但不减少肾血流量和肾小球滤过率。临床主要用于治疗中、重度高血压。尤其适用于肾性高血压及肾功能减退高血压。

3. 右美托咪定

右美托咪定（dexmedetomidine）对中枢和外周均有激动α₂受体的作用，可以产生镇静、抗焦虑、交感抑制和镇痛作用。临床适用于全麻手术中患者气管插管和机械通气时的镇静，术前用药可减轻拟交感胺类药（如氯胺酮、地氟醚、异氟醚）引起的血流动力学紊乱。常见的不良反应是低血压、心动过缓和口干。

二、α、β肾上腺素受体激动药

（一）肾上腺素

肾上腺素（adrenaline，AD；epinephrine）是肾上腺髓质分泌的一种激素。在髓质嗜铬细胞中首先形成去甲肾上腺素，然后进一步经苯乙胺－N－甲基转移酶（phenylethano-lamine N-methyltransferase，PNMT）的作用，使去甲肾上腺素甲基化后形成肾上腺素。药用的肾上腺素是从家畜肾上腺中提取或由人工合成。化学性质不稳定，见光易失效。在中性尤其是碱性溶液中，易氧化变色而失去活性。

1. 药理作用

肾上腺素对 α 和 β 受体均有短暂而强烈的激动作用。其产生效应受机体的生理病理状态、靶器官中肾上腺素受体亚型的分布、整体的反射作用和神经末梢突触间隙的反馈调节等因素影响。

（1）心脏：直接激动心肌、传导系统和窦房结的 β_1 及 β_2 受体，提高心肌兴奋性，使心肌收缩力增强，传导加速，心率加快，心排血量增加。肾上腺素能舒张冠状血管，改善心肌的血液供应，且作用迅速。不过在提高心脏兴奋性和自律性的同时，心肌耗氧量也显著增加，尤其当患者处于心力衰竭、心肌缺氧时，剂量过大及静脉注射过快均可引起心律失常，出现期前收缩、心动过速甚至引起心室纤颤。可加速房室传导，因此心肌收缩力加强，心排血量增加。

（2）血管：激动 α_1 受体使血管收缩，激动 β_2 受体使血管舒张。主要作用于小动脉及毛细血管，原因是这些小血管壁的肾上腺素受体密度高；而在静脉和大动脉的肾上腺素受体密度低，故作用较弱。另外，体内各部位血管对肾上腺素的反应也不一致，以皮肤、黏膜血管收缩为最强烈；胃肠道血管和肾血管，收缩也显著；对脑和肺血管收缩作用十分微弱。骨骼肌和肝脏的血管平滑肌上 β_2 受体占优势，故小剂量的肾上腺素可使它们舒张；也能舒张冠状血管。

（3）血压：对血压的影响因剂量和给药途径不同而不同。皮下注射治疗量（0.5～1.0 mg）或低浓度静脉滴注时，由于心脏兴奋，皮肤、黏膜血管收缩，收缩压和舒张压升高，心排血量增加；但由于骨骼肌血管舒张对血压的影响抵消或超过皮肤黏膜血管收缩作用的影响，故舒张压不变或下降，脉压加大，此时身体各部位血液重新分配，以适应紧急状态下机体应激的需要。

当较大剂量静脉注射时，除心脏强烈兴奋外，血管平滑肌 α_1 受体激动占优势，特别是皮肤黏膜和肾脏血管等显著收缩，使舒张压和收缩压均上升。当升压作用消失后，常随之出现降压效应，这是 β_2 受体激动扩张骨骼肌血管导致降压的表现。此外，肾上腺素尚能作用于邻肾小球细胞的 β_1 受体，促进肾素的分泌。

（4）平滑肌：对平滑肌的作用主要取决于器官组织上的肾上腺素受体的类型。激动支气管平滑肌 β_2 受体，舒张作用强；激动胃肠平滑肌的 β_1 受体，降低胃肠平滑肌张力，减少自发性收缩频率和幅度；在妊娠末期可抑制子宫平滑肌的张力和收缩；在膀胱，激动 β 受体能使膀胱逼尿肌舒张，但激动 α 受体使三角肌和括约肌收缩，故肾上腺素可造成排尿困难和尿潴留，与胆碱能神经作用相反。

（5）代谢：肾上腺素能提高机体代谢率，在治疗剂量下使耗氧量增加 20%～30%。对糖代谢，具有较去甲肾上腺素明显的升血糖作用，因为肾上腺素能够抑制胰岛素（insulin）分泌（α_2 效应），增加高血糖素分泌（β_2 效应），使肝糖原、肌糖原分解和糖原异生，同时还具抑制外周组织对葡萄糖摄取利用。肾上腺素还能激动脂肪组织 β 受体，提高细胞内 cAMP 水平，后者进而活化甘油三酯酶而加速脂肪分解，最终使血液中游离脂肪酸升高。

（6）中枢神经系统：因其不易通过血－脑屏障，所以仅在大剂量时才出现中枢兴奋症状，主要表现为兴奋、呕吐、肌强直，甚至惊厥；治疗量时有时会出现不安、恐惧、头痛和震颤等症状。

2. 临床应用

（1）心搏骤停：用于麻醉、溺水、药物中毒、手术意外、急性传染病和房室传导重度阻滞等所致的心搏骤停。对电击所致的心搏骤停也可用肾上腺素配合心脏除颤器或利多卡因（lidocaine）等除颤。

（2）过敏性疾病：①过敏性休克。肾上腺素是过敏性休克抢救的首选药物，可快速缓解过敏性休克。首先肾上腺素通过激动α受体，收缩小动脉和毛细血管前括约肌，可降低毛细血管的通透性而消除呼吸道水肿；同时激动β受体可改善心脏功能，缓解支气管痉挛，减少过敏介质释放，扩张冠状动脉，最终快速缓解过敏性休克症状。②支气管哮喘。肾上腺素的β_2效应可迅速缓解哮喘症状，仅适用于治疗急性发作。③血管神经性水肿及血清病。肾上腺素可迅速缓解血管神经性水肿、血清病、荨麻疹、花粉症等变态反应性疾病的症状。

（3）局部应用：与局麻药配伍，通过收缩局麻注药部位的血管，延长局麻药作用时间，并减少局麻药吸收入血引起的不良反应。

3. 不良反应与禁忌证

肾上腺素主要不良反应为心悸、烦躁、头痛和血压升高等。高血压、脑动脉硬化、器质性心脏病、糖尿病和甲状腺功能亢进症等患者禁用肾上腺素。

4. 体内过程

体内过程与去甲肾上腺素相同。

（二）多巴胺

多巴胺（dopamine，DA）为去甲肾上腺素生物合成的前体，但本身也是递质存在于外周去甲肾上腺素能神经、神经节和中枢神经系统的某些部位，也具有很强生物活性。药用多巴胺为人工合成品。

1. 药理作用

药理作用主要为激动α、β受体及DA受体，并促进神经末梢释放NA。

（1）心血管：主要激动β_1受体，使心脏兴奋，心肌收缩加强，心排血量加。对心率影响不大，但大剂量时心率加快，故治疗量下较少出现心律失常。

（2）血管和血压：DA受体和α受体均分布在血管，但效应相反，故多巴胺对血管和血压的作用视这两种受体兴奋程度决定，在小剂量时激动DA受体为主，使DA所分布的肠系膜血管和肾血管扩张，而其他血管阻力不变，加上其β_1效应心排血量增加，此时收缩压升高，舒张压不变或稍升，脉压增大。若继续增加剂量，α受体的缩血管效应明显，外周阻力上升，使血压升高。

（3）肾脏：低剂量时激动肾血管D_1受体，从而增加肾血流量及肾小球滤过率。此外，多巴胺促进肾脏排钠利尿，这作用在肾血流明显增加前已显著出现，可能是多巴胺直接作用肾小管所致。使尿量及尿 Na$^+$ 排泄增加。大剂量时激动肾血管的α受体，使肾血管收缩，肾血流量减少。故治疗肾功能衰竭时，不宜大剂量使用。

2. 临床应用

多巴胺用于各种休克，如感染中毒性休克、心源性休克及出血性休克等；与利尿药联合应用于急性肾衰竭；可用于急性心功能不全。

3. 体内过程

其口服易在肠和肝中被破坏失效，一般采用静脉滴注给药。因其在体内迅速被 MAO 和 COMT 代谢而失效，故作用时间短暂，$t_{1/2}$ 约为 7 min。由于其不易通过血 – 脑屏障，因此，外源性多巴胺没有中枢作用。

4. 不良反应

其不良反应一般较轻，偶见恶心、呕吐。但当其用量过大或滴注太快时，可引起心动过速、心律失常和肾血管收缩而致肾功能下降等严重不良反应，一旦发生，应减慢滴注速度或停药，必要时可用α受体阻断药（如酚妥拉明）对抗。

（三）麻黄碱

麻黄碱（ephedrine）是从中药麻黄中提取的一种生物碱。也可人工合成，药用的为其左旋体和消旋体。

1. 药理作用

麻黄碱可直接激动α和β受体，也可促进肾上腺素能神经末梢释放 NA 而发挥间接作用。与肾上腺素比较，麻黄碱具有下列特点：①化学性质稳定，可口服；②拟肾上腺素作用弱但持久；③中枢兴奋作用显著；④易产生耐受性。

（1）心血管：激动心脏β$_1$受体，使心肌收缩力加强，心排血量增加，但整体情况下心率变化不大（由于血压升高，反射性兴奋迷走神经使心率减慢，可抵消它直接加速心率的作用）。升压作用出现缓慢，但维持时间较长。

（2）支气管平滑肌：与肾上腺素和异丙肾上腺素相比较，其松弛支气管平滑肌作用弱，且起效慢，但作用持久。

（3）中枢神经系统：中枢兴奋作用显著，较大剂量可兴奋大脑和皮层下中枢，引起精神兴奋、不安和失眠等。

（4）快速耐受性：麻黄碱短期内反复给药，作用逐渐减弱，称为快速耐受性（tachyphylaxis），也称为脱敏（desensitization），停药后可以恢复正常。

2. 临床应用

（1）用于预防支气管哮喘发作和轻症的治疗，对于重症急性发作疗效较差。

（2）消除鼻黏膜充血所引起的鼻塞，常用 0.5% ～ 1.0% 溶液滴鼻，可明显改善黏膜肿胀。

（3）防治某些低血压状态，如用于防治硬膜外和蛛网膜下腔麻醉所引起的低血压。

（4）缓解荨麻疹和血管神经性水肿的皮肤黏膜症状。

3. 体内过程

其化学性质稳定，口服易吸收，不易被消化液破坏，吸收后能够透过血 – 脑屏障进入中枢神经系统。麻黄碱属非儿茶酚胺类，不易被 COMT 和 MAO 代谢，只有小部分在体内脱胺氧化，60%～70% 以原形从肾排泄，且排泄缓慢，故作用较肾上腺素持久，可达 3～6 h。

美芬丁胺（mephentermine）又称为恢压敏（wyamine），药理作用与麻黄碱相似，以激动 β 受体为主。其使心肌收缩力增强，心率和心排血量提高，能轻度收缩外周血管，使收缩压和舒张压升高，较少引起心律失常，也具有中枢兴奋作用。其临床上主要用于腰麻时预防血压下降、心源性休克或其他低血压，0.5% 滴鼻可治疗鼻炎。

4. 不良反应与禁忌证

其不良反应包括中枢兴奋所致的不安、失眠等症状，故患者晚间服用该药时宜加用镇静催眠药防止失眠。其禁忌证同肾上腺素。

三、β肾上腺素受体激动药

（一）异丙肾上腺素

1. 药理作用

药理作用主要激动 β 受体，对 $β_1$ 和 $β_2$ 受体选择性弱，对 α 受体几乎无作用。

（1）心脏：激动心脏 $β_1$ 受体，产生正性肌力作用（positive inotropic effect）、正性频率作用（positive chronotropic effect）和正性传导作用（positive dromotropic effect），与肾上腺素相比，心脏传导和心率加快作用更强，心肌耗氧量明显增加，也可引起心律失常。

（2）血管和血压：激动血管的 $β_2$ 受体，主要使骨骼肌血管舒张，对肾血管和肠系膜的舒张作用较弱，对冠状血管也有舒张作用。当静脉滴注 2～10 µg/kg 时，由于心脏兴奋和外周血管舒张，出现收缩压升高而舒张压略下降，脉压增大，冠脉流量增大。但当静脉注射较大剂量时，则舒张压和收缩压均降低，主要是静脉明显扩张，有效血容量下降，回心血量减少，而致血压下降。由于冠脉灌注压降低，冠脉有效血流量不增加。

（3）支气管平滑肌：激动支气管平滑肌 $β_2$ 受体，使支气管平滑肌松弛，缓解支气管痉挛，且其效应比肾上腺素强。

（4）其他作用：增加肝糖原、肌糖原分解，增加组织的耗氧量。与肾上腺素相比，升高血中游离脂肪酸的作用相似，但升高血糖作用比前者弱。另外，它还有微弱的中枢神经系统兴奋作用。

2. 临床应用

（1）心搏骤停：适用于心室自身节律缓慢、高度房室传导阻滞或窦房结功能衰竭并发的心搏骤停。常与去甲肾上腺素或间羟胺合用。

（2）房室传导阻滞：可用于治疗 Ⅱ、Ⅲ 度房室传导阻滞，常采用舌下给药。但对完全性的传导阻滞患者可以静脉滴注，并根据心率调整滴注速度，心率维持在 60～70 次/分。

（3）支气管哮喘：舌下或气雾剂吸入的给药方式均能迅速控制支气管哮喘急性发作，且作用强，可持续 1 h 左右。

（4）休克：适用于血容量已补足而心排血量较低、外周阻力较高的休克患者。但临床已少用。

3. 不良反应和禁忌证

其常见不良反应有心悸、头痛、头晕和皮肤潮红。对于支气管哮喘患者，如果其用量过大，可激动心脏 β_1 受体，使心肌耗氧量增加，从而诱发心绞痛和心律失常。此药重复使用可产生快速耐受现象，药效下降。冠心病、心肌炎、甲状腺功能亢进及嗜铬细胞瘤患者禁用此药。

4. 体内过程

其口服易在肠黏膜与硫酸基结合而失效，而且首过消除明显，故口服无效；气雾吸入给药，吸收完全，吸入 $2 \sim 5$ min 起效，作用可维持 $0.5 \sim 2$ h，雾化吸入后 $5\% \sim 10\%$ 以原形排出；静脉注射，$t_{1/2}$ 仅 1 min，持续时间不到 1 h。其主要在肝内和其他组织中被 COMT 代谢，肾脏排泄，$40\% \sim 50\%$ 以原形排出；舌下给药因能舒张局部血管，故少量此药可经黏膜下的舌下静脉丛被迅速吸收，$15 \sim 30$ min 起效；其吸收后被 COMT 和 MAO 迅速代谢，作用时间短，作用维持 $1 \sim 2$ h。

（二）多巴酚丁胺

多巴酚丁胺（dobutamine）为人工合成品，它是同时含有左旋多巴酚丁胺和右旋多巴酚丁胺的消旋体，其中左旋体激动 α_1 受体，右旋体阻断 α_1 受体，故对 α 受体的作用相互抵消。两者都激动 β 受体，但右旋体激动效应是左旋体的 10 倍，且对 β_1 受体的激动效应强于 β_2 受体。故多巴酚丁胺的作用是两者效应的综合结果，主要激动 β_1 受体。

1. 药理作用

多巴酚丁胺选择性激动心脏 β_1 受体，使心脏收缩性加强，心排血量增加，但对外周血管收缩作用小。由于其增加心肌耗氧量不明显，能降低心室充盈压，促进房室结传导，因此可用于治疗慢性心力衰竭。

2. 临床应用

其主要用于器质性心脏病、慢性心功能不全，以及心肌梗死所致的心源性休克及术后低血压。

3. 体内过程

其口服无效，静脉滴注 $1 \sim 2$ min 内起效，约 10 min 达最强，持续数分钟；$t_{1/2}$ 约为 2 min，在肝脏代谢失活，经肾脏排出。

4. 不良反应

其常见不良反应包括心动过速、血压上升、室性期前收缩，其他可见恶心、头痛、胸痛、气短等，对于心肌梗死患者，偶见梗死面积增加。因其能增加房室传导速度，故心房纤颤和心室颤动患者禁用，梗阻型肥厚性心脏病患者也禁用。

（三）米拉贝隆

米拉贝隆（mirabegron）是一种选择性 β_3 受体激动药，使膀胱平滑肌松弛，临床用于治疗膀胱过度活动症，以及伴有急迫性尿失禁、尿急和尿频的患者。目前其上市药品为缓释片剂。高血压者慎用此药。

第五节 肾上腺素受体阻断药

肾上腺素受体阻断药（adrenoceptor blocking drugs）又称为肾上腺素受体拮抗药（adrenoceptor amagcrnists），能阻断肾上腺素受体，拮抗去甲肾上腺素能神经递质或拟肾上腺素受体激动药的作用。据所阻断的受体不同，可分为α肾上腺素受体阻断药，β肾上腺素受体阻断药和α、β肾上腺素受体阻断药。

一、α肾上腺素受体阻断药

α肾上腺素受体阻断药能选择性地结合肾上腺素α受体，却不激动或较少激动α受体，阻碍去甲肾上腺素或拟肾上腺素药与α受体结合，从而产生抗肾上腺素的作用。α受体阻断药能将肾上腺素的升压作用翻转为降压作用，此现象称为"肾上腺素作用的翻转"（adrenaline reversal），因为α受体阻断药阻断了有收缩血管作用的α受体，而对具有扩血管作用的β_2受体不影响，使肾上腺素的收缩血管作用取消，扩张血管作用充分表现出来，故血压下降；对于主要作用于血管α受体的去甲肾上腺素，α受体阻断药仅能取消或减弱其升压效应，无翻转作用；对于主要作用于β受体的异丙肾上腺素，则不影响其原有的降压作用（图5-2-7）。α受体阻断药可根据其选择性分为α_1受体阻断药，α_2受体阻断药和α_1、α_2受体阻断药。

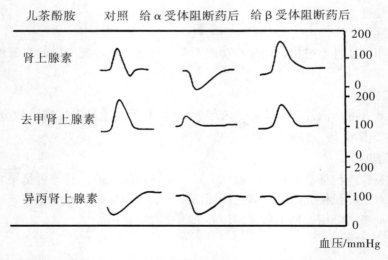

图5-2-7 给肾上腺素受体阻断药后，儿茶酚胺对犬血压的影响

（一）α_1、α_2受体阻断药

本类药物主要影响血压，通过阻断α受体，减少血管的交感张力，使血压下降。血压下降会引起反射性的心动过速。其临床常用的有酚妥拉明、妥拉唑啉和酚苄明等。

1. 酚妥拉明和妥拉唑啉

酚妥拉明（phentolamine）和妥拉唑啉（tolazoline）均为短效类竞争性α受体阻断药，对α₁、α₂受体均有很强的亲和力，使α受体激动药的量效曲线平行右移，增加激动药的剂量后仍可达到最大效应。

1）药理作用：

（1）血管。其主要是对血管平滑肌α_1受体的阻断作用和本身直接舒张血管作用，使血管扩张，血压下降。动脉和静脉血管都扩张，以静脉和小静脉明显。

（2）心脏。其可使心脏兴奋，使心肌收缩力增强，心率加快，心排血量增加。这与其阻断α受体后产生的间接作用有关：①阻断α_1受体后，因血管扩张，血压下降，引起反射性交感神经兴奋间接引起心脏兴奋；②阻断神经末梢突触前膜α_2受体，促进去甲肾上腺素释放增加从而发挥间接作用。

（3）其他作用。其还具有阻断 5 - 羟色胺（5-HT）受体，激动 M、H_1、H_2受体，促进肥大细胞释放组胺，使胃肠道平滑肌收缩，引起皮肤潮红等作用，这些作用是导致其产生不良反应的基础。

（2）临床应用：利用其扩血管作用，将其应用于血管过度收缩引起的疾病或经扩血管可以改善的一些疾病。

（1）血管痉挛性疾病：如肢端动脉痉挛的雷诺综合征（Raynaud's syndrome）、血栓闭塞性脉管炎及冻伤后遗症。

（2）静脉滴注去甲肾上腺素发生外漏：用酚妥拉明作局部浸润注射治疗，以拮抗去甲肾上腺素的血管收缩作用，防止组织坏死。

（3）急性心肌梗死和顽固性充血性心力衰竭：患者由于心肌收缩力下降，排血量减少，反射性引起外周交感神经张力增强，使外周阻力增高，导致患者因肺充血及肺动脉高压而易发生肺水肿。使用酚妥拉明扩张血管、降低外周阻力，使心脏后负荷明显降低、左室舒张末压与肺动脉压下降，从而增加心排血量，使心力衰竭症状减轻。

（4）抗休克：适用于感染性、心源性和神经源性休克。因其扩血管作用，使心脏的射血阻力减小，提高心排血量，从而提高休克状态时的内脏血液灌注量，改善微循环障碍。但给药前必须补足血容量。

（5）肾上腺嗜铬细胞瘤：可用于降低嗜铬细胞瘤所致的高血压、肾上腺嗜铬细胞瘤的鉴别诊断（可引起严重低血压，需特别慎重）、骤发高血压危象及手术前的准备。

（6）药物引起的高血压：用于肾上腺素等拟交感胺药物过量所致的高血压；也可用于突然停用可乐定造成的高血压危象及使用 MAO 抑制药时患者因食用富含酪胺食物后出现的高血压危象。

（7）其他：妥拉唑啉用于治疗新生儿持续性肺动脉高压症。酚妥拉明口服或直接阴茎海绵体内注射，用于诊断或治疗阳痿。

3）体内过程：口服吸收快，肝脏的首过效应强，生物利用度低。其浓度约 30 min 达峰值，作用维持 3～6 h；肌内注射作用维持 30～45 min，但效应比口服强 4 倍。其体内代谢快，大多以无活性的代谢物从尿中排泄。

4）不良反应：直立性低血压较常见；还可出现腹痛、腹泻、呕吐和诱发溃疡病（胃肠平滑肌兴奋所致)。其静脉给药有时可引起严重的心率加快、心律失常和心绞痛,须缓慢注射或滴注。其注射给药偶可发生心肌缺血、严重低血压或休克,可用α受体激动药纠正,但不能用肾上腺素治疗,否则可导致血压更低。

2. 酚苄明

酚苄明(phenoxybenzamine)又称为苯苄胺(dibenzyline),以共价键与α受体牢固不可逆结合,对α受体阻断作用强且持久,因其一次用药作用可持续 3 ~ 4 天,故为长效类的非竞争性α受体阻断药。

1)药理作用:酚苄明能舒张血管,降低外周阻力,其作用强度与交感神经兴奋性有关。当伴有代偿性交感性血管收缩,如血容量减少或直立时,就会有明显的扩血管和降压作用,而对静卧的正常人,无明显降压作用。酚苄明的降压作用可反射性引起心率加快,另外,其能阻断突触前膜α_2受体和对摄取 NA 的抑制作用,也可使心率加快。酚苄明除可阻断α受体外,在高浓度应用时还具有抗 5-HT 及抗组胺作用。

2)临床应用:

(1)用于外周血管痉挛性疾病。

(2)抗休克:适用于治疗感染性休克。

(3)治疗嗜铬细胞瘤:适用于不宜手术或恶性嗜铬细胞瘤的患者,可连续使用;也可用于嗜铬细胞瘤术前准备。

(4)治疗良性前列腺增生:明显改善前列腺增生引起的阻塞性排尿困难,可能与阻断前列腺和膀胱底部的α受体有关,但起效缓慢。

3)体内过程:主要以静脉和口服给药,因刺激性大,不做肌内或皮下注射。其口服吸收少,吸收率为 20% ~ 30%。静脉注射给药,其分子中的氯乙胺基须先环化成乙撑亚胺基,再与α受体牢固结合,从而阻断α受体,故起效慢,1 h 后可达最大效应,作用强。酚苄明脂溶性高,大剂量用药易积蓄于脂肪组织中,然后缓慢释放,停药 1 周后尚有少量药物成分残存于体内。

(4)不良反应:常见直立性低血压、反射性心动过速、心律失常及鼻塞;口服可致恶心、呕吐、嗜睡及疲乏等。

(二)α_1 受体阻断药

α_1受体阻断药选择性阻断动脉和静脉的α_1受体,但对去甲肾上腺素能神经末梢突触前膜上α_2受体无明显作用,故在产生降压作用时,不会促进神经末梢释放去甲肾上腺素,而影响降压效果。无明显加快心率现象。主要用于治疗高血压和良性前列腺增生。

临床常用哌唑嗪、特拉唑嗪、多沙唑嗪和坦洛新等。

1. 哌唑嗪

哌唑嗪(prazosin)选择性阻断突触后膜α_1受体阻断,与α_1受体的亲和力是α_2受体的1 000 倍。其一般用于治疗轻、中度高血压,是抗高血压的二线药物。其降压机制:能舒张小动脉及静脉血管平滑肌,引起外周阻力降低,血压下降,同时又不影响肾血流量。还用于治疗心力衰竭。其作用机制:它既能扩张容量血管,降低心脏前负荷,又能扩张阻力血管,降低心脏后负荷,使左心室舒张末期压下降,心功能得到改善。哌唑嗪还能降低血浆甘油三酯、总胆固醇、低密度脂蛋白（low density lipoprotein，LDL）和极低密度脂蛋白（very low dersity lipoprotein，VLDL），增加高密度脂蛋白（high density lipoprotein，HDL）含量，有利于预防冠状动脉粥样硬化，尤其适用于高血压合并高脂血症。此外，哌唑嗪还可用于减轻前列腺肥大患者的排尿困难症状。

其不良反应主要是首剂效应，即第一次用药容易出现直立性低血压，故首次用药宜小剂量服用；还表现为晕厥、心悸、意识丧失；亦可出现鼻塞、口干、嗜睡、头痛和腹泻等症状。

2. 坦洛新

坦洛新（tamsulosin）是α_1受体亚型α_{1A}的特异性阻断药，对α_{1A}受体的阻断作用远强于对α_{1B}受体阻断作用。同时坦洛新对α_1受体的亲和力远强于α_2受体，是α_2受体的5 400～24 000倍，这一特性使其疗效增强，不良反应更少。它对心率和血压无明显影响，主要用于因前列腺增生所致的排尿障碍等症状，如尿频、夜尿增多、排尿困难等（尿道、膀胱颈部及前列腺存在α_{1A}受体）。此外，由于坦洛新抑制尿道内压上升的能力是抑制血管舒张压上升能力的13倍，因此坦洛新的疗效明显且减少服药后发生直立性低血压的危险。

（三）α_2受体阻断药

α_2受体在神经末梢突触前膜上，无论中枢还是在外周，均起着介导调节交感神经系统反应的重要作用。

育亨宾（yohimbine）为选择性α_2受体阻断药，易进入中枢神经系统产生中枢作用。在中枢，阻断α_2受体，促进去甲肾上腺素能神经末梢释放 NA，增加交感神经张力，从而升高血压，加快心率。在外周，育亨宾还可使海绵体神经末梢释放 NA 较多，减少阴茎静脉回流，利于充血勃起。少量使用时，可使会阴部肿胀，刺激脊髓勃起中枢而使性功能亢进。育亨宾还能产生心理上的兴奋作用，增加性欲。

二、β肾上腺素受体阻断药

β肾上腺素受体阻断药（β-adrenoceptor blockers）能与去甲肾上腺素能神经递质或肾上腺素受体激动药竞争β受体，从而拮抗其β型拟肾上腺素作用。它们与激动药呈典型的竞争性拮抗（图5-2-8）。β肾上腺素受体阻断药可根据其选择性分为β_1、β_2受体阻断药，β_1受体阻断药和β_2受体阻断药。本类药物中有些除具有β受体阻断作用外，还具有一定的内在拟交感活性。

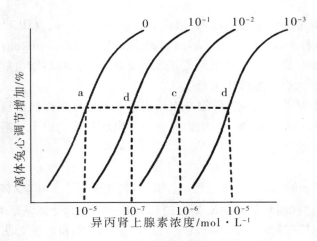

图 5-2-8　普萘洛尔的竞争性拮抗曲线

（一）β受体阻断药的共同特性

1. 药理作用

1）β受体阻断作用：

（1）心血管系统：通过阻断心脏β₁受体，使心肌收缩力减弱，心率减慢，传导减慢，心排出量减少，心肌耗氧量降低。另外，通过阻断血管平滑肌上的β₂受体，加之心脏功能被抑制，反射性地兴奋交感神经，引起血管收缩，外周阻力增加，使血管的血流量减少。

（2）支气管平滑肌：阻断支气管平滑肌上的β₂受体，使支气管平滑肌收缩，呼吸道阻力增大。

（3）代谢：β₂、β₃分别介导糖原和脂肪的分解。非选择性β阻断药长期应用可增加血中 VLDL 和甘油三酯，降低 HDL，而 LDL 浓度无变化，并减少游离脂肪酸自脂肪组织的释放，增加冠状动脉粥样硬化性心脏病的危险性。非选择性β阻断药并不影响正常人血糖水平，也不影响胰岛素的作用，但会使应用胰岛素后所致的低血糖水平很难恢复。因为其拮抗了低血糖引起儿茶酚胺释放所致的糖原分解作用。甲亢时，体内过多的甲状腺素可提高儿茶酚胺的敏感性，促进基础代谢，出现心脏兴奋等症状。β受体阻断药可以拮抗儿茶酚胺的作用，并抑制甲状腺素（T₄）转变成作用更强的三碘甲状腺原氨酸（T₃），改善甲亢症状。

（4）抑制肾素分泌：阻断肾小球旁器细胞的β₁受体，拮抗拟交感胺类药物的促进肾素分泌作用，使肾素分泌减少，是本类药降压的主要机制之一。

2）内在拟交感活性：在阻断β受体的同时，还具有微弱的β受体激动作用，也称为内在拟交感活性（intrinsic sympathomimetic activity，ISA）。具有 ISA 作用的β受体阻断药有吲哚洛尔（pindolol）和阿普洛尔（alprenolol）等。

3）膜稳定作用：有些β受体阻断药具有局部麻醉作用，这种作用都由于其降低细胞膜对离子的通透性所致，从而稳定心肌细胞膜，故称为膜稳定作用（membrane-stabilizing action）。

4）其他作用：β受体阻断药尚有降低眼内压作用，这可能是其减少房水的形成所致。

普萘洛尔还具有抗血小板聚集作用。

2. 临床应用

（1）心律失常：是唯一能通过减少心脏性猝死而降低总死亡率的抗心律失常药物。对多种原因引起的快速型心律失常有效，尤其是对运动或情绪紧张、激动所致心律失常或窦性心动过速、心肌缺血、强心苷中毒引起的心律失常疗效更佳。

（2）心绞痛和心肌梗死：对心绞痛有良好的疗效，还可降低心肌梗死患者的复发率和猝死率。

（3）高血压：能使高血压患者的血压下降，伴有心率减慢，是临床一线降压药物之一。

（4）充血性心力衰竭：可有效治疗扩张性心肌病引起的心力衰竭，改善预后，如美托洛尔。目前认为其机理为：①改善心脏舒张功能；②缓解和减轻由于儿茶酚胺类所致的心脏损害；③抑制前列腺素或肾素所产生的缩血管作用；④使β受体数目上调，恢复心肌对内源性儿茶酚胺的敏感性。美托洛尔、比索洛尔、卡维地洛均用于治疗充血性心力衰竭。

（5）甲状腺功能亢进：β受体阻断药可拮抗儿茶酚胺的作用，有效缓解甲亢症状，尤其是代谢和心脏方面的症状。

（6）其他：普萘洛尔可预防和治疗偏头痛的发作。噻吗洛尔常局部用药治疗青光眼，降低眼内压。

3. 体内过程

β受体阻断药的体内过程与药物的脂溶性有关，常用β受体阻断药的药物代谢动力学参数见表 5 - 2 - 10。

表 5 - 2 - 10　常用 β 受体阻断药的药理学特性和药物代谢动力学参数

	药物名称	内在拟交感性（ISA）	膜稳定作用	溶解度	口服生物利用度/%	首过消除/%	$t_{1/2}$/h	血浆浓度个体差异倍数	消除途径
β₁、β₂受体阻断药	普萘洛（propranolol）	-	+ +	脂溶性	30	60～70	3～5	20	肝
	吲哚洛尔（pindolol）	+ +	+	脂溶性	90	60～71	3～4	4	肝
	噻吗洛尔（timolol）	-	-	脂溶性	75	60～72	3～5	2～7	肝肾（20%）
	纳多洛尔（nadolol）	-	-	水溶性	30～40	-	14～24	5～7	肾
	索他洛尔（sotalol）	-	-	水脂溶性	90～100	-	10～20	-	肝肾

（续上表）

	药物名称	内在拟交感性（ISA）	膜稳定作用	溶解度	口服生物利用度/%	首过消除/%	$t_{1/2}$/h	血浆浓度个体差异倍数	消除途径
β₁受体阻断药	美托洛尔（metoprolol）	－	＋	脂溶性	50	25～60	3～4	5～20	肝
	阿替洛尔（atenolol）	－	－	水溶性	40	0～10	5～8	4	肾
	比索洛尔（bisoprolol）	－	－	水脂溶性	20	80	10～12	—	肝肾
α、β受体阻断药	拉贝洛尔（labetalol）	＋/－	＋/－	脂溶性	20～40	60	4～6	0	肝
	卡维络尔（carvedilol）	－	－	脂溶性	30	60～75	6～7	—	肝
	阿罗洛尔（arotinolol）	－	－	水脂溶性	85	－	10～12	－	肝肾

4. 不良反应和禁忌证

（1）一般反应：常见恶心、呕吐、轻度腹泻等消化道症状，偶见过敏性皮疹和血小板减少等过敏反应。

（2）抑制心脏功能：阻断β受体，拮抗去甲肾上腺素对心脏的兴奋作用，可引起窦性心动过缓、房室传导阻滞、急性心功能不全等心脏抑制表现。但具有 ISA 的β受体阻断药较少出现这种现象。

（3）外周血管收缩和痉挛：由于β受体阻断药对血管平滑肌β₂受体阻断作用，可使外周血管收缩甚至痉挛，导致四肢发冷、皮肤发白或发绀，出现雷诺症状或间歇性跛行，甚至可引起脚趾溃烂和坏死。以普萘洛尔发生率最高。

（4）诱发或加剧支气管哮喘：由于对支气管平滑肌的β₂受体的阻断作用，非选择性β受体阻断药可使呼吸道阻力增加，诱发或加剧哮喘；选择性β₁受体阻断药及具有 ISA 的药物，一般不引起上述的不良反应，但这类药物的选择性往往是相对的，故对哮喘的患者仍应慎重。

（5）中枢神经系统：表现为失眠、多梦、疲乏、眩晕、幻觉及抑郁等，特别是普萘洛尔、美托洛尔等脂溶性高的β受体阻断药，易通过血－脑屏障引起不良反应。

（6）反跳现象：突然停药，常使原来的疾病加重，长期用药者应逐渐减量直至停药。

（7）禁忌证：禁用于严重左室心功能不全、窦性心动过缓、重度房室传导阻滞和支气管哮喘的患者禁用。心肌梗死患者及肝功能不良者慎用。

脂溶性高的β受体阻断药（如普萘洛尔）口服易吸收，但首过消除明显，口服生物利用度低。相反，水溶性好脂溶性差的药物（如纳多洛尔、阿替洛尔）口服吸收率低，但首过消除不明显，可弥补口服吸收率低的损失，仍能达到相当的生物利用度。脂溶性好的β受体阻断药主要经肝代谢而消除，$t_{1/2}$短，一般为 3～6 h，首过消除受肝血流量及肝功能影响，肝功能不良时，肝消除和首过消除减少，消除减慢，应减少剂量。水溶性好的β受体阻断药则主要以原形经肾脏从尿排出，其$t_{1/2}$较长，为 3～24 h，消除主要受肾功能影响，肾功能不良易产生积蓄，应视肾功能、尿量调整剂量，或改用脂溶性好的β受体阻断药。

（二）非选择性β受体阻断药

非选择性β受体阻断药对$β_1$、$β_2$受体无选择性，均可阻断，是较早应用而目前仍广泛应用的一类β受体阻断药。

1. 普萘洛尔

普萘洛尔（propranolol）又名心得安，是等量的左旋和右旋异构体的消旋品，但只有左旋体可阻断 β 受体。

（1）体内过程：口服后可在胃肠道迅速而完全吸收，但在肝内首过消除率很高，仅约30% 进入血液循环。血浆中药物浓度变化很大，因此临床用药剂量有显著个体差异。主要在肝内代谢，大部分经肾排泄。

（2）药理作用及临床应用：普萘洛尔对β受体亚型的选择性很低，均有较强的阻断作用，且没有内在拟交感活性。用药后心率减慢，心肌收缩力和心排血量降低，冠脉血流量下降，心肌耗氧量明显减少，高血压患者血压得以控制，也可一定程度的提高支气管阻力。其作用特点为温和、缓慢、持久，能抑制肾素分泌，无直立性低血压症。临床用于高血压、心律失常、心绞痛、甲亢等。

2. 纳多洛尔

纳多洛尔（nadolol）对 β 受体阻断作用略强于普萘洛尔，作用时间长，$t_{1/2}$为 10～12 h，不存在膜稳定性和内在拟交感活性。其他作用与普萘洛尔相似，但强 6 倍。纳多洛尔可增加肾血流量，是肾功能不全且需用β受体阻断药者的首选药。纳多洛尔在体内代谢不完全，主要以原形从肾脏排泄，可每天给药 1 次。在肾功能不全时也会在体内蓄积，应注意调整剂量。

3. 噻吗洛尔

噻吗洛尔（timolol）为眼科常用的非选性β受体阻断药，可抑制房水生成，其 0.1%～0.5% 滴眼液治疗青光眼的疗效与 1%～4% 的毛果芸香碱相近或更优。用其滴眼无缩瞳和调节痉挛作用，对心率和血压影响小。其临床用于治疗青光眼。用其无膜稳定性和内在拟交感活性。

4. 吲哚洛尔

吲哚洛尔（pindolol）又名心得静，与普萘洛尔有相似的作用，但阻断作用要比普萘洛尔强 6～15 倍，且具有较强内在拟交感活性（主要对$β_2$受体有活性），故可扩张血管，并对分布在心脏的小部分$β_2$受体激动，减少其对心脏的抑制作用。临床用于治疗高血压、心绞痛、心律失常、青光眼、心肌梗死和甲状腺功能亢进。

（三）选择性β₁受体阻断药

β₁受体阻断药的选择性不高，低浓度时可选择性阻滞β₁受体，但较高浓度或大剂量时也影响β₂受体。尽管这类药物影响呼吸道阻力较轻，但用于伴哮喘的高血压患者，仍需谨慎，而且用药剂量不宜过大。此外，对血糖的影响也较小，糖尿病患者需要使用β受体阻断药时，应选β₁受体阻断药。

1. 美托洛尔

美托洛尔（metoprolol）无膜稳定作用和内源性拟交感活性。用于轻、中度原发性高血压；也用于劳力性心绞痛、心肌梗死后的二级预防、心律失常等。还可用于治疗特发性扩张型心肌病及缺血性心脏病引起的心力衰竭。美托洛尔脂溶性高，口服后几乎被完全吸收，大部分在肝脏代谢，其个体间血药浓度、临床疗效和不良反应因个体和种族差异而差异较大，临床应用应个体化。

2. 艾司洛尔

艾司洛尔（esmolol）为选择性β₁受体阻断药，主要阻断心肌β₁受体，大剂量也可能支气管平滑肌和血管平滑肌的β₂受体产生阻断作用。无内在拟交感活性和膜稳定作用。临床用于控制心房颤动和心房纤动的心室率，以及围术期高血压和窦性心动过速。

三、α、β肾上腺素受体阻断药

本类药物对α、β受体的阻断作用选择性差，临床主要用于高血压的治疗，以拉贝洛尔（labetalol）为代表，其他药物还有阿罗洛尔（arottnolol）、卡维地洛（carvedilol）、布新洛尔（bucindolol）和氨磺洛尔（amosulalol）等。

（一）拉贝洛尔

（1）药理作用：拉贝洛尔为多结构混合的消旋体，药理学特性复杂，对α、β受体均有阻滞作用，对β受体的阻断作用约为普萘洛尔的40%，对β₁及β₂受体作用相似；对α受体的阻断作用约为酚妥拉明的1/10～1/6，选择性阻断α₁受体，对β受体阻断作用是α受体的5～10倍。表现为心脏抑制，排血量减小，血管扩张，血压下降。

（2）临床应用：用于中度和重度的高血压、心绞痛，静脉注射可用于高血压危象。因对胎儿无影响，可用于孕妇；也用于某些心律失常及麻醉过程中的高血压控制。

（3）体内过程：口服可吸收，部分被首过消除，生物利用度为20%～40%，口服个体差异大，容易受胃肠道内容物的影响。$t_{1/2}$为4～6 h，血浆蛋白结合率为50%。约有99%在肝脏迅速代谢，只有少量以原形经肾脏排出。

（4）不良反应：疲乏、睡意、虚弱、失眠、性欲下降，服用后头皮刺痛；个别罕见的不良反应有哮喘加重、呼吸困难。

（二）阿罗洛尔

阿罗洛尔作用与拉贝洛尔相似，其β与α受体阻滞作用之比为8:1。阿罗洛尔对β受体无选择性，通过阻断β受体减慢心率、抑制心肌收缩力和减少心血量，并降低血压；其β受体阻滞作用大于普萘洛尔和拉贝洛尔。在心肌缺血动物（狗）模型中静注阿罗洛尔可减少心肌缺血面积、改善冠状动脉狭窄远端心肌的功能，而拉贝洛尔则无明显作用。阿罗洛尔对α₁受体的阻滞作用较拉贝洛尔弱。阿罗洛尔通过适宜的α₁受体阻滞作用使外周血管阻力下降，血管扩张，血压降低；避免了反射性地引起交感神经张力增加；其扩血管效应具有剂量依赖性。阿罗洛尔通过阻断β受体减慢心率、抑制心肌收缩力、减少心脏做功和心肌耗氧量对心脏起保护作用。可用于轻、中度高血压，心绞痛，室上性心动过速和原发性震颤，对高血压合并冠心病者疗效佳，可提高生存率。

（三）卡维地洛

卡维地洛能同时阻断α₁、β₁、β₂受体，但无内在拟交感活性。阿罗洛尔为左旋体和右旋体的混合物，左旋体阻断α₁、β₁受体，右旋体阻断只阻断α₁受体，整体其对α₁受体的阻断作用明显弱于β受体（其作用比为1∶10），故因阻断α₁受体引起的不良反应较轻。其高浓度时还具有钙拮抗、抗氧化、抑制心肌细胞凋亡、抑制心肌重构等多种作用。其临床主要用于治疗心力衰竭，可明显改善症状，提高射血分数，防止和逆转心肌重构，提高患者生活质量，降低死亡率，是目前第一个被正式批准用于治疗心力衰竭的β受体阻断药；还可用于轻、中度高血压。

小结

（1）传出神经系统药物的主要作用方式有2种：直接作用受体和影响递质。递质与受体结合后先通过各种介导途径将信息传入细胞，在细胞内发生一系列生化反应后，最终产生生理效应。而这过程中的每一个反应环节都可以成为药物的作用靶点，如氨茶碱通过抑制细胞内磷酸二酯酶，使参与细胞内反应的cAMP增多，产生与肾上腺素一样的支气管扩张作用。除了上述药物，大家还想到什么药物呢？

（2）M受体主要分布于眼睛、腺体、内脏平滑肌和心血管系统；N受体主要分布骨骼肌和神经节。拟胆碱药分别作用于M受体和N受体，产生M样效应和N样效应。为什么有些药物对受体有特异性，或对组织有选择性，而有些药物没有该特性或该特性不明显？这与什么有关？肿瘤的靶向治疗药物是怎么做到有"选择性"地杀死肿瘤细胞呢？此种"选择性"是否具有绝对性？

（3）阿托品主要竞争性阻断M受体，本身无内在活性，之所以能产生作用，是因其与ACh竞争M受体，取消了ACh作用，表现出与Ach作用相反的作用。因此，ACh的作用效应越强时，阿托品呈现出的拮抗效应就越明显。

（4）肾上腺素受体激动药激动α、β受体产生作用。激动α₁受体，使皮肤黏膜血管和内脏血管收缩；激动β₁受体使心脏兴奋，排血量增多，血压升高；激动β₂受体使骨骼肌血管和冠状动脉血管扩张，支气管平滑肌松弛。

（5）肾上腺素受体阻断药与α、β受体结合，竞争性拮抗拟交感胺的作用，产生与拟交感胺作用相反的作用。阻断α₁受体，能扩张血管，降低血压，主要用于治疗高血压。阻断β受体，既使心脏抑制，心排血量和耗氧量减少，又使肾素分泌减少，主要用于治疗高血压、心绞痛、心律失常、甲亢等。

测　试　题

单项选择题

1. 在突触间隙，去甲肾上腺素作用消失的主要原因是以下哪一项？（　　）

A. 被 COMT 破坏 　　　　　　　　　　　B. 被神经末梢再摄取

C. 在神经末梢被 MAO 破坏 　　　　　　　D. 被磷酸二酯酶破坏

E. 被酪氨酸羟化酶破坏

2. 毒蕈碱受体（M 受体）兴奋时可产生哪种效应？（　　）

A. 眼虹膜上的辐射肌收缩 　　　　　　　　B. 眼虹膜的环状肌收缩

C. 上眼睑收缩 　　　　　　　　　　　　　D. 眼结膜血管收缩

E. 眼睫状肌松弛

3. 激动 β 受体可引起什么作用？（　　）

A. 心脏兴奋，血压下降，瞳孔缩小

B. 心脏兴奋，支气管扩张，糖原分解增加

C. 心脏兴奋，皮肤黏膜和内脏血管收缩

D. 心脏抑制，支气管扩张，瞳孔缩小

E. 冠脉扩张，支气管收缩

4. 有机磷酸酯类急性中毒患者出现口吐白沫、恶心、呕吐和呼吸困难等症状，应立即注射以下哪种药物？（　　）

A. 碘解磷定 　　　　　B. 哌替啶 　　　　　C. 麻黄碱

D. 肾上腺素 　　　　　E. 阿托品

5. 碘解磷定可解救有机磷农药中毒的药理学基础是以下哪一项？（　　）

A. 生成磷酰化胆碱酯酶

B. 生成磷酰化解磷定

C. 促进胆碱酯酶再生

D. 具有阿托品样作用

E. 可促进乙酰胆碱再摄取

6. 以下哪种是马拉硫磷中毒的解救药物？（　　）

A. 尼可刹米 　　　　　B. 阿托品 　　　　　C. 氯解磷定

D. B 和 C 选项 　　　　E. 去甲肾上腺素

7. 治疗术后尿潴留用以下哪种药物？（　　）

A. 乙酰胆碱 　　　　　B. 新斯的明 　　　　C. 毛果芸香碱

D. 毒扁豆碱 　　　　　E. 阿托品

8. 治疗重症肌无力应首选以下哪种药物？（　　）

A. 毒扁豆碱 　　　　　B. 阿托品 　　　　　C. 新斯的明

D. 胆碱酯酶复活药 　　E. 琥珀胆碱

9. 治疗青光眼可选用以下哪种药物？（　　）

A. 山莨菪碱 　　　　　B. 筒箭毒碱 　　　　C. 阿托品

D. 东莨菪碱　　　　　　　　E. 毒扁豆碱

10. 有关毛果芸香碱的叙述，以下哪一项是错误的？（　　）

A. 能直接激动 M 受体，产生 M 样作用

B. 可使汗腺和唾液腺的分泌明显增加

C. 可使眼内压升高

D. 可用于治疗青光眼

E. 常用制剂为 1% 滴眼液

11. 新斯的明一般不被用于治疗什么症状？（　　）

A. 重症肌无力　　　　　B. 阿托品中毒　　　C. 肌松药过量中毒

D. 手术后腹胀气和尿潴留　E. 支气管哮喘

12. 直接激动 M 受体的是以下哪种药物？（　　）

A. 毒扁豆碱　　　　　　B. 新斯的明　　　　C. 吡斯的明

D. 加兰他敏　　　　　　E. 毛果芸香碱

13. 毛果芸香碱主要用于治疗什么症状？（　　）

A. 胃肠痉挛　　　　　　B. 尿潴留　　　　　C. 腹胀气

D. 青光眼　　　　　　　E. 重症肌无力

14. 有机磷酸酯类中毒的机制是以下哪一项？（　　）

A. 持久抑制单胺氧化酶

B. 持久抑制磷酸二酯酶

C. 持久抑制儿茶酚胺氧位甲基转移酶

D. 持久抑制胆碱酯酶

E. 持久抑制胆碱乙酰化酶

15. 合用氯解磷定与阿托品治疗有机磷酸酯类中毒，以下哪个症状的缓解最显著？
（　　）

A. 中枢神经兴奋　　　　B. 视力模糊　　　　C. 大小便失禁

D. 血压下降　　　　　　E. 骨骼肌震颤

16. 乙醚麻醉前使用阿托品的目的是以下哪一项？（　　）

A. 增强麻醉效果

B. 镇静

C. 预防心动过缓

D. 减少呼吸道腺体的分泌

E. 协助松弛骨骼肌

17. 阿托品中毒时可用下列哪种药物治疗？（　　）

A. 毛果芸香碱　　　　　B. 酚妥拉明　　　　C. 东莨菪碱

D. 后马托品　　　　　　E. 山莨菪碱

18. 阿托品抗感染中毒性休克的主要原因是什么？（　　）

A. 抗菌、抗毒素作用，消除休克的原因

B. 抗迷走神经，兴奋心脏，升高血压

C. 解除血管痉挛，改善微循环，增加重要脏器的血流量

D. 扩张支气管，缓解呼吸困难

E. 兴奋中枢，对抗中枢抑制

19. 有关阿托品药理作用的叙述，以下哪一项是错误的？（　　　）

A. 抑制腺体分泌

B. 扩张血管改善微循环

C. 中枢抑制作用

D. 松弛内脏平滑肌

E. 升高眼内压，调节麻痹

20. 误食毒蕈中毒可选用下列哪种药物治疗？（　　　）

A. 毛果芸香碱　　　　　　　B. 阿托品　　　　　　　C. 碘解磷定

D. 美加明　　　　　　　　　E. 毒扁豆碱

21. 治疗量的阿托品能引起什么改变？（　　　）

A. 胃肠平滑肌松弛

B. 腺体分泌增加

C. 瞳孔扩大、眼内压降低

D. 心率加快

E. 中枢抑制、嗜睡

22. 发生下述哪种药物中毒时可用阿托品进行治疗？（　　　）

A. 新斯的明

B. 酚妥拉明

C. 山莨菪碱

D. 肾上腺素

E. 普萘洛尔

23. 有关阿托品的叙述，以下哪一项是错误的？（　　　）

A. 阿托品可用于各种内脏绞痛

B. 可用于治疗前列腺肥大

C. 对中毒性痢疾有较好的疗效

D. 可用于全麻前给药以制止腺体分泌

E. 能解救有机磷酸酯类中毒

24. 阿托品对眼的作用是以下哪一项？（　　　）

A. 散瞳、升高眼压、调节痉挛

B. 散瞳、降低眼压、调节麻痹

C. 散瞳、升高眼压、调节麻痹

D. 缩瞳、降低眼压、调节痉挛

E. 缩瞳、升高眼压、调节麻痹

25. 东莨菪碱与阿托品相比较，显著的差异是以下哪一项？（　　　）

A. 腺体分泌抑制　　　　　　　　　　　　B. 散瞳、调节麻痹

C. 心率加快　　　　　　　　　　　　　　D. 内脏平滑肌松弛

E. 中枢镇静作用

26. 阿托品对下列哪个腺体分泌抑制最弱？（　　　）

A. 唾液腺　　　　　　　　B. 汗腺　　　　　　　　C. 泪腺

D. 呼吸道腺体　　　　　　E. 壁细胞泌酸细胞

27. 适用于阿托品治疗的是哪一类休克？（　　　）

A. 心源性休克　　　　　　B. 神经源性休克　　　　C. 出血性休克

D. 过敏性休克　　　　　　E. 感染性休克

28. 阿托品对下列哪个组织的平滑肌松弛作用较明显？（　　　）

A. 支气管　　　　　　　　B. 子宫　　　　　　　　C. 痉挛状态胃肠道

D. 胆管　　　　　　　　　E. 输尿管

29. 下列哪种药物是用于鼻黏膜充血水肿的首选药物？（　　　）

A. 多巴胺　　　　　　　　B. 异丙肾上腺素　　　　C. 去甲肾上腺素

D. 肾上腺素　　　　　　　E. 麻黄碱

30. 下列哪种药物是用于上消化道出血的药物？（　　　）

A. 多巴胺　　　　　　　　B. 异丙肾上腺素　　　　C. 麻黄碱

D. 去甲肾上腺素　　　　　E. 肾上腺素

31. 为了延长局部麻醉药的局部麻醉作用时间和减少不良反应，可加用以下哪种药物？（　　　）

A. 肾上腺素　　　　　　　B. 异丙肾上腺素　　　　C. 多巴胺

D. 去甲肾上腺素　　　　　E. 麻黄碱

32. 无尿休克患者禁用以下哪种药物？（　　　）

A. 去甲肾上腺素　　　　　B. 阿托品　　　　　　　C. 多巴胺

D. 间羟胺　　　　　　　　E. 肾上腺素

33. 心脏骤停时，应首选以下哪种药物急救？（　　　）

A. 肾上腺素　　　　　　　B. 多巴胺　　　　　　　C. 麻黄碱

D. 去甲肾上腺素　　　　　E. 地高辛

34. 关于去甲肾上腺素对血管的作用，以下哪一项是错误的？（　　　）

A. 使小动脉和小静脉收缩

B. 肾血管收缩

C. 皮肤黏膜血管收缩

D. 骨骼肌血管收缩

E. 冠状动脉收缩

35. 心源性休克选用下列哪种药物治疗？（　　　）

A. 肾上腺素　　　　　　　B. 异丙肾上腺素　　　　C. 麻黄碱

D. 去甲肾上腺素　　　　　E. 多巴胺

36. 伴尿量减少、心收缩力减弱的感染中毒性休克宜选用下列哪种药物治疗？（　　　）

A. 多巴胺　　　　　　　　B. 肾上腺素　　　　　　C. 去甲肾上腺素

D. 麻黄碱　　　　　　　　　　E. 甲氧明

37. 下列哪种药物是常用于房室传导阻滞的药物？（　　　）

A. 异丙肾上腺素　　　　　B. 肾上腺素　　　　　　C. 去甲肾上腺素

D. 间羟胺　　　　　　　　E. 普萘洛尔

38. 异丙肾上腺素治疗哮喘常见的不良反应是下列哪一项？（　　　）

A. 心率加快　　　　　　　B. 腹泻　　　　　　　　C. 中枢兴奋

D. 直立性低血压　　　　　E. 脑血管意外

39. 对肾上腺素作用的描述，下列哪一项是错误的？（　　　）

A. 使肾血管收缩

B. 使冠状动脉舒张

C. 皮下注射治疗量，使收缩压和舒张压均升高

D. 使皮肤黏膜血管收缩

E. 如剂量大或静脉注射快，可引起心律失常

40. 下列哪种药物易于通过血－脑屏障？（　　　）

A. 肾上腺素　　　　　　　B. 去甲肾上腺素　　　　C. 东莨菪碱

D. 多巴胺　　　　　　　　E. 新斯的明

41. 青霉素过敏性休克时，首选下列哪种药物抢救？（　　　）

A. 多巴胺　　　　　　　　B. 去甲肾上腺素　　　　C. 肾上腺素

D. 葡萄糖酸钙　　　　　　E. 尼可刹米

42. 下列哪种药物过量最易引起心动过速、心室纤颤？（　　　）

A. 肾上腺素　　　　　　　B. 麻黄碱　　　　　　　C. 异丙肾上腺素

D. 多巴胺　　　　　　　　E. 间羟胺

43. 下列哪种药物是具有明显中枢兴奋性的拟肾上腺素药？（　　　）

A. 去甲肾上腺素　　　　　B. 肾上腺素　　　　　　C. 多巴胺

D. 麻黄碱　　　　　　　　E. 异丙肾上腺素

44. 肾上腺素与局麻药配伍的目的主要是下列哪一项？（　　　）

A. 防止过敏性休克

B. 防止低血压

C. 使局部血管收缩起止血作用

D. 延长局麻作用时间，防止吸收中毒

E. 扩张血管，促进吸收，增强局麻作用

45. 下列哪一个是肾上腺素对心血管作用的受体？（　　　）

A. β_1受体　　　　　　　B. β_1和β_2受体　　　　C. α和β_1受体

D. α和β_2受体　　　　　E. α、β_1和β_2受体

46. 静滴剂量过大易引起肾功能衰竭的药物是下列哪一种？（　　　）

A. 异丙肾上腺素　　　　　B. 多巴胺　　　　　　　C. 去甲肾上腺素

D. 肾上腺素　　　　　　　E. 多巴酚丁胺

47. 下列哪一种是治疗外周血管痉挛性疾病的药物？（　　　）

A. 普萘洛尔   B. 多巴胺   C. 酚妥拉明

D. 东莨菪碱   E. 多巴酚丁胺

48. 下列哪一种是可翻转肾上腺素升压效应的药物？（　　）

A. 阿托品   B. 酚苄明   C. 甲氧明

D. 美加明   E. 利舍平

49. 普萘洛尔的禁忌证是下列哪一个？（　　）

A. 窦性心动过速   B. 高血压   C. 心绞痛

D. 甲状腺功能亢进   E. 支气管哮喘

50. 支气管哮喘急性发作时应选用下列哪种药物？（　　）

A. 特布他林   B. 麻黄碱   C. 普萘洛尔

D. 色甘酸钠   E. 阿托品

51. 下列哪种情况禁用β受体阻断药？（　　）

A. 心绞痛   B. 快速型心律失常   C. 高血压

D. 房室传导阻滞   E. 甲状腺功能亢进

52. β受体阻断剂可引起什么改变？（　　）

A. 增加肾素分泌   B. 房室传导加快

C. 血管收缩和外周阻力增加   D. 增加脂肪分解

E. 增加糖原分解

53. 普萘洛尔具有什么作用？（　　）

A. 选择性β₁受体阻断   B. 内在拟交感活性

C. 个体差异小   D. 口服易吸收，但首过效应大

E. 血糖增加

54. 对β₁受体具有阻断作用的药物是下列哪一个？（　　）

A. 酚妥拉明   B. 酚苄明   C. 美托洛尔

D. 拉贝洛尔   E. 普萘洛尔

55. 过量酚妥拉明引起血压过低时，升压可用下列哪种治疗方法？（　　）

A. 肾上腺素静滴   B. 去甲肾上腺素皮下注射

C. 肾上腺素皮下注射   D. 去甲肾上腺素静滴

E. 异丙肾上腺素静滴

多项选择题

1. 下列哪些选项为毛果芸香碱的主要特点？（　　）

A. 对眼和胃肠平滑肌兴奋作用强

B. 对眼作用较毒扁豆碱温和而短暂

C. 选择性激动 M 胆碱受体

D. 松弛瞳孔扩大肌，引起散瞳

E. 用于治疗青光眼

2. 下列哪些药物是有机磷酸酯类中毒的解救药？（　　）

A. 毛果芸香碱　　　　　　B. 新斯的明　　　　　C. 氯解磷定

D. 毒扁豆碱　　　　　　　E. 阿托品

3. 口服新斯的明的主要作用是什么？（　　　）

A. 加快心率　　　　　　　B. 减低眼压　　　　　C. 兴奋骨骼肌

D. 松弛支气管平滑肌　　　　　　　　　E. 兴奋胃肠及膀胱平滑肌

4. 阿托品禁用于什么情况？（　　　）

A. 青光眼　　　　　　　　B. 心动过缓　　　　　C. 前列腺肥大

D. 体温过高患者　　　　　E. 幽门梗阻

5. 阿托品中毒时常出现什么情况？（　　　）

A. 视近物模糊　　　　　　B. 眼压升高　　　　　C. 皮肤干燥

D. 体温升高　　　　　　　E. 中枢兴奋

6. 下列药物中禁用于青光眼的有哪些？（　　　）

A. 山莨菪碱　　　　　　　B. 东莨菪碱　　　　　C. 阿托品

D. 后马托品　　　　　　　E. 琥珀胆碱

7. 阿托品的抗胆碱作用可用于什么情况？（　　　）

A. 房室传导阻滞　　　　　　　　　　　B. 有机磷酸酯类中毒

C. 胃肠痉挛　　　　　　　　　　　　　D. 全身麻醉前给药

E. 心动过速

8. 山莨菪碱的作用有哪些？（　　　）

A. 抑制腺体分泌　　　　　　　　　　　B. 解除胃肠平滑肌痉挛

C. 散大瞳孔　　　　　　　　　　　　　D. 扩张血管

E. 心率减慢

9. 对筒箭毒碱的叙述正确的有哪些？（　　　）

A. 竞争型肌松药　　　　　　　　　　　B. 阻断骨骼肌 N_2 受体

C. 过量中毒可用新斯的明解毒　　　　　D. 口服易吸收

E. 可阻断神经节和促进组胺释放

10. 下列属于人工合成解痉药的有哪些？（　　　）

A. 丙胺太林　　　　　　　B. 后马托品　　　　　C. 阿托品

D. 贝那替嗪　　　　　　　E. 山莨菪碱（654-2）

11. 多巴胺的作用特点是什么？（　　　）

A. 加强心肌收缩力，输出量增加　　　　B. 较少引起心律失常

C. 扩张肾血管增加尿量　　　　　　　　D. 对中枢影响小

E. 支气管扩张

12. 间羟胺与去甲肾上腺素相比，前者的优点有哪些？（　　　）

A. 作用时间较长　　　　　　　　　　　B. 升压作用弱

C. 心脏作用弱，较少引起心律失常　　　D. 可肌注给药

E. 肾血管收缩弱，较少引起少尿

13. 去甲肾上腺素与肾上腺素相比，前者的特点有哪些？（　　　）

A. 收缩皮肤黏膜、内脏血管显著

B. 肾血管收缩，明显减少肾血流量

C. 只能静脉滴注

D. 兴奋心脏强

E. 扩张支气管强

14. 异丙肾上腺素与肾上腺素相比，前者的特点有哪些？（　　）

A. 扩张支气管强

B. 骨骼肌及内脏血管扩张明显

C. 外周阻力明显下降

D. 兴奋心脏作用强

E. 可治疗过敏性休克

15. 麻黄碱与肾上腺素相比，前者的特点有哪些？（　　）

A. 可口服

B. 升压作用缓慢、温和、持久

C. 中枢兴奋明显

D. 支气管扩张作用弱

E. 反复应用不易产生耐受性。

16. 常用于心脏骤停的药物有哪些？（　　）

A. 去甲肾上腺素

B. 肾上腺素

C. 异丙肾上腺素

D. 麻黄碱

E. 阿托品

17. β受体阻断药的严重不良反应有哪些？（　　）

A. 过敏性休克

B. 突然停药引起反跳现象

C. 再生障碍性贫血

D. 急性心力衰竭

E. 支气管哮喘

18. β受体阻断药可用于治疗下列哪些症状？（　　）

A. 高血压

B. 心绞痛

C. 休克

D. 过速型心律失常

E. 甲状腺功能亢进

19. 普萘洛尔的禁忌证是哪些？（　　）

A. 心功能不全　　　　B. 支气管哮喘　　　C. 窦性心动过缓

D. 重度房室传导阻滞　　E. 高血压

20. 酚妥拉明的临床应用有哪些？（　　）

A. 嗜铬细胞瘤引起高血压

B. 顽固性心功能不全

C. 外周血管痉挛性疾病

D. 抗休克

E. 抗心律失常

（王小蒙）